T0215850

Transfusionsassoziierte Pharmakotherapie

Günter Singbartl
Kai Singbartl
(Hrsg.)

Transfusionsassoziierte Pharmakotherapie

Mit 29 Abbildungen

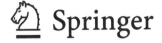 Springer

Herausgeber
Günter Singbartl
Soltau
Deutschland

Kai Singbartl
Department of Anesthesiology
Milton S. Hershey Medical Center
Hershey
USA

ISBN 978-3-662-47257-6   ISBN 978-3-662-47258-3 (eBook)
DOI 10.1007/978-3-662-47258-3

Die Deutsche Nationalbibliothek verzeichnet diese Publikation in der Deutschen Nationalbibliografie;
detaillierte bibliografische Daten sind im Internet über ► http://dnb.d-nb.de abrufbar.

Umschlaggestaltung: deblik Berlin
Fotonachweis Umschlag: (c) Thinkstock/Tomasz Gierygowski
Satz: Crest Premedia Solutions (P) Ltd., Pune, India

Gedruckt auf säurefreiem und chlorfrei gebleichtem Papier

Springer-Verlag ist Teil der Fachverlagsgruppe Springer Science+Business Media
www.springer.com

Vorwort

Maßgebend für ein individuelles Transfusionskonzept sind die jeweiligen patienten- und operationsspezifischen Gegebenheiten, also die Berücksichtigung von individuellen Begleiterkrankungen und deren präoperative Optimierung/Stabilisierung, von Dauermedikation und deren prä-/perioperative Adaptierung sowie von individuellen operationsbedingten Besonderheiten, wie z. B. Art, Ausmaß und Dringlichkeit der Operation, verbleibendes Zeitintervall bis zum operativen Eingriff für evtl. notwendige Optimierungs-/Stabilisierungsmaßnahmen. Auch der Einsatz (Fremd-)Blut-sparender Alternativen, zu erwartender Blutverlust und insgesamt daraus resultierend der individuelle Transfusionsbedarf müssen bedacht werden. Alle diese Aspekte spiegeln sich in einem individuellen Ausmaß in einem individuellen patientenspezifischen Transfusionskonzept wider.

Im Idealfall, obgleich es der Normalfall sein sollte, ist bei einem transfusionsbedürftigen operativen Wahleingriff die frühzeitige, planmäßige transfusionsspezifische Vorbereitung plus Planung eines patientenspezifischen Transfusions-(Vermeidungs-)Konzeptes fester Bestandteil der anästhesiologischen und operativen Vorbereitung. Nicht selten aber bleibt ein solches Transfusionskonzept von nachgeordneter Bedeutung; zumeist aus Zeitgründen bis zur Operation. Zu leicht übersehen wird hierbei, dass es sich bei der Fremdbluttransfusion um die Transplantation eines flüssigen Organs handelt mit z. T. inhärenten immunologischen und potenziellen infektiösen Risiken. Mit Ausnahme der erythrozytären Alloantikörperbildung wird die Bedeutung sonstiger Transfusions-assoziierter immunologischer Risiken für den klinischen »Outcome« nach wie vor kontrovers diskutiert. Gleiches gilt auch für die Bedeutung der Lagerungsdauer von Erythrozyten – der Lagerungsschaden ist unbestritten, dessen klinische Bedeutung für den Outcome derzeit noch in der Diskussion.

Unter Berücksichtigung bereits eingetretener und weiter zunehmender demographischer Veränderungen mit Rückgang der Gesamtbevölkerung, dem daraus resultierenden numerischen Rückgang der nachwachsenden Spenderpopulation bei gleichzeitig zu erwartendem erhöhtem Bedarf an Blutkomponenten infolge steigender Lebenserwartung kommt jedoch auch dem Aspekt einer »transfusionsassoziierten Pharmakotherapie« innerhalb eines individuellen Transfusionskonzeptes ggf. eine zunehmend größer werdende Bedeutung zu. Unabhängig davon, ob tatsächlich eine Knappheit an Blutkonserven/-produkten bevorsteht oder ob diese ggf. durch die zunehmend restriktivere Indikationsstellung zur Bluttransfusion zumindest z. T. kompensiert werden kann. Bei den bestehenden Unklarheiten hinsichtlich des fremden Organs »Blut« auf den klinischen Outcome, sollte eine transfusionsassoziierte Pharmakotherapie regelhafter Bestandteil in eine individuellen Transfusionskonzeptes sein.

Neben der frühzeitigen präoperativen Abklärung und Pharmakotherapie einer evtl. vorbestehenden Anämie ist auch eine pharmakologische Minimierung transfusionsbedürftiger operativer Blutverluste von Bedeutung und damit einhergehend die Vermeidung von Leistung und Organfunktionen einschränkenden niedrigen postoperativen Hb-/Hkt-Werten bzw. von vermeidbarer allogener Transfusion; zusätzlich zur etablierten Behandlung von hämostaseologischen Begleiterkrankungen sowie entsprechender präoperativer gerinnungshemmender Pharmakotherapie.

Erwartungsgemäß wird weder in der »Richtlinie zur Gewinnung von Blut und Blutbestandteilen und zur Anwendung von Blutprodukten (Hämotherapie) – Zweite Richtlinienanpassung 2010« noch in den »Querschnitts-Leitlinien (BÄK) zur Therapie mit Blutkomponenten und Plasmaderivaten – Gesamtnovelle 2008 (4. Auflage 2008, zuletzt geändert Januar 2011)« auf darüber hinausgehende pharmakologische Interventionen im Detail eingegangen. Mit diesem Buch soll daher diese Lücke in der Konzipierung eines individuellen, an individuellen patienten- und operationsspezifischen Gegebenheiten orientierten Transfusionskonzeptes geschlossen und die transfusionsassoziierte Pharmakotherapie als integrativer Bestandteil eines individuellen Transfusionskonzeptes aufgezeigt werden.

»Praktisches Handeln aus wissenschaftlicher Erkenntnis« ist nicht nur eine medizinisch rationale und daher notwendige Vorgehensweise, sondern trägt auch wesentlich zur Optimierung beim Einsatz jedweder knapper Ressourcen bei. »Für viele Ärzte ist es unvorstellbar, dass zu der medizinischen Ethik auch eine ökonomische Ethik gehört.« (v. Eiff, 2000). »… ökonomisches Denken und Handeln ist ethisches Handeln, wenn es zu einer sparsamen Verwendung und weniger Verschwendung der knappen Ressourcen beiträgt. Nur bei Knappheit zeigt sich die wahre Ethik.« (v. d. Schulenburg, 1996). Diese Aussagen haben nicht nur Gültigkeit hinsichtlich der für das Gesundheitssystem makro-ökonomisch zur Verfügung stehenden Ressourcen, sondern gelten in diesem Kontext gleichermaßen auch betriebswirtschaftlich auf jeweiliger mikro-ökonomischer Klinikebene; in diesem Fall für Blutkomponenten und eine transfusionsassoziierte Pharmakotherapie. Eine Blutverlust mindernde und Blutkomponenten sparende transfusionsassoziierte Pharmakotherapie ist hierfür ein sinnvoller und effektiver Ansatz bzw. Baustein.

In einem Buch, dessen Beiträge von verschiedenen Autoren erstellt werden, lassen sich Überschneidungen sehr oft nicht vermeiden. Seitens der Herausgeber wurde diesbezüglich auf eine ‚Bereinigung‘ verzichtet, um für den interessierten Leser die einzelnen Beiträge auch unabhängig voneinander verständnisvoll lesen zu können.

In der Literatur werden z. T. in randomisierten kontrollierten klinischen Studien (RCT), insbesondere aber in epidemiologischen Studien, beim Vergleich verschiedener Therapieverfahren sowie in Meta-Analysen deren numerische Ergebnisse mittels bestimmter statistischer Methoden analysiert und anhand entsprechender »termini technici« publiziert; diese sind ggf. dem Kliniker z. T. weniger geläufig. Anhand eines Glossars im Anhang soll der Umgang mit diesen Begriffen, den sie beschreibenden Ergebnissen sowie deren Interpretation erleichtert werden. Dem erfahrenen Kliniker mag es im Einzelfall durchaus noch einen »Aha-Effekt« vermitteln. Die hierzu zugrunde liegenden Literaturstellen sind am Ende jeder Begriffserklärung mit einem Kürzel versehen und finden sich im zugehörigen Literaturverzeichnis bzw. im entsprechenden Internet-Link. Ergänzt wird dieses Glossar durch die Zusammenstellung der in den verschiedenen Beiträgen verwendeten Abkürzungen im Frontteil des Buches.

Soltau, im Frühjahr 2015

Günter Singbartl

Hershey, im Frühjahr 2015

Kai Singbartl

»Den Meinen an allen Orten, wo immer sie sein mögen.« (Heinrich Boll)

Für Christa,

Kai, Tim und Katja

Für Karen,

Karlotta und Karolina

Inhaltsverzeichnis

1	**Eisen**	1
	Peter Nielsen	
1.1	Physiologie und Pathophysiologie des Eisenstoffwechsels	2
1.2	Eisenmangel	8
1.3	Perioperative Eisensubstitution	17
1.4	Nebenwirkungen und Risiken einer Eisentherapie	25
	Literatur	28
2	**Erythropoese stimulierende Pharmaka (ESP)**	35
	Thomas Frietsch	
2.1	Erythropoetin und Physiologie der Erythropoese	36
2.2	Pharmakologie Erythropoese-stimulierender Pharmaka (ESP)	38
2.3	Klinische Anwendung Erythropoese-stimulierender Pharmaka (ESP)	44
	Literatur	66
3	**Antifibrinolytika–Tranexamsäure und Aprotinin**	71
	Guenter Singbartl, Kai Singbartl, Hannes Todt, Ehrenfried Schindler,	
	Klaus Martin, Peter Tassani-Prell	
3.1	Einleitung	72
3.2	Pharmakologie	73
3.3	Tranexamsäure	83
3.4	Tranexamsäure in der Kardiochirurgie bei Säuglingen, Kindern und Erwachsenen	132
3.5	Tranexamsäure versus Aprotinin in der Kardiochirurgie	140
	Literatur	150
4	**Fibrinogen (FI)**	171
	Dietmar Fries, Mirjam Bachler, Martin Hermann	
4.1	Fibrinogen–Grundlagen	172
4.2	Fibrinogen in der akuten Blutung	175
4.3	Fibrinogen-Monitoring	179
4.4	Fibrinogenersatztherapie	180
4.5	Fibrinogen – ein Akutphaseprotein	181
	Literatur	182
5	**Desmopressin**	185
	Jürgen Koscielny	
5.1	Pharmakologie	186
5.2	Desmopressin in der physiologischen Gerinnung und Monitoring	188
5.3	Indikationen, Nebenwirkungen und Kontraindikationen	189
5.4	Desmopressin bei Massivblutung	191
5.5	Desmopressin bei Medikation mit Thrombozytenfunktionshemmer u. a.	193
	Literatur	195

6   Rekombinanter Faktor VIIa 197

Bernd Pötzsch, Oliver Grottke

6.1   Zugelassene Indikationen.. 198

6.2   »Off-Label-Use« von rFVIIa 202

Literatur.. 207

Serviceteil

Glossar.. 212

Stichwortverzeichnis 217

Die Herausgeber

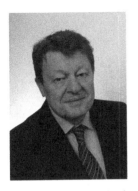

Günter Singbartl

Facharztweiterbildung Anästhesiologie. Habilitation in Anästhesiologie und Intensivmedizin; apl. Professor an der Ruhr-Universität Bochum. Gesundheitsökonom (ebs) AIT - ENDO-Klinik Hamburg. Klinisch-wissenschaftlicher Schwerpunkte: u. a. Effektivität und Kostenanalysen sowie mathematische Modellanalysen zur Wirksamkeit der verschiedenen Verfahren der autologen Transfusion. Gutachter für verschiedene nationale und internationale Fachzeitschriften.

◻ **Abb. 0.1** Günter Singbartl

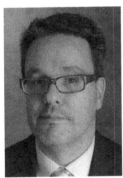

Kai Singbartl

Facharztweiterbildung Anästhesiologie und spezielle anästhesiologische Intensivmedizin, WWU Münster. Habilitation für Anästhesiologie und operative Intensivmedizin, Privat-Dozent WWU Münster 2005. European Diploma in Intensive Care (EDIC). Master of Public Health (MPH) 2011, University of Pittsburgh. Assistant & Associate Professor of Critical Care Medicine, University of Pittsburgh, PA, USA (2006 – 2012). 2012 – heute Donald E. Martin Professor of Anesthesia and Pain Medicine, Penn State College of Medicine, Hershey, PA, USA. Stellvertretender ärztlicher Leiter Intensivmedizin, Heart and Vascular Institute, Penn State College of Medicine, Hershey, PA USA. Fellow of the American College of Critical Care Medicine (FCCM).

◻ **Abb. 0.2** Kai Singbartl

Wissenschaftliche Tätigkeit auf dem Gebiet der autologen Transfusion (Kryokonservierung, mathematische Modelle zur Effektivitätsberechnung verschiedener autologer Verfahren); darüber hinaus intensive Forschungstätigkeiten und -förderungen (DFG, NIH) auf den Gebieten Entzündungsforschung, akute Nierenschädigung und Sepsis. Editor für »Intensive Care Medicine – Experimental« und Gutachter für verschiedene internationale wissenschaftliche Fachzeitschriften.

Autorenverzeichnis

MA rer. nat. Mirjam Bachler
Medizinische Universität Innsbruck
Univ.-Klinik für Allgemeine und Chirurgische
Intensivmedizin
Anichstr. 35
6020 Innsbruck

Ao.Univ. Prof. Dr. Dietmar Fries
Klinik für Allgemeine und Chirurgische Intensiv-
medizin
Medizinische Universität Innsbruck, Österreich
Anichstr. 35
6020 Innsbruck

Prof. Dr. Thomas Frietsch
Diakonissenkrankenhaus Mannheim
Anästhesie und Intensivmedizin
Speyerer Str. 91-93
68163 Mannheim

Priv.-Doz. Dr. Dr. med. Oliver Grottke, MPH
Universitätsklinikum Aachen
Klinik für Anaesthesiologie
Pauwelsstr. 30
52074 Aachen

Dr. med. Martin Hermann
Univ.-Klinik für Anästhesie und Allg.
Intensivmedizin
der medizinischen Universität Innsbruck
Innrain 66
6020 Innsbruck

Priv.-Doz. Dr. med. Jürgen Koscielny
Universitätsmedizin Berlin, Universitätsklinikum
Charité,
Institut für Transfusionsmedizin
Leiter der Gerinnungsambulanz (CCM) im AGZ
(ambulanten Gesundheitszentrums)
Charitéplatz 1
10117 Berlin

Priv. Doz. Dr. Klaus Martin
Stellv. Direktor
Institut für Anästhesiologie
Deutsches Herzzentrum München
des Freistaates Bayern
Klinik an der Technischen Universität München
Lazarettstr. 36
80636 München

Priv. Doz. Dr. rer. nat. Dr. med P. Nielssen
Leiter der Eisenstoffwechselambulanz UKE
Hamburg
Martinistraße 52
20246 Hamburg

Prof. Dr. med. Bernd Pötzsch
Institut für Exp. Hämatologie und Transfusions-
medizin
Universitätsklinikum Bonn
Sigmund-Freud-Str. 25
53105 Bonn

Dr. med. Ehrenfried Schindler
Zentrum für Kinderanästhesiologie
Asklepios Klinik Sankt Augustin
Arnold-Janssen-Str. 29
53737 Sankt Augustin

Prof. (em.) Dr. med. Günter Singbartl
Facharzt f. Anästhesiologie – Gesundheitsökonom (ebs)
Tannenweg 15
29614 Soltau

Kai Singbartl, Prof. Dr. med.
Donald E. Martin Professor of Anesthesia and
Pain Medicine
Fellow of the American College of Critical Care
Medicine (FCCM)
Master of Public Health (MPH)
Penn State College of Medicine
Milton S. Hershey Medical Center
Department of Anesthesiology
P.O. Box 850
H187
Hershey, PA, 17033, USA.

Prof. Dr. Peter Tassani-Prell
Direktor des Instituts für Anästhesiologie
Deutsches Herzzentrum München
Klinik an der Technischen Universität
Lazarettstr. 36
80636 München

Ao. Prof. Dr. med. Hannes Todt
Medizinische Universität Wien
Zentrum Für Physiologie und Pharmakologie
Abt. f. Neurophysiologie und Neuropharmako-
logie
Währinger Strasse 13a
1090 Wien

Verwendete Abkürzungen

ACD	Anaemia of Chonic Diseases
ACT	Activated Clotting Time
AF	Antifibrinolytikum/-lytika
AGEK	Autologes gewaschenes Erythro-zyten Konzentrat (bei maschinel-ler Autotransfusion)
α_2-M	α_2-Makroglobulin
α_2-AP	α_2-Antiplamsin
ARR	Absolute Risiko Reduktion (angegeben in Prozentpunkten)
AUC	Area Under the Curve
BART-Trial	Blood conservation using Antifi-brinolytics in a Randomized Trial
BfArM	Bundesinstitut für Arzneimittel und Medizinprodukte
BFUE	Burst Forming Units Erythroid
BL	Blutverlust
BMP	Bone Morphogenetic Protein
CDC14A	Cell Division Cycle 14A
CERA	Continous Erythropoietin Recep-tor Agonists
CFUE	Colony Forming Units Erythroid
CHMP	Committee for Medicinal Pro-ducts for Human Use
95% CI	95% Confidence Interval/95%-Vertrauensbereich
CRASH-Trial	The Clinical Randomisation of an Antifibrinolytic in Significant Haemorrhage
CRD	Center for Reviews and Dissemi-nation (▶ http://www.crd.york.ac.uk/CRDWeb/ResultsPage.asp)
dCytB	Duodenal cytochrome B
DDAV	Desamino-1-Cystein-8-D-Arginin-Vasopressin
DMT	Divalenter Metall-Ionen-Trans-porter
DVT	Deep Venous Thrombosis/Thromboembolism
EACA/ε-ACA	Epsilon Amino-Capron-Säure
eALAS	Erythroid 5-aminolevulinate synthase
EBS	(Präoperative) Eigenblutspende
EKZ	Extra-korporale Zirkulation
EMA (EMEA)	European Medicines Agency

EPO	Erythropoetin
EPO-R	EPO-Rezeptor
ERFE	Erythroferrone
ESA	Erythropoese-stimulierenden Agentien
ESP	Erythropoese stimulierende Pharmaka
GATA-2	GATA binding protein 2
GP Ib/IIb/IIIa	Glykoprotein Ib / IIb / IIIa
HCP1	Heme Carrier Protein 1
HFE	Hereditäre Hämochromatose (auch HH Typ 1 genannt)
HIF2alpha	Hypoxie-induzierter Faktor 2 alpha
HJV	Hemojuvelin
HLA	Human Leucocyte Antigen
HLM	Herz-Lungen-Maschine
IAKH	Interdisziplinäre Arbeitsgemein-schaft für Klinische Hämothera-pie
i.artik	Intraartikulär
ICB	Intracerebrale Blutung
IL	Interleukin
IREs	Iron Responsive Elements
IRP1, IRP2	Iron Regulatory Protein 1 / 2
i. v.	Intravenös
JAK2	Janus Kinase 2
KIU/KIE	Kallikrein-Inhibitor Units/-Einhei-ten
LE	Lungenembolie
MAT	Maschinelle Autotransfusion
MD	Mean Difference
NECOSAD	Netherlands COoperative Study on the Adequacy of Dialysis
NFKP	Nuclear Factor »kappa-light-chain-enhancer« of activated B-cells
NMH	Niedermolekulares Heparin
NNT	Number needed to treat
NNH	Number needed to harm
NO	Nitrous Oxide
OPCAB	Off-Pump Coronary Artery Bypass
OR	Odds Ratio

PAI 1 / 2	Plasminogen-Aktivator-Inhibitor Typ 1/Typ 2
PAMBA	p-Aminomethylbenzoesäure
PBM	Patient Blood Management
POC	Point of Care
PFA (100 / 200)	Platelet Function Analyzer (100 / 200)
QUALY(s)	Quality adjusted Life Years (saved)
RCT	Randomised Controlled Trial
rFVIIa	Rekombinanter Factor VIIa
RD	Risiko Differenz
r-HuEPO	Rekombinantes humanes Erythropoetin
RR	Relatives Risiko (angegeben als dimensionsloser Parameter zwischen 0 und 1 bzw. in relativen Prozenten)
RRR	Relative Risiko Reduktion
ROTEM	Rotations-Thrombelastometie
SHT	Schädel-Hirn-Trauma
SIRS	Systemic Inflammatory Response Syndrome
SMD	Standardized Mean Difference (Standardisierte mittlere Differenz)
STAT	Signal Transducers and Activators of Transcription
sTfR	Soluble Transferrinrezeptor
TEM/TEG	Thrombelatometrie/-graphie
TfR	Transferrinrezeptor
t-PA	Tissue-type plasminogen activator
TVT	Tiefe Venenthrombose
TXA	Tranexamsäure
USD	Ultraschall-Dopplersonographie
3' UTR	3' Untranslated Region
VG	Veno-Graphie
VTE	Venous Thrombo-Embolism
vWF/-S	von Willebrand Faktor/-Syndrom
WHO	World Health Organization
WMD	Weighted Mean Difference (Gewichtete mittlere Differenz)

Eisen

Peter Nielsen

1.1   Physiologie und Pathophysiologie des Eisenstoffwechsels – 2

1.2   Eisenmangel – 8

1.3   Perioperative Eisensubstitution – 17

1.4   Nebenwirkungen und Risiken einer Eisentherapie – 25

        Literatur – 28

G. Singbartl, K. Singbartl (Hrsg.), *Transfusionsassoziierte Pharmakotherapie*,
DOI 10.1007/978-3-662-47258-3_1, © Springer-Verlag Berlin Heidelberg 2016

1

Praxisrelevante Fakten auf einen Blick

- Eisen ist ein essentielles Spurenelement, wichtig vor allem für die Erythropoese.
- Ein absoluter oder ein funktioneller Eisenmangel mit und ohne Anämie wird häufig vor geplanten Operationen diagnostiziert, stellt einen Risikofaktor für Morbidität und Mortalität dar und sollte vor elektiven Operationen möglichst behandelt werden.
- Eine perioperative Eisensubstitution wird aktuell in vielen Studien untersucht, wobei die Datenlage bisher sehr heterogen ist und wenig signifikante Aussagen zulässt.
- Eine Eisensubstitution ist wirksamer vor als nach einer Operation, weil die postoperative Zytokinausschüttung den Erythropoietin- und Eisenstoffwechsel hemmen kann.
- Eine orale Eisentherapie ist nur bei akutem Eisenmangel oder begleitend bei der Eigenblutgewinnung vor der OP gut wirksam, wenn der Hepcidinspiegel niedrig ist. Postoperativ ist die Eisenabsorption einige Zeit gehemmt und eine Eisensubstitution wenig effektiv.
- Die meisten Autoren verwenden heute vorwiegend eine intravenöse Eisensubstitution in hoher Dosierung (1000 mg) mit und ohne rHuEPO-Therapie. Metaanalysen haben bisher allerdings keine positiven Ergebnisse erbracht, was den Nutzen einer solchen Therapie angeht. Bei intravenöser Eisensubstitution sind schwere anaphylaktische Reaktionen sehr selten, können aber für alle Präparate nie ausgeschlossen werden. Solange Langzeitstudien fehlen, sollte diese Therapieform mit besonderer Sorgfalt eingesetzt werden.
- Zukünftig wird eine bessere Wirksamkeit einer perioperativen Eisensubstitution von Hepcidin-Antagonisten oder Erythroferron-Agonisten erwartet, weil damit der störende Einfluss von Hepcidin kompensiert werden kann.

Das Übergangsmetall Eisen ist das vierthäufigste Element in der Erdkruste und ein essentielles Spurenelement für fast alle Lebewesen auf dieser Erde. Eisen ist nicht nur zentraler Bestandteil des Sauerstofftransportproteins Hämoglobin, sondern ist auch für viele eisenabhängige Proteine im zellulären Energiestoffwechsel und in vielen Stoffwechselwegen wichtig. Eisenmangel war früher und ist auch heute eine sehr häufige Mangelerscheinung. Die Griechen haben Eisen dem Kriegsgott Mars zugeschrieben und es war ein Synonym für körperliche Stärke und Vitalität. Eisensalze wurde deshalb zuerst als Adstringens zur Wundheilung bei Kriegern eingesetzt. Hippocrates beschrieb dann 400 Jahre vor Christus die »Chlorosis« (»grüne Krankheit«) bei Mädchen und jungen Frauen, die wir heute als schwerste Form der Eisenmangelanämie deuten, bei der die Haut grünlich-bleich erscheint. Solche schweren Formen kennen wir heute kaum noch, weil die Ernährung heute besser ist und schwere Fälle diagnostisch vorher erkannt werden. Im 18. Jahrhundert hat der französische Arzt Pierre Blaud 30 solcher Fälle mit Pillen behandelt, die Eisensulfat enthielten. Die Physiologie des Eisenstoffwechsels war zu dieser Zeit noch vollkommen unbekannt.

1.1 Physiologie und Pathophysiologie des Eisenstoffwechsels

Eisen wird hauptsächlich für das Sauerstofftransportprotein Hämoglobin benötigt. Darüber hinaus sind aber mehrere eisenabhängige Enzyme (Oxidoreduktasen, Monooxygenasen, Dioxygenasen, 2Fe-2S-, 4Fe-4S-Enzyme) an allen wichtigen Stoffwechselzyklen beteiligt. So finden sich in der inneren Membran von Mitochondrien Cytochrome, die wesentliche Funktionen bei der oxidativen Phosphorylierung einnehmen. Zu den eisenhaltigen Oxidoreduktasen gehört z. B. die Ribonukleotidreduktase, das Schlüsselenzym der DNA-Synthese. Die Cytochrom P450-Familie katalysiert hunderte von Reaktionen im Fremdstoffmetabolismus. Fettsäuredesaturasen, Lipoxygenasen, Peroxidasen, NO-Synthetasen, die Akonitase im Citratzyklus, die Guanylatcyclase (Signaltransduktion, second messenger) und die Aminophosphoribosyltransferase (Purinsynthese) sind gleichfalls eisenhaltige Enzyme [1, 2].

Tab. 1.1 Verteilung von Eisen in verschiedenen funktionellen Eisenpools					
Eisenproteine	**Funktion**	**Konzentration**			
		Frau (mg/kg)	(%)	Mann (mg/kg)	(%)
Hämoglobin	O₂-Transport	28	74	31	62
Myoglobin	O₂-Transport	4	11	5	10
Eisenenzyme	Stoffwechsel	1	2	1	2
Transferrin	Fe-Transport im Plasma	0.08	0.2	0.1	0.2
Ferritin, Hämosiderin	Fe-Speicherung	5	13	13	26
Total		38	100	50	100

Der menschliche Körper eines Erwachsenen enthält **3–5 g Eisen**, hauptsächlich in Form von Hämoglobin, als Häm- oder Nicht-Häm-Eisen-Enzymen und als Depot-Eisen, gespeichert in Ferritin und Hämosiderin (◘ Tab. 1.1). Bei einem ausgeglichenen Eisenhaushalt weisen Männer einen höheren Gesamtkörpereisengehalt auf als Frauen. Das liegt zum einem an der höheren Erythrozyten- und Skelettmuskelmasse bei Männern, zum anderen auch an der höheren Menge an Speichereisen in Knochenmark, Leber und Muskulatur (Manner 500–800 mg, prämenopausale Frauen 100–400 mg). Der tägliche **physiologische Eisenverlust** in Form von abgeschilferten Epithelzellen der äußeren und inneren Körperoberflächen sowie durch Schweiß und Urin beträgt insgesamt ca. 1–2 mg und ist nicht regulierbar.

1.1.1 Intestinale Eisenabsorption

Eisen ist zwar ein häufiges Element in der Erdkruste, kommt aber in Nahrung und Trinkwasser nur in geringen Konzentrationen vor. Komplizierte Aufnahmemechanismen im Darm sind nötig, um dem Bedarf angepasste Eisenmassen (normal 1–2 mg/Tag, maximal 3–5 mg/Tag) aufzunehmen.

Ernährungsphysiologisch ist die Unterscheidung zwischen gut bioverfügbarem, tierischem Eisen (Häm-Eisen) und schlecht bioverfügbarem, pflanzlichem Nahrungseisen (Nicht-Häm-Eisen) wichtig [3, 4]. Der Hauptort für die Absorption von Eisen in allen Formen ist das Duodenum und das obere Jejunum. Bei starkem Eisenmangel können aber auch tiefere Darmabschnitte zusätzlich substantielle Eisenmengen absorbieren.

Eisenabsorption aus pflanzlicher Nahrung

Eisen aus pflanzlicher Nahrung enthält ausschließlich dreiwertiges Eisen, das im Magendarmtrakt erst löslich gemacht werden muss. Dabei spielt der saure pH im Magen eine besonders wichtige Rolle.

Ein anazider Magen, z. B. bei Patienten, die unter Therapie mit Protonenpumpeninhibitoren stehen, hat Probleme mit der Zersetzung von pflanzlichem Eisen. Lösliches, ionisches Fe(II) wird beim Menschen über den divalenten Metall-Ionen-Transporter (**DMT1**) in den Enterozyten aufgenommen (◘ Abb. 1.1) [5]. Dieses Protein bewirkt einen Protonen-vermittelten Kationentransport beim Menschen – vorwiegend für Fe^{2+}, aber auch für Zn^{2+}, Mn^{2+}, Co^{2+}, Cd^{2+}, Cu^{2+}, Ni^{2+}, und Pb^2 [6]. Die DMT1-Expression im Duodenum ist im Eisenmangel erhöht, Mutationen in DMT1 bewirken einen systemischen Eisenmangel mit Anämie. Offenbar gibt es beim Menschen verschiedene DMT1-Varianten mit und ohne 3'-IRE- oder 5'-IRE-Aktivität, die eine komplexe Regulation der Eisenaufnahme in verschiedenen Geweben bewerkstelligen können [7].

Eine große praktische Bedeutung hat die Tatsache, dass die Absorption von ionischem Nahrungseisen prinzipiell gehemmt werden kann. Bestimmte Stoffe, die in vielen pflanzlichen Nahrungsmitteln vorhanden sind, wie z. B.:

- pflanzliche Polyphenole in Tee (Tannine) oder Hülsenfrüchten,
- Phytate in Getreiden, Nüssen, Hülsenfrüchten,

1

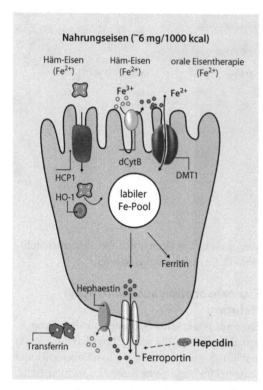

Nahrungseisen (~6 mg/1000 kcal)

Häm-Eisen
(Fe^{2+})

Häm-Eisen
(Fe^{2+})

orale Eisentherapie
(Fe^{2+})

Fe^{3+} Fe^{2+}

dCytB

HCP1   DMT1

HO-1

labiler
Fe-Pool

Ferritin

Hephaestin

Transferrin   Hepcidin

Ferroportin

◘ Abb. 1.1   Absorption und Prozessierung von Nahrungseisen in Dünndarmenterozyten. Hämeisen wird über einen spezifischen Transporter (Heme carrier protein 1, **HCP1**) aufgenommen und in der Zelle abgebaut, wobei die **Hämoxygenase 1** (HO-1) eine wichtige Rolle spielt. Eisen gelangt dann in den labilen Zelleisenpool, aus dem es bei Bedarf des Organismus über den Eisenexporter **Ferroportin** ins Pfortaderblut abgegeben werden kann und dabei nach Oxidation zu Fe^{3+} durch das membranständige Enzym **Hephaestin** sofort an **Apotransferrin** gebunden wird. Bei Eisenüberangebot kann Eisen aber auch in Form von **Ferritin** abgelagert werden und würde dann durch Abschilferung der Darmzellen wieder verlorengehen. Dreiwertiges Eisen, wie es in pflanzlicher Nahrung vorhanden ist, muss erst löslich gemacht werden, wobei der saure pH im Magenbereich wichtig ist. An der Bürstensaummembran würde es dann durch **dCytB** zu Fe^{2+} reduziert werden, um dann über den divalenten Metalltransporter 1 (**DMT1**) ebenfalls in den labilen Eisenpool eingespeist zu werden. Die Transkription von **DMT1** und **Ferroportin** kann durch den Eisengehalt der Zelle reguliert werden. Die wesentliche Kontrolle wird aber durch das Hormon **Hepcidin** bewirkt, was an **Ferroportin** bindet und dessen Internalisierung und lysosomalen Abbau induziert. Eine orale Eisentherapie mit typischen Mengen von 50–100 mg Fe/Dosis sollte grundsätzlich mit einem löslichen Fe^{2+}-Präparat erfolgen, weil die Reduktion solcher Mengen eines Fe^{3+}-Präparates durch **dCytB** nicht möglich ist

— pflanzliche, »Nicht-Stärke-Polysaccharide« in Getreide
— sowie Calcium und Phosphat z. B. in Milch, Cola und Limonaden

können die Absorption von ionischem Eisen effizient hemmen [3] (◘ Tab. 1.2). Die Wirkung dieser Inhibitoren beruht auf einer Bindung bzw. teilweisen Ausfällung von ionischem Eisen im Gastrointestinaltrakt, sodass die Konzentration von absorbierbarem löslichem Fe(II) im Darmlumen deutlich abnimmt.

Eine Tasse schwarzen Tees zu einer Mahlzeit kann den größten Teil des pflanzlichen Eisens binden [8]. Häm-Eisen wird durch diese Hemmstoffe nicht erreicht, weil das Häm-System das Eisen vor einer solchen Komplexierung schützt. Vitamin C hingegen wirkt als Stimulator der Eisenabsorption speziell unter sonst ungünstigen Bedingungen, indem es Fe(III) reduzieren und Fe(II) vor einer Oxidation schützen kann. Möglicherweise fördert ein in der Struktur noch unbekannter Faktor aus tierischen Produkten ebenfalls die Absorption von Nicht-Häm-Eisen (»Fleischeffekt«).

Eisenabsorption aus Fleischeisen

Rotes Fleisch enthält besonders viel Hämoglobin und ebenso wie helles Fleisch und Fisch auch Myoglobin, in dem ebenfalls Hämeisen enthalten ist. Aus einer typischen, westlichen Mischkosternährung mit 6 mg Fe/1000 kcal werden ca. 30–50 % der täglichen Nahrungseisenaufnahme aus Häm-Eisen gedeckt, obgleich nur 10–15 % des Nahrungseisens aus Häm-Fe bestehen [3]. Häm-Fe aus Fleisch wird also sehr effizient über spezifische, mukosale Bürstensaum-Rezeptoren aufgenommen [9]. Wenn Eisen im Organismus benötigt wird, dann erfolgt der Transport aus dem Enterozyten ins Pfortaderblut sehr rasch. Bei einem Überangebot von Eisen kann das zelluläre Eisen auch in Form von Ferritin gespeichert werden und würde dann durch die Abschilferung der Darmzellen nach wenigen Tagen verlorengehen (◘ Abb. 1.1). Diese Rolle von Enterozyten in der Eisenaufnahme war lange bekannt (»mucosal block«), blieb aber bis zur Entdeckung des Hepcidin unerklärt.

Der basolaterale Transfer wird durch das Membranprotein **Ferroportin** bewerkstelligt [10, 11].

◻ Tab. 1.2 Stimulierende Faktoren und Hemmstoffe der intestinalen Eisenabsorption

Stimulierende Faktoren der Eisenabsorption	Hemmstoffe der Eisenabsorption
Vitamin C (Ascorbinsäure) in Früchten, Gemüsen, Fruchtsäften etc.	**Phenolische Verbindungen**, Tannate in Tee, Kaffee, Rotwein, Hülsenfrüchten
Fleisch, Fisch, Innereien (»**Fleischeffekt**«)	**Phytinsäure** und andere **Inositol-Phosphate** in Getreideprodukten, Brotsorten, Cerealien, ungeschältem Reis, Nudelprodukten, Nüssen, Sojabohnen
Bernsteinsäure, Milchsäure, Zitronensäure (bestimmte organische Säure)	**Calcium** in Milch und Käse
Vitamin A und ß-Caroten	

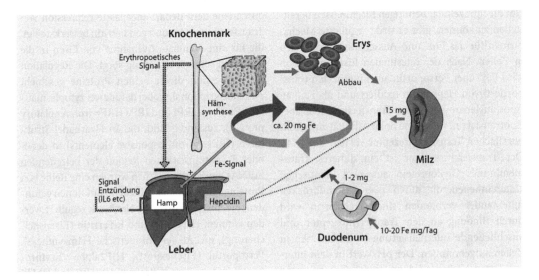

◻ Abb. 1.2 Regulation der Eisenhomöostase im Körper. Aus einer Nahrungseisenzufuhr von 10–20 mg/Tag werden ca. 10 % im oberen Dünndarm absorbiert, um den täglichen Eisenverlust hauptsächlich durch Zellabschilferung zu kompensieren. In dem Zyklus von Erythropoese und Erythrozytenabbau zirkulieren täglich ca. 20 mg Fe im Blut. In der Leber wird bei vorhandenen Eisenspeichern **Hepcidin** gebildet, was die Funktion des Eisenexporters **Ferroportin** hemmt. Dadurch wird weniger Eisen aus Enterozyten oder aus Makrophagen von Milz und Leber ins Blut transportiert. Die Expression des **Hamp**-Gens in Hepatozyten kann in einem komplexen Netzwerk auch durch weitere Faktoren reguliert werden. So stimulieren auch Entzündungsfaktoren die Hepcidinsynthese.

Das aus dem Enterozyten ausgeschleuste zweiwertige Eisen wird über die kupferhaltige Ferroxidase **Hephaestin** oxidiert, um dann im Pfortaderblut an Apotransferrin gebunden zu werden [12].

Bei der Aufrechterhaltung des Eisenstoffwechsels spielen Darm, Leber, Knochenmark und das Monozyten-Makrophagen-System eng zusammen (◻ Abb. 1.2). Ziel dabei ist, die Aufnahme des potentiell toxischen Schwermetalls auf das notwendige Maß zu begrenzen. Das wird durch die Regulation der Eisenabgabe ins Blut durch den Eisenexporter **Ferroportin** bewerkstelligt. Dieser befindet sich in Enterozyten, die Nahrungseisen aufnehmen und in Makrophagen, die Eisen aus dem Hämabbau rezyklieren können. **Ferroportin** wird durch das Eisenhormon **Hepcidin** reguliert (◻ Abb. 1.2), das nach Bindung zu dessen Internalisierung und Abbau führt. Hepcidin wird in Hepatozyten gebildet, wenn der Serum-Eisenspiegel ausreichend hoch ist und genügend Eisen in der Leber gespeichert wird.

Außerdem sind bis heute andere Faktoren bekannt, die auf die Expression des Hepcidin-Gens (Hamp) in der Leber einwirken.

Viele Störungen des Eisenstoffwechsels beruhen auf genetischen Veränderungen von beteiligten Proteinen, sodass die Kenntnis dieser Zusammenhänge auch zum tieferen Verständnis der Pathophysiologie, Diagnostik und Therapie von Eisenstoffwechselkrankheiten geführt hat [11, 13].

1.1.2   Eisentransport und -speicherung

Um die intrazellulär benötigen Eisenmassen bereitstellen zu können, gibt es strikt regulierte Mechanismen für das Ein- und Ausschleusen von Eisen in Zellen. Nach der intestinalen Eisenabsorption wird Fe^{2+} über Ferroportin aus Enterozyten transportiert, von Hephaestin oxidiert und als Fe^{3+} an Apotransferrin gebunden. Transferrin, nicht aber Apotransferrin, weist eine hohe Affinität zum Zelloberflächen-Transferrinrezeptor (TfR) auf [14]. Der Transferrinrezeptor ist ein dimeres, transmembranes Glykoprotein aus zwei identischen Untereinheiten, die durch zwei Disulfidbrücken miteinander verbunden sind. Transferrin wird durch Bindung an den Transferrinrezeptor und anschließende Internalisierung in Endosomen in Zellen aufgenommen. Der pH-Wert in dem internalisierten Vesikel wird auf ca. 5.5 abgesenkt und dadurch Eisen freigesetzt. Eine endosomale Reduktase (Steap3) reduziert Fe^{3+} zu Fe^{2+}, das dann durch DMT1 ins Cytosol transportiert wird, wo ein bisher unbekannter Transporter das Eisen übernimmt.

Der TfR-Trf-Komplex rezykliert an die Zelloberfläche und apo-Transferrin wird dann bei dem höheren pH zurück ins Blut entlassen. Der Transferrinrezeptor 2 ist ein Homologes des TfR1 und wird vorwiegend in Hepatozyten exprimiert. Er spielt offenbar primär eine Rolle bei Eisenüberladung, wird aber aktuell auch als wichtiger Teil eines Eisensensorsystems im blutbildenden Knochenmark diskutiert [15].

Die intrazelluläre Eisenspeicherung wird durch Ferritin und sein Abbauprodukt, Hämosiderin, bewerkstelligt. Der eisenhaltige Kern von Ferritin ist ein polymeres Ferrihydrat-Phosphat, das bis zu 4500 Atome enthält (maximale Eisen-Sättigung: 34 %). Der Ursprung des Plasma-Ferritins, das in gewissen Bereichen eine quantitative Aussage über das vorhandene Ganzkörperspeichereisen zulässt (erschöpfte Eisenspeicher: < 12 µg/L, Eisenüberladung > 300 µg/L), ist nicht geklärt. Es werden die Meinungen vertreten, dass Serum-Ferritin aus dem RES-System stammt, oder aber auch aus parenchymalen Zellen [16].

1.1.3   Regulation der Eisenhomöostase

Intrazelluläre Eisenhomöostase

Die Eisenhomöostase auf zellulärem Niveau wird durch eine dem Bedarf angepasste Expression von Transferrinrezeptor und von Ferritin bewerkstelligt, die für eine adäquate Aufnahme von Eisen in die Zelle und seine Speicherung sorgt. Die Regulation der Expression dieser beiden Proteine geschieht posttranskriptional, wobei dafür zwei zytoplasmatische Proteine, IRP1 und IRP2 (IRP= iron regulatory protein), zuständig sind, die an Haarnadel-Strukturen (IREs = iron responsive elements) in der 5' oder 3'- untranslatierten Region der betreffenden mRNAs binden. Inzwischen wurden eine Reihe von Proteinen mit unterschiedlichen Funktionen gefunden, die über das IRE/IRP-Netzwerk reguliert werden können: H-Ferritin und L-Ferritin (Eisenspeicherung), eALAS (erythropetische Hämsynthese), Ferroportin (Eisenexport), HIF2alpha (Erythropoese), mAconitase (Citratzyklus); TfR1 und DMT1 (Eisenaufnahme), CDC14A (Zellzyklus) [17, 18].

Bei Eisenmangel wird die Initiation der Translation von Ferritin gehemmt. Die Wirkung auf die TfR-Biosynthese ist genau umgekehrt. Indem IRP an das IRE in der nicht-translatierten Region am 3'-Ende (3'-UTR) der mRNA bindet, wird der Nuklease-vermittelte Abbau von TfR-mRNA gehemmt und die Stabilität der TfR-mRNA damit erhöht, sodass mehr Transferrinrezeptor gebildet wird. Bei Eisenüberschuss funktioniert dieser Regelkreis so, dass die Synthese von Ferritin hochgefahren, die vom Transferrinrezeptor heruntergeregelt wird.

Regulation der systemischen Eisenhomeostase

Eine systemische Regulation des Eisenstoffwechsels kontrolliert die intestinale Eisenabsorption, den Abbau von Häm in Milz und Leber, den Trans-

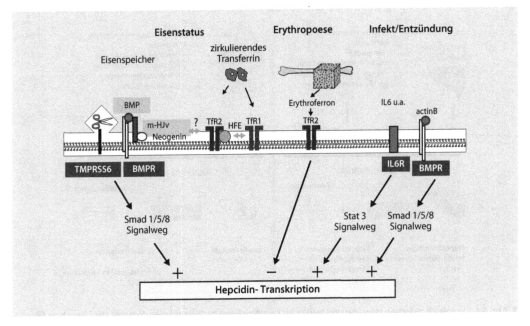

◘ Abb. 1.3 Model der Regulation der Signalwege für die Hepcidin-Expression. BMPs (**bone morphogenetic protein**) sind eine Gruppe von parakrin wirkenden Signalpeptiden. Die Expression von BMP6 wird durch den Füllungszustand der Eisenspeicher reguliert, wobei **BMP6** in Gegenwart des Corezeptors **Hämojuvelin** (HJV) an die BMP-Rezeptoren I und –II bindet und deren Phosphorylierung initiiert (► Abschn. 1.1). Der aktivierte Rezeptorkomplex phosphoryliert die **SMAD**-Proteine 1/5/8. Diese translozieren zusammen mit SMAD 4 in den Zellkern und aktivieren dort unter anderen Genen die Transkription des HAMP-Gens (Hamp, hepcidin antimicrobial peptide), das Hepcidin codiert. Der **SMAD**-Komplex bindet im Kern an das BMP-RE I und II (BMP-response-element) des Hepcidin-Gens. Die Synthese von Hepcidin wird auch durch IL-6 stimuliert und durch Hypoxie, **Erythropoietin** und Eisenmangel gehemmt. Dabei spielt offenbar das kürzlich entdeckte Hormon **Erythroferron** eine entscheidende Rolle, das in Erythroblasen bei einem Blutverlust bereitgestellt wird und in der Leber durch TfR2-Bindung zu einer Hemmung der Hepcidinsynthese führt [20]. Die Hemmung wird durch die transmembranöse Protease Serin 6 (**TMPRSS6, Matriptase-2**) vermittelt. TMPRSS6 hydrolisiert im Eisenmangel den Corecptor **Hämojuvelin** und hemmt damit den Signalweg der Hepcidinsynthese. Das hereditäre-Hämochromatose-Protein (**HFE:** HFE; High Iron Fe, alte Bezeichnung HLA-H) ist ein Protein in der Zellmembran von Säugetieren, das an den Transferrinrezeptor 1 und 2 (TfR1, 2). Die Interaktion mit TfR2 ist offenbar notwendig für die Expression von Hepcidin in der Leber, denn ein Funktionsausfall des bindet HFE-Proteins ist Ursache der Typ 1 Hämochromatose

port von Eisen zwischen den Organen durch Transferrin, die zelluläre Aufnahme durch Transferrinrezeptoren, die ausgeprägte Utilisation von Eisen durch die Erythropoese und seine Speicherung als Ferritin und Hämosiderin. Da es keine aktive Ausscheidung von Eisen gibt, muss die Aufnahme von Eisen fein reguliert sein. Bei ausreichend vorhandenem Körpereisen wird die Eisenabsorption heruntergeregelt, ein Phänomen, das lange bekannt als »Mukosablock« bezeichnet wurde. Ein neues Bild von der Regulation des Eisenstoffwechsels ergab sich durch die Entdeckung von **Hepcidin** als Hormon und negativem Regulator des Eisenstoffwechsels [13, 19]. Zusammen mit anderen Proteinen wie HJV, TfR2, HFE, BMP bildet Hepcidin

ein fein abgestimmtes Netzwerk für die Kontrolle der Eisenhomeostase (◘ Abb. 1.3). Der Eisenstoffwechsel in einer Mangelsituation unterscheidet sich von demjenigen bei ausgeglichener Eisenbilanz in zweierlei Hinsicht. Zum einen wird das Angebot von Nahrungseisen besser ausgenutzt und zum anderen ist die Überführung von Depot- in Funktionseisen, z. B. Hämoglobin und Myoglobin, beschleunigt. Im Eisenmangel beträgt die Absorptionsrate im Mittel 3,8 mg/Tag (1,8–5 mg/Tag) und kann bis 50 % und mehr des Nahrungseisens erreichen. Bei der in den USA und Europa üblichen fleischreichen Nahrung stammen bis zu 2/3 des absorbierten Eisens aus Hämin, das beim Abbau von Myoglobin und Hämoglobin freigesetzt wird.

1

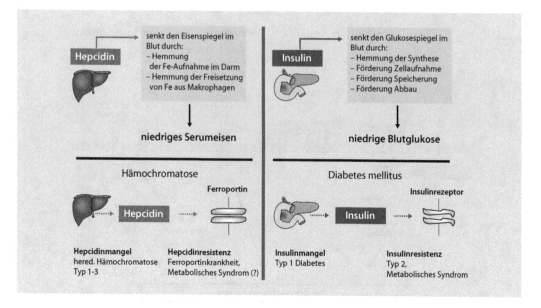

◻ Abb. 1.4 **Vergleich zwischen Hepcidin und Insulin als negative Feed-back-Regulation-Systeme** des Eisen- bzw. Glu-kosestoffwechsels. Auch die Krankheiten Hämochromatose und Diabetes in ihren genetisch bedingten und erworbenen Formen sind gut miteinander zu vergleichen. (Modifiziert nach Pietrangelo 2007)

Hepcidin ist der zentrale Regulator des Eisen-stoffwechsels. Seine Wirkung auf den Eisenspie-gel im Blut kann man gut mit der Wirkung von Insulin auf den Glukosestoffwechsel vergleichen (◻ Abb. 1.4) [21]. Hepcidin bindet an seinen Re-zeptor, **Ferroportin**, und bewirkt eine Internalisie-rung dieses Eisenexporters, sodass der basolaterale Eisentransport gedrosselt wird. Die Synthese von Hepcidin in der Leber ist abhängig von der Leber- und Plasmaeisenkonzentration, wird herunterre-guliert bei Eisenmangel und ist erhöht bei Eisen-überladung. Aber auch andere Faktoren sind wich-tig, die nicht unmittelbar etwas mit dem Eisenstoff-wechsel zu tun haben, wie Sauerstoffmangel oder erhöhter Spiegel von Interleukin 6 (◻ Abb. 1.3).

Dies erklärt damit auch die Hemmung der Eisenabsorption bei Hypoxie, Infektionen, Entzün-dungen und Tumorerkrankungen. Hepcidin kann heute im Serum und Urin von Patienten zuverlässig bestimmt werden (▶ Abschn. 1.2.3.3) [22].

Durch eine Fehlregulation in der Achse Hepci-din-Ferroportin lassen sich alle bekannten Formen der erblichen Eisenspeicherkrankheit auf einfache Weise erklären [11, 13, 21]. Bei verschiedenen Hä-mochromatoseformen liegt ein Hepcidinmangel vor, sodass HFE, TfR2 und Hämojuvelin in der Le-ber direkt an der Hepcidinsynthese beteiligt sein müssen (◻ Abb. 1.4).

Eine weitere neue Entdeckung ist **TMPRSS6**, das für eine TypII-Plasmamembran Serin-Protease, **Matriptase-2**, kodiert [23]. Mutationen in diesem Protein verursachen beim Menschen eine autoso-mal rezessiv vererbte mikrozytäre, hypochrome Anämie (IRIDA, »iron therapy restrictive iron de-ficiency anemia«), die nicht adäquat auf eine orale Eisentherapie reagiert und sich nach intravenöse Eisenmedikation auch nur geringfügig bessert [24].

1.2   Eisenmangel

Zu einem Eisenmangel im Gesamtorganismus kommt es, wenn das Gleichgewicht zwischen Eisenaufnahme und Eisenbedarf über längere Zeit gestört ist (negative Eisenbilanz). Anfangs werden die physiologischen Eisenspeicher abgegeben, später kommt es dann zum Mangel in Organen und Ge-weben und damit zu einer Beeinträchtigung von verschiedenen Stoffwechselwegen.

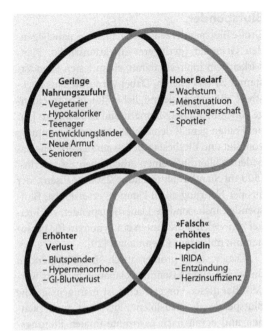

1.2.1 Ursachen von Eisenmangel mit und ohne Anämie

Viele Menschen leiden weltweit an Eisenmangel mit oder ohne Anämie. Global gesehen ist die häufigste Ursache eine dem normalen Eisenbedarf nicht entsprechende Ernährung mit ausreichend bioverfügbarem Eisen [25]. Diese Mangelernährung betrifft vorwiegend Kinder und Frauen in Entwicklungsländern, wo die lokal angebaute, meist einseitige Ernährung zu wenig bioverfügbares Eisen enthält [1–3]. In wirtschaftlich entwickelten Ländern ist die Ernährungssituation deutlich besser und hier finden wir einen leichten Eisenmangel vorwiegend in Risikogruppen mit individuell erhöhtem Eisenbedarf. 1 bis 3 % der erwachsenen Männer und der post-menopausalen Frauen zeigen eine Eisenmangelanämie. Wesentlich häufiger kommt aber ein Eisenmangel ohne Anämie vor. Schätzungen gehen von bis zu 30 % in Risikogruppen aus (**Abb. 1.5**).

Risikogruppen für Eisenmangel weisen einen oder eine Kombination von mehreren Faktoren auf:

- **Nicht-adäquate Nahrungseisenzufuhr:** Vegetarier insbes. Veganer, Personen mit Essstörungen wie Anorexia oder Bulimia nervosa, Malnutrition bei niedrigem sozialem Status, »neue Armut«, bei Teenagern und Senioren, Mangel- oder Fehlernährung in Entwicklungsländern.
- **Eingeschränkte Eisenabsorption:** atrophische Gastritis bei Älteren, Zöliakie, entzündliche Darmerkrankungen, hoher Konsum von Hemmstoffen der Eisenabsorption (Phytate, Polyphenole, Sojaprotein, Calcium).
- **Gesteigerter Bedarf:** Kinder in Wachstumsphasen, schwangere Frauen, postpartum, stillende Frauen, menstruierende Frauen, Ausdauersportler, post-operative Patienten.
- **Erhöhter Eisenverlust:** Dauerblutspender, Frauen mit Hypermenorrhoen, pathologische Blutverluste.
- **Fehlregulation des Eisenstoffwechsels:** bei chronischen Krankheiten mit sekundär erhöhtem Hepcidin (IRIDA, Entzündungen, Infektionen, chronische Herzinsuffizienz, COPD).

Vegetarier und Hypokaloriker

In wirtschaftlich entwickelten Ländern gibt es den Trend hin zu einer vegetarischen Diät, die offenbar für viele Bürger gesundheitliche Vorteile bringt. Das Risiko für kardiovaskuläre Erkrankungen, Diabetes und Krebserkrankungen wird bei Vegetariern langfristig als signifikant geringer eingeschätzt, als bei Personen mit fleischbasierter Ernährung. Klar ist aber auch, dass eine pflanzen-basierte Kost die Absorption von Eisen, Zink und Vitamin-B_{12} deutlich beeinträchtigt. Vegetarier und Veganer haben niedrigere Eisenspeicher und ein höheres Risiko für Eisenmangel mit und ohne Anämie [1–3].

Kinder und Jugendliche im starken Körperwachstum

Reife Neugeborene haben keinen Eisenmangel. Bis zum Alter von 2 Jahren erfolgt dann ein erster Wachstumsschub, der mit einem hohen Eisenbedarf von bis zu 100 μg/kg/Tag verbunden ist. Danach sinkt der Eisenbedarf wieder ab, um dann in der Hauptwachstumsphase während der Pubertät erneut stark anzusteigen. Bei Mädchen setzt das Wachstum früher ein, zusätzlich kommt auch noch die Menstruation hinzu [3]. Die Häufigkeit von Eisenmangel bei Kindern in Entwicklungsländern ist erschreckend hoch und führt von Seiten der Weltgesundheitsorganisation zu vielfältigen

1

Aktivitäten in Richtung Eisenzusätzen in Grundnahrungsmitteln. In wirtschaftlich entwickelten Ländern ist die Prävalenz von Eisenmangel bei Kindern sehr viel geringer und deshalb wird hier die nicht zielgerichtete Fortifikation von Nahrungsmitteln mit Eisen eher kritisch gesehen [26].

Menstruierende Frauen

Unter allen Frauen sind menstruierende Frauen, insbesondere Teenager, am meisten gefährdet für Eisenmangel. Ursache ist der zusätzliche Eisenbedarf durch den menstruellen Blutverlust, der im Mittel 30 ml (=15 mg Eisenverlust) beträgt und über viele Jahre individuell relativ konstant bleibt [2–3]. 95 % dieser Frauen benötigen eine tägliche Eisenaufnahme von bis zu 2.8 mg, um eine ausgeglichene Eisenbilanz sicherzustellen [1–3]. Dieser tägliche Eisenbedarf ist vergleichsweise hoch, berücksichtigt man, dass Männer bei größerem Körpergewicht und meist deutlich höherer Nahrungsaufnahme nur ca. 1–1.5 mg Eisen/Tag benötigen. Bereits die normale Menstruation führt deshalb häufig zu einem leichten Eisenmangel. In einer eigenen Untersuchung an 1400 jungen Frauen in Norddeutschland zeigten ca. 40 % erschöpfte Eisenreserven (Serum-Ferritin < 30 µg/dL), 10 % wiesen keinerlei Eisenreserven auf und standen deshalb an der Schwelle zur Eisenmangelanämie [27].

Schwangerschaft, postpartum und Stillen

In der Schwangerschaft wird Eisen für das Zellwachstum und vor allem für die Blutbildung des Kindes benötigt. Zusätzlich kommt es bei der Geburt zu einem Blutverlust, außerdem geht die Plazenta verloren. Insgesamt addiert sich innerhalb einer erfolgreichen Schwangerschaft der Mehrbedarf auf 600–800 mg Eisen, das die Mutter zusätzlich aus der Nahrung aufnehmen muss [3, 28]. Der Hauptbedarf fällt im letzten Trimenon an, in dem die Blutbildung des Fötus stattfindet. Inkl. des Eigenbedarfs muss die Schwangere im Mittel ca. 5 mg Fe/Tag aufnehmen, was aus der Nahrung allein nicht zu decken ist. Postpartum besteht ein hohes Risiko für einen Eisenmangel mit und ohne Anämie der jungen Mutter. Hier wird ein Screening empfohlen (Serum-Ferritin) und dann entsprechend eine Eisentherapie.

Blutspender

Große Blutspenderzentralen haben aus naheliegenden Gründen (geringeres Infektionsrisiko, Planbarkeit) ein Interesse daran, einen festen Spenderstamm zu rekrutieren. Dabei wird durchaus angestrebt, die maximale mögliche Blutentnahmemenge von 3000 ml bei Männern und 2000 ml pro Jahr bei Frauen gemäß den Richtlinien zur Gewinnung von Blut und Blutbestandteilen auszuschöpfen. Das bedeutet allerdings einen erheblichen Eisenverlust (500 ml Standardblutspende= 250 mg Eisen), der aus der Nahrung allein kaum zu ersetzen ist. Blutspender, insbesondere Dauerblutspender, sind daher seit vielen Jahrzehnten ein Synonym für Personen mit obligatem Eisenmangel [29].

Diagnostisch problematisch sind Blutspender, die wegen einer Eisenmangelanämie gesperrt werden. Bei dieser Vorgeschichte ist man geneigt, die Blutspende als plausiblen Blutverlust anzuerkennen und damit nach gastrointestinalen Blutungsquellen gar nicht erst zu suchen.

Senioren, chronisch Kranke

Die Gruppe der älteren Menschen als Risikogruppe für die Entwicklung eines Eisenmangels wurde früher möglicherweise unterschätzt. Als Ursache für Eisenmangel im Alter kommen in Betracht:

- ungenügende Versorgung (< 10 mg Eisen/Tag) mit bioverfügbarem Nahrungseisen (z. B. zu wenig Fleisch) – Zahnprobleme können dafür eine einfache Erklärung bieten;
- unentdeckte gastrointestinale Blutverluste – die Einnahme von Aspirin hinterfragen!;
- sekundär erhöhte Hepcidinwerte bedingt durch chronische Krankheit mit Entzündungsparametern.

Eisenmangelanämie als Symptom

Leichte chronische Sicker-Blutverluste (bis zu ca. 4–6 ml/Tag) können aus dem Nahrungseisen mittels einer hochregulierten Eisenabsorption kompensiert werden. Ein chronischer Blutverlust oberhalb dieser Grenze führt aber ohne eine adäquate Eisentherapie zwangsweise zu einer Eisenmangelanämie. Ein schwerer Eisenmangel ist deswegen immer verdächtig auf das Bestehen eines Blutverlustes und muss unbedingt Anlass einer gründlichen Untersuchung sein [30]. Dies gilt insbesonre dann, wenn es sich um einen Patienten handelt, der nicht zu einer der erwähnten Risikogruppen für Eisenmangel gehört. Dazu ist im Einzelfall eine vollständige endoskopische Untersuchung (Magendarmspiegelung, totale Koloskopie, Videokapselendoskopie, ggf. bildgebende Verfahren) notwendig. In Studien an Männern und postmenopausalen Frauen wird bei entsprechender diagnostischer Abklärung häufig ein gastrointestinaler Blutverlust festgestellt. Ein Problem sind Blutungsquellen im Hauptteil des Dünndarms, der endoskopisch von außen nicht direkt zugänglich ist. Eine nichtinvasive Methode ist hier die Videokapselendoskopie, bei der mögliche Blutungsquellen im oberen GI-Trakt fotografiert werden können. Wenn die Blutungsquelle nach den Routineendoskopieuntersuchungen nicht gefunden werden kann, sprechen wir von einem okkulten Blutverlust. Ca. 10–20 % aller Fälle bleiben auf diese Weise meist diagnostisch unklar [31]. Bei der Hälfte der Fälle verschwindet die Blutung von allein, bei einem Teil der Patienten persistieren diese meist geringgradigen (Sicker-) Blutverluste.

1.2.2 Klinische Symptome bei Eisenmangel mit und ohne Anämie

Ein schwerer Eisenmangel führt zu einer Anämie, weil das Knochenmark dann keine Hämsynthese mehr leisten kann. Bekannte Symptome sind dann Luftnot und Herzrasen bei körperlicher Anstrengung und eine bleierne Müdigkeit. Ein schwerer, chronischer Eisenmangel kann auch zu progressiven, trophischen Veränderungen und Schäden in Geweben vor allen an Haut und Schleimhäuten führen, die man am häufigsten bei stark wachsenden Kindern, aber auch bei jungen Frauen mit Eisenmangel findet wie Mundwinkelrhagaden, brüchige Nägel und Haare, Plummer-Vinson-Syndrom. Manche Patienten entwickeln eine Pica, eine seltene Essstörung, bei der Menschen Dinge zu sich nehmen, die keine Nahrungsmittel sind und allgemein als ungenießbar gelten (Kreide, Bleistifte, Tapeten etc.). Die Behandlung mit Eisen bessert diese Symptomatik in vielen Fällen [32].

◘ Tab. 1.3 Symptome von Eisenmangel mit und ohne Anämie verifiziert in Interventionsstudien
Symptom
Müdigkeit (»Fatigue«)
Beeinträchtigte kognitive Funktion (Konzentration, Gedächtnis/Aufmerksamkeit)
Verminderte aerobe Leistungsfähigkeit und/oder schnellere Muskelermüdung
Depressive Stimmung, Ängstlichkeit
Beeinträchtigung der Thermoregulation (Kältegefühl, aufsteigende Hitze)
Schäden an Haar und Nägeln
»Restless-Legs-Syndrom«
Beeinträchtigung Immunsystem
Schädigung epithelialer Gewebe: brüchige Nägel, Hohlnägel (Koilonychie), Mundwinkelrhagaden (Cheilosis), atrophe Glossitis, postcricoide Membran (Plummer-Vinson-Syndrom), Haarausfall

Eine Reihe kontrollierter klinischer Studien belegen aber auch eindeutig, dass bereits ein leichter Eisenmangel ohne Anämie (Speichereisenmangel mit Serum-Ferritin-Werten < 20–35 µg/L) Symptome wie Müdigkeit, Unkonzentriertheit etc. verursachen kann (◘ Tab. 1.3).

In vielen Studien wurde die Wirkung von Eisenmangel auf die kognitive Entwicklung und das Verhalten von Kindern untersucht [33]. Ein schwerer Eisenmangel führt zu teilweise irreversiblen Schädigungen des Gehirns durch Eisenmangelanämie bei Kinder < 2 Jahren. Interessanterweise kann man in Interventionsstudien einen Einfluss von Eisenmangel ohne Anämie auf die kognitiven Leistungen auch bei jungen Erwachsenen messen [34].

Häufige unspezifische Symptome bei Eisenmangel bereits ohne Anämie sind Müdigkeit, Unkonzentriertheit und besonders bei Frauen ein Haarausfall [35].

In den letzten Jahren liegt der Fokus aber auf Symptomen wie dem »Restless-Legs-Syndrom« und dem »Aufmerksamkeits-Defizit-Syndrom« (ADHS) bei Kindern, die bei einigen Patienten offenbar mit einem Eisenmangel im Gehirnstoffwechsel assoziiert sind [36]. Bei allen diesen Sym-

◘ Tab. 1.4   Normalwerte bei diagnostischen Blutparametern des Eisenstoffwechsels

Parameter	Normal		Eisenmangelanämie	Eisenüberladung
	♂	♀		
Hämoglobin	16 (g/dL)	12,3–15,3 (g/dL)	< 12 g/L	Normal
Mittleres Volumens eines Erythrocyten (MCV)	26–34 fL		< 26 fL	Normal
Mittlerer Hämoglobingehalt eines Erythrozyten (MCH)	80–94 pg		< 80 pg	Normal
Serumeisen	65–170 µg/dL 10–31 µM		< 65 µg/L < 10 µM	> 170 µg/L > 31 µM
Serum-Transferrin	2,1–3,6 g/L		> 3,6 g/L	< 2,1 g/L
Lösl. Transferrinrezeptor	2,2–5,0 mg/L		1,9–4,4 mg/L	> 5 mg/L
Transferrin-Fe-Sättigung			< 16 %	> 52 %
Serum-Ferritin	35–235 µg/L	30–112 µg/L	< 12 µg/L	> 300 µg/L
Leber-Eisen-Konzentration	0,1–0,5 mg/g		< 0,1 mg/g	> 1,0–10 mg/g

ptomen gilt es, bei entsprechenden Patienten den Eisenstatus zu bestimmen (Hb und Serum-Ferritin) [37]. In Fällen von Eisenmangel, evtl. auch nur bei niedrigen Ferritinwerten (< 50 µg/L), lohnt sich ein Therapieversuch mit Eisen (oral, ggf. auch intravenös). In vielen, aber sicher nicht in allen Fällen, bessern sich entsprechende Symptome.

1.2.3   Diagnostik von Eisenmangel in der klinischen Routine

Auch in wirtschaftlich entwickelten Ländern ist Eisenmangel eine häufige klinische Verdachtsdiagnose, die mit laborchemischen Parametern abgeklärt werden kann.

Es stehen verschiedene diagnostische Parameter zur Verfügung, um einen Eisenmangel zu erkennen und den Schweregrad zu erfassen (◘ Tab. 1.4).

Serum Ferritin

Der Bestimmung von Serum-Ferritin kommt bei Eisenmangel und Eisenüberladung eine große diagnostische Bedeutung zu. Das Serum-Ferritin zeigt keine Tag-zu-Tag-Variation und es gibt wohl keine falsch erniedrigten Werte, d. h. ein niedriger Serum-Ferritinwert beweist einen Eisenmangel.

Problematisch sind allerdings falsch erhöhte Ferritinwerte, die nicht mit den Eisenspeichern korrelieren. Ferritin ist auch Teil des Akut-Phase-Systems, das empfindlich auf Gewebsverletzungen (z. B. bei Infekten und Tumoren) reagiert. Insbesondere Leberschäden setzen häufig Ferritin aus Leberzellen frei, die in der Menge deutlich das normale Plasmaferritin übertreffen und dann eine Eisenüberladung vortäuschen. In vielen Labors wird heute der Normalbereich von Ferritin sehr weit definiert, wobei der untere Wert bei Frauen nach unseren Erfahrungen eindeutig in den Eisenmangelbereich reicht. Hier werden große Kollektive zugrunde gelegt, die 30 % Frauen mit Speichereisenmangel einfach miterfassen. Nach umfangreichen früheren Untersuchungen und aktuellen Erfahrungen mit Eisenmangelpatienten halten wir weiter an einem **unteren Wert von 35 µg/L** fest, der einen Speichereisenmangel vom Normalzustand abtrennt.

Serum-Eisen, Transferrin, Transferrin-Eisen-Sättigung

Im Blut wird Eisen an Transferrin gebunden transportiert. Transferrin ist im Normalfall nur zu ca. 1/3 mit Eisen gesättigt, wobei zwei Atome Eisen sehr fest (Kd = 10–23 M) an einem Molekül Transferrin binden. Die Bestimmung sollte immer morgens nüchtern erfolgen, eine gewisse Tag-zu-Tag-Variation ist vorhanden, sodass die Aussagekraft in Richtung Eisenmangel problematisch ist. Das Serum-Eisen ist empfindlich gegen Eisenüberladung und spielt deshalb beim Screening auf hereditäre Hämochromatose eine einfache und wichtige Rolle. Bei Infekten ist das Serum-Eisen häufig erniedrigt, was als Abwehrmehrmechanismus gegen bakterielle Infektionen gesehen wird, da Bakterien auf die Eisenversorgung aus dem Plasma angewiesen sind.

Transferrin ist im schweren Eisenmangel erhöht und bei Eisenüberladung erniedrigt. Beide Veränderungen dokumentieren den Versuch der Gegenregulation des Körpers, mehr bzw. weniger Eisen in Zellen aufzunehmen. Die Transferrin-Sättigung ist ein sehr empfindliches Maß für die Menge an Eisen, die für die Erythropoese und den zellulären Bedarf verfügbar ist. Bei chronisch entzündlichen Erkrankungen liegt die Transferrin-Sättigung meist im unteren Normbereich oder ist leicht reduziert.

Löslicher Transferrinrezeptor

Der lösliche Transferrinrezeptor (TfR) ist ein Teilstück des normalen Oberflächenrezeptors und kann durch Proteolyse als lösliche Form ins Blut freigesetzt werden. Dieser als »Shedding« bezeichnete, physiologische Prozess ist für viele Proteine unterschiedlichster Struktur und Eigenschaften beschrieben, dazu gehören Rezeptoren, Liganden, Zelladhäsionsmoleküle und Ektoenzyme [38]. Die Zahl der TfR auf der Zelloberfläche reflektiert den Eisenbedarf der betreffenden Zellen. Ein Eisenmangel führt zu einer Induktion der Transferrinrezeptorsynthese. Es gibt eine Reihe von Studien, die die Messung des löslichen Transferrinrezeptors bei Patienten mit Eisenmangel und Eisenüberladung als neuen quantitativen Eisenparameter favorisieren. Insbesondere bei Infekten soll die Bestimmung weniger falsch veränderte Werte zeigen als das Serum-Ferritin. Der sog. **Ferritinindex** (sTfR/logSerum-Ferritin) wird als gutes Maß für das Ganzkörpereisen angesehen [39].

Hämoglobin in Retikulozyten, Anteil hypochromer Erythrozyten

Mit modernen Duchflußzytometern kann man die Retikulozyten oder Erythrozyten hinsichtlich Größe und ihres individuellen Hämoglobingehalt erfassen [40]. Da Retikulozyten nur ein bis zwei Tage zirkulieren, reagiert der Anteil des Hämoglobins im Retikulozyten (CHr) zeitnah auf eine Einschränkung der Eisenversorgung, während die üblichen Blutbildparameter (MCH, MCV) erst nach Wochen bis Monaten eine Veränderung anzeigen. Bereits früh wurde erkannt, dass der Anteil der hypochromen Erythrozyten (%Hypo) ein sehr sensitiver Marker für eine eisendefizitäre Erythropoese unter fortgesetzter Erythropoietin-Therapie ist. Die abnormal kleinen und hämoglobinarmen maturen Erythrozyten reagieren im Vergleich zu CHr aber deutlich später. Von Thomas und Thomas wurde vorgeschlagen, für die verbesserte Diagnostik des Eisenmangels zukünftig ein 4-Felder-Diagramm mit den Messwerten aus CHr gegen den sog. Ferritin-Index (sTfR/log Ferritin) zu verwenden. In einer neuen Variante kann eine Messung von Hepcidin-25 im Serum den Ferritinindex ersetzen [41]. Diese Parameter sind aber momentan nicht routinemäßig einsetzbar und bringen für den normalen Patienten mit einfachem Eisenmangel wenig Neues. Für Patienten mit komplexen Krankheiten und Therapien (z. B. parenterale Eisentherapie begleitend zur Behandlung rHuEPO und evtl. sekundär erhöhten Ferritinwerten) könnte diese Art der Diagnostik aber nützlich sein.

Hepcidin/BMP6

25-Hepcidin ist ein kleines Peptid mit einer komplizierten Struktur. Nach anfänglichen Schwierigkeiten kann man es heute in Plasma und Urinproben bei Patienten mit unterschiedlichen Erkrankungen exakt bestimmen [22]. Mögliche Anwendungsfelder könnten sein:

- das Erkennen einer Eisenmangelkomponente bei Patienten mit Anämie bei chronischer Erkrankung,
- Screening und Verlaufskontrolle von hereditärer Hämochromatose,
- Abschätzung der Eisenüberladung und der erythropoetischen Aktivität von »iron-loading anemias,
- Therapiekontrolle der EPO-Medikation bei renaler Anämie sowie
- die perioperative Verlaufskontrolle [42].

BMP6 ist aktuell als wichtiger Aktivator der HJV/BMP-Kaskade erkannt worden. Möglich erscheint, dass dieser Parameter einfacher und zuverlässiger zu messen sein wird und dabei ähnliche interessante Aussagen wie die Hepcidinbestimmung liefern könnte. Auch das neu entdeckte Hormon **Erythroferron**, das nach Blutverlusten die Erythropoese aktiviert, könnte diagnostisch relevant werden, z. B. bei Anämie infolge einer chronischen Erkrankung, wo die Erythropoese gehemmt ist (▸ Abschn. 1.2.5.3) [20].

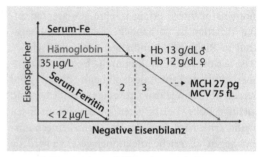

◻ **Abb. 1.6   Diagnostische Parameter bei Eisenmangel mit und ohne Anämie nach Hausmann und Heinrich.** 1 = prälatenter Eisenmangel; 2 = latenter Eisenmangel; 3 = manifester Eisenmangel. Mit den Parametern Hämoglobin, Serum-Ferritin, Serum-Eisen und Transferrin kann man den typischen Eisenmangelpatienten ausreichend genau beschreiben. (Nach Hausmann et al. 1973)

1.2.4   Einteilung von Eisenmangel

Wenn das Gleichgewicht zwischen Eisenaufnahme und Eisenbedarf über längere Zeit gestört ist (negative Eisenbilanz), werden anfangs die physiologischen Eisenspeicher abgebaut, später kommt es zur Beeinträchtigung von verschiedenen Stoffwechselwegen. Ein Eisenmangel im klassischen Sinne meint einen absoluten Mangel an Eisen im Körper [43]. Ein neuer Begriff ist der »funktionelle Eisenmangel«, bei dem vorhandenes Eisen aus bestimmten Gründen für einen ggf. erhöhten Bedarf, z. B. im Knochenmark, nicht ausreichend (schnell) genutzt werden kann [44, 45]. Obwohl entsprechende diagnostische Kriterien seit Jahrzehnten bekannt sind, gibt es bis heute keine weltweit akzeptierte Einteilung für Eisenmangel. Im Folgenden werden die gängigsten Konzepte vorgestellt:

Prälatenter, latenter und manifester Eisenmangel

Eine praxisbewährte, rein diagnostische Einteilung stammt von Hausmann und Heinrich aus den 70er Jahren [43]. Dabei wurden die klassischen Blutparameter (Serum-Ferritin, Hämoglobin, Serum-Eisen, Transferrin) mit aufwendigeren Techniken wie der histochemischen Beurteilung von Eisen in Knochenmarksausstrichen, der ^{59}Fe-Absorption, erschöpfender Phlebotomien an 425 Patienten verglichen. Die Hochregulation der intestinalen Eisenabsorption beginnt bereits bei der Entleerung der Eisenspeicher, was zuverlässig am Absinken des Serum-Ferritins bei normalem Hämoglobin erkannt werden kann. Dieses Stadium wird als prälatenter Eisenmangel bezeichnet (1 in ◻ Abb. 1.6)

Sind die Eisenspeicher erschöpft, so wird in einer weiteren Stufe der relativ kleine Transporteisenpool beeinträchtigt (latenter Eisenmangel, 2 in ◻ Abb. 1.6). Dies kann an Patienten mit normaler Hämoglobinkonzentration an den erniedrigten Werten für Serum-Eisen und Transferrin-Eisen-Sättigung sowie am erhöhten Transferrin erkannt werden.

Hier hat sich jetzt der Stoffwechsel auf Eisenmangel eingestellt, die Transferrinsynthese in der Leber wird hochgefahren, um vermehrt Eisen in Zellen zu transportieren. Verstärkt sich der Eisenmangel weiter (manifester Eisenmangel, Eisenmangelanämie, 3 in ◻ Abb. 1.6), sinkt der Hb-Wert von neugebildeten Erythrozyten unterhalb der Norm ab. Bei einer Lebensdauer von 120 Tage für normale geformte Erythrozyten sinken der mittlere Hämoglobingehalt und das mittlere Erythrozytenvolumen erst langsam ab. Eine mikrozytäre und hypochrome Anämie spricht also für einen länger bestehenden schweren Eisenmangel, im Unterschied zu einer normozytären, normochromen Blutungsanämie.

Mit den hier erwähnten einfachen Blutparametern kann man am Patienten diese drei Schweregrade des Eisenmangels gut auseinanderhalten. Im Falle einer Therapie mit ausreichenden Eisenmengen normalisieren sich diese Parameter in umgekehrter Reihenfolge, d. h. das Hämoglobin reagiert zuerst, das Serum-Ferritin wird erst am Ende nach einiger Zeit wieder ansteigen.

Absoluter und funktioneller Eisenmangel

Der Begriff funktioneller Eisenmangel wurde geprägt im Zusammenhang mit der Behandlung von Patienten mit renaler Anämie mit rekombininanten humanen Erythropoietin (r-HuEpo) [44–46]. Die Therapie mit r-HuEPO ist oft deutlich wirksamer, wenn gleichzeitig mit i.-v.-Eisen behandelt wird und zwar nicht nur bei Patienten mit niedrigem Serum-Ferritin, die keine Eisenreserven haben und damit einen absoluten Eisenmangel aufweisen. Eisentherapie ist auch wirksam bei Patienten mit normalen oder sogar erhöhten Serum-Ferritin-Werten. Ein funktioneller Eisenmangel besteht also, wenn zwar die Eisenspeicher ausreichend mit Eisen gefüllt sind, es aber trotzdem zu einer unzureichenden Eisenversorgung der durch EPO angetriebenen Erythropoese kommt. In diesen Fällen ist das Serum-Ferritin offensichtlich ein schlechter Parameter, um die Veränderung der Eisenspeicher zuverlässig anzuzeigen. Ein funktioneller Eisenmangel tritt auch bei normalen Personen auf, die mehrmals in kurzer Zeit Blut spenden und dabei mit rekombinanten humanem Erythropoietin (rHuEPO) behandelt wurden. Auch im Zusammenhang mit übergewichtigen Patienten wird der Begriff des funktionellen Eisenmangels bereits benutzt. In allen diesen Fällen erhöht die begleitende Eisentherapie die Wirksamkeit und senkt die Kosten für die EPO. Ein funktioneller Eisenmangel findet sich darüber hinaus auch bei chronisch entzündlichen oder malignen Erkrankungen, bei denen Eisen aus der Zirkulation zurück in die Speicher verlagert wird. Heute wird natürlich die Zytokin-induzierte Stimulation der Hepcidinsynthese als Ursache für diese Malutilisation der Eisenspeicher angesehen [46]. In naher Zukunft ist hier der Einsatz von Hepcidinantagonisten in entsprechenden Studien am Menschen zu erwarten [47, 48]. Es ist bereits gezeigt worden, dass das Antihepcidin Spiegelmer **Lexaptepid** in Versuchspersonen nach Lipopolysaccharid-Injektion zu einem ähnlich starken Hepcidinanstieg führt wie bei Kontrollpersonen, dass aber das Serum-Eisen in der Versuchsgruppe nicht wesentlich abfällt [49]. Im Tierversuch wurde auch gezeigt, dass eine Erythroferrone-(ERFE)knockout-Maus sich nach einer Endotoxin-Injektion deutlich langsamer von einer entzündungsbedingten Anämie erholt als die Normalmaus [50]. Diese Befunde deuten darauf hin, dass die Achse **ERFE-Hepcidin** ein vielversprechender Ansatzpunkt für neue Medikamente bei einer entzündungsbedingten Anämie darstellt und damit vielen Patienten mit entzündungsbedingten Anämien, evtl. auch bei perioperativer Anämie, zukünftig helfen könnte.

1.2.5 Therapie von Eisenmangel

Eisen ist ein essentielles Spurenelement und jede Form eines nachgewiesenen Eisenmangels sollte behandelt werden. Dies kann mit einer oralen Eisentherapie oder durch eine intravenöse Eisentherapie geschehen.

Orale Eisensubstitution

Die meisten systematischen Untersuchungen zu diesem Thema wurden mit ^{59}Fe-markierten Präparaten durchgeführt und sind gut 30 Jahre alt. Sie sind aber durchaus auch heute noch informativ, weil sie einige grundlegende Eigenschaften von oralen Eisentherapeutika aufgezeigt haben [51–53]. Aus einer löslichen Eisen(II)-Verbindungen wie z. B. Eisen(II)-Sulfat oder Eisen(II)-Glycin-Sulfat muss die spezielle Galenik des jeweiligen Präparates eine rasche Freisetzung von Fe^{2+}-Ionen ermöglichen, damit diese in löslicher Form für die Absorption via DMT1 im Duodenum bereitstehen (◘ Abb. 1.1). Bei Patienten mit chronischem schwerem Eisenmangel werden von guten Eisenpräparaten ca. 10–20 mg aus einer 100 mg Tagesdosis aufgenommen. Bereits 30 min nach Einnahme kann man Eisen aus dem Präparat im Serum eines Patienten nachweisen. Manche Präparate mit verzögerter Freisetzung setzen zu langsam Eisen frei und sind daher schlechter bioverfügbar. Weltweit sind immer noch Eisenpräparate auf dem Markt, die Eisen(III)-Verbindungen enthalten, obwohl viele Studien immer wieder gezeigt haben, dass bei pH-Werten oberhalb von 3 (im Duodenum pH 6.4) sich rasch schwerlösliche Eisenoxidhydrate bilden, die für die Absorption schlecht verfügbar sind.

Gegenwärtig sind nur wenige aktuelle Eisenpräparate ausreichend gut auf die Bioverfügbarkeit untersucht.

Empfehlungen für eine bedarfsangepasste Therapie

Bei Eisenmangel mit und ohne Anämie wird in Leitlinien als Therapie der ersten Wahl die orale Eisentherapie empfohlen [54, 55]. Da es große Unterschiede in der Bioverfügbarkeit von entsprechenden pharmazeutischen Präparaten gibt, sollten nur solche verwendet, die man als wirksam kennt oder die ihre Qualität in unabhängigen Studien nachgewiesen haben.

Was in der Literatur weniger bekannt ist, ist wie gut die Bioverfügbarkeit einer Eisentherapie durch die vorhandenen Blutverluste eingestellt werden kann. Je höher der Bedarf an Eisen für die Blutneubildung ist, desto mehr Eisen wird aus einer effektiven Eisentherapie absorbiert. Dadurch reguliert sich die orale Eisentherapie in gewissen Grenzen selbstständig. Besonders Patienten mit chronischem Blutverlust (M. Osler, schwere Hypermenorrhoen) sind in der Praxis relativ problemlos mit oralem Eisen selbst in schwersten Fällen auf einem gewissen Hb-Niveau (z. B. 10–11 g/dL) zu halten, sodass ansonsten unvermeidbare Bluttransfusionen i. d. R. nicht erforderlich sind. Gerade chronisch blutende Patienten sind für eine orale Therapie also gut geeignet und per se keine Kandidaten für eine intravenöse Eisentherapie, wie es in der Literatur immer wieder argumentiert wird.

Es wurde eine Zeitlang diskutiert, ob nicht ein intermittierender Einnahmemodus (1–2 Einzeldosen/Woche) genauso effektiv ist wie die tägliche Einnahme. Dies ist nach Versuchen mit ^{59}Fe-Präparaten eindeutig widerlegt und entspricht auch nicht der Erfahrung mit Patienten mit Eisenmangelanämie [56].

> **Ratschläge für eine rationale orale Eisentherapie**
> — Anfangsdosis oral 100 mg/Tag, morgens nüchtern eingenommen mit viel Wasser, evtl. Apfel- oder Orangensaft, keinesfalls mit Tee, Kaffee oder Milch
> — Hb-Anstieg nach > 7 Tagen zu erwarten, maximal 1 g/dL pro Woche
> — bei blutenden Patienten Steigerung auf 2 ×, oder 3 × 100 mg/Tag ggf. sinnvoll

> — bei Nebenwirkungen:
> – Einnahmezeitpunkt ändern auf mittags oder abends,
> – Dosis auf den Tag verteilen,
> – evtl. anderes Präparat einsetzen,
> – notfalls zusammen mit Mahlzeiten einnehmen (= geringere Wirksamkeit),
> — bei nachgewiesener Unwirksamkeit/Unverträglichkeit: i.-v.-Eisentherapie empfohlen.

Intravenöse Eisensubstitution

Verfolgt man die Literatur über Eisentherapie, so beschäftigen sich gegenwärtig weitaus die meisten Studien mit intravenösen Eisenpräparaten, obwohl diese z. Zt. in der ärztlichen Praxis und auch in Leitlinien (noch) für die meisten Indikationen eine untergeordnete Rolle spielen. In Deutschland werden aktuell 5 verschiedene Eisenverbindungen verwendet (�‍ Tab. 1.5).

Alle diese Präparate enthalten hochmolekulare kolloidgelöste Eisenverbindungen mit einem polymeren Eisen(III)-Oxid-Hydroxid-Kern und einer komplexen Kohlenhydrathülle, die die Wasserlöslichkeit nach außen vermittelt [57]. Nach einer intravenösen Injektion ist die Stabilität dieser Verbindungen im Plasma unterschiedlich, Eisen-Dextrane und Eisen-Carboxymaltose sind sehr stabil und geben z. B. kein ionisches Eisen an Apotransferrin ab, während Eisen(III)-Glukonat und Eisen(III)-Sucrose schnell zu hohen Transferrin-Eisen-Sättigungen führen. Besonders die hochmolekularen Verbindungen werden von Zellen des Monozyten/Makrophagen-Systems (MMS) vorwiegend in Leber und Milz aufgenommen, dort dann lysosomal abgebaut oder gespeichert [58]. Im sauren Milieu von Lyosomen wird Fe^{3+} aus dem Eisenoxidkern freigesetzt, reduziert und gelangt dann über normale Eisentransportmechanismen via DMT1 ins Zytoplasma. Über Ferroportin wird Fe^{2+} aus der Zelle heraustransportiert und steht dann für die Bindung an Apotransferrin zur Verfügung. Besonders nach hohen Dosen kommt es dabei auch zur Speicherung von Eisen in diesen Makrophagen, die dies durch Sekretion von glykosyliertem L-Ferritin nach außen ins Blut anzeigen. Nach einer Medikation mit intravenösen Eisenverbindungen kommt es daher

❏ **Tab. 1.5** Physikochemische und pharmakokinetische Eigenschaften von aktuellen Eisenpräparaten zur intravenösen Injektion. Ferumoxytol wird z. Zt. in Deutschland nicht vermarktet

Wirkstoff	Handelsname	Mol.- gewicht	HWZ-Plasma	Maximal-Dosis
Eisen(III)-hydroxid-Dextran-Komplex	Cosmofer®	165000 D	5–20 h	100–200 mg
Fe(III)-Glukonat	Ferrlicit®	289000–440000 D	~1 h	62.5–125 mg
Fe(III)-Saccharat/ Sucrose	Venofer®, FerMed®	34.000–60.000 D	~6 h	200–500 mg
Fe(III)-Carboxy-maltose	Ferinject®	90000–350000	7–12 h	1000 mg
Eisen(III)-Isomaltosid	MonoFer®	69000–150.000	5–20 h	3 × 500 mg pro Woche
Ferumoxytol	Ferraheme®, Rienso®	185000–731000	14.7 h	510 mg, +510 mg nach 3–8 Tagen

nach 7–9 Tagen zu einem transienten Ferritinpeak, der dann im Rahmen einer Eisenumverteilung wieder absinkt. Das Serum-Ferritin ist bei einem Patienten unter laufender intravenöser Eisentherapie als diagnostischer Parameter wenig brauchbar!

Anerkannte Indikation für eine parenterale Eisentherapie ist die Behandlung von Eisenmangelanämie bei Patienten unter chronischer Hämodialyse [58–60]. Eine Eisensupplementation ist hier notwendig, um die Erythropoese unter einer exogenen Gabe von rHuEPO ausreichend mit Eisen zu versorgen. Da bei Dialysepatienten die intestinale Absorption trotz Eisenbedarfs und Eisenmangels häufig nicht adäquat hochreguliert ist, sind viele Patienten auf eine intravenöse Eisentherapie angewiesen, wobei klar ist, dass die Definition von Eisenmangel bei Patienten mit renaler Anämie sehr problematisch ist. Ein Ferritinwert > 500 ng/ml wird üblicherweise als Ausschlusskriterium für eine Eisentherapie gesehen. Eine weitere Indikation für i.-v.-Fe sind chronisch entzündlichen Darmerkrankungen. Eine orale Eisentherapie ist hier zwar wirksam, aber orales Fe(II) kann hier eventuell aktiv am Entzündungsprozess teilnehmen, was an erhöhten Parametern für oxidativen Stress bei diesen Patienten erkennbar ist.

Eine schon immer gegebene Indikation sind Fälle, in denen die orale Eisentherapie nicht wirksam ist oder wegen Nebenwirkungen abgebrochen werden muss. Hier sollte die i.-v.-Therapie als »second-line« Treatment durchgeführt werden, um Bluttransfusionen als »ultima ratio« zu vermeiden. Wie häufig dabei unzumutbare Nebenwirkungen

bei einer oralen Eisentherapie in der Praxis wirklich beobachtet werden, wird sehr kontrovers diskutiert.

Bei der Dosierung einer parenteralen Eisentherapie wird die erforderliche Gesamtdosis von den Herstellern der Präparate mit einer Formel nach Ganzoni angegeben [61]:

Gesamteisendefizit [mg] = Körpergewicht [KG] in kg × (Soll-Hb* – Ist-Hb) [g/dL]× 2,4 + Reserveeisen [mg]**

$$Gesamteisendefizit\ [mg]$$
$$= K\ddot{o}rpergewicht\ [KG]\ in\ kg \times (Soll\ Hb^* - Ist\ Hb)$$
$$[g/dL] \times 2,4 + Reserveeisen\ [mg]^{**}$$

wobei

* Soll-Hb für ein KG unter 35 kg = 13 g/dL; über 35 kg = 15 g/dL.
** Reserveeisen für ein KG bis 35 kg = 15 mg/kg KG, über 35 kg = 500 mg/kg KG.
Das ergibt für typische Fälle mit Hb-Werten von 7–10 g/dL eine Gesamtdosis von 1500 mg bei KG < 70 kg und 2000 mg bei KG > 70 kg.

1.3 Perioperative Eisensubstitution

Elektive Operationen lassen je nach Art unterschiedliche Blutverluste erwarten, wobei die Mengen durch moderne chirurgische Techniken zunehmend geringer werden. Trotzdem sind Blut-

1

transfusionen infolge von Operationen auch heute noch nicht ganz vermeidbar. Die aktuelle Datenlage zeigt, dass perioperativ notwendige Transfusionen mengenabhängig mit einer deutlich erhöhten Morbidität und Mortalität assoziiert sind [62, 63]. Unklar ist dabei allerdings, ob dieses Risiko durch die Transfusionen selbst bedingt ist oder durch die betreffenden Vorerkrankungen verursacht wird (z. B. Anämie bei chronischer Erkrankung) oder Zustände (z. B. Mangelernährung), die zu der Anämie führen. Wegen des erhöhten Risikos, der zusätzlichen Kosten und des allgemeinen Blutkonservenmangels sind weltweit zunehmend neue Behandlungskonzepte im Sinne eines individuellen »Patient Blood Management« (PBM) als Behandlungsstandard gefordert [64, 65]. Aktuell werden verschiedene Faktoren untersucht, Konzepte vorgeschlagen und diskutiert, die zu einer Reduktion von Transfusionen und zu einem verbesserten Operationserfolg führen können.

Im Folgenden wird nur auf den Faktor **Eisen** eingegangen. Da Eisenmangel eine häufige Ursache für eine Anämieentwicklung darstellt, ist eine Eisensubstitution eine wichtige Möglichkeit, die im Rahmen von PBM diskutiert wird.

1.3.1 Perioperativer Eisenstoffwechsel

Die perioperative Anämie ist eine Kombination aus einer vorbestehender Anämie und den Einflüssen der operativen Gewebszerstörung auf die Synthese und die Stabilität von Erythrozyten sowie auf den Erythropoietin- und den Eisenstoffwechsels [66]. Stunden und Tage nach einer umfangreichen Operation ähnelt das Zytokinmuster im Knochenmark offenbar einer Anämie bei chronischer Erkrankung (ACD). Kritisch-kranke Patienten bilden innerhalb weniger Tage eine Anämie aus, bei der die Erythropoietinkonzentration (EPO) im Blut nicht adäquat erhöht ist und bei der das Knochenmark nicht adäquat auf EPO reagiert [67]. Proinflammatorische Zytokine wie Interleukin-1ß (IL-1ß) und Tumor-Nekrose-Faktor alpha (TNF-α) sind bei Sepsis, Traumen und großen Operation im Blut stark erhöht und hemmen die renale Epo-Expression. Es

kommt auch zu einer Hemmung der Proliferation und Differenzierung der »burst-forming units erythroid« (BFUE) und »colony forming units erythroid« (CFUE) im Knochenmark im Sinne einer EPO-Resistenz [66].

Parallel dazu wird auch der Eisenstoffwechsel durch die proinflammatorischen Zytokine stark beeinflusst. Dabei spielt die Expression von **Hepcidin** die Hauptrolle [46]. Interleukin 6 (IL-6), aber wohl auch andere Zytokine, stimulieren über den Stat3-Weg die Synthese von Hepcidin ◘ Abb. 1.3). Hepcidin bindet an den Eisenexporter Ferroportin in Enterozyten und blockiert damit die intestinale Eisenabsortion. Ebenso wird die Utilisation von Eisen aus dem Hämabbau in Makrophagen gehemmt. Als Folge davon sinkt der Eisenspiegel im Blut stark ab [13, 46]. Der ursprüngliche Sinn dieser Reaktion des Eisenstoffwechsels bei Entzündung wird in einer Hemmung des bakteriellen Wachstums im Blut bei Sepsis gesehen. Leider verhindert diese postoperative Reaktion aber für einige Zeit die Wirksamkeit sowohl einer oralen als auch einer intravenösen Eisentherapie und es kann weniger Eisen für die Erythropoese bereitgestellt werden. Es ist bereits gezeigt worden, dass eine EPO-Therapie die Auswirkung der Zytokinausschüttung auf die Erythropoese kompensieren kann [68]. Es kann spekuliert werden, dass ein zukünftiger Hepcidinantagonist in dieser Situation sehr wirksam sein könnte [47–49]. Denkbar wäre eine Hemmung von Signaltransduktionswegen der HAMP-Gen-Expression, z. B. Inhibitoren des BMP-Signalweges, oder Hepcidin-Peptid neutralisierende Antikörper. In diesem Zusammenhang wurde interessanterweise gefunden, dass Heparin und Heparinderivate die Hepcidinexpression in der Zellkultur und in Mäusen hemmen [69]. Auch hier bleiben Studien beim Menschen abzuwarten, ob dies therapeutisch bei ACD-Patienten oder perioperativ ausgenutzt werden kann (◘ Abb. 1.7). Ein weiterer Befund mit potentiell relevanter Anwendung bei postoperativer Anämie ist die Identifizierung eines neuen Hormons, **Erythroferron,** das von Erythroblasten nach einem Blutverlust gebildet wird und für eine frühe Suppression von Hepcidin sorgt, und damit ausreichend Eisen für die Neublutbildung bereitstellt [20, 50]. Auch hier bleiben Studien am Menschen abzuwarten.

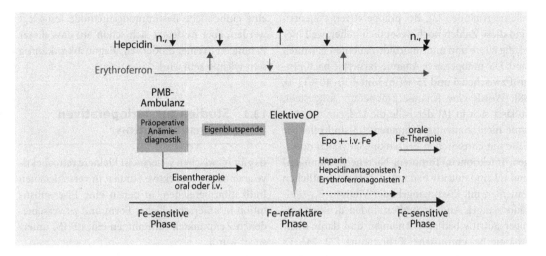

☐ Abb. 1.7 **Model der eisensensitiven und -refraktären Phasen um elektive Operationen, die die Wirksamkeit einer oralen oder intravenösen Eisentherapie bedingen.** Ein präoperativer Eisenmangel sollte mit einer oralen Eisentherapie behandelt werden. Eigenblutspenden in dieser Zeit erhöhen über die Erythroferron-Transferrinrezeptor-2-Achse die Eisenutilisation aus der Nahrung, aus Speichern und aus einer Eisentherapie. Patienten mit Anämie bei chronischer Krankheit können nur mit rHuEPO oder zukünftig mit Hepcidinantagonisten behandelt werden, eine alleine Eisentherapie wäre hierbei nicht wirksam. Perioperativ werden durch die Gewebezerstörung Zytokine freigesetzt, die die Hepcidinsynthese stimulieren und eine Eisensubstitution transient unwirksam machen. (n. =normal)

Ein präoperativer Eisenmangel kann evtl. ausreichend mit einer oralen Eisentherapie behandelt werden, weil hier der Darm hochreguliert Eisen aufnimmt. Eigenblutspenden in dieser Zeit erhöhen die Eisenutilsisation aus der Nahrung, aus Speichern und aus einer Eisentherapie. Patienten mit Anämie bei chronischer Krankheit (ACD) können nur mit rHuEPO oder zukünftig mit Hepcidinantagonisten behandelt werden, eine alleinige Eisentherapie wäre hier nicht wirksam.

1.3.2 Perioperative Eisendiagnostik

Vor einer geplanten Operation sollte zu einem frühen Zeitpunkt eine umfangreiche Untersuchung gemäß eines patientenspezifischen PBM-Plans erfolgen [70]. Für den Eisenstoffwechsel sind neben Laborparametern auch eine Ernährungs- und Medikamentenanamnese wichtig:
- Diagnose einer Anämie: komplettes Blutbild, vor allem Hb (normal > 13 g/dL Männer, > 12 g/dL Frauen; > 12 g/dL bei Patienten älter 65 Jahre) und MCV, MCH;

- Abklärung der Anämieursache (Eisenmangel, Anämie bei chronischer Erkrankung, etc.):
  - Eisenmangel:
    - Ernährungsanamnese (fleischreiche, fleischarme, vegetarische, vegane Ernährung),
    - Bekannte Blutverluste (gynäkologisch, gastrointestinale), Blutspenden, Transfusionen, Medikamentenanamnese (Eisenpräparate, NSAR, Antazida),
    - Serum-Fe, Transferrin, Ferritin, CRP oder BSG, evtl. auch lösl. Transferrinrezeptor,
  - Anämie bei chronischer Erkrankung:
    - Vorerkrankungen, Entzündungsparameter, Nierenparameter; zusätzlich Hepcidin-25, Chr für Thomas-Plot.

In der Normalbevölkerung ist die Prävalenz einer Anämie relativ niedrig (< 2 %), steigt aber mit dem Alter deutlich an. Für Europa und USA weisen 8–25 % der älteren Bevölkerung eine Anämie auf [71]. In der »US National Health and Nutrition Examination Survey (NHANES III)«, zeigten 10.2 % der Frauen und 11 % der Männer älter als 65 Jahre eine Anämie [72]. Bei präoperativen Patienten sind diese Zahlen noch wesentlich höher, weil hier häufig ältere und multimorbide Patienten betroffen sind. Die präoperative Anämie variiert je nach Eingriff zwischen 5 und 75 % (im Mittel 30–40 %) [70, 98]. Wurde eine Anämie präoperativ festgestellt, so lässt sich in 1/3 der Fälle die Ursache der Anämie nicht eindeutig definieren, 1/3 sind offenbar Fälle mit chronischen Erkrankungen (Entzündungen, Infektionen, Tumoren, Nierenerkrankungen) und 1/3 sind nutritiv bedingt, d. h. im wesentlichen Patienten mit Eisenmangel oder Vitamin-B_{12}-/Folsäuremangel. Andere Studien finden deutlich weniger nutritiv bedingte Anämien und dafür mehr Anämie bei chronischer Erkrankung [73, 74]. Es kann aber sicher geschlussfolgert werden, dass ein leichter Eisenmangel (Eisenmangel ohne Anämie) sowohl bei jüngeren als auch älteren Patienten noch wesentlich häufiger vorliegt als die oben diskutieren Zahlen ausweisen. Auch dieses wären Patienten, die bei Operationsblutverlusten weniger Reserven für eine Blutneubildung hätten.

Wenn man einen Patienten mit Eisenmangelanämie identifiziert hat, ist die Erkennung und Abklärung der Ursache (z. B. Blutverluste) vordringlich, auch um eine maligne Ursache nicht zu übersehen, die Konsequenzen für die OP-Indikation hätte. Ein Eisenmangel ohne Anämie ist meistens nutritiv bedingt, kann aber auch mit einer Vorgeschichte mit leichter Hypermenorrhoe oder gastrointestinalen Sickerblutverlusten vereinbar sein. Meistens wurde dann im Vorfeld auch bereits eine Eisenmedikation durchgeführt.

Zwei neuere Studien haben perioperativ Hepcidin gemessen [74, 75]. Park et al. fanden bei Patienten nach Magen- oder Darmoperationen einen postoperativen Verlauf von Serum-Hepcidin von 14 ng/dL (präoperativ) auf 6.5, 53.1 31.7, 15.6 und 14 ng/dL an Tag 1,3,7 und 14, der mit üblichen Entzündungsmarkern wie C-reaktives Protein parallel lief [75]. Diese Patienten waren nicht anämisch. Hung et al. verfolgten 200 anämische Patienten in der Folge von Herzoperationen [74]. Hepcidin war der einzige hämatologische Parameter, der mit dem Therapieergebnis in Form des DAOH-scores (»days alive and out of hospital«) korrelierte (2.7 Tage weniger bei Hepcidin > 20 gegenüber < 20 ng/ml). Hier müssen weitere Studien abgewartet und auch

eine einheitliche Bestimmungsmethode festgelegt werden, aber es deutet sich schon an, dass dieser Parameter in einer modernen Diagnostik zukünftig sehr wichtig sein wird.

1.3.3 Studien zur perioperativen Eisensubstitution

Es gibt inzwischen viele, meist kleinere retrospektive aber auch prospektive Studien in verschiedenen Indikationsbereichen, in denen eine Eisensubstitution in unterschiedlicher Form und zu verschiedenen Zeitpunkten im Rahmen eines PBM untersucht wurde.

Präoperativ ist die Eisendiagnostik besonders wichtig, um den richtigen Patienten für eine Eisentherapie herauszufiltern. Vor geplanten »blutreichen« Operationen wird in vielen Zentren den Patienten eine Eigenblutspende angeboten, wobei die frühere Euphorie um diese Art von PBM inzwischen deutlich abgeflacht ist. Dazu ist eine frühzeitige Planung notwendig, wobei die Eigenblutkonserven ca. 7 Wochen lagerbar sind. Das macht nur Sinn bei Patienten ohne Anämie und mit normalen Eisenreserven.

Eine begleitende orale Eisentherapie mit 100–200 mg Fe^{2+}/Tag (◘ Tab. 1.6) wird hierbei meist routinemäßig durchgeführt. [76]. Durch diese Blutspenden steigt der endogene Erythropoietinspiegel moderat an [77], was aber bereits die orale Eisentherapie wirksam macht. Eine zusätzliche Gabe von rHuEPO kann die Anzahl der zu gewinnenden Eigenblutkonserven steigern [78]. Hierzu wird dann aber möglicherweise zusätzlich intravenöses Eisen benötigt, weil orales Eisen die zusätzliche Erythropoese nicht beliefern kann [77].

Nachteile von Eigenblutspenden sind der hohe Aufwand und die zusätzlichen Kosten. Häufig werden die Konserven letztlich auch nicht benötigt und verfallen. Studien zeigen außerdem, dass bei Eigenblutspendern die Transfusionshäufigkeit für allogene Transfusionen zwar sinkt, der Bedarf an Blutkonserven (allogen + autolog) aber größer ist, weil bei der Operation niedrigere Hb-Werte vorliegen, als bei Vergleichspatienten ohne Eigenblutspende [76, 79, 80].

Unabhängig von der Eigenblutspende kann präoperativ bei Eisenmangelpatienten mit und

◻ Tab. 1.6 Eisensubstitution bei Eigenblutspenden mit und ohne rHuEPO

Referenz	Medikation	Zeit Prä-OP	n	rHuEPO	Ergebnis
Bovy et. al 2006 [78]	200 mg FeSO$_4$ oral +/− rHuEPO	21d	10	Placebo	Eigenblutspenden 3.60 ± 0.84
			11	300 UI/kg	4.09 ± 0.54
			11	600 UI/kg	4.55 ± 0.52
Bezwada_et al. 2003 [80]	rHuEPO (4 × 600 + 100 mg i. v., 2 × 65 mg oral	21d	80	EPO + Eigenblut	11 % ABT
	rHuEPO (4 × 600 UI) + 100 mg i.v.Fe		80	Nur EPO	28 % ABT
	3 × 65 mg FeSO$_4$ oral/Tag		80	Nur Eigenblut	33 % ABT
Billote et al. 2002 [81]	2 Eigenblutspenden 2 × 65 mg FeSO$_4$ oral	28d?	42		69 % autolog, 0 % allogen
	Keine Eigenblutspende 2 × 65 mg FeSO$_4$ oral	10 d	54		0 % allogen
	Hb >14 3 × 100 mg/d	35 d	30	3 Eigenblut- spenden	7 % ABT
Weisbach et al. 1999 [82]	3 × 200 mg I.v.Fe-Sucrose		30		20 %
	Kein Eisen		30		10 %
Metaanalyse					
Henry et al. 2002-2009 [76]	Nutzen von Eigenblutspenden, um allogene Bluttransfusionen (ABT) zu vermeiden 9 von 14 Studien orale Eisenthe- rapie (2 × 50 bis 3 × 65 mg/d)	44 % weniger Risiko für ABT; höheres Risiko für Transfusionen			Geringe Daten- basis Klinische End- punkte fehlen

ohne Anämie rechtzeitig vor einer geplanten Operation (möglichst > 4 Wochen) vorzugsweise eine orale Eisensubstitution durchgeführt werden, um die Erythropoese auch für einen operativen Blutverlust optimal mit Eisen zu versorgen (◻ Tab. 1.7). Das führt zu einem Hb-Anstieg und zu weniger notwendigen allogenen Transfusionen [83, 84]. So reichten in einer kleinen prospektiven, randomisierten Studie von Lidder et al. in Patienten mit Kolonkarzinom bereits zwei Wochen einer präoperativen oralen Eisentherapie mit 65 mg Fe/Tag aus, um in der Vera-Gruppe einen höheren Hb (13.1 vs. 11.8 g/dL) und weniger Transfusionsbedarf zu bewirken [83]. Dieses Krankheitsbild führt allerdings durch vorangegangene Blutverluste sicher sehr häufig zu einer Eisenmangelanämie und zu einem evtl. trainierten Knochenmark, wenn die Blutverluste vorher mit Eisentherapie behandelt wurden. Eine ganz andere Ausgangslage findet sich bei Patienten mit Hüftoperationen, bei denen präoperativ eine mehr chronisch entzündliche Stoffwechsellage vorherrscht. Lachance et al. fanden hier auch mit einer hochdosierten präoperativen oralen Eisendosis keinen zusätzlichen Effekt auf die Hb-Regeneration [85]. Grundsätzlich kann aber wohl eine orale Eisentherapie [85, 86] bei Eisenmangelanämie präoperativ vergleichbar effektiv sein wie eine intravenöse Eisentherapie [87, 88].

Präoperativ wirkt ohne Frage auch eine intravenöse Eisentherapie, wobei die Effekte bei Patienten mit einfacher Eisenmangelanämie wohl vergleichbar sind [86, 87].

◘ Tab. 1.7 Studien zur perioperativen Eisentherapie bei verschiedenen Patientenkollektiven

Indikation	n	Eisenmedikation	Zielgrößen ABT, ΔHb	Referenz
Präopertiv, oral				
Kolorektalkarzinom	45	FeSO$_4$ 200 mg 14 d	ABT: 47 vs. 15 EKs ΔHb: 1.3 g/dL	Lidder et al. 2007 [83]
Kolonkarzinom	117	FeSO$_4$ 39 d	ΔHb: 1.79 g/dL	Quinn et al. 2010 [84]
Hüftendoprothesen	87	Keine Anämie: 3×100 mg/Tag FeSO$_4$	ΔHb: −0.14 g/dL	Lachance et al. 2011 [85]
Präopertiv, intravenös				
Hüft- und Knie-endoprothesen	234 101	ACD: 200 mg iron i. v.+40000 I.U. EPO s. c. or i.v. IDA: 1000 mg iron i. v. 10000 I.U. EPO s. c. or i. v. Kontrolle	ABT: − 44 % Anstieg Hb: bei OP ΔHb 1.05 g/dL post-OP ΔHb 0.75 g/dL	Enko et. al. 2013 [86]
Kolonkarzinom mit Anämie	20	−14 d: 1000 mg Fe-carboxymaltose	ΔHb: 1.8 g/dL	Keeler et. al. 2014 [87]
Perioperative, oral				
Herzchirurgie	33 33	300 g Fe^{2+} oral + (5 × 500 IU/kg)	ΔHb: 1.61 g/dL	Sowade et al. 1999 [88]
Perioperativ Fe i. v. +- rHuEPO				
Hüft-, Knie-endoprothesen	115 81	3 × 200 mg Fe-Sucrose 3 × 200 mg Fe-Sucrose+40000 IU s.c	ABT: 62 %, Hb 11.9 g/dL ABT: 42 %, Hb 12.7 g/dL	García-Erce 2009 [89]
Hüft-, Knie-endoprothesen	1538 1009	200–600 mg Fe-Sucrose + 40000 IU rHuEPO Kontrolle	ABT: 32.4 %; KLZ: 11.9 Tage ABT: 48.8 %, KLZ: 13.4 Tage	Muñoz et al. 2014 [90]
Postoperativ, oral,i. v.				
Hüftendoprothesen	300	28 d FeSO$_4$ oral	Kein Effekt	Parker 2010 [91]
Hüftendoprothesen	122	60 Fe-Carboxymalose i. v. 62 FeSO$_4$ oral	ΔHb: 1.9 g/dL ΔHb: 1.2 g/dL	Bisbe et. 2014 [92]

ABT = allogene Bluttransfusion notwendig; KLZ = Krankenhausliegezeit, ΔHb = Differenz zwischen prä- und postoperativem Hb-Wert

Perioperativ ist wahrscheinlich eine orale Eisensubstitution alleine wenig wirksam bzw. unwirksam. Es ist aber an herzchirurgischen Patienten gezeigt worden, dass eine hohe orale Eisendosis (300 mg Fe^{2+}/Tag) zusammen mit 5 × 500 IU/kg EPO im Vergleich zu einer Kontrollgruppe nur mit Eisentherapie zu einer signifikant höheren Hämoglobinregeration führt [88]. Bei der intravenösen Eisentherapie werden prä- oder perioperativ Eisendosen von 200–1000 mg per Einfach- oder Mehrfach-Dosierung verabreicht.

Viele Autoren sehen diese Art von präoperativer Medikation insbesondere mit der hohen Einmaldosierung von 1000 mg als erste Wahl an, weil sie einfacher in der Anwendung ist und die überwiegende Zahl von Patienten in Kliniken eine orale Eisentherapie nicht vertragen, oder diese unwirksam ist [87, 88, 93, 94].

Postoperativ hat eine orale Eisentherapie nach einer Hüftendoprothese über 28 Tage ebenfalls wohl keinen oder nur geringen Effekt auf die Hämoglobinregeneration [91, 92], während die intravenöse Substitution wirksam ist [92].

Einige Zentren schlagen einen individuellen perioperativen Behandlungsplan für ihre Patienten vor, was sicher eine zukunftsweisende Strategie sein könnte. Gonzalez-Porras et al. haben prospektiv 305 Patienten untersucht, bei denen eine totale Hüft- oder Knieprothesen durchgeführt werden sollte [95]. Ziel war ein Hb-Wert bei OP von > 14 g/dL. Dazu wurden die Patienten gemäß Ausgangs-Hb und Ferritin in 5 Gruppen eingeteilt und erhielten:

a. bei Hb > 14 g/dL Ferritin > 250 µg/L = keine Therapie;
b. bei Hb < 13 g/dL, aber Ferritin < 250 µg/L = orale Eisentherapie mit 3 × 105 mg Fe/d;
c. bei Hb < 13 g/dL, aber Ferritin < 50 oder bei oraler Unverträglichkeit Venofer® i. v.;
d. bei Hb 10–13 g/dL = Erythropoietin (rHuE-POa) 10,000 Units wöchentlich plus Venofer® 200 mg i. v. für 4 Wochen;
e. bei Eigenblutspende auf Verlangen + 210 mg orales Eisen/Tag.

82 % aller dieser Patienten erreichen den Zielwert von > 14 g/dL bei OP. Es zeigten sich deutliche Unterschiede in der Anzahl transfundierter Patienten in den behandelten Gruppen:

a. 13.7 %,
b. 20.0 %,
c. 20.4 %,
d. 0.0 % und
e. 35 %,

wobei die EPO-+i.-v.-Fe-Gruppe (e) am erfolgreichsten war.

Rashiq et al. verglichen 160 Studienpatienten mit 160 historischen Fällen während einer Gelenk-ersatz-OP [96]. Patienten der Studiengruppe mit Hämoglobin im Bereich 10.0–12.9 g/dL erhielten 40000 iU rHuEPO in Teildosen am Tag -28, -14, -7 und zusätzlich eine orale Eisentherapie. Patienten mit Hb 13–13,9 g/dL erhielten eine orale Eisentherapie und erbrachten 3 Eigenblutspenden, die sie während der OP zurückhielten, je nach individuellem Hb-Wert. Patienten mit Hb > 13.9 g/dL erhielten keine Therapie bzw. im Alter > 70 Jahre ein orale Eisen- und Folsäuresubstitution [96]. Das relative Risiko für allogene Bluttransfusionen war mit 0.68 in der gesamten Studiengruppe deutlich geringer verglichen mit der historischen Gruppe (35 gegenüber 104 Transfusionen).

1.3.4 Metaanalysen zur perioperativen Eisensubstitution

Es gibt inzwischen eine ganze Reihe von Metaanalysen, die die Rolle von Eisen im Rahmen des patientenorientierten Blutmanagements untersucht haben (◨ Tab. 1.8). Leider sind die vielen publizierten Einzelstudien sehr heterogen, was Patientenkollektive (Indikation, Alter, Morbiditätsgrad) und Therapiezeitpunkte (prä-, peri-, postoperativ) angeht. Außerdem sind das Studiendesign und die Einfluss- und Untersuchungsgrößen bisher wenig standardisiert. Wichtige Zielgrößen, wie langfristiger Therapieerfolg, Quality of Life und Mortalität, sind außerdem zu wenig untersucht worden. Eine solide, statistische Auswertung war deshalb meist aufgrund der geringen Zahl von Patienten, die für eine Studienauswertung eingeschlossen werden konnten, nicht möglich. Obwohl einzelne Studien auf eine Wirksamkeit von Eisensubstitution ohne, aber besonders mit EPO hinweisen, werden in Metaanalysen diese Effekte für relativ gering eingeschätzt und es kann bisher keine klare evidenz-basierte Empfehlung für eine solche Routinemedikation ausgesprochen werden, zumal auch das Risiko möglicher Nebenwirkungen von i.-v.-Fe und EPO beachtet werden muss.

Einige Autoren oder Panels geben aber Trends und Hypothesen an, die sich aus den Ergebnissen heute bereits abzeichnen. Diese müssen jedoch in größeren und methodisch besser durchgeführten Studien weiter untersucht werden (◨ Tab. 1.8).

⊡ Tab. 1.8   Metaanalysen und Consensus Statement zum Patientenblutmanagement bei perioperativer Anämie

Referenz	Meta-Analyse/ Consensus Statement	N	Aussage
Beris P et al. 2008 [97]	Effektivität einer perioperativen intravenösen Eisentherapie	8	NATA-Panel: Qualität der Evidenz bisher gering. I.-v.-Fe evtl. kleinen Nutzen, aber nur bei orthopädischen Operation empfohlen
Spahn 2010 [98]	Anämiemanagement bei Hüft- und Knieoperationen	49	Präoperative (22–44 %) und postoperative (51–87 %) Anämien sind häufig. Probleme sind die Heterogenität und Inkonsistenz der Daten. Bessere Studien mit standardisierten klinischen Endpunkten erforderlich
Goodnough et al. 2011 [99]	Präoperative Anämie bei elektiven orthopädischen Operationen		NATA-Panel: Präoperative Anämie soll früh- zeitig abgeklärt und behandelt werden. Bei fortbestehender Anämie Behandlung mit EPO empfohlen
Menkis et. al. 2012 [100]	ISMICS-Consensus Empfehlung über PBM in der Herz-Thorax- Chirurgie	125	Bei anämischen Patienten präoperative Therapie mit rHuEPO und Eisen empfohlen (Class IIa, Level A)
Devon et al. 2012 [101]	Prä- and perioperative EPO- Therapie bei kolorektalem Karzinom	10	Zu geringe Datenbasis, evtl. nur geringer Nutzen von EPO. Bisher keine evidenz-ba- sierte Empfehlung für prä- oder perioperati- ve EPO+Fe Gabe bei Darm-OP-Patienten
Lin et al. 2013 [102]	Wirksamkeit und Sicherheit von Epo + – i.-v.-Fe im Rahmen PBM	39	Präoperativ Anämie: i.-v.-Fe wirksamer als oral; Kurzzeit rHuEPO, prä- oder intraopera- tiv, bringt Vorteile i.-v.-Fe-Risiko gering, aber unberechenbar Thrombose/Embolierisiko bei EPO-Gabe zu beachten
Litton et al. 2013 [103]	Wirksamkeit und Sicherheit von Epo + – i.-v.-Fe im Rahmen PBM	72	i.-v.-Fe ist effektiver als orales Fe oder kein Eisen, um den Hb-Wert zu steigern und ABT zu minimieren Cave: höheres Risiko für Infektionen!
Hallet et al 2014 [104]	Gastrointestinale Chirurgie	4	Geringe Datenbasis. Trend für den Nutzen von präoperativer Eisentherapie. Bessere Studien notwendig
Hogan et al. 2014 [105]	Anämie und i.-v.-Fe bei Herz- chirurgie	16	Geringer Nutzen präoperativ, Effekt einer perioperativen EPO + i.-v.-Fe-Gabe ist bisher unsicher. Bessere Studien notwendig

N = Anzahl der eingeschlossenen Studien; rHuEPO = rekombinantes humanes Erythropoietin; NATA = Network for Advancement of Transfusion Alternatives; ISMICS = International Society for Minimally Invasive Cardiothoracic Surgery

1. Als wichtigste Maßnahme sollte rechtzeitig [28d] vor einer geplanten Operation eine **individuelle Diagnostik** durchgeführt werden [99]. Dabei gilt es, die Ursache der evtl. bestehenden Anämie (Prävalenz: 30–40 %) und die Größe der Eisenspeicher möglichst genau zu bestimmen und einen Eisenmangel mit und ohne Anämie von der Anämie bei chronischer Erkrankung zu unterschieden [98].

2. Einfache **diagnostische Parameter** für den Eisenstatus sind Hb, MCV, MCH, Ferritin, löslicher Transferrinrezeptor, Ferritinindex. Enko et al. haben den Thomasplot für die Differenzierung beider Anämieformen eingesetzt

[34, 35, 86]. Die Messung von 25-Hepcidin prä- und perioperativ könnte eine Aussage über die individuelle Hemmung der Eisenutilisation bei Entzündung liefern.

3. Ein **präoperativer Eisenmangel** sollte behandelt werden. Eine orale und eine intravenöse sind hier beide grundsätzlich wirksam, wobei die i.-v.-Therapie wahrscheinlich etwas schneller wirkt und effektiver ist [83, 86].

4. Eine **intravenöse Eisentherapie** sollte nur mit dextranfreien Verbindungen durchgeführt werden. Die weltweit meisten Erfahrungen liegen mit Fe-Sucrose vor, für höhere Dosierungen wird zunehmend auch Fe-Carboxymaltose eingesetzt [94]. Für die Dosierung bei Anämiepatienten ist die Ganzoniformel geeignet [71].

5. Eine bei **OP fortbestehende Anämie** sollte mit einer rHuEPO-Therapie + i.-v.-Eisen behandelt werden, womit evtl. eine kleine Wirkung erzielt werden kann [102, 103]. Damit kann evtl. die perioperative Hemmung der Erythropoese und der Eisenutilisation teilweise kompensiert werden. Dies ist im Einzelfall gegen die Risiken einer EPO-Therapie und einer i. v-Fe-Gabe sorgfältig abzuwägen.

6. **Postoperativ** ist wegen der Zytokinausschüttung eine Eisentherapie wahrscheinlich für einige Zeit unwirksam [85].

1.3.5 Prophylaktische Eisensubstitution

Ein gesunder Mann mit einem Hb-Wert von > 14 g/dL und einem normalen Serum-Ferritinwert hat Eisenspeicher in Leber, Knochenmark und Muskulatur von ca. 500–800 mg, mit denen man einen operativen Blutverlust von 1–1.6 l Blut ausgleichen könnte. Eine orale Eisentherapie in dieser Phase würde nur wenig Eisen zusätzlich zuführen, weil die Hepcidinsynthese hochreguliert und die Eisenabsorption gedrosselt würde. Eine i.-v.-Fe-Therapie würde die Speicher weiter füllen, könnte dann aber ggf. zu einer leichten Eisenüberladung führen. Dass dies in der Praxis ein wenig beachtetes Problem darstellen könnte, ist exemplarisch mit nicht-invasiven Methoden der Lebereisenquantifizierung bei Patienten unter Hämodialyse gezeigt worden,

die regelmäßig mit i.-v.-Fe behandelt wurden [106, 107]. Dies wäre nach heutigen Kenntnisstand nicht sinnvoll, da ein ausgeglichener Eisenhaushalt mit nicht zu wenig, aber auch nicht zu viel Eisenspeicherung als optimaler Schutz, z. B. der Immunabwehr eingeschätzt wird [108, 109]. Grundsätzlich ist daher die Dosierung einer intravenösen Eiseninjektion genau abzuwägen. Eine Dosierung von z. B. 1000 mg Fe, die individuell nicht für die Blutbildung gebraucht wird, würde bereits eine **iatrogene Eisenüberladung** bewirken. Dies gilt auch in der postoperativen Phase, wenn die Eisenutilisation zeitweise durch hohe Hepcidinspiegel blockiert ist. Welche Effekte diese hohen Eisenmassen, z. B. bei kritisch-kranken Patienten im Einzelfall haben, ist bisher nicht untersucht.

1.4 Nebenwirkungen und Risiken einer Eisentherapie

1.4.1 Orale Eisentherapie

Nebenwirkungen einer oralen Eisentherapie werden durch eine hohe Konzentration von ionischem Eisen (Fe^{2+}) im Magen und/oder Darm hervorgerufen und sind deshalb meistens gastrointestinaler Art, wie z. B. Übelkeit, Sodbrennen, Verstopfung, Durchfall. Der Absorptionsvorgang muss dabei eine wichtige Rolle spielen, denn nicht-bioverfügbare Eisenpräparate zeigen eine sehr geringe Nebenwirkungsrate. Es gibt nur wenige ältere Studien von Hallberg und Sölvell aus den 60er und 70er Jahren des letzten Jahrhunderts an über 2000 Personen, die placebokontrolliert verschiedene Dosen und Wirkstoffe mit Eisensulfat als Referenz systematisch verglichen haben. [110]. Nach Placeboeinnahme gaben 12.4–13.9 % der Probanden gastrointestinale Nebenwirkungen an. Nur eine Eisendosierung gleich oder oberhalb von 100 mg Fe/Tag erzeugte häufigere Beschwerden (20–30 % d. F.) als das Placebo. Es gab keine signifikanten Unterschiede zwischen verschiedenen Eisenverbindungen wie Eisen(II)-Sulfat-, -Fumarat, - Glukonat,-, Eisen(II)-Glycin-Sulfat, Eisen(II)-Sulfat plus Bernsteinsäure, Eisen(II)-Succinat. Es wurden verschiedene Versuche unternommen, die Inzidenz von Nebenwirkungen dadurch zu verringern, dass

»slow-release«-Präparate konzipiert wurden, die jeweils nur langsam Eisen freisetzen. Hier droht dann aber auch, dass die Bioverfügbarkeit eingeschränkt wird, da Eisen hauptsächlich bereits im Duodenum aufgenommen werden muss [111].

In der Praxis haben sich einige Ratschläge für die Verbesserung der Akzeptanz einer oralen Eisentherapie bewährt:

Wege, um adverse Effekte einer Eisentherapie zu minimieren

- Aufklärung über den Sinn und notwendige Dauer einer Eisentherapie,
- keine unnötig hohe Dosis (Tagesdosis meist 100 mg Fe/Tag ausreichend),
- Einnahmezeitpunkt vor dem Mittagessen oder vor dem Abendessen,
- Tagesdosis in mehrere Portionen auf den Tag verteilen,
- Wechsel zu anderem Eisenpräparat,
- Einnahme zusammen mit der Mahlzeit vermindert Nebenwirkungen, setzt aber auch die Wirksamkeit um 40–60 % herab!.

Es gibt in der Literatur einige beschriebene Fälle einer nichtindizierten oralen Selbstmedikation teilweise über Jahrzehnte mit bioverfügbaren Eisenpräparaten. Auch eigene Erfahrungen zeigen, dass die Hepcidin-gesteuerte Herunterregulation der intestinalen Eisenabsorption dafür sorgt, dass es dabei zwar zu einem moderat erhöhten Ferritin kommt, aber nicht zu einer klinisch relevanten schweren Eisenüberladung.

Nebenwirkungen und Risiken einer intravenösen Eisentherapie

Die intravenöse Eisentherapie hatte früher einen sehr schlechten Ruf wegen lebensbedrohlicher anaphylaktischer Reaktionen, inkl. Todesfällen. Diese waren meist Dextran-induziert und betrafen früher das wenig charakterisierte hoch-molekulare Eisen-Dextran-Präparat Imferon® (0.6–0.7 %) [112] (inzwischen vom Markt), und gelten heute offenbar noch für das hoch-molekulare Eisen-Dextran Dexferrum®, das in den USA aktuell (noch) zugelassen ist.

Die Renaissance der parenteralen Eisentherapie in den letzten Jahren erklärt sich durch das Interesse von Pharmafirmen, neue Produkte zu entwickeln, die höher dosiert werden können und trotzdem sicherer in der Anwendung sind. Viele neue Studien, Reviews und Editorials zeigen auch, dass diese Verbindungen stabiler und sicherer in der Anwendung sind [58, 93, 112]. Ein großes Problem dabei ist allerdings, dass sehr viele Studien direkt von den entsprechenden Pharmafirmen gesponsert werden, sodass es aktuell nicht einfach ist, eine objektive Einschätzung von Nutzen und Risiko intravenöser Eisenpräparate zu gewinnen. Es gibt in einigen Ländern auch klar erkennbare fragwürdige Strategien, die Indikation der intravenösen Eisentherapie immer weiter auszudehnen und die einfache und kostengünstige orale Eisentherapie auch für den Routineeisenmangelpatienten zu ersetzen. Für Eisen-Sucrose (Venofer®) und Eisen-Glukonat (Ferrlicit®) ist die Häufigkeit für eine schwere anaphylaktische Reaktion deutlich niedriger (0.002 bzw. 0.04 %) als für Eisen-Dextrane [112]. Für das neue Eisen-Carboxymaltose (Ferinject®), liegen noch keine entsprechenden Zahlen vor, aber auch diese Verbindung scheint wesentlich besser verträglich zu sein. Erwähnenswert ist aber auch die Entwicklung eines neuen Eisenpräparates aus der Nanopartikelforschung, Ferrumoxytol (Rienso®), das wiederum eine Dextranhülle um einen Eisenoxidkern enthält [114]. Hier zeigten sich in der post-Zulassungsphase schwere anaphylaktische Reaktionen in 0.2 % der Patienten. Dieses Produkt wird z. Zt. in Deutschland nicht vermarktet.

Neben den seltenen schweren adversen Reaktionen kommen allerdings häufig unspezifische Reaktionen vor, wie z. B. Bradykardie, Hyper- oder Hypotonie, Nausea, Erbrechen, Kopfschmerzen, Fieber, Juckreiz, Krankheitsgefühl, Gelenk- und Rückenschmerzen, Brust- oder abdominale Schmerzen und ein Arthralgie-Myalgie-Syndrom. Diese, meist leichte Symptomatik kann alle Präparate betreffen und kommt insgesamt bei bis zu 40 % aller Patienten vor [112]. Was von allen i.-v.-Präparaten weniger bekannt ist und weniger beachtet wird ist die unklare Bioverteilung und Metabolisierung *in vivo*. Es ist beim Menschen nicht detailliert untersucht, welche Zellen diese hochmolekularen Verbindungen aufnehmen. Unter bestimmten Stoffwechselsituationen (z. B. Zytokin-induzierte Hyperhepcidinämie) könnten auch langlebige Zellen einen Teil dieser Nanopartikel aufnehmen, ablagern oder daran zugrunde gehen, wenn diese abgebaut werden. Diesen Effekt hat schon vor 40 Jahren der deutsche Hämatologe Hausmann beobachtet und als »**residuelle Endothelsiderose**« beschrieben, also Fälle, bei denen man noch Jahrzehnte nach einer i.-v.-Fe-Injektion Eisen im Knochenmark darstellen konnte [115]. Ein Risiko für eine chronische Toxizität ist die Möglichkeit der ungewollten Induktion einer »iatrogenen« Eisenüberladung durch eine parenterale Eisentherapie. Wenn man mit Ferinject® pro Sitzung 1000 mg Eisen infundieren kann, dann besteht ein gewisses Risiko, eine Eisenüberladung zu erzeugen, wenn diese Eisenmenge garnicht benötigt wird [106, 107]. Es sei daran erinnert, dass man an anderer Stelle aktuell mögliche Schäden einer Eisenüberladung als Cofaktor bei Infektionen, Krebsentstehung, Diabetes etc. intensiv diskutiert [116, 117]. Genaue Richtlinien und diagnostische Parameter sind zukünftig notwendig, um bei einer intravenösen Eisentherapie diese Schäden zu verhindern.

Zusammenfassend ist die aktuelle Situation besonders in Deutschland dadurch gekennzeichnet, dass, trotz vermeintlich positiver Studien, viele Experten und Leitlinien dieser Therapieart auch mit den neueren intravenösen Eisenpräparaten noch skeptisch gegenüberstehen. Die neueren Vorfälle um Ferumoxytol waren offenbar Anlass für einen »Rote Handbrief« vom Oktober 2013 in Bezug auf die intravenöse Eisentherapie, der alle intravenösen Eisenpräparate nochmals eindeutig als Second-Line-Therapie einstuft und ausdrücklich alle Anwender auf eine sorgfältige Indikationsstellung und entsprechende Vorsichtsmaßnahmen (Sachkunde und Equipment für die Beherrschung von anaphylaktischen Reaktionen) hinweist [118].

1.4.2 Risiken und Kontraindikationen einer Eisentherapie bei Anämie bei chronischen Erkrankungen

Patienten mit schweren chronischen Erkrankungen (Tumorerkrankungen, chronischen Entzündungen oder Infekten) haben häufig eine Anämie, bei der die Hämsynthese durch Eisenmangel ge-

bremst wird. Die eigentliche Ursache ist aber ein durch Entzündungsmediatoren sekundär erhöhtes Hepcidin, das die Bereitstellung von Eisen aus der Nahrung oder aus vorhandenen Eisenspeichern blockiert. Da eine Anämie ein bei diesen Patienten meist sehr beeinträchtigendes Symptom darstellt, ist eine Therapie mit Erythropoese-stimulierenden Agentien (ESA), z. B. Erythropoietin mit Eisen, naheliegend. 2006 zeigten dann aber klinische Daten negative Effekte bei solchen Patienten und die *Food and Drug Administration* (FDA) in den USA formulierte trotz der anerkannten Wirksamkeit gegen die Anämie Warnungen und Einschränkungen für die Verwendung von Eisen in Krebspatienten [119, 120]. In der Folgezeit wurden die Wirkung und Risiken einer ESA-Therapie in anämischen Patienten mit Krebs weiter untersucht und offenbar weniger negative Effekte gemessen. Viele Autoren haben deshalb ein Umdenken angefordert [121–124]. Allerdings fehlen bis heute die notwendigen Langzeitstudien. Und nur diese können widerlegen, dass Eisen als Wachstumsfaktor für Krebszellen im Patienten unter operativer und/oder Chemotherapie in der Praxis sich langfristig fatal auswirken könnte.

Bei nichtmalignen Erkrankungen mit Anämie, wie der chronischen Herzinsuffizienz, ist ein Therapieversuch mit vorzugsweise intravenösem Eisen allemal gerechtfertigt [124]. In Zeiten mit einem stark akuten Entzündungsschub oder bei akuten Infektionen wird eine Eisenmedikation allein allerdings kaum wirken, weil Hepcidin die Erythropoese blockiert.

Zusammenfassung

Eisen ist das mengenmäßig häufigste essentielle Spurenelement und vor allem wichtig für die Hämoglobinsynthese. Ein Eisenmangel ist in der Normalbevölkerung häufig in Risikogruppen wie menstruierenden Frauen, Kindern im Wachstum, älteren Menschen. Viele Studien zeigen in Patienten vor großen Operationen eine Anämie-Prävalenz von 10–90 % (im Mittel 30–40 %), abhängig vom Alter und der Morbidität der jeweiligen Patienten. Die dadurch notwendige perioperative allogene Transfusionstherapie stellt einen signifikanten Risikofaktor für Morbidität und Mortalität dar und sollte bei elektiven Operationen möglichst vermieden werden. Häufigste Ursachen für eine präoperative Anämie sind die Anämie bei chronischer Krankheit (ACD) sowie die Eisenmangelanämie. Der Nutzen einer perioperativen Eisensubstitution wird in vielen prospektiven randomisierten Studien, Beobachtungsstudien und Reviews intensiv, teilweise auch kontrovers diskutiert. Die aktuelle Situation ist dadurch gekennzeichnet, dass Metaanalysen, bedingt durch die große Heterogenität der bisherigen Studien, (noch) keine eindeutigen, evidenzbasierten Aussagen über Nutzen und Risiken einer Eisensubstitution mit und ohne Erythropoese-stimulierenden Agentien (ESA) wie rekombinantes humanes Erythropoietin (rHuEPO) zulassen.

Trotzdem deuten sich einige Therapieregimes an, die das Auftreten einer prognostisch ungünstigen postoperativen Anämie vermindern können. Wichtigste Empfehlung vor elektiven Operationen ist die genaue Diagnostik auf eine Anämie und deren mögliche Ursachen. Es sollte dabei eine Eisenmangelanämie von der entzündungsbedingten oder renalen Anämie unterschieden werden. Es stehen dafür mit Serum-Ferritin, löslichem Transferrinrezeptor, Ferritinindex, dem 25-Hepcidin und dem sog. »Thomasplot« alle notwendigen Parameter zur Verfügung. Ein Patient mit Eisenmangel sollte über mindestens 4 Wochen vor OP mit einem bioverfügbaren, oralen Eisenpräparat vorbehandelt werden. Perioperativ kommt es durch die Gewebezerstörung zu einer Zytokinbedingten Stimulation der Hepcidinsynthese, die sofort die intestinale Eisenabsorption und die Freisetzung von Eisen aus den Speichern hemmt. Dadurch ist eine orale Eisensubstitution einige Zeit unwirksam, vergleichbar mit der Grundsituation bei Patienten mit entzündungsbedingter Anämie. Eine hochdosierte, intravenöse Eisensubstitution, besonders mit prä- und perioperativer rHuEPO-Gabe, kann diesen Effekt offenbar ausgleichen. Eine intravenöse Eisensubstitution wird deshalb von vielen Autoren besonders perioperativ eingesetzt. Dabei sollten aber in jedem Fall die bekannten Risiken dieser Medikamentenklasse (selten schwere, häufig leichte allergische Reaktionen sowie mögliche Induktion eine Eisenüberladung) beachtet werden.

Weitere Studien mit standardisiertem Studiendesign sind notwendig, um Nutzen und Risiken einer perioperativen Eisensubstitution besser abklä-ren zu können. Hoffnung wird zukünftig auf Hepcidin-Antagonisten gesetzt, die z. Zt. entwickelt und in klinischen Studien bereits untersucht werden. Anwendungsgebiete sind hierfür vor allem Patienten mit ACD. Aber auch perioperativ könnten diese Substanzen, wie auch mögliche Erythroferron-Agonisten, so sie zukünftig entwickelt werden können, die Hemmung der Eisenutilisation und der Erythropoese aufheben, die für diese Anämien verantwortlich sind.

Literatur

1. Bothwell TH, Charlton RW, Cook JD, Finch CA. Iron metabolism in man. Blackwell Scientific Publications, 1979
2. Brock JH, Halliday JW, Pippard MJ, Powell LW. Iron metabolism in health and disease. WB Saunders Company Ltd. London, Tokyo 1994
3. Hallberg L. Perspectives on nutritional iron deficiency. Annu Rev Nutr 2001;21:1–21
4. Gulec S, Anderson GJ, Collins JF. Mechanistic and regulatory aspects of intestinal iron absorption. Am J Physiol Gastrointest Liver Physiol. 2014 Aug 15;307(4):G397-409. doi: 10.1152/ajpgi.00348.2013. Epub 2014
5. Gunshin H, Mackenzie B, Berger UV, Gunshin Y, Romero MF, Boron WF, Nussberger S, Gollan JL, Hediger M. Cloning and characterization of a mammalian proton-coupled metal-ion transporter. Nature 1997;388:482–488
6. Garrick MD, Dolan KG, Horbinski C, Ghio AJ, Higgins D, Porubcin M, Moore EG, Hainsworth LN, Umbreit JN, Conrad ME, Feng L, Lis A, Roth JA, Singleton S and Garrick LM. DMT1. A mammalian transporter for multiple metals. BioMetals 2003;16:41–54
7. Shawki A, Knight PB, Maliken BD, Niespodzany EJ, Mackenzie B. H(+)-coupled divalent metal-ion transporter-1: functional properties, physiological roles and therapeutics. Curr Top Membr. 2012;70:169–214. doi: 10.1016/B978-0-12-394316-3.00005-3
8. Zijp IM, Korver O, Tijburg LB. Effect of tea and other dietary factors on iron absorption. Crit Rev Food Sci Nutr. 2000 Sep;40(5):371–98. DOI: 10.1080/10408690091189194
9. Shayeghi M, Latunde-Dada GO, Oakhill JS, et al. Identificationof an intestinal heme transporter. Cell 2005; 122: 789–801
10. Donovan A, Brownlie A, Zhou Y, Shepard J, Pratt SJ, Moynihan J, Paw BH, Drejer A, Barut B, Zapata A, Law TC, Brugnara C, Lux SE, Pinkus GS, Pinkus JL, Kingsley PD, Palis J, Fleming MD, Andrews NC, Zon LI. Positional cloning of zebrafish ferroportin1 identifies a conserved vertebrate iron exporter. Nature 2000;403:776–781
11. Kühn LC. Iron regulatory proteins and their role in controlling iron metabolism. Metallomics, 2015, DOI: 10.1039/C4MT00164H

12. Vulpe CD, Kuo YM, Murphy TL, Cowley L, Askwith C, et al. Hephaestin, a ceruloplasmin homologue implicated in intestinal iron transport, is defective in the sla mouse. Nat Genet 21: 195–199. (1999)

13. Ganz T. Systemic iron homeostasis. Physiol Rev. 2013 Oct;93(4):1721–41. doi: 10.1152/physrev.00008.2013

14. Frazer DM, Anderson GJ. The regulation of iron transport. Biofactors. 2014 40(2):206–14. doi: 10.1002/biof.1148. Epub 2013 Oct 17

15. Nai A, Lidonnici MR, Rausa M, Mandelli G, Pagani A, Silvestri L, Ferrari G, Camaschella C. The second transferrin receptor regulates red blood cell production in mice. Blood. 2014 Dec 11. pii: blood-2014-08-596254

16. Cohen LA, Gutierrez L, Weiss A, Leichtmann-Bardoogo Y, Zhang DL, Crooks DR, Sougrat R, Morgenstern A, Galy B, Hentze MW, Lazaro FJ, Rouault TA, Meyron-Holtz EG. Serum ferritin is derived primarily from macrophages through a nonclassical secretory pathway. Blood. 2010;116(9):1574–84. doi: 10.1182/blood-2009-11-253815

17. Sanchez M, Galy B, Schwanhaeusser B, Blake J, Bähr-Ivacevic T, Benes V, Selbach M, Muckenthaler MU, Hentze MW. Iron regulatory protein-1 and -2: transcriptome-wide definition of binding mRNAs and shaping of the cellular proteome by iron regulatory proteins. Blood. 2011 Nov 24;118(22):e168–79. doi: 10.1182/blood-2011-04-343541

18. Wilkinson N, Pantopoulos K. The IRP/IRE system in vivo: insights from mouse models. Front Pharmacol. 2014 Jul 28;5:176. doi: 10.3389/fphar.2014.00176

19. Pigeon C, Ilyin G, Courselaud B, Leroyer P, Turlin B, Brissot P, Loreal O. A new mouse liver-specific gene, encoding a protein homologous to human antimicrobial peptide hepcidin, is overexpressed during iron overload. J Biol Chem 2001;276:7811–7819. 11, doi: 10.1074/jbc.M008923200

20. Kautz L, Jung G, Valore EV, Rivella S, Nemeth E, Ganz T. Identification of erythroferrone as an erythroid regulator of iron metabolism. Nat Genet. 2014 Jul;46(7):678–84. doi: 10.1038/ng.2996. Epub 2014 Jun 1

21. Pietrangelo A. Hemochromatosis: an endocrine liver disease. Hepatology. 2007 Oct;46(4):1291–301. DOI: 10.1002/hep.21886

22. Kroot JJ, van Herwaarden AE, Tjalsma H, Jansen RT, Hendriks JC, Swinkels DW. Second round robin for plasma hepcidin methods: first steps toward harmonization. Am J Hematol. 2012 Oct;87(10):977–83. doi: 10.1002/ajh.23289. Epub 2012 Aug 7

23. Du X1, She E, Gelbart T, Truksa J, Lee P, Xia Y, Khovananth K, Mudd S, Mann N, Moresco EM, Beutler E, Beutler B. The serine protease TMPRSS6 is required to sense iron deficiency. Science. 2008 320(5879):1088–92. doi: 10.1126/science.1157121

24. Lehmberg K, Grosse R, Muckenthaler MU, Altamura S, Nielsen P, Schmid H, Graubner U, Oyen F, Zeller W, Schneppenheim R, Janka GE. Administration of recombinant erythropoietin alone does not improve the phenotype in iron refractory iron deficiency anemia patients. Ann Hematol. 2013 92(3):387–94. doi: 10.1007/s00277-012-1618-8

25. Stoltzfus RJ. Iron deficiency: global prevalence and consequences. Food Nutr Bull. 2003 Dec;24(4 Suppl):S99–103

26. Schümann K. Safety aspects of iron in food. Ann Nutr Metab. 2001;45(3):91–101

27. Nielsen P, Benn HP, Peters C, Fischer R, Darda C, Knoedler B, Gabbe EE, Kuehnl P. Iron Status in Prospective Blood Donors Infusionsther Transfusionsmed 1995;22:142–144 DOI:10.1159/000223219

28. Bothwell TH. Iron requirements in pregnancy and strategies to meet them. Am J Clin Nutr. 2000 Jul;72(1 Suppl):257S–264S

29. Spencer B. Blood donor iron status: are we bleeding them dry? Curr Opin Hematol. 2013 20(6):533–9. doi: 10.1097/MOH.0b013e32836589f2

30. Kim BS, Li BT, Engel A, Samra JS, Clarke S, Norton ID, Li AE. Diagnosis of gastrointestinal bleeding: A practical guide for clinicians. World J Gastrointest Pathophysiol. 2014 Nov 15;5(4):467–78. doi: 10.4291/wjgp.v5.i4.467

31. Lin S, Rockey DC. Obscure gastrointestinal bleeding. Gastroenterol Clin North Am. 2005 34(4):679–98. doi:10.1016/j.gtc.2005.08.005

32. Spencer BR, Kleinman S, Wright DJ, Glynn SA, Rye DB, Kiss JE, Mast AE, Cable RG; REDS-II RISE Analysis Group. Restless legs syndrome, pica, and iron status in blood donors. Transfusion. 2013 Aug;53(8):1645–52. doi: 10.1111/trf.12260

33. Lozoff B, Smith JB, Kaciroti N, Clark KM, Guevara S, Jimenez E. Functional significance of early-life iron deficiency: outcomes at 25 years. J Pediatr. 2013 Nov;163(5):1260–6. doi: 10.1016/j.jpeds.2013.05.015

34. Murray-Kolb LE1, Beard JL. Iron treatment normalizes cognitive functioning in young women. Am J Clin Nutr. 2007 Mar;85(3):778–87

35. Trost LB, Bergfeld WF, Calogeras E. The diagnosis and treatment of iron deficiency and its potential relationship to hair loss. J Am Acad Dermatol. 2006 May;54(5):824–44

36. Earley CJ, Connor J, Garcia-Borreguero D, Jenner P, Winkelman J, Zee PC, Allen R. Altered Brain iron homeostasis and dopaminergic function in Restless Legs Syndrome (Willis-Ekbom Disease). Sleep Med. 2014 Nov;15(11):1288–1301. doi: 10.1016/j.sleep.2014.05.009

37. Leitlinien der Deutschen Gesellschaft für Neurologie. Restless Legs Syndrom (RLS) und Periodic Limb Movement. Disorder (PLMD). ▶ http://www.awmf.org/uploads/tx_szleitlinien/030-081l_S1_Restless-Legs-Syndrom_RLS_2012_1.pdf

38. Kaup M, Dassler K, Weise C, Fuchs H. Shedding of the transferrin receptor is mediated constitutively by an integral membrane metalloprotease sensitive to tumor necrosis factor alpha protease inhibitor-2. J Biol Chem. 2002 Oct 11;277(41):38494–502. doi: 10.1074/jbc.M203461200

39. Cook JD, Flowers CH, Skikne BS. The quantitative assessment of body iron. Blood. 2003 May 1;101(9):3359–64. DOI 10.1182/blood-2002-10-3071

40. Thomas C, Thomas L. Biochemical markers and he-matologic indices in the diagnosis of functional iron deficiency. Clin Chem. 2002 Jul;48(7):1066–76

41. Thomas C, Kobold U, Balan S, Roeddiger R, Thomas L. Serum hepcidin-25 may replace the ferritin index in the Thomas plot in assessing iron status in anemic patients. Int J Lab Hematol. 2011 Apr;33(2):187–93. doi: 10.1111/j.1751-553X.2010.01265.x

42. Kroot JJ, Tjalsma H, Fleming RE, Swinkels DW. Hepcidin in human iron disorders: diagnostic implications. Clin Chem. 2011 57(12):1650–69. doi: 10.1373/clin-chem.2009.140053

43. Hausmann K, Kuse R, Meinecke KH, Bartels H, Heinrich HC. Diagnostic criteria of prelatent, latent and manifest iron deficiency. Klin Wochenschr. 1971 Nov 1;49(21):1164–74

44. Cavill I, Macdougall IC. Functional iron deficiency. Blood. 1993 Aug 15;82(4):1377

45. Thomas DW, Hinchliffe RF, Briggs C, Macdougall IC, Littlewood T, Cavill I; British Committee for Standards in Haematology. Guideline for the laboratory diagno-sis of functional iron deficiency. Br J Haematol. 2013 Jun;161(5):639–48. doi: 10.1111/bjh.12311. Epub 2013 Apr 10

46. Weiss G. Iron metabolism in the anemia of chronic disease. Biochim Biophys Acta. 2009;1790(7): 682–693

47. Ruchala P, Nemeth E. The pathophysiology and pharmacology of hepcidin. Trends Pharmacol Sci. 2014 Mar;35(3):155–61. doi: 10.1016/j.tips.2014.01.004

48. Poli M, Asperti M, Ruzzenenti P, Regoni M, Arosio P. Hep-cidin antagonists for potential treatments of disorders with hepcidin excess. Front Pharmacol. 2014 Apr 28;5:86. doi: 10.3389/fphar.2014.00086. eCollection 2014. Review

49. van Eijk LT, John AS, Schwoebel F, Summo L, Vauléon S, Zöllner S, Laarakkers CM, Kox M, van der Hoeven JG, Swinkels DW, Riecke K, Pickkers P. Effect of the antihep-cidin Spiegelmer lexaptepid on inflammation-induced decrease in serum iron in humans. Blood. 2014 Oct 23;124(17):2643–6. doi: 10.1182/blood-2014-03-559484

50. Kautz L, Jung G, Nemeth E, Ganz T. Erythroferrone contributes to recovery from anemia of inflamma-tion. Blood. 2014 Oct 16;124(16):2569–74. doi: 10.1182/blood-2014-06-584607

51. Heinrich HC. Bioverfügbarkeit und therapeutische Wirksamkeit oraler Eisen(II)- und Eisen(III)präparate. Schweiz. Apotheker-Zeitung 1986;22:1231–1256

52. Wienk KJH, Marx JJM, Beynen AC. The concept of iron bioavailability and its assessment Eur J Nutr 1999; 38: 51–75

53. Nielsen P, Kongi R, Zimmermann I, Gabbe EE. Bioverfüg-barkeit von oralen Eisenpräparaten. In-vitro-Freisetzung von Eisen als einfaches und schnelles Prüfverfahren. Der Allgemeinarzt 1997, 6:524–527; 7:621–626

54. Haska J, Heimpel H, Metzgeroth. Leitlinien Eisenmangel und Eisenmangelanämie — Onkopedia. ► https://www.dgho-onkopedia.de/de/onkopedia/leitlinien/eisenman-gel-und-eisenmangelanaemie

55. Kiss H, Konnaris C. Eisenmangelanämie in der Schwan-gerschaft und post partum - Leitlinie der Universitäts-klinik für Frauenheilkunde Wien, eingereicht als Leitlinie der OEGGG. Speculum – Zeitschrift für Gynäkologie und Geburtshilfe 2011; 29 (1)

56. De-Regil LM, Jefferds ME, Sylvetsky AC, Dowswell T. Intermittent iron supplementation for improving nutri-tion and development in children under 12 years of age. Cochrane Database Syst Rev. 2011 7;(12):CD009085. doi: 10.1002/14651858.CD009085.pub2

57. Fütterer S1, Andrusenko I, Kolb U, Hofmeister W, Lang-guth P. Structural characterization of iron oxide/hydro-xide nanoparticles in nine different parenteral drugs for the treatment of iron deficiency anaemia by electron diffraction (ED) and X-ray powder diffraction (XRPD). J Pharm Biomed Anal. 2013 Dec;86:151–60. doi: 10.1016/j.jpba.2013.08.005

58. Funk F, Ryle P, Canclini C, Neiser S, Geisser P. The new ge-neration of intravenous iron: chemistry, pharmacology, and toxicology of ferric carboxymaltose. Arzneimittelfor-schung. 2010;60(6a):345–53. doi: 10.1055/s-0031-1296299

59. Albaramki J, Hodson EM, Craig JC et al. Parenteral versus oral iron therapy for adults and children with chronic kidney disease. Cochrane Database Syst. Rev. 2012; (1): Cd007857

60. Locatelli F, Bárány P, Covic A, De Francisco A, Del Vecchio L, Goldsmith D, Hörl W, London G, Vanholder R, Van Bie-sen W; ERA-EDTA ERBP Advisory Board. Kidney Disease: Improving Global Outcomes guidelines on anaemia management in chronic kidney disease: a European Renal Best Practice position statement. Nephrol Dial Transplant. 2013 Jun;28(6):1346–59. doi: 10.1093/ndt/gft033

61. Ganzoni AM. Eisen-Dextran intravenös: therapeutische und experimentelle Möglichkeiten. Schweiz Med Wo-chenschr 1970; 100: 301–3

62. Musallam KM, Tamim HM, Richards T, et al. Preoperative anaemia and postoperative outcomes in non-cardiac surgery: a retrospective cohort study. Lancet 2011; 378: 1396–407

63. Baron DM, Hochrieser H, Posch M, Metnitz B, Rhodes A, Moreno RP, Pearse RM, Metnitz P; European Surgical Outcomes Study (EuSOS) group for Trials Groups of European Society of Intensive Care Medicine; European Society of Anaesthesiology. Preoperative anaemia is associated with poor clinical outcome in non-cardiac surgery patients. Br J Anaesth. 2014 Sep;113(3):416–23. doi: 10.1093/bja/aeu098. Epub 2014 May 14

64. Theusinger OM. A WHO concept- patient blood ma-nagement. Praxis (Bern 1994). 2014 Oct 15;103(21):1257–62. doi: 10.1024/1661-8157/a001801

65. Clevenger B, Richards T. Pre-operative anaemia. Anaest-hesia 2015, 70 (Suppl. 1), 20–28 doi:10.1111/anae.12918

66. Singh S, Gudzenko V, Fink MP. Pathophysiology of peri-operative anaemia. Best Pract Res Clin Anaesthesiol. 2012 Dec;26(4):431–9. doi: 10.1016/j.bpa.2012.11.002

67. Corwin HL, Gettinger A, Pearl RG, Fink MP, Levy MM, Abraham E, MacIntyre NR, Shabot MM, Duh MS, Shapiro MJ. The CRIT Study: Anemia and blood transfusion in the critically ill–current clinical practice in the United States. Crit Care Med. 2004 Jan;32(1):39–52

68. Lin DM1, Lin ES, Tran MH. Efficacy and safety of erythropoietin and intravenous iron in perioperative blood management: a systematic review. Transfus Med Rev. 2013 Oct;27(4):221–34. doi: 10.1016/j.tmrv.2013.09.001

69. Poli, M. et al. (2011) Heparin: a potent inhibitor of hepcidin expression in vitro and in vivo. Blood 117, 997–1004

70. Müller MM, Fischer D, Stock U, Geisen C, Steffen B, Nussbaumer J, Meybohm P. Patient blood management– The preoperative patient. Anasthesiol Intensivmed Notfallmed Schmerzther. 2014 Apr;49(4):246–53;. doi: 10.1055/s-0034-1373804

71. Patel KV Epidemiology of anemia in older adults. Semin. Hematol. (2008. 45, 210–217. doi:10.1053/j.seminhematol.2008.06.006

72. Guralnik JM, Eisenstaedt RS, Ferrucci L, Klein HG, Woodman RC. Prevalence of anemia in persons 65 years and older in the United States: evidence for a high rate of unexplained anemia. Blood 2004;104:2263–2268

73. Saleh E1, McClelland DB, Hay A, Semple D, Walsh TS. Prevalence of anaemia before major joint arthroplasty and the potential impact of preoperative investigation and correction on perioperative blood transfusions. Br J Anaesth. 2007 Dec;99(6):801–8

74. Hung M, Ortmann E, Besser M, Martin-Cabrera P, Richards T, Ghosh M, Bottrill F, Collier T, Klein AA. A prospective observational cohort study to identify the causes of anaemia and association with outcome in cardiac surgical patients. Heart. 2015 Jan 15;101(2):107–12. doi: 10.1136/heartjnl-2014-305856. Epub 2014 Sep 12

75. Park KH, Sawada T, Kosuge T, Kita J, Shimoda M, Tomosugi N, Kubota K. Surgical inflammation induces hepcidin production after abdominal surgery. World J Surg. 2012 Apr;36(4):800–6. doi: 10.1007/s00268-012-1473-8

76. Henry DA, Carless PA, Moxey AJ, O'Connell D, Forgie MA, Wells PS, Fergusson D. Pre-operative autologous donation for minimising perioperative allogeneic blood transfusion. Cochrane Database Syst Rev. 2002;(2):CD003602. Review

77. Goodnough LT. The role of iron in erythropoiesis in the absence and presence of erythropoietin therapy. Nephrol Dial Transplant. 2002;17 Suppl 5:14–8

78. Bovy C, Baudoux E, Salmon JP, Beguin Y. Increased iron absorption during autologous blood donation supported by recombinant human erythropoietin therapy. Transfusion. 2006 Sep;46(9):1616–23

79. Takami Y, Masumoto H. Predictors of allogenic blood transfusion in elective cardiac surgery after preoperative autologous blood donation. Surg Today. 2009;39(4):306–9. doi: 10.1007/s00595-008-3893-5

80. Bezwada HP, Nazarian DG, Henry DH, Booth RE Jr. Preoperative use of recombinant human erythropoietin before total joint arthroplasty. J Bone Joint Surg Am. 2003 Sep;85-A(9):1795–800

81. Billote DB, Glisson SN, Green D, Wixson RL. A prospective, randomized study of preoperative autologous donation for hip replacement surgery. J Bone Joint Surg Am. 2002 Aug;84-A(8):1299–304

82. Weisbach V, Skoda P, Rippel R, Lauer G, Glaser A, Zingsem J, Zimmermann R, Eckstein R. Oral or intravenous iron as an adjuvant to autologous blood donation in elective surgery: a randomized, controlled study. Transfusion. 1999 May;39(5):465–72

83. Lidder PG, Sanders G, Whitehead E, Douie WJ, Mellor N, Lewis SJ, Hosie KB. Pre-operative oral iron supplementation reduces blood transfusion in colorectal surgery - a prospective, randomised, controlled trial. Ann R Coll Surg Engl. 2007 May;89(4):418–21

84. Quinn M, Drummond RJ, Ross F, Murray J, Murphy J, Macdonald A. Short course pre-operative ferrous sulphate supplementation–is it worthwhile in patients with colorectal cancer? Ann R Coll Surg Engl. 2010 Oct;92(7):569–72. doi: 10.1308/003588410X12699663904277

85. Lachance K, Savoie M, Bernard M, Rochon S, Fafard J, Robitaille R, Vendittoli PA, Lévesque S, de Denus S. Oral ferrous sulfate does not increase preoperative hemoglobin in patients scheduled for hip or knee arthroplasty. Ann Pharmacother. 2011 Jun;45(6):764–70. doi: 10.1345/aph.1P757. Epub 2011 Jun 10

86. Enko D, Wallner F, von-Goedecke A, Hirschmugl C, Auersperg V, Halwachs-Baumann G. The impact of an algorithm-guided management of preoperative anemia in perioperative hemoglobin level and transfusion of major orthopedic surgery patients. Anemia. 2013; 2013:641876. doi: 10.1155/2013/641876

87. Keeler BD1, Simpson JA, Ng S, Tselepis C, Iqbal T, Brookes MJ, Acheson AG. The feasibility and clinical efficacy of intravenous iron administration for preoperative anaemia in patients with colorectal cancer. Colorectal Dis. 2014 Oct;16(10):794–800. doi: 10.1111/codi.12683

88. Sowade O1, Messinger D, Franke W, Sowade B, Scigalla P, Warnke H. The estimation of efficacy of oral iron supplementation during treatment with epoetin beta (recombinant human erythropoietin) in patients undergoing cardiac surgery. Eur J Haematol. 1998 Apr;60(4):252–9

89. García-Erce JA, Cuenca J, Haman-Alcober S, Martínez AA, Herrera A, Muñoz M. Efficacy of preoperative recombinant human erythropoietin administration for reducing transfusion requirements in patients undergoing surgery for hip fracture repair. An observational cohort study. Vox Sang. 2009 Oct;97(3):260–7. doi: 10.1111/j.1423-0410.2009.01200.x. Epub 2009 Jun 3

90. Muñoz M, Gómez-Ramírez S, Cuenca J, García-Erce JA, Iglesias-Aparicio D, Haman-Alcober S, Ariza D, Naveira E. Very-short-term perioperative intravenous iron administration and postoperative outcome in major orthopedic surgery: a pooled analysis of observational data from 2547 patients. Transfusion. 2014 Feb;54(2):289–99. doi: 10.1111/trf.12195. Epub 2013 Apr 15

91. Parker MJ. Iron supplementation for anemia after hip fracture surgery: a randomized trial of 300 patients. J Bone Joint Surg Am. 2010 Feb;92(2):265–9. doi: 10.2106/JBJS.I.00883

92. Bisbe E, Moltó L2, Arroyo R2, Muniesa JM3, Tejero M3. Randomized trial comparing ferric carboxymaltose vs oral ferrous glycine sulphate for postoperative

anaemia after total knee arthroplasty. Br J Anaesth. 2014 Sep;113(3):402–9. doi: 10.1093/bja/aeu092

93. Auerbach M. Intravenous iron in the perioperative setting. Am J Hematol. 2014 Sep;89(9):933. doi: 10.1002/ajh.23793. Epub 2014 Jul 21. No abstract available

94. Keating GM. Ferric carboxymaltose: a review of its use in iron deficiency. Drugs. 2015 Jan;75(1):101–27. doi: 10.1007/s40265-014-0332-3

95. Gonzalez-Porras JR1, Colado E, Conde MP, Lopez T, Nieto MJ, Corral M. An individualized preoperative blood saving protocol can increase pre-operative haemoglobin levels and reduce the need for transfusion in elective total hip or knee arthroplasty. Transfus Med 2009;19:35–42

96. Rashiq S, Jamieson-Lega K, Komarinski C, Nahirniak S, Zinyk L, Finegan B. Allogeneic blood transfusion reduction by risk-based protocol in total joint arthroplasty. Can J Anaesth. 2010 Apr;57(4):343–9. doi: 10.1007/s12630-010-9270-z

97. Beris P, Muñoz M, García-Erce JA, Thomas D, Maniatis A, Van der Linden P. Perioperative anaemia management: consensus statement on the role of intravenous iron. Br J Anaesth. 2008 May;100(5):599–604. doi: 10.1093/bja/aen054. Epub 2008 Mar 27

98. Spahn DR. Anemia and patient blood management in hip and knee surgery: a systematic review of the literature. Anesthesiology. 2010 Aug;113(2):482–95. doi: 10.1097/ALN.0b013e181e08e97

99. Goodnough LT, Maniatis A, Earnshaw P, Benoni G, Beris P, Bisbe E, Fergusson DA, Gombotz H, Habler O, Monk TG, Ozier Y, Slappendel R, Szpalski M. Detection, evaluation, and management of preoperative anaemia in the elective orthopaedic surgical patient: NATA guidelines. Br J Anaesth. 2011 Jan;106(1):13–22. doi: 10.1093/bja/aeq361

100. Menkis AH, Martin J, Cheng DC, Fitzgerald DC, Freedman JJ, Gao C, Koster A, Mackenzie GS, Murphy GJ, Spiess B, Ad N. Drug, devices, technologies, and techniques for blood management in minimally invasive and conventional cardiothoracic surgery: a consensus statement from the International Society for Minimally Invasive Cardiothoracic Surgery (ISMICS) 2011. Innovations (Phila). 2012 Jul-Aug;7(4):229–41. doi: 10.1097/IMI.0b013e3182747699

101. Devon KM, McLeod RS. Pre and peri-operative erythropoietin for reducing allogeneic blood transfusions in colorectal cancer surgery. Cochrane Database Syst Rev. 2009 Jan 21;(1):CD007148. doi: 10.1002/14651858.CD007148.pub2

102. Lin DM, Lin ES, Tran MH. Efficacy and safety of Erythropoietinietin and intravenous iron in perioperative blood management: a systematic review. Transfus Med Rev. 2013 Oct;27(4):221–34. doi: 10.1016/j.tmrv.2013.09.001

103. Litton E, Xiao J, Ho KM. Safety and efficacy of intravenous iron therapy in reducing requirement for allogeneic blood transfusion: systematic review and meta-analysis of randomised clinical trials. BMJ. 2013 Aug 15;347:f4822. doi: 10.1136/bmj.f4822

104. Hallet J, Hanif A, Callum J, Pronina I, Wallace D, Yohanathan L, McLeod R, Coburn N. The Impact of Perioperative Iron on the Use of Red Blood Cell Transfusions in Gastrointestinal Surgery: A Systematic Review and Meta-Analysis. Transfus Med Rev. 2014 Oct;28(4):205–211. doi: 10.1016/j.tmrv.2014.05.004

105. Hogan M, Klein AA, Richards T. The impact of anaemia and intravenous iron replacement therapy on outcomes in cardiac surgery. Eur J Cardiothorac Surg. 2014 May 13. doi: 10.1093/ejcts/ezu200

106. Ghoti H, Rachmilewitz EA, Simon-Lopez R, Gaber R, Katzir Z, Konen E, Kushnir T, Girelli D, Campostrini N, Fibach E, Goitein O. Evidence for tissue iron overload in long-term hemodialysis patients and the impact of withdrawing parenteral iron. Eur J Haematol. 2012 Jul;89(1):87–93. doi: 10.1111/j.1600-0609.2012.01783.x

107. Rostoker G, Griuncelli M, Loridon C, Magna T, Janklewicz P, Drahi G, Dahan H, Cohen Y. Maximal Standard Dose of Parenteral Iron for Hemodialysis Patients: An MRI-Based Decision Tree Learning Analysis. PLoS One. 2014 Dec 15;9(12):e115096. doi: 10.1371/journal.pone.0115096. eCollection 2014

108. Nairz M, Haschka D, Demetz E, Weiss G. Iron at the interface of immunity and infection. Front Pharmacol. 2014 Jul 16;5:152. doi: 10.3389/fphar.2014.00152. eCollection 2014. Review

109. Drakesmith H, Prentice AM. Hepcidin and the iron-infection axis. Science. 2012 Nov 9;338(6108):768–72. doi: 10.1126/science.1224577

110. Hallberg L, Ryttinger L, Sölvell L. Side-effects of oral iron therapy. A double-blind study of different iron compounds in tablet form. Acta Med Scand Suppl 1966; 459: 3–10

111. Rudinskas L, Paton TW, Walker SE, Dotten DA, Cowan DH. Poor clinical response to enteric-coated iron preparations. CMAJ. 1989 Sep 15;141(6):565–6

112. Silverstein SB, Rodgers GM. Parenteral iron therapy options. Am J Hematol 2004;76:74–8. DOI: 10.1002/ajh.20056

113. Larson DS, Coyne DW. Update on intravenous iron choices. Curr Opin Nephrol Hypertens. 2014 Mar;23(2):186–91. doi: 10.1097/01.mnh.0000441154.40072.2e

114. Ottawa (ON): Canadian Agency for Drugs and Technologies in Health; 2014 Nov 21. Ferumoxytol versus Other Intravenous Iron Therapies for Anemia: A Review of the Clinical and Cost-effectiveness and Guidelines – An Update [Internet]

115. Hausmann K, Wulfhekel U, Diillmann J, Kuse R. Iron Storage in Macrophages and Endothelial Cells. Histochemistry, Ultrastructure, and Clinical Significance. Blut 1976;32:289–295

116. Cassat JE, Skaar EP. Iron in infection and immunity. Cell Host Microbe. 2013 May 15;13(5):509–19. doi: 10.1016/j.chom.2013.04.010

117. Bystrom LM, Rivella S. Cancer cells with irons in the fire. Free Radic Biol Med. 2014 May 14. pii: S0891-5849(14)00208–1. doi: 10.1016/j.freeradbiomed.2014.04.035

118. Rote-Hand-Brief zu intravenösen Eisenpräparaten »VER-
SCHÄRFTE EMPFEHLUNGEN BEZÜGLICH DES RISIKOS
SCHWERER ÜBEREMPFIND-LICHKEITSREAKTIONEN
AUF EISEN-PRÄPARATE ZUR INTRAVENÖSEN APPLIKA-
TION« ▶ www.akdae.de/Arzneimittelsicherheit/RHB/
Archiv/2013/20131021.pdf

119. Bohlius J, Wilson J, Seidenfeld J, Piper M, Schwarzer G,
Sandercock J, Trelle S, Weingart O, Bayliss S, Djulbegovic
B, Bennett CL, Langensiepen S, Hyde C, Engert A. Recombinant human erythropoietins and cancer patients:
updated meta-analysis of 57 studies including 9353
patients. J Natl Cancer Inst. 2006 May 17;98(10):708–14.
Review

120. Rodgers GM. A perspective on the evolution of
management of cancer- and chemotherapy induced
anemia. J Natl Compr Canc Netw 2012;10:434–437

121. Keeler BD1, Simpson JA, Ng S, Tselepis C, Iqbal T, Brookes
MJ, Acheson AG. Colorectal Dis. 2014 Oct;16(10):794–800.
doi: 10.1111/codi.12683. The feasibility and clinical efficacy
of intravenous iron administration for preoperative
anaemia in patients with colorectal cancer

122. Baribeault D1, Auerbach M. Iron replacement therapy
in cancer-related anemia. Am J Health Syst Pharm. 2011
May 15;68(10 Suppl 1):S4-14; quiz S15–6. doi: 10.2146/
ajhp110039

123. Gafter-Gvili A1, Steensma DP, Auerbach M. Should the
ASCO/ASH Guidelines for the use of intravenous iron in
cancer- and chemotherapy-induced anemia be updated? J Natl Compr Canc Netw. 2014 May;12(5):657–64

124. Ponikowski P, van Veldhuisen DJ, Comin-Colet J, Ertl
G, Komajda M, Mareev V, McDonagh, Parkhomenko A,
Tavazzi L, Levesque V, Mori C, Roubert B, Filippatos G,
Ruschitzka F, Anker SD; for the CONFIRM-HF Investiga-
tors. Beneficial effects of long-term intravenous iron
therapy with ferric carboxymaltose in patients with
symptomatic heart failure and iron deficiency. Eur Heart
J. 2014 Aug 31. pii: ehu385

Erythropoese stimulierende Pharmaka (ESP)

Thomas Frietsch

2.1   Erythropoetin und Physiologie der Erythropoese – 36

2.2   Pharmakologie Erythropoese-stimulierender
Pharmaka (ESP) – 38

2.3   Klinische Anwendung Erythropoese-stimulierender
Pharmaka (ESP) – 44

         Literatur – 66

G. Singbartl, K. Singbartl (Hrsg.), *Transfusionsassoziierte Pharmakotherapie*,
DOI 10.1007/978-3-662-47258-3_2, © Springer-Verlag Berlin Heidelberg 2016

2

Praxisrelevante Fakten auf einen Blick

Die Therapie der perioperativen Anämie mit erythropoesestimulierenden Pharmaka ist als ergänzendes Konzept zur primären Therapie der Eisenmangelanämie mit Eisenpräparaten risikoarm und effektiv. Sie reduziert die Mortalität, Morbidität und die Fremdblutexposition. Die AWMF-Leitlinie »präoperative Anämie« ist 2015/2016 zu erwarten und bei Drucklegung dieses Kapitels in Abfassung. Das am besten erprobte Präparat rekombinante Epoetin wird meist in einer Dosierung von 600 IE einmal wöchentlich subkutan verabreicht. Eine begleitende Eisentherapie ist zur Vermeidung eines Therapieversagens angezeigt. Im Vergleich zur subkutanen Verabreichung hat die alleinige oder synchrone intravenöse Verabreichung zwar einen schnelleren Anstieg der Hämoglobinkonzentration zur Folge, die subkutane Dosen sind aber durch die protahierte Wirkung effektiver und kostensparend. In der Intensivmedizin ist der Einsatz von Epoetin nur in einzelnen Subgruppen wie der blutenden Poly-/Traumata mit einer Reduktion des Fremdblutbedarfs assoziiert. Da die Mortalität nicht eindeutig gesenkt werden konnte und die Thromboseinzidenz gesteigert war, wird der Einsatz beim kritisch Kranken zurückhaltend bewertet. Da bei Zeugen Jehovahs extrem hohe Dosen eingesetzt wurden, existieren Dosisbegrenzungen im perioperativen Umfeld nur hinsichtlich einer erhöhten Thromboemboliegefahr. Der Einsatz von Epoetin über einem Hämoglobinwert von 12g/dL ist nicht geraten, eine begleitende Thromboseprophylaxe mit niedermolekularen Heparinen auch unterhalb dieser Schwelle angezeigt. Eine nennenswerte Erhöhung für die Induktion von Malignomprogress oder Metastasierung durch Epoetin kann vernachlässigt werden.

Eine perioperative Anämie steigert die Mortalität in allen chirurgischen Kollektiven um das 1,5-fache (Risk Ratio, RR, von 1,4 auf 2,9) [2]. Wir wissen heute durch die Studienerfahrungen mit Angehörigen der Glaubensgemeinschaft der Zeugen Jehovahs, dass sich das Sterberisiko für jedes g/dL Hämoglobingehalt unter 8 g/dL um das doppelte bis 2,5-fache erhöht [3–6, 7]. Anämische Komplikationen, wie Herz- und Multiorganversagen [8] und akute Blindheit [9] bei schwerer Anämie, stellen sich mit einem höheren Risiko ein. Die Morbidität im chirurgischen Kollektiv ist durch eine Anämie ebenfalls gesteigert. Sie wird durch zusätzliche Komorbiditäten und erhöhtes Alter über 65 Jahre noch zusätzlich um den Faktor 2 bis 3 gesteigert [10]. Deshalb sind prä- und postoperative Konzepte zur Behandlung der Anämie (»Patient-Blood-Management«-Konzepte) untersucht und auch zum WHO-Standard erhoben worden. Die Transfusion von Erythrozytenkonzentraten zur Behebung der Blutarmut ist nicht geeignet, da die Mortalität noch weiter steigt [2]. Folgerichtig gewinnen blutsparende und alternative Verfahren zur Fremdbluttransfusion wieder an Bedeutung. Darunter ist auch die Therapie mit Erythropoese-stimulierenden Pharmaka (ESP) und Eisenpräparaten eine ganz wesentliche Alternative, deren Sicherheit und Kosteneffizienz nicht ganz geklärt ist. Zur Behandlung der präoperativen mittleren Anämie (Hämoglobingehalt Hb 10 bis 13 g/dL) bzw. zur Vermeidung von Transfusionen vor großen elektiven orthopädischen Eingriffen ist lediglich das rekombinante humane ESP Epoetin alpha (Erypo®, Jansen; Abseamed®, Medice; Epoetin alfa Hexal®; Binocrit®, Sandoz), Epoetin beta (NeoRecormon®, Roche; als PEG-EPO Mircera®, Roche) und Epoetin zeta (Retacrit™, Hospira; Silapo®, Stada), nicht aber Epoetin delta (Dynepo®, Shire), Epoetin theta (Biopoin®; Teva; Eporatio®, Ratiopharm) und Darbepoetin alpha (Aranesp®, Amgen; Nespo®, Amgen) zugelassen. Nicht alle der Präparationen als Fertigspritze (FS) sind für die perioperativ angemessene höhere Dosierung gemäß Dosisempfehlung 30–40.000 IE pro Injektion praktikabel. (Vereinfachend wird bei den Dosisangaben und Beispielen im Weiteren auf das am besten erprobte Präparat, das rekombinante humane Erythropoetin oder Epoetin, eingegangen).

2.1 Erythropoetin und Physiologie der Erythropoese

Erythropoetin ist ein **saures Glykoprotein** mit 165 Aminosäuren und einem Molekulargewicht von 30 kDa, das in einem Genabschnitt auf dem Chromosom 7 kodiert ist. Die Betastruktur aus

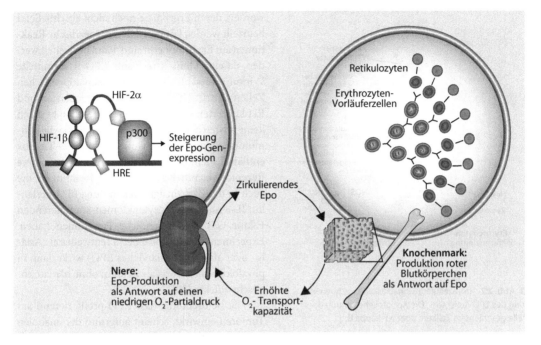

● **Abb. 2.1** Physiologie der Erythropoese und seines Hormons Erythropoetin. Hauptstimulus für die EPO Produktion ist die Anämie und der darüber induzierte hypoxische Faktor alpha (HIF). Die Proliferation der hämatogenen Stammstellen zu Retikulozyten bewirkt einen deutlichen Anstieg der Hämoglobinkonzentration HRE = Hypoxie-reaktives Element. (Aus[11])

4 alpha-Helices und 2 beta-Blättern wird durch 2 Disulfidbrücken (Cys7-Cys167 und Cys29-Cys33) stabilisiert. Etwas weniger als die Hälfte des Moleküls besteht aus Kohlenwasserstoffen mit N-und O-Glykanen, mithilfe deren Glykolisierungen die externe EPO-Zufuhr nachgewiesen werden kann. Endogenes Erythropoetin wird vorrangig in der Niere von peritubulären Fibroblasten, aber auch in Leber und Lunge gebildet (● Abb. 2.1). Die Bildungsrate wird hauptsächlich durch das Verhältnis des Sauerstoffbedarfs zum Sauerstoffverbrauch dieser Zellen bestimmt [11]. Ein wichtiger Mediator zur Erythropoetinbildung ist der **Hypoxie-induzierter-Faktor alpha (HIF-α)**, der bei profunder Anämie verstärkt ausgeschüttet wird. Die Plasmaspiegel des Erythropoetins sind bei leichter Anämie kaum, z. B. im Rahmen einer Eigenblutspende nur leichtgradig erhöht. Zwei Stunden nach der Operation mit großem Blutverlust dagegen findet sich ein deutlich gesteigerter Erythropoetinspiegel im Plasma, der am 7. Tag seinen Höhepunkt erreicht [12]. Die Erythropoetinfreisetzung ist durch entzündliche Prozesse und deren hemmende Wirkung von NFKB und GATA-2 auf die Promotorgensequenz auf Chromosom 7 verringert, was neben dem veränderten Eisenstoffwechsel die sog. **Infektanämie** erklärt. Im gesunden Organismus erhöht Erythropoetin durch die Stimulation der Erythropoese im Knochenmark die Erythrozytenmasse, ohne dass ein Begrenzungsmechanismus bei Zufuhr externer Erythropoese-stimulierender Substanzen (ESA) oder der endogenen Überexpression (gentechnisch bei Mäusen oder aus Malignomen) greift. Der EPO-Angriff am EPO-Rezeptor (EPO-R) der CFU (Colony Forming Units)-Erythoblasten, einer differenzierteren Zellart aus der hämatopoetischen Stammzelle, induziert eine 3–5-malige Zellteilung zur Entstehung von bis zu 64 Erythoblasten innerhalb einer Woche. Der durch eine Tyrosinphophorilierung aktivierte EPO-Rezeptor hat mehr als 40 Bindungsstellen für intrazelluläre Signalkaskaden. Über die JAK2-Tyrosinkinase wird eine aktivierende Dimerisierung von Transduktionsfaktoren, »STAT« (Signal Transducers and Activators of Transcription), induziert, was eine Translokation in den Zellkern und die Anbindung an bestimmte DNA-Sequenzen induziert.

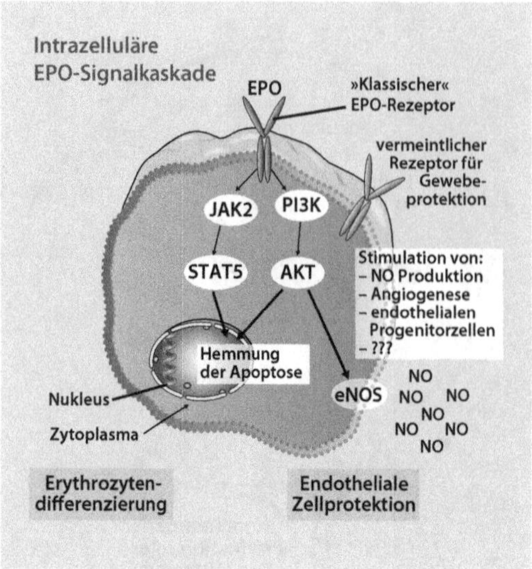

Abb. 2.2   Intrazelluläre Signalkaskade nach Aktivierung des EPO-Rezeptors- Die Apoptosehemmung der Zelle geschieht im Zellkern über NF-kappa B

Dieser JAK2-STAT5-Signaltransduktions-Pathway ist für die Effekte in den hämatopoetischen Zellen verantwortlich. Mehr als die Hälfte (60 %) des rezeptorgebundenen EPO wird erneut sezerniert, der Rest protosomal abgebaut. Bleibt der EPO-Rezeptor im Gegensatz dazu unbesetzt, wird die Apoptose der CFU-Erythroblasten induziert.

Greift EPO an einem Rezeptor an, der aus einer einzelnen EPO-Rezeptorkette in Nachbarschaft oder Verbund mit anderen transmembranösen Proteinmolekülen wie CD-131 besteht, werden intrazellulär andere Signalkaskaden ausgelöst: Ebenfalls durch eine Tyrosinkinase-JAK2-Signalkaskade, aber unter Beteiligung und Aktivierung der Phosphatidylinositol-3-Kinase (PI3K) und AKT, einer Serin/Threoninprotein-Kinase B, wird die Apoptose der Zelle verhindert. Am Ende der Kaskade wird über eine Nuklearer-Faktor-kappa B (NF-kB) und STAT5-abhängige Transkription von anti-apoptotischen Genen wie Bcl-xL und Bcl-210 ihre schützende Wirkung entfacht (Abb. 2.2) [13–15].

Unphysiologisch große Dosen an Erythropoetin führen zu bislang schwer erklärbaren Phänomenen – Hämoglobinexpression in Neuronen [16], erhöhtem Stoffwechsel und Zellproliferation [17]. Deshalb sind aktuell viele Studien zu den neuroprotektiven und neurotropen Effekten unternommen

worden, deren Ergebnisse noch nicht abschließend beurteilt werden können. Ob dies spezifische Reaktionen auf Erythropoetin sind, kann bezweifelt werden, da eine klinisch relevante EPO-R vermittelte Wirkung ausschließlich an den hämatopoetischen Zellen auftritt [18, 19]. Bereits Normoblasten und Retikulozyten sowie andere Gewebezellen besitzen keine ausreichende EPO-R-Expression, da die Promotorsequenz in diesen Geweben keine TATA-Box enthält. Es handelt sich dabei eher um heteromere Rezeptor-vermittelte (z. B. CD131) Reaktionen, die auch in der Zytokinsignalvermittlung für Interleukin IL-3 und Granulozytenklonien-stimulierenden Faktor GM-CSF wesentliche Funktionen haben. Experimentelles Erythropoetin (entweder als Asialo- oder als zyanatbehandeltes EPO) wirkt dann in physiologischer Dosis als Zytokin ohne hämatopoetische Effekte [20].

Die Befürchtung, dass EPO proliferierend auf Tumoren einwirkt, scheint aufgrund der anabolen Wirkung einleuchtend, ist aber dann nicht durch den EPO-R vermittelt: In Tumorzelllinien ließen sich funktionsfähige EPO-R nicht nachweisen [21]. Überzeugende klinische Daten fehlen zudem, die diesen Verdacht bestätigen könnten – lediglich in einer Freiburger Arbeit bei Patienten mit Malignomen im Kopf-Hals-Bereich war das Überleben in der EPO-behandelten Gruppe schlechter [22]. Die verfügbaren Studien und Meta-Analysen sind widersprüchlich: In 2 von 3 Metaanalysen ist die Mortalität nach dem Einsatz von ESP in der Onkologie nicht erhöht. Sonst scheint eher ein Trend zum verbesserten Überleben und zum verbesserten Ansprechen auf die Strahlentherapie mit der ESP-Korrektur der Tumoranämie als auch eine signifikant verbesserte Lebensqualität durch die Beseitigung der anämieassoziierten Fatigue bei chemotherapierten Krebspatienten verbunden zu sein.

2.2   Pharmakologie Erythropoese-stimulierender Pharmaka (ESP)

2.2.1   Applikationsform

Prinzipiell stehen die subkutane und die intravenöse Darreichungsform meist als Fertigspritzen zur Verfügung. Die subkutane Applikationsform von ESP

◻ Tab. 2.1 Zugelassene ESP in der Europäischen Union, deutsche Handelsnamen gemäß Rote Liste. (Aus Jelkmann 2008, 2010)

Prä-parat	Epoetin alfa (Erypo®)	Epoetin beta (NeoRecormon®	Darb-epoetin alfa (Aranesp®)	PEG-Epoetin beta (Mircera®)	Epoetin alfa-/zeta-Biosimilars (Hexal®, Abseamed®, Binocrit®/Silapo®, Retacrit®)	Epoetin theta (Biopoin®, Eporatio®)
			Zulassung 2007–2011			
Indi-kation	Renale Anämie; Solide Tumoren/MM/NHL/CLL+Chemotherapie; Autologe Transfusion; Orthopädische Operationen	Renale Anämie; Solide Tumoren/MM/NHL/CLL+Chemotherapie; Autologe Transfusion; Anämie von Frühgeborenen	Renale Anämie; Solide Tumoren + Chemotherapie	Renale Anämie	Renale Anämie; Solide Tumoren +Chemotherapie; Autologe Transfusion; Orthopädische Operationen; Orthopädische Operationen (alpha); Autologe Transfusionen (zeta)	Renale Anämie; Nicht myeloide-maligne Erkrankungen+Chemotherapie

Indikation gemäß Fachinformation.
PEG = Polyethylenglycol-haltiges Präparat, MM = Multiples Myelom, Hodgkin-L. = Hodgkin-Lymphom, CLL = Chronisch-lymphatische Leukämie, Op = Operation

gewährt eine längere Wirkstoffkonzentration über einem kritischen Plasmaspiegel anstatt kurzzeitige Maximalspiegel wie bei der intravenösen Gabe. Deshalb können mit der subkutanen Applikationsform geringere Dosen für den gleichen Effekt einer intravenösen Gabe verabreicht werden [24]. Die Zahl der erythropoetischen Progenitorzellen und ihre Reifung zu Erythrozyten ist vom dauerhaften und niedrigschwelligen Einfluss abhängig [25]. Deshalb ist die subkutane Verabreichung wirksamer und kosteneffektiver. Sie kann aber als Supramaximal-Stimulation bei dringender Indikation mit einer intravenösen Eisengabe kombiniert werden [26]. Auf der anderen Seite kann die ESP-Dosis bei ausreichendem Eisenspeicher oder gleichzeitiger hochdosierter intravenöser Eisengabe reduziert werden [27]. Zur perioperativen schnellen Erythropoesestimulation ist die kostengünstigere und hinsichtlich der Rate an allergischen Reaktionen präferierte enterale Applikationsform von Eisen nur schwer ausreichend zu dosieren und mit einer Reihe von Compliance-reduzierenden unerwünschten Wirkungen (Gastritis, Sodbrennen, Diarrhoe, Obstipation, Übelkeit, Erbrechen) behaftet [28].

2.2.2 Zugelassene Präparate

Die ◻ Tab. 2.1 gibt einen Überblick über die in Europa zugelassenen EPO-Präparate

Rekombinantes Erythropoetin (Epoetin alpha bis zeta) ist ein recht empfindliches Molekül, das galenisch zubereitet, gelagert und angewendet werden muss. Stabilisatoren wie Polysorbat 80 und Glycin werden zur Besserung von Lagerfähigkeit und Stabilität zugesetzt. Da sich über 2 bis 8° C Aggregate bilden können, muss eine Kühlkette eingehalten werden. Eine Lagerung bei Raumtemperatur sollte die Dauer von einer Stunde nicht überschreiten. Darbepoetin ist ebenso intravenös und subkutan applizierbar.

Für den Einsatz der renalen Anämie sind auch langwirksame Erythropoese-stimulierende Pharmaka (ESP) zugelassen, weil eine überschießende Wirkung und die daraus resultierende Thromboemboliegefahr durch die andauernde chronische renale Grunderkrankung verhindert wird. Hier sind neue und retardierte ESP auf der Basis des modifizierten Hormons genauso erprobt und zugelassen wie andere Moleküle, die zur Epo-Rezeptor-

2

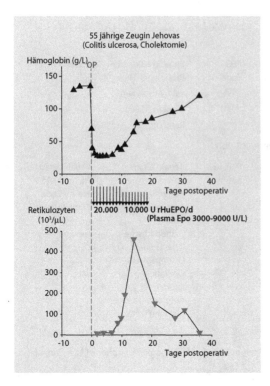

Abb. 2.3 Hämoglobinkonzentration und Retikulozytenzahl bei diesem Fallbericht bis zu 40 Tagen postoperativ

stimulation geeignet sind (sog. CERA–continous erythropoietin receptor agonists) und mit einer Applikationsfrequenz von bis zu 1 mal monatlich deutliche Compliancevorteile besitzen [29]. Obwohl diese ESP die gleiche Wirksamkeit und keine erhöhte Rate an unerwünschten Wirkungen aufweisen [30], wird die perioperative Applikation aufgrund der überschießenden, weil langanhaltenden Wirkung der langwirksamen Präparate zur perioperativen Behandlung bewusst vermieden.

2.2.3 Effektivität

Seit 1985 gibt es überzeugende Belege für die dosisabhängige Wirkung von rekombinant hergestelltem und extern zugeführtem Erythropoetin auf den Hämatokritwert. Die in den Dosisfindungsstudien zur Dialyse (NHS [31]) und auch die außerhalb angewandten Applikationsschemen (CHOIR [32], CREATE [33], TREAT [34]) rangieren von 1

bis 2 mal wöchentlich 15–500 IE/kg Körpergewicht. Dabei korreliert der Anstieg des Hämatokrits sehr gut mit der Dosis [35]: Pro 10.000 IE EPO wird beim Erwachsenen ein Anstieg um 2–5 % erreicht, mit der 4-fachen Dosis maximal ein 20%iger Anstieg, was je nach Körpergewicht, Eisenhaushalt und Suppression des Knochenmarks einem Anstieg von 2–3 g/dL Hämoglobin entspricht. Die gewonnene Erythrozytenmasse liegt etwas über 900 ml (ca. 40 ml/Tag) [36] (im Vergleich dazu erbringt die Eigenblutspende im selben Zeitraum mit 3–4 Einheiten 1500–1600 ml [37], 2 Doppel-Apheresespenden 500 ml [38]). Dosisabhängig steigern 150, 300 oder 600 IE/kg KG die Erythrozytenmasse innerhalb von 3 Wochen um 7,9, 9,1 oder 10,9 ml/kg KG bzw. 588 +/- 201 ml, 735 +/- 144 ml oder 881 +/- 292 ml [39].

Der therapieinduzierte Eisenmangel muss von extern mittels oraler (> 300 mg/75kg/Tag) oder intravenöser Eisenzufuhr (> 500 mg/75kg/Woche) vermieden werden. In den meisten Studien ist aber dabei die Thromboseinzidenz erhöht. Deshalb gilt seit 2007 die Begrenzung des Einsatzes auf den Anämiebereich eines Hämatokrits von 30–39 % (Hämoglobingehalt von 10–13 g/dL) [40].

Auch die Dosissteigerung scheint effektiv und sicher zu sein, werden diese Grenzen berücksichtigt, wie aus Anwendungsberichten bei Zeugen Jehovas entnommen werden kann (Abb. 2.3) [41].

Die Effektivität von rekombinantem humanem Erythropoetin (rHuEPO), um bei elektiven orthopädischen Operationen Bluttransfusionen zu sparen, liegt bei 57 % [42]. (Tab. 2.2)

Darüber hinaus eignet sich rHuEPO auch zur Therapie der präoperativen und postoperativen Anämie, präoperativ auch der chronischen Infektanämie. Das ist durch den bereits jahrzehntelangen Einsatz zur Supplementierung und Effektivitätssteigerung der präoperativen Eigenblutspende hinlänglich belegt. Ein dadurch verbessertes Outcome und eine geringere Komplikationsrate sind wahrscheinlich. Die Studien, die eine konsequente Therapie der präoperativen Anämie im Rahmen des sog. Patient-Blood-Management-Konzeptes prospektiv erprobt haben, sind wenige, aber mit positivem Erfolg [43–45]. Kotzè et al. behandelten prospektiv 300 Patienten gemäß eines maßgeschneiderten Algorithmus mit oralem oder intravenösen Eisen oder auch Erythropoetin (EPO) und Eisen-

◘ Tab. 2.2 Fremdblutrisiko bei orthopädischen Operationen: Das relative Risiko für Fremdbluttransfusionen nach Gabe von EPO im Vergleich zu Placebo oder einer Kontrollgruppe. (Modifiziert nach Tomeczkowski 2011; 52:199-227)

Studie, Epo-Dosis	Verumgruppe Ereignisse/von insgesamt	Kontrollgruppe Ereignisse/von insgesamt	Gewicht (Prozent)	Risiko (Risk Ratio)	95 % Konfidenzintervall
De Andrade 1996/hoch	12/112	24/103	6,7	0,46	0,24–0,87
De Andrade 1996/mittel	11/101	24/103	6,4	0,47	0,24–0,90
Faris 1996/hoch	9/54	36/67	8,6	0,31	0,16–0,59
Faris 1996/niedrig	16/64	36/67	9,4	0,47	0,29–0,75
Feagan 2000/niedrig	18/79	35/78	9,5	0,51	0,32–0,82
Feagan 2000/mittel	5/44	35/78	6,8	0,25	0,11–0,60
Laupacis 1993/hoch	23/77	44/78	11,7	0,53	0,36–0,79
Laupacis 1993/mittel	30/53	44/78	9,6	1,0	0,74–1,36
Weber 2005	42/467	88/237	31,3	0,24	0,17–0,34
Insgesamt	**166/1051**	**366/889**	**100**	**0,43**	**0,37–0,50**

Das relative Risiko für Fremdbluttransfusion bei elektiven großen orthopädischen Eingriffen ist durch die perioperative Gabe von EPO im Mittel um mehr als die Hälfte reduziert.
Dargestellt sind die Studienkollektive mit niedriger (< 100.000 IE), mittlerer (160.000 IE) und hoher (300.000 IE) Dosierung von rekombinantem EPO im Vergleich zu Plazebo oder einer Kontrollgruppe.

präparaten [43]. Dadurch senkten sie die Prävalenz der präoperativen Anämie auf 10,3 % als auch den intraoperativen Hb-Abfall bei der Hüft-/Knieprothesenimplantation um 0,7/0,5 g/dL. Der Transfusionsbedarf sank von 23 auf 8 % bei der Hüftchirurgie und von 7 auf 0 % bei der Knieendoprothetik. Während vor Implementation des PBM-Konzepts für 2 Hüft- oder Kniegelenksprotesen-Eingriffe ein Erythrozytenkonzentrat gebraucht wurde, konnten danach 20 Operationen mit demselben Transfusionsaufkommen durchgeführt werden.

2.2.4 Unerwünschte Wirkungen

Unerwünschte Wirkungen lassen sich unterteilen in die mit der gewünschten Vermehrung der Erythrozytenmasse eingehenden Wirkungen aller ESPs (Viskositäts- und Blutvolumenvermehrung) wie Thrombose, Hypertonie, Herz-Kreislauf-Effekte, und in die unspezifischen Wirkungen, die häufi-

ger mit der Applikation eines biotechnologisch in Hamsterzellen produzierten Medikaments wie EPO oder eines synthetisierten Proteins wie Darbepoetin verbunden sind.

Thrombose und Embolie
Aufgrund einer Cochrane-Analyse (2004, Update 2012) über die Anwendung von EPO bei der chemo-induzierten Tumoranämie war gesichert worden, dass die Inzidenz von thromboembolischen Komplikationen bei der EPO-Therapie deutlich erhöht ist (RR 1.52, 95 % CI 1.34 zu 1.74; 57 trials, n=15,498) [46]. Allerdings waren in der EPO-Gruppe deutliche Überschreitungen des empfohlenen oberen Richtwertes für den Hämoglobingehalt, über dem eine EPO-Therapie nicht mehr erfolgen sollte, erfolgt. Das führte 2007 zu einer »Black-Box«-Warnung der amerikanischen und europäischen Arzneimittelbehörden FDA und EMA (»European Medicines Agency«) zur Anwendung Erythropoese-stimulierender Pharmaka (Epoetin,

Darbepoetin) mit der Indikation »symptomatische Anämie«, dass ein Hb von 12g/dL nicht überschritten werden solle (▶ www.emea.europa.eu/pdfs/human/press/pus/49618807en.pdf). Die in der Cochrane-Metaanalyse von Tonia et al. ausgewerteten Studien bei Malignompatienten legten ebenfalls nahe, dass durch die EPO-Therapie der Transfusionsbedarf um 35 % reduziert wird. Die Patienten bekamen zwar ein EK weniger, die Mortalität war aber um 13 % erhöht bzw. die Überlebensrate verringert [46]. Das Risiko für Hypertonie und Thrombozytopenie war bei Krebspatienten unter Chemotherapie ebenfalls mit 30 % bzw. 21 % erhöht [46].

Die zur Zeit bekannten Sicherheitsanalysen zu Erythropoetin belegen zumindest für die perioperative Anwendung ein nicht erhöhtes Risiko für tiefe Venenthrombosen, wenn EPO zusammen mit einer pharmakologischen Thromboseprophylaxe verwendet wird, anstatt der mechanischen intraoperativen Unterschenkel-Druckmanschetten-Technik [1]. Aus der perioperativen Anwendung in der Kolorektalchirurgie wurden keine Komplikationen beobachtet [47]. Allerdings sind zuverlässige Daten aus kontrollierten Studien und ausreichender statistischen Aussagekraft nur spärlich verfügbar.

Wird der zu erwartende Anstieg der Blutviskosität beachtet (also der Ausgangs-Hämoglobinspiegel, die Anämiegrenze und die Halbwertszeit des ESP berücksichtigt) und die Thromboseprophylaxe wie in Deutschland üblich am Vortag der Operation begonnen, dürfte das zusätzliche Thromboserisiko verschwindend gering sein. Dafür sprechen Daten einer kontrollierten multizentrische Studie in der Wirbelsäulenchirurgie: Obwohl keine perioperative pharmakologische Thromboseprophylaxe, lediglich mechanische Unterschenkelkompression erlaubt war, fand sich unter der Dosierung von 4 × 600 EPO IE/kg KG/Woche s. c. bei 680 Patienten (und oraler Eisentherapie) zwar eine höhere Thromboserate der tiefen Venen von 4,7 % vs. 2,1 %, aber keine signifikant höhere Rate anderer klinisch-relevanter thromboembolischer Komplikationen (1,5 vs. 0,9 %, n. s.) [48]. Die Autoren schließen daraus, dass die pharmakologische Thromboseprophylaxe notwendig ist. Der Ausgangs-Hämoglobinspiegel war in dieser Studie mit 12,2 +/- 0,8 g/dL relativ hoch. Auch in den Fallberichten von EPO-Behandlungen für Zeugen Jehovahs sind teilweise hochnormale Hämoglobinspiegel (Hb) von 14–15 g/dL angegeben, die niedrige Inzidenz der präoperativen Thromboserate bei diesen Patienten ist mit dem fehlenden thrombogenen Stimulus präoperativ, der vermutlich mangelhaften Thrombosediagnostik und dem Publikationsbias zu erklären.

Als Grundlage einer FDA-Warnung vor thromboembolischen Ereignissen [49] diente die erwähnte Studie nach einer 21-tägigen Vorbereitung mit 4 × 40.000 i. E. Epoetin alpha s. c. [48]. Vor dieser Arbeit fand eine systematische Literaturübersicht zur Sicherheit von EPO keinen Hinweis für eine erhöhte Rate an pulmonalen Embolien, tiefer Venenthrombosen, Myokardinfarkten, zerebrovaskulärer Ereignisse und Tod [50]. In allen folgenden Metaanalysen unter Einbezug der Arbeit von Stowell et al. fand sich dann aber ein signifikant gesteigertes Thromboembolierisiko [51, 46]. Das Risiko ist dosisabhängig, da sich in niedriger Dosierung (10.000 IE pro Woche) ein geringeres Thromboserisiko findet. In einer prospektiven multizentrischen Kohortenstudie zur Wirksamkeit von EPO bei der Dialyse (NECOSAD) fanden sich bei 805 Patienten unter niedrig dosierten ESP keine gehäufte Thromboserate, wohl aber weniger Schlaganfälle [52]. Neben der Dosierung ist auch der zu erwartende Anstieg der Blutviskosität für die Risikoeinschätzung der Thromboembologefahr entscheidend (▶ Abschn. 2.2.3). Da der Anstieg des Hämatokrits nicht immer zuverlässig mit 2–5 % pro 10.000 Einheiten EPO s. c. angegeben werden kann, sondern je nach Reagibilität des hämatopoetischen Systems und der verfügbaren Eisenspeicher erheblich variiert, ist die EPO-Gabe in jeder Dosis über einem Hämatokrit von 36–39% nicht geboten (siehe Zulassung). Bei wiederholter Gabe ist der Hämatokrit zwischen den Applikationen zu kontrollieren. Die höhere Dosierung von 40.000 i. E., die für die perioperative Applikation zur Vermeidung von Transfusionen zugelassen ist, ist ein nicht retardiertes Präparat mit einem zu erwartenden Anstieg des Hämatokrits innerhalb von 7–14 Tagen. In der renalen Anämie ist dies verschieden, dort werden ohne wesentlich erhöhtes Thromboserisiko neue pharmakodynamische Funktionen erprobt, wie die einmalige Gabe pro Monat [29].

Tumorprogression und Malignominduktion, Teratogenität

Warnungen der EMA aus dem Jahr 2007 für den Einsatz von EPO bei onkologischen Patienten betreffen die Tumorprogression [42]. In der letzten Cochrane-Analyse hinsichtlich des Sicherheitsprofils von ESP für Krebspatienten wurde dies so formuliert:

> » Wie und ob ESP die Tumorkontrolle beeinflusst, ist ungeklärt [46].

Diese sind durch neuere Erkenntnisse (► Abschn. 2.1) relativiert bzw. die gegenwärtige Datenlage spricht nicht überzeugend für eine tumorfördernden EPO-Wirkung [53, 54]. Demzufolge ist der Einsatz in der Chemotherapie-induzierten Anämie wie in der perioperativen Anämiebehandlung eher unbedenklich. Durch die Größe des Moleküls ist EPO nicht plazentagängig und wurde bei maternaler Anämie ohne bislang erkannte Teratogenität eingesetzt [55].

Kardiovaskuläre Ereignisse

Alle Warnungen von der amerikanischen und europäische Arzneimittelbehörde FDA und EMA betreffen den Einsatz von ESP bei Patienten mit der Grunderkrankung der schweren koronaren Herzkrankheit (KHK), der peripheren arteriellen Verschlusskrankheit (pAVK), Karotisstenosen sowie anamnestisch oder diagnostiziertem zerebrovaskulärem Ereignis. Liegen diese Vorerkrankungen nicht vor und wird eine adäquate Thromboseprophylaxe durchgeführt, dürfen Patienten bis zu einem Hämoglobingehalt von 13 g/dL zulassungsentsprechend behandelt werden [56]. Die minimalste Dosis und die Orientierung an dem unteren normalen Hämoglobinwert ist aber sicherer [57]57. Bei schlecht eingestelltem Hypertonus ist die Anwendung relativ kontraindiziert. Die Vermehrung des Blutvolumens kann Kopfschmerzen als gelegentliche Nebenwirkung (>1:10) verursachen, die eventuell als plötzliche migräneartige Kopfschmerzen auftreten und bis hin zu Verwirrtsein und Krampfanfällen reichen.

Frühgeborenenretinopathie

Frühgeborene haben oftmals einen niedrigen Erythropoetinplasmaspiegel und aufgrund der Anämie ein erhöhtes Risiko für Fremdbluttransfusionen. Der Einsatz von Erythropoetin in dieser Altersgruppe kann früh (vor dem 8 Tag nach Geburt) [58] oder spät (8 bis 28 Tage nach der Geburt) [59] erfolgen. In beiden Fällen zeigen die Cochrane-Metaanalysen der kontrollierten Studien eine geringe Reduktion der Transfusionsbedürftigkeit, aber ein erhöhtes Risiko für die Retinopathie [54, 55].

Unspezifische Nebenwirkungen

- Für Epoetin alpha und beta:
  - Relativ häufig ($> 1 : 10$)
    - Grippeähnliche Symptome (Kopf-, Gelenk- und Gliederschmerzen, Fieber, Müdigkeit und Schwindel). Bei intravenöser Verabreichung kann dies durch langsameres Einlaufen gebessert werden. Bei subkutaner Verabreichung sind die Beschwerden am Behandlungsbeginn zu diagnostizieren und bessern sich mit weiterer Therapiedauer;
    - Atemwegs-assoziierte Symptome wie verstopfte Nase und Halsschmerzen.
  - Gelegentlich ($< 1 : 10$)
    - Allergische Reaktionen, Quinke-Ödem und Exantheme, immunogene Reaktionen bei subkutaner häufiger als bei intravenöser Applikation.
  - Sehr selten ($< 1 : 100$)
    - Immunologische Erythroblastenmangel/-penie mit Schwächesymptomatik, Müdigkeit, Schwindel und Benommenheit, v. a. bei wiederholten und dauerhaften subkutanen Therapien;
    - Venenreizung/Gewebeerötung.
- Für Darbepoetin alpha:
  - Gelegentlich ($> 1 : 10$)
    - Fieber, Ödeme an den Extremitäten, Schwindel;
    - Übelkeit, Erbrechen, Völlegefühl;
    - Diarrhoe, Obstipation.
  - Sehr selten ($< 1 : 10$)
    - Müdigkeit, Fatigue, s. o. bei Erythoblastenmangel.

2.3   Klinische Anwendung Erythropoese-stimulierender Pharmaka (ESP)

2.3.1   Chronische Anämie (renale Anämie, anaemia of chronic diseases, Tumoranämie) – klinische Datenlage

Zur Behandlung der chronischen Anämie sind verschiedene Präparate zugelassen (◘ Tab. 2.1). Chronische Anämien aufgrund einer gestörten Erythropoese sind entweder renal, tumor- oder Chemotherapie-assoziiert bzw. Infekt-induziert.

Renale Anämie

Eine Vielzahl von Dosierungen und Dosierungsintervallen verschiedener ESP erschwert den Überblick beim Einsatz in der renalen Anämie. Eine aktuelle Cochrane-Analyse vergleicht neuere ESP mit dem ursprünglichen, rekombinanten und unretardierten Erythropoetin [30]. Eingeschlossen wurden 33 Studien mit über 5500 Patienten, jedoch war die Mehrzahl der Studien nicht plazebokontrolliert und wenige Artikel ohne Publikationsbasis, weiterhin viele ohne durchgehendes Outcome und Nebenwirkungsdaten: Die neueren CERA waren trotz einer 14-tägigen Applikation genauso effizient wie bei einem wöchentlichen Intervall der älteren ESP (Erythro- und Darbepoetin). Darbepoetin verringert zuverlässig den Transfusionsbedarf, hatte aber keine Auswirkung auf Lebensqualität und Sterblichkeit [60].

2.3.2   Perioperative Indikationen für ESP

Der perioperative Einsatz von ESP ist nicht mit jedem Präparat möglich. Wird ein anderes Präparat gewählt oder entspricht der Einsatz nicht genau der formalen Zulassung empfiehlt es sich, eine Patienteninformation und Einwilligung zum Off-Label-Gebrauch von ESP einzuholen (s. a. die Empfehlungen der Interdisziplinären Arbeitsgemeinschaft für Klinische Hämotherapie – IAKH – und das Musterformular der IAKH zur Aufklärung [61]).

Es stehen folgende klinische Anwendungsmöglichkeiten der Erythropoetinderivate zur Auswahl:
1. zur Effektivitätssteigerung der präoperativen Eigenblutspende,
2. im Rahmen der präoperativen Anämietherapie,
3. perioperativ zur Reduktion des Transfusionsbedarfs,
4. perioperativ für Mitglieder der Zeugen Jehovahs,
5. postoperativ zur Anämietherapie.

EPO zur Effektivitätssteigerung der präoperativen Eigenblutspende

Obwohl die Eigenblutspende stark zurückgegangen ist und so gut wie nicht mehr praktiziert wird, stellt sie hinsichtlich der Erfahrungswerte mit Erythropoetin einen wesentlichen Sicherheitsfaktor für die präoperative Anämietherapie dar. Die perioperativ empfohlenen hohen Dosierungen von 600 IE/kg KG sind im wöchentlichen Rhythmus vor allem bei untergewichtigen Frauen in einem milden Anämiebereich zwischen 11 und 12,5 g/dL zur Eigenblutspende in den Jahren 1980 bis 1999 angewandt worden, ohne dass sich relevante thromboembolische Komplikationen ergeben hätten [12, 37, 62–67]. Durch einen unerwarteten Effekt, den Abfall des mittleren Thrombozytenvolumens unter der EPO-Therapie, wurde sogar ein protektiver antithrombotischer Effekt vermutet [68]. Allerdings fand sich auch eine perioperative Thrombose und zwei hypertensive Entgleisungen in einer kleinen Studie bei Patienten mit Kolonkarzinom [69]. Vor der autologen Blutspende finden sich Epo-Plasmaspiegel im Normalbereich (17.6 +/- 2.6 mU/ml), die bei jeder Spende von 500 ml Vollblut (Hämoglobinspiegelsenkung um ca. 1 g/dL) und bei Entnahme größerer Volumina (Doppelspende 1000 ml) stärker ansteigen und sich bis zum Doppelten der Plasmaspiegel innerhalb von wenigen Wochen erhöhen. Durch die bereits aktivierte Erythropoese während der Spende erhöht sich die verfügbare Erythrozytenmasse [64, 70], was durch den Zeitverzug in der postoperativen Phase wesentlich zum Tragen kommt. Die Effektivität der präoperativen EPO-Therapie zur Unterstützung der Eigenblutspende ist gut erprobt. Ebenso wie bei allen anderen Anwendungen steigert sich der Dosiseffekt linear bis 600 IE/kg KG s. c./Woche [71]. Der häufigste Grund des Therapieversagens ist der Eisenmangel durch die stark gestiegene Erythropoese. Eine effektive tägliche orale Dosis liegt bei 300 mg [72, 73–76], die intravenöse Gabe ist bei Unverträglichkeit oder Uneffektivität der oralen Applikation gerechtfertigt.

ESP im Rahmen der präoperativen Anämietherapie

Zugelassen sind ESP nur vor großen Eingriffen mit großen Blutverlusten, bei allen anderen Eingriffen handelt es sich um einen mehr oder weniger etablierten »Off-Label-Use« (nicht zulassungsgemäßen Einsatz). Bei großen Darmkrebseingriffen ist laut einer Meta-Analyse aus 2009 die Effektivität fraglich – nur in einer der 4 verfügbaren Studien war ein leichter Trend zur Einsparung von Bluttransfusionen zu ermitteln [47].

Die Sicherheit des Konzeptes ist nicht bestritten. In ◘ Tab. 2.3 sind die Komplikationen von EPO ohne und mit Kombination mit Eisen dargestellt. Es ist klar ersichtlich, dass die Komplikationen nicht häufiger in der EPO-behandelten Studiengruppe auftauchen, sondern in beiden Gruppen zu einem gewissen Prozentsatz auftauchen.

Wird vor einem chirurgischen Eingriff mit erwartetem größeren Blutverlust eine Anämie in den Definitionen der WHO (Hb-Wert Männer <13, Frauen <12,5 g/dL) festgestellt, ist die kostengünstige Therapie mit oralem Eisen nach entsprechender Diagnostik (► Kap. 1) oftmals zu langwierig und begrenzt wirksam. Die empfohlene EPO-Dosierung beträgt 600 IE/kg KG einmal wöchentlich subkutan injiziert – meist werden entsprechend der Studiendosierung die verfügbaren Fertigspritzen mit 40.000 IE Epoetin alpha gewählt. In den vorliegenden Studien bei unfallbedingter extremer Anämie (EPO-2-Studie) konnte durch diese Dosis die 29-Tage-Mortalität um 54 % (nicht unadjustiertes Risiko OR=0.46, 95 % CI, 0.24-0.89, p =0.017) bzw. auf 50 % (am besten adjustiertes OR =0.50; 95 % CI, 0.26-0.97) reduziert werden [77]. In der EPO-3-Studie reduzierte Epoetin alpha die 29-Tage-Mortalität um 49 % (nicht unadjustiertes Risiko OR =0.51, 95 % CI, 0.27-0.98, p =0.039) bis 64 % (voll adjustiertes Risiko OR von 0.36; 95 %

CI, 0.19-0.74) [78]. Die Sicherheit eines radikaleren Ansatzes mit dem Anspruch der »Bloodless Surgery« in Ländern ohne Infrastruktur für Blutprodukte und hohem Anteil an Zeugen Jehovahs wurde kürzlich veröffentlicht: Eine koreanische kontrollierte Studie bei allen chirurgischen Eingriffsarten hat beim Algorithmus-gesteuerten EPO-Einsatz (in einer intravenösen Dosierung von 3 × 200 IE/kg KG/Woche oder Darbepoetin 1 × 240 µg/Woche mit intravenöser Eisensubstitution 100 mg) je nach präoperativem Hb bei 1407 Patienten eine Mortalitätsrate von 0,8 % ermittelt [8]. Eine Anämie war die häufigste Todesursache (n=4); andere waren »Hirnstammstörungen« (n=3), Multiorganversagen (n=2), Fettembolie (n=1) und Sepsis (n=1). In Abhängigkeit vom niedrigsten Hb stieg die Sterblichkeit von 0,3 % bei einem Hb > 10 g/dL auf 22 % bei einem Hb < 4 g/dL, auf 33 % bei Hb < 3 g/dL und auf 100 % bei Hb < 2 g/dL 8. Ein derartiger allgemeiner Algorithmus (nicht auf den jeweiligen Eingriff abgestimmt) ist auch kürzlich von Goodnough et al. publiziert worden und in ◘ Abb. 2.4 dargestellt [79].

Zur Wirksamkeit und Effektivität des rein EPO-gestützten Konzepts mit oraler Eisensubstitution gibt es mehrere Untersuchungen (◘ Tab. 2.4). Eine Reduktion des Transfusionsbedarfs wurde nicht immer, sondern nur in 9 von 15 Studien der Metaanalyse erreicht. Die »Number-needed-to-treat« rangierte von 3 bis 7. Die Effektivität, vor allem bei präoperativem Eisenmangel, kann noch mit der intravenösen Applikationsform von Eisen gesteigert werden (◘ Tab. 2.4, unten).

Ob also die perioperative Vermehrung des Erythrozytenvolumens erfolgreich und kostengünstig durchgeführt werden kann, hängt von der profunden Kenntnis des Eisenstoffwechsels und der Erythropoetinphysiologie bei der präoperativen Anämietherapie ab (die nach der Lektüre dieses Buches erworben sind, ◘ Abb. 2.5). Die Einbindung in den perioperativen Kontext erfordert darüber hinaus weitere Kenntnisse – ist eine maschinelle Autotransfusion durchführbar und geplant? Liegt eine Gerinnungsstörung des Patienten vor? Natürlich sollte man auch wissen, wie viel die präoperative Erythrozytenmasse des Patienten beträgt, wie hoch der zu erwartende Blutverlust bei dem geplanten Eingriff ist und welche postoperative Anämietole-

Tab. 2.3 Sicherheitsdaten zur perioperativen Anwendung von EPO mit und ohne Eisensubstitution. (Aus Lin et al. 2013)

Studie	Anzahl Patienten EPO (IE/Woche)/Kontrolle	Komplikation	Anzahl EPO	Anzahl Kontrolle
Deutsch 2006	26 (40.000)/26	Hirnischämie	1	2
Feagan 2000	46(40.000) + 86 (20.000)/82	VTE	(Hohe Dosis 2, Niedrige Dosis 5)	6
Stowell 1999	241 (600/kg)/249	VTE, Hirnischämie, Myokardinfarkt	6 (0 LE, 3 TBVT, 2 Insulte, 1 MI)	5 (3 LE, 2 TBVT)
Stowell 2009	340 (600/kg)/340	Thromboembolien	28 (8,2 %)	14 (4,1 %)
Weber 2005	467 (40.000)/237	Insges.TBVT / davon akut vs. chronisch	14 (3,2 %)/8 vs. 4	7 (2,1 %)/6 vs. 1
		TBVT	2	1
		Infektionen	9,4 %	10,6 %
Cushner 2001	41 (40.000)/83	Keine Komplikationen berichtet	0	0
Laffosse 2010	28 (30.000)/143	Keine Komplikationen berichtet	0	0
Cushner 2006	56 (40.000)/48	Keine Komplikationen berichtet	0	0
Kourtzis 2004	61 (1200/kg)/58	Keine Komplikationen berichtet	0	0
Sesti 2002	60 (Hb abhängig 80 000 bis 160 000)/60	Keine Komplikationen berichtet	0	0
Dousias 2003	23 (600 IE/kg)/27	Fieber	2	2
Larson 2001	15 (10.000)/16	Infektion	1 Wundinfekt	1 schwere Septikämie und ein Harnwegsinfekt
Christodoulakis 2005	69 (1 050 IE/kg)+67(2100IE/kg)/68	Mortalität	Hochdosis - 3 Herzstillstand, Niedrige Dosis – 1 Herzstillstand, 1 Embolie	Keine
Qvist 1999	49(2100IE/kg)/51	TBVT	1	0
Scott 2002	30 (600IE/kg)/30	Keine Komplikationen beobachtet	0	0

◻ Tab. 2.3   Fortsetzung

Studie	Anzahl Patienten EPO (IE/Woche)/Kontrolle	Komplikation	Anzahl EPO	Anzahl Kontrolle
Nieder 2001	100/600IE/kg/100	Keine Komplikationen berichtet	0	0
Weitert 2010	150(28 000 präop./24 000 postop.)/168	Postop. TBVT	0	0,63 %
Yazicioglu 2001	25(400IE/kg)/28	Keine Komplikationen beobachtet	0	0
Kateros 2010	38 (200 000)/41	Keine Komplikationen beobachtet	0	0
Na 2011	56 (30000)/57	Keine Komplikationen berichtet	0	0
Oilijhoek 2001	58(600IE/kg)/52	Mortalität, VTE	0	0
Garcia-Erce 2005	83 (40 000)/41	Infektionen	12,5 %	31,4 %
Gonzalez-Porras 2009	29 (10 000)/305	Keine Komplikationen berichtet	0	0
Garcia-Erce 2009	81(40 000)/115	VTE, Infektionen	1,4	4,13
Braga 1999	12 (200IE/kg)/12	Keine Komplikationen berichtet	0	0
Kettelhack 1998	52 (200 000)/57	Arterielle Thromboembolie, Herzversagen und Herztod, Sepsis	1,4,0	0,2,1
Karkouti 2006	12(600 IE/kg)/13	Keine Komplikationen berichtet	0	0
Madi-Jebara 2004	40 (300IE/kg)/80	Keine Komplikationen berichtet	0	0
Yoo 2011	37(500IE/kg)/37	AKI	24,3 %	54,3 %
Zeitraum 1998-2012	Summe EPO 2478		3,51 %	6,94 %

In kontrollierten Studien innerhalb einer Periode von 14 Jahren seit 1998 mit knapp 2.500 Patienten fanden sich nicht signifikant mehr Komplikationen in der EPO-Gruppe. VTE – Venöse Thromboembolie, LE – Lungenembolie, TBVT – Tiefe Beinvenenthrombose, MI – Myokardinfarkt, Hirnischämie-Insult, Hb – Hämoglobinspiegel, präop.- in der Woche vor der Operation in mehreren Einzeldosen, postop. – in der Woche nach der Operation in mehreren Einzeldosen, AKI-Akutes Nierenversagen

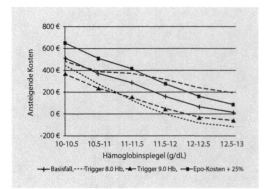

◧ Abb. 2.4 Die Abbildung macht die Abhängigkeit der Therapiekosten vom Schweregrad der Anämie deutlich

ranz beim Patienten einzukalkulieren ist. Deshalb sind individuelle Faktoren einzuberechnen und ins Schema mit einzuplanen (für detailliertere Anweisungen siehe ▶ www.iakh.de/handreichungen/sonstiges/individuelle, »Hämotherapie«). Das gewichtsadaptierte und am präoperativen Hämoglobinspiegel orientierte Vorgehen ist praktikabel und geht trotzdem auf individuelle Faktoren ein. Eine derartige detaillierte (deshalb nicht sehr übersichtliche), aber ökonomische Version für den großen Blutverlust beim geplanten Hüftprothesenwechsel hat die IAKH e. v. auf ihrer Webseite bereitgestellt (◧ Abb. 2.6). Zu beachten ist, dass der Algorithmus ab einem Hb von 14 g/dL die Thromboseprophylaxe präoperativ empfiehlt.

Perioperativ zur Reduktion des Transfusionsbedarfs

In Deutschland ist derzeit selten von einer idealen Organisationsform der individuellen Hämotherapie auszugehen, die den grenzgradig anämischen Patient präoperativ diagnostiziert und optimaler Weise 3–4 Wochen vor dem elektiven Operationstermin die Erythrozytenmasse erhöht. Außerdem sind alle dringlicheren Indikationen und Operationstermine zur Malignom- oder Unfallchirurgie aufgrund der fehlenden Vorbereitungszeit nur bedingt einer solchen Vorgehensweise zuzuführen. Außerdem haben sich die kurzfristigeren perioperativen Schemata und die einmalige EPO-Administration (40.000 IE s. c. oder i. v.) in Kombination mit intravenösem Eisen ebenso als effektiv und

sicher erwiesen [1]. Die Frage nach der benötigten Zeitspanne für den effektiven EPO-Einsatz erübrigt sich also. Aus Leeds kommt eine der besten kontrollierten Arbeiten zur praktikablen Anwendung des »Patient Blood Managements« unter Einschluss von EPO [43], von der man vor allem 2 Dinge lernen kann. Man sollte die EPO-Therapie:

- als standardisiertes Vorgehen für den jeweiligen Blutverlust/Eingriff (entweder Arbeitsanweisung, SOP, Algorithmus) organisieren,
- auch dann angehen, wenn eine interdisziplinäre Regelung nicht realisierbar ist: Auch die kurzfristige EPO- und Eisengabe vor der Operation bei stationärer Aufnahme ist noch wirksam.
- in Abhängigkeit vom erreichten Hämoglobinspiegel mit anderen Methoden des »Blutsparens«, wie der Vermeidung von Blutverlusten, kombinieren (Tranexamsäure, maschinelle Autotransfusion, Spinalanästhesie, evtl. normovoläme Hämodilution oder kontrollierte Hypertension, postoperative Anämietoleranz).

Deshalb sind an einzelnen Zentren in Deutschland perioperative Modelle etabliert worden (◧ Abb. 2.6, ◧ Abb. 2.7), die eine Risikoreduktion in zufriedenstellendem Ausmaß unabhängig von einer längeren und geordneten Vorbereitung erfordern. Besser als Musteralgorithmen sind Arbeitsanweisungen, die den Blutverlust des jeweiligen Eingriffs, die noch präoperativ zu Verfügung stehende Zeit und die Höhe des jeweiligen Hämoglobinspiegels berücksichtigen. Zu beachten ist generell sicher, dass eine Anwendung von EPO ohne Thromboseprophylaxe und über einem Hämoglobingehalt von 13 g/dL nicht geraten und mit einem erhöhten thromboembolischen Risiko vergesellschaftet ist.

Die EPO-Dosierung sollte in Anlehnung an die maximale Effektivität immer mit 600 IE/kg KG/Woche erfolgen, bei sehr ausgeprägten Anämiegraden kann das aber auch erhöht werden (▶ Abschn. 2.3.2.3). Aus pharmakokinetischen Überlegungen sollte die intravenöse Verabreichung gewählt werden, wenn ein schneller Boostereffekt (früheste Effekte nach 48–72 Stunden) gewollt ist. Wird aber eine dauerhafte Wirkung auf die erythropoetischen Zellen gewünscht, ist die subkutane Verabreichung von Vorteil (Latenz 3 Tage, bis zu 7–10 Tage anhaltender Anstieg). Der mögliche

◘ Tab. 2.4 Einfluss der Behandlung auf die Tranfusionsrate, Signifikanz und quantitative Reduktion der Transfusionsrate. (Modifiziert aus Lin et al. 2013, Selektion der Studien mit Transfusionsrate)

Studie (Autor, Jahr)	Chir. Eingriff	Kontrollierte Studie (»RCT«)	Transfusionsrate (Prozent) Kontrolle vs. Intervention (EPO)	Signifikanz (p ≤ 0,05)	Absolute Verminderung der Transfusionsrate (Prozent)	NNT
Deutsch 2006	K-TEP	Ja	2/25(8) vs. 7/25 (28)	nein	+20	–
Feagan 2000	H-TEP	Ja	35/78(44,9) vs. 5/44 (11,4)	Ja	-33,5	3
Feagan 2000	H-TEP	Ja	35/78(44,9)vs. 18/79(22,8)	ja	-22,1	5
Stowell 2009	H-Tep o. K-Tep	Ja	42/219(19,2) vs. 27/209(12,9)	Trend	-6,3	–
Weber 2005	Große orthopädische OP.	Ja	87/235 (37,0) vs. 41/460 (8,9)	Ja	-28	4
Cushner 2006	K-Tep-Revison	Nein	74/63(89,2)vs. 18/41 (43,9)	Ja	-45	3
Lafosse 2010	H-Tep	Nein	27/143(18,9) vs.1/28(13,6)	Ja	-15,3	7
Cushner 2006	K-Tep	Nein	2/48 (41) vs. 2/56(3,6)	Nein	-0,5	–
Kourtzis 2004	K-Tep	Nein	50/58(86,2) vs. 5/61(8,1)	Ja	-78,1	2
Doursias 2003	HE	Ja	5/27(18,5) vs. 0/23(0)	Ja	-18,5	6
Larson 2001	HE	Ja	1/16(6,3) vs. 0/15(0)	Nein	-6,3	–
Qvist 1999	Colorectal-Ca.	Ja	23/43(53) vs. 13/38(34)	Nein	-19	–
Scott 2002	HNO-Malignom	Ja	24/29(82,8) vs. 19/29(65,5)	Nein	-17,3	–
Nieder 2001	Prostata-Ca.	Nein	7/100(7) vs. 6/100(6)	Nein	-1	–
Weltert 2010	ACVB mit HLM	Ja	60/162(37,2) vs. 25/158(15,8)	Ja	-21,4	5
Na 2011	K-Tep bds	Ja	29/54(53,7) vs. 11/54(20,4)	Ja	-33,3	4
Garcia-Erce 2005	Femur/Beckenfraktur	Nein	29/41(70,7) vs. 23/83 (24,1)	Ja	-44,4	3
Gonzales-Porras	Knie-o. H-Tep	Nein	11/80(13,7) vs. 0/9 (0)	?	-13,7	8

2

■ Tab. 2.4　Fortsetzung

Studie (Autor, Jahr)	Chir. Eingriff	Kontrollierte Studie (»RCT«)	Transfusionsrate (Prozent) Kontrolle vs. Intervention (EPO)	Signifikanz (p ≤ 0,05)	Absolute Verminderung der Transfusionsrate (Prozent)	NNT
Garcia-Erce 2009	Femur/Beckenfraktur	Nein	69/115(60) vs. 34/81(42,0)	Ja	-18	6
Braga 1999	Magendarm-Ca.	Ja	2/7 (28,6) vs. 2/7 (28,6)	Nein	0	–
Kettelhack 1998	Kolorektal-Ca.	Ja	15/54(28) vs. 16/48(33)	Nein	+5	–
Madi-Jebrara 2004	Herzchirurgie mit HLM	Ja	9/40(22,5) vs. 7/40(17,5)	Nein	-5	–
Yoo 2011	Herzklappenchirurgie	Ja	32/37(86,5) vs. 22/37 (59,5)	Ja	-27	4
Summe aus 22 Studien von 1998-2011	Gemischt	14 RCTs	43,54 Prozent vs. 22,48 Prozent	12 von 22 signifikantes Ergebnis, 1-mal Trend	-18,6 Prozent	4,62

EPO – Epoetin alfa, NNT – Anzahl der Patienten, die zum einmaligen Erreichen des gewünschten Therapiezieles notwendig sind, H-Tep – primäre Hüftendoprothetik, K-Tep – primäre Knieendoprothetik, Ca – Karzinom, HE – Hysterektomie, HNO – Hals-Nasen-Ohren, ACVB – Aortocoronarer Venenbypass, HLM – Herz-Lungen-Maschine, bds – beidseits

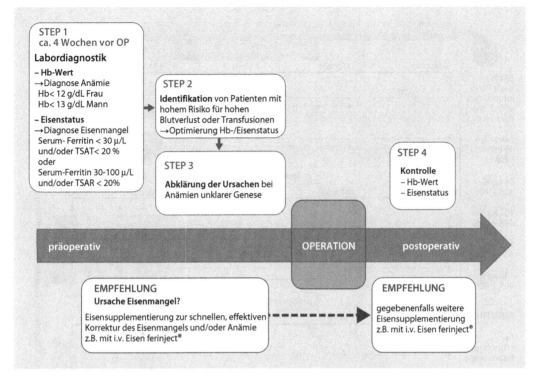

Abb. 2.5 Eine allgemeine Vorgehensweise bei präoperativer Anämie, wenn 1 Monat vor Eingriff auch diagnostiziert

Erythrozytengewinn unter dieser EPO-Dosis liegt gemäß den Metaanalysen bei einem Erythrozytenkonzentrat. Mit einer Einzeldosis (600 IE/kg KG/Woche) ist maximal der Anstieg des Hämoglobinspiegels von 1 g/dL möglich.

Die Eisensubstitution kann von der Verträglichkeit der oralen Medikation abhängig gemacht werden, wenn längere Vorbereitungszeit besteht und keine bereits erniedrigte Transferinsättigung vorliegt. Bei gewünschtem schnellen Hämoglobinanstieg sollte sowohl die Erythropoetinboosterdosis intravenös erfolgen als auch die intravenöse Verabreichung von 500–1000 mg Eisen der oralen oder niedrig dosierten intravenösen Eisentherapie vorgezogen werden. Die Rote-Hand-Brief Warnung vom Oktober 2013 zu allen intravenösen Eisenpräparaten ist zwar existent, es gibt aber bislang keine Daten, die die Eisencarboxymaltose mit vergleichbarem allergischem Risiko der Eisendextroselösungen herausstellen. Mit der Anwendung an fast 7000 Patienten im Rahmen kontrollierter Studien kann das Präparat als verlässlich stabil und das Risiko

ernster allergischer Reaktionen als gering eingestuft werden. Die Interdisziplinäre Arbeitsgemeinschaft für Klinische Hämotherapie IAKH hat diesbezüglich eine Stellungnahme auf ihrer Homepage veröffentlicht [80].

Perioperative Anämietherapie bei Zeugen Jehovahs

Durch die religiös begründete Weigerung, Bluttransfusionen zu erhalten, bieten die Erfahrungen mit den Angehörigen der Glaubensgemeinschaft der Zeugen Jehovahs eine bemerkenswerte Erfahrung zur täglichen Hochdosistherapie mit Erythropoetin. Die gängige Handlungsempfehlung im Algorithmus zur Behandlung der schwer anämischen Patienten sieht die tägliche intravenöse oder subkutane Dosis von 40.000 IE Epoetin alpha vor, bis ein Hämoglobinspiegel von 7 g/dL erreicht ist, danach die wöchentliche Gabe [81]. In der internationalen medizinischen Fachliteratur (Pubmed, Web of Science) finden sich knapp 400 Fallberichte mit zum Teil hohen Erythropoetindosierungen

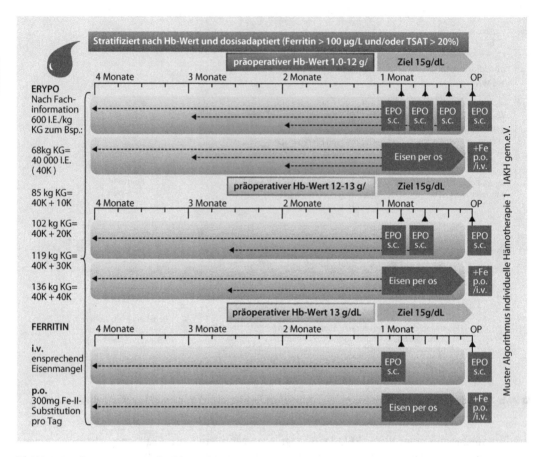

Abb. 2.6   Allgemeiner Musteralgorithmus der IAKH - Abhängigkeit der EPO-Dosierung von präoperativen Grad der Anämie: Ist bekannt, welcher präoperativer Hämoglobinwert beim Patienten vorliegt, kann die Anzahl der EPO-Injektionen geplant werden. Nur selten ist die wöchentliche Gabe in den 3-4 präoperativen Wochen notwendig. Unter einem Hämoglobingehalt (Hb) von 10 g/dL sollte die Operation verschoben und eine Anämiediagnostik angeregt werden. Ab einem Hämoglobingehalt von 14g/dL ist auch präoperativ eine Thromboseprophylaxe empfohlen

(ein Auszug mit aussagekräftigen Details aus den letzten 5 Jahren findet sich in ☐ Tab. 2.5). Je ausgeprägter die Anämie, desto schneller steigt der Hämoglobinspiegel – im Mittel um 0,01 g/dL pro Tag [82] – unabhängig davon, ob externes EPO zugeführt wurde oder nicht. Die in den Berichten angewandte kumulative Dosis erstreckt sich von 6000 bis 1,1 Mio. IE Epoetin und Darbepoetin. Meist wird eine hohe Erstdosierung mehre Tage (meist 3–5) hintereinander gegeben und dann erst auf die wöchentliche Gabe intravenös oder subkutan übergegangen (☐ Abb. 2.3 und ☐ Abb. 2.8). Oftmals wird bereits bei hohen Hämoglobinspiegeln präoperativ begonnen, nicht immer ist eine Thromboseprophylaxe erwähnt. Auch in dieser speziellen Literatursammlung aller transfusionslosen Fallberichte fehlt die zuverlässige Erwähnung der Diagnostik, Prophylaxe oder Inzidenz thromboembolischer Komplikationen; einige berichten über Prophylaxe mit Heparin (z. B. [83]). Heh-Foster et al. berichten über 2 Thrombosen und 1 Lungenembolie bei 19 Patienten (Inzidenz 15,3 %!), die 5 Tage und länger 200 IE/kg KG erhielten [82].

Natürlich existiert bei Fallberichten keine Kontrollgruppe und nur selten wird eine literarische Vergleichsgruppe gegenübergestellt, ganz selten wird ein negatives Outcome berichtet. Übereinstimmend wurde aber ein unkorrigierter niedriger

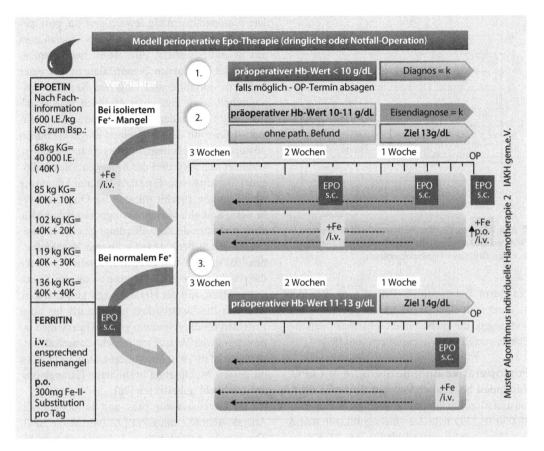

Abb. 2.7 Allgemeiner Musteralgorithmus der IAKH- Abhängigkeit der EPO-Dosierung von der Dringlichkeit des operativen Eingriffs: Ist bekannt, welcher präoperativer Hämoglobinwert beim Patienten vorliegt und welche Zeit bis zur Operation noch zur Verfügung steht, kann die Anzahl der EPO-Injektionen geplant werden. 2) Bei mittelgradiger Anämie können auch mehrere EPO Dosirungen innerhalb von 7-14 Tagen erfolgen, wenn die Eisenzufuhr intravenös erfolgt. 1) Unter einem Hämoglobingehalt (Hb) von 10g/dL sollte die Operation verschoben werden; wenn nicht möglich, soll die Variante 3, die hochdosierte EPO-Injektion, in einem beliebigen Zeitraum vor dem Eingriff stattfinden. Ab einem Hämoglobingehalt von 14g/dL ist auch präoperativ eine Thromboseprophylaxe empfohlen.

Nadir-Hämoglobinspiegel als schlechter Prädiktor eines schlechten Outcomes dargestellt. Seit der älteren retrospektiven Kohortenstudie von Jeffrey Carson aus dem Jahre 2002 wissen wir, dass unter einem Hb von 5 g/dL mit dem Tod bei einem Drittel und bei 60 % aller anämischen Patienten mit Komplikationen zu rechnen ist [3]. Das Alter über 45 Jahre, ein Gewicht über 90 kg, das Vorliegen von den Begleiterkrankungen Hypertension, Herzrhythmusstörungen, KHK, akutes Koronarsyndrom und anamnestischer Myokardinfarkt, Klappenerkrankung, Herzversagen, dialysepflichtige Niereninsuffizienz, die Notfalleinweisung und ein Aufnahme-Hämoglobinspiegel unter 8 g/dL erhöhen das Risiko für Komplikationen und die

Mortalität deutlich [84]. Die schlechteste Überlebensrate haben Patienten mit gastrointestinalen Blutungen [85]: in einer pharmakologischen Literaturanalyse von 14 Zeugen Jehovahs mit schwerer Anämie infolge von Trauma (n = 6), Verbrennung (n = 2), postoperativ (n = 2) und gastrointestinale Blutungen (n = 4) wurde mit verschiedenen EPO-Dosen (mit erheblicher Variationsbreite von 50 IE/kg bis ca. 800 IE/kg KG/Woche) im Mittel für 30 (Range 7–47) Tage therapiert. Meist wurden 300 bis 600 IE/kg KG/d i. v. für 3 Tage, dann 150 IE/kg KG 3x/Woche s. c. für 14 Tage gegeben, um einen frühen Effekt mit einer langanhaltenden Wirkdauer zu kombinieren. Nur bei den Blutungen aus dem Ma-

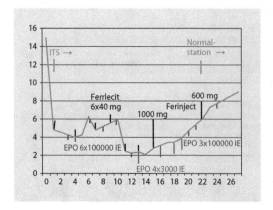

◘ Abb. 2.8 Beipielhafter Therapieverlauf bei einem Patienten mit kritischem Hb-Gehalt von 2,1 g/dL. Abszisse = Tage, Ordinate = Hämoglobingehalt

gen-Darm-Trakt starb ein Patient (von insgesamt 4), einer erlitt einen Hirnschaden – beides Nebenwirkungen, die nicht auf die pharmakologischen Effekte von EPO zurückzuführen sind [85].

Postoperative Anämietherapie mit EPO
Zumindest bei kritisch kranken Patienten auf Intensivstation brachte die 3-wöchige Therapie mit 40.000 IE EPO teilweise eine signifikante Reduktion des Transfusionsbedarfs [78, 86, 77, 87] und die Mortalität der traumabedingten Blutverluste konnte bei einzelnen Publikationen gesenkt werden [88]. Insbesondere für Polytraumapatienten könnte sich ein besonderer Vorteil aus zytoprotektiven Eigenschaften zu ergeben (s. u.).

Da aber die Thrombose-Embolieinzidenz ebenso gesteigert war und sich in Meta-Analysen kein verbessertes Outcome für das spezielle Intensivkollektiv nachweisen ließ, kann die EPO-Therapie der postoperativen Anämie bei Intensivpatienten nicht generell empfohlen werden [89, 90].

Andere, bislang nur wenig erprobte postoperative Anwendungsgebiete sind [89]:
a. Beschleunigung der Rehabilitation nach großen orthopädischen oder traumatologischen Operationen des Bewegungsapparats,
b. zur Therapie der Herzinsuffizienz in der Herzchirurgie,
c. bei Frühgeborenen zur Vermeidung von Bluttransfusionen,
d. zur Zytoprotektion in ischämischen Regionen Hirn, Herz, Niere, Leber.

Die postoperative Anämie verzögert die postoperative Rehabilitation nach größeren Operationen am Bewegungsapparat [91]. Sie ist bei Schenkelhals- oder proximalen Femurfrakturen mit einer höheren Mortalität und längerem Krankenhausaufenthalt sowie mit einer erhöhten Wiederaufnahmerate verbunden [92]. Ein liberales Transfusionsregime mit dem Ziel, einen möglichst hohen postoperativen Hämoglobinspiegel zu erreichen, verbietet sich aufgrund der negativen Effekte allogener Transfusionen. Eine ESP-Therapie könnte die Mobilisierung beschleunigen, das Outcome verbessern, Komplikationen verringern und damit die Therapiekosten decken. Allerdings gibt es nur positive Einzelfall-Berichte bei schweren Nachblutungen [93] und bei den Zeugen Jehovahs (s. o.), die die postoperative EPO-Therapie zu diesem Zweck unterstützen. Aus der Herzchirurgie gibt es Daten, dass sich die Belastbarkeit postoperativ bei allen Patienten nivelliert und ein großer Unterschied im postoperativen Verlauf nicht mehr dauerhaft festzustellen ist [94, 95]. Auch in der Unfallchirurgie ist die bessere Mobilisation bei höheren Hämoglobinspiegeln nicht unbestritten [96].

Im Gegensatz zur prä- und intraoperativen Anämie-Therapie mit EPO [97, 98], ist die EPO-Therapie der postoperativen Anämie nach herzchirurgischen Eingriffen nicht mit einer erfolgreichen Korrektur der Anämie noch mit einer verminderten Transfusionsrate verbunden [99]. Die alleinige Therapie der Herzinsuffizienz mit intravenösen Eisenpräparaten (ohne ESP) ist erfolgreich und verhindert Wiederaufnahmen bzw. eine Verschlechterung der Herzfunktion, ist aber unabhängig von der Existenz einer Anämie [100, 101].

Die postpartale Therapie der Frühgeborenen-Anämie führt egal zu welchem Zeitpunkt zu einer erhöhten Rate an Retinopathien (▶ Abschn. 2.2.4.4).

Alle klinischen Studien mit dem Ziel, die zytoprotektiven Eigenschaften von extern zugeführten Epo-Derivaten nachzuweisen, waren bislang nicht überzeugend [102]. Insgesamt über 70 nennenswerte Studien zur Gewebeprotektion sind veröffentlicht. Eine Phase-II/III-Studie zum Plazebokontrollierten Einsatz beim Schlaganfall in einer Dosis von 40.000 IE rHuEpo i. v. nach 6 h, 24 h und 48 h erbrachte eine deutlich gesteigerte Mortalität [103]. Die EPO-Therapie erhöhte die Inzidenz schwerwiegender Komplikationen wie Blutungen,

⬛ Tab. 2.5 Übersicht über Volltextpublikationen mit Angaben zum benutzten ESP, zur Dosierung, Verabreichungsmodus, Outcome und Komplikationen, mindestens einer Angabe zum Hämoglobingehalt des Patienten

Jahr, Journal	Autoren	Ursache (OP, Unfall, etc.)	Anzahl Patienten n	Studienast	Niedrigster Hb/ Höchster Hb (in g/dL)	Epo-Dosierung	Outcome	Bemerkungen
2014, Transfusion, 54(12):3026-34	Posluszny JA Jr und Napolitano L	Gemischt, nur schwere Fälle unter Hb 7,0 g/dL	6	Fallserie in einer Expertenmeinung	3,5/10,8	Algorithmus gesteuert 40.000 IE s. c. oder i. v. täglich unter Hb 7 g/dL, dann wöchentlich, 100 mg Eisen i. v.	1 tiefe Venenthrombose und 16,6 % Letalität	Zusammen mit künstlichen Hämoglobinlösungen
2014, Transfusion, 54 (4):1153-7	de Araujo Azi LM et al.	Perioperativ zur zweizeitigen Skoliosekorrektur	1	Fallbericht	1,5/nicht erwähnt	600 IE /kg/Woche für 5 Wochen und dann täglich 2 Wochen	Keine Komplikationen	Mit ANH und 2x 5000 Heparin s. c.
2014, Transfusion Medicine 24(4), 204–208	Heh-Foster et al.	Gemischt (periop., gastrointestinal, Trauma, geburtshilflich, etc.)	19/ bzw. 76	Fallserien (19) und Literaturübersicht (57) -Vergleichsstudie mit 33 Patienten ohne EPO-Therapie	2,8/12,0	19–200 IE pro kg/ über 5 Tage und länger	15,3 % der 19 behandelten Fälle hatten Thrombosen/ Embolien	
2014, Korean J Urol 55(2): 102–105	Lee BW, et al.	Radikale Prostatektomie	22 vs. 40 Patienten, die Bluttransfusionen erhielten	Fallstudie	12,8/14,5	2.000 IE/d, bis Hb 14g/dL erreicht	Keine thromboembolischen Komplikationen, Operation unmittelbar nach EPO-Gabe	
2014, Journal of Burn Care & Research 35(3), e 180–3	Ortiz-Pujols S. et al.	Lungentransplantation nach Inhalationstrauma	1	Fallbericht	kA	Ohne Dosisangabe	Keine Komplikationen	Darbepoetin alpha + Eisensulfat

2

◻ Tab. 2.5   Fortsetzung

Jahr, Journal	Autoren	Ursache (OP, Unfall, etc.)	Anzahl Patienten n	Studienast	Niedrigster Hb/ Höchster Hb (in g/dL)	Epo-Dosierung	Outcome	Bemerkungen
2014, J Burn Care Res 35(4):e258-61	Barsun A, et al.	Verbrennungs-chirurgie	1	Fallbericht	Einsatz bereits bei 15,1	Über 14 Tage 20.000 IE/d + 300 mg Fe oral, dann 100 mg i. v.	Epo-Gabe bei Hb 15g/dl !	
2014, Hematol Rep 6;5600 online report	Agapidou A, et al.	Non-Hodkin Lymphom	1	Fallbericht	7,5/11,5	Darbepoetin alpha 300 mg/Woche, wenn Hb < 7 g/dL	Keine Bluttransfusion während Chemotherapie notwendig	
2014 Transfusion 54 (10 Pt 2):2745-52	McCartney S et al	Herzchirurgie	45	Fallserie	6,8/16,6	Gestaffelt nach präop. Hämoglobinkonzentration und Frist zur OP, zum letzten Mal 3 Tage vor OP, 40.000 IE s.c.	Mortalität 0, postoperativ EPO bei 9/45	Teilweise mit intraoperativer Hämodilution
2014 J Extra Corpor Technol 46(2):173-6. und 2013 J Extra Corpor Technol 45(4):251-3	Ratliff TM et al., Allen J et al.	Kinder-Herzchirurgie	2	Fallberichte	kA		Keine Komplikationen	2,3 kg und 2 kg Säugling
2013, Transfusion 53(5): 948-954	Jo KI et al.	Chirurgie gemischt	1323 Zeugen Jehovahs, 345 Epo-behandelte Patienten	Retrospektive Datenanalyse	< 2/> 10	3 × 200 IE/kg/Wo i. v. oder Darbepoetin 1 × 240 µg/Woche plus 100 mg Eisen i. v.	Mortalität in Abhängigkeit vom Hb von 0,3 % bei Hb > 10 g/dL bis auf 100 % bei Hb < 2 g/dL	Mit Cell-Saver und Antikoagulanzien, manchmal auch EPO und Eisen alleine, algorithmusabhängig

◘ Tab. 2.5   Fortsetzung

Jahr, Journal	Autoren	Ursache (OP, Unfall, etc.)	Anzahl Patienten n	Studienast	Niedrigster Hb/ Höchster Hb (in g/dL)	Epo-Dosierung	Outcome	Bemerkungen
2013, Pediatrics 132(3):547-51	Ukachi N, et al.	Sichelzellkrise und Menses	1	Fallbericht	3,2/nicht erwähnt	Darbepoetin ohne Dosisangabe	Keine Komplikationen	
2013, Obstretrical& Gynecological Survey, 68 (8): 594-602	Sienas L, et al	Epo in der Schwangerschaft /Feten und Neugeborene	9 Fälle, 480 Literaturübersicht, und 174 Mütter aus RCT/1055 Neu- und Frühgeborene und Feten	Fallberichte, kontrollierte Studien und 1 Metaanalyse eingehend in eine zusammenfassende Literaturübersicht	2,9/nicht erwähnt	100–700 IE/kg/ Wo s. c. ab der SSW, 750 IE/kg/ Wo–2800 IE/kg/ Wo s. c. für Feten und Neugeborene intrauterin- und extrauterin	Dosisabhängig maternale Hypertension und plazentare Durchblutungsstörungen, evtl. Präeklampsie, aber keine Frühgeborenen- Retinopathie, EPO geht vermutlich mit vorwiegend protektivem Effekt in Muttermilch über	Auch Eiseneinsatz und Vergleich mit Eisentherapie alleine
2013, Jounal of Arthroplasty 28(1): 49-55	Harvin SF et al.	Knie-Endoprothetik	124 Zeugen Jehovah vs. 116 Transfusionsempfänger	Kohortenstudie und Vergleich mit gematchten Vergleichspatienten an 2 Zentren	8,1/11,8	Unklare Epo-dosis bei Zeugen Jehovah	Kein Unterschied in Sterblichkeit, Prothesenstanddauer, Revisionseingriff und Komplikationsrate	

□ Tab. 2.5 Fortsetzung

Jahr, Journal	Autoren	Ursache (OP, Unfall, etc.)	Anzahl Patienten n	Studienast	Niedrigster Hb/ Höchster Hb (in g/dL)	Epo-Dosierung	Outcome	Bemerkungen
2013, J Am Coll Surg. 273(6), 1106-8	Konstantinidis IT, et al.	Leber und Pankreasektion	6 von 27 mit EPO	Fallserie	9,5/14,4	Keine Dosisangaben	Kein Todesfall, keine Thromboembolien unter den Komplikationen	
2013, Interactive CardioVascular and Thoracic Surgery 16: 890–891	Schweiger M, et al.	Pädiatr. Herzchirurgie	1	Fallbericht	7,2/15,7	3 × 150 IE/kg jeden 3. Tag und Eisen 2,1 mg/kg	Keine Komplikationen	3,5 kg Säugling. Beginn bei Hb 14,5 g/dL, mit Cell-Saver
2013, Blood Transfusion; 13; 11: 452-3	Lorentzen K, et al.	Pharynxkarzinom-Operation	1	Fallbericht	6,5/13,3	Tag 1 und 2, 20.000 IE/die, Tag 3–10 40.000 IE/die/Tag 11–22 20.000 IE/kg/d	Keine Komplikationen	
2013 Cir Cir 81:450-3.	Hernández-Navarrete LSet al.	Nieren-Transplantation	3	Fallserie		kA	1x perirenale Hämatomausräumung	Intraop Cell-Saver
2012, J Cardiothorac Vasc Anesth. 26(4):651-3.	Pérez-Ferrer A et al.	Herzchirurgie bei einem 5-jährigen Kind (< 20 kg) mit FVII-Mangel	1	Fallbericht	8,4/14,5	600 IE/kg s. c täglich + 255 mg Eisen i. v. täglich für eine Woche	Entlassung nach 6 Tagen ohne Transfusionen und Komplikationen	12,5 g/ dlinitialer Hb-Gehalt

■ Tab. 2.5 Fortsetzung

Jahr, Journal	Autoren	Ursache (OP, Unfall, etc.)	Anzahl Patienten n	Studienast	Niedrigster Hb/ Höchster Hb (in g/dL)	Epo-Dosierung	Outcome	Bemerkungen
2012, J Cardiothorac Surg 27(7):95	Vaislic CD, et al.	Herzchirurgie	500, 203 Epo-Behandelte	Konsekutive Kohorte, Longitudinalvergleich vor-her-nachher		300 IE/kg i. v. und 500 IE/kg s. c. bei Aufnahme und danach 500 IE/kg s. c. jeden 2. Tag + 325 mg Eisen oral	Mortalität in EPO-Gruppe deutlich niedriger (1 vs. 3 %)	Auch Priming, Antifibrinolytika und andere blutsparende Techniken
2011, Chirurg. 82(6):531-5.	Zeckey C, et al.	Polytrauma, Leber-, Vena-cava- und Milzlazeration, Lungenkontusionen	1	Fallbericht	6,5/12,0	30.000 IE i. v./d + 600 mg Eisen p. o. über 5 Tage	Entlassung nach 6 Tagen von Intensivstation, nach 11 Tagen aus Krankenhaus	Beginn bei 9,1 g/dL Hb-Gehalt
2011, Chirurg. 82: 531-5	Zeckey C et al.	Verkehrsunfall/ Polytrauma	1	Fallbericht	6,3 (3. Tag)/12 (9. Tag)	30.000 IE Epo/die über 5 Tage	Keine Komplikationen	2 × 2000 PPSB, 2000 IE Fibrinogen
2011, Ann Hematol 90:359–360	Keane C et al.	Panzytopenische Krise bei promyelozytischer Leukämie	3	Fallserie	2,8/8,0	3 × 4000 IE s. c./ Woche	33 % Mortalität wegen schwerer Anämie trotz Epo	Geringe Dosis, Thromboseprophylaxe wegen Thrombopenie ausgesetzt
2011, Am J Perinatol. 28(3):207-10	Belfort M, et al.	Geburtshilfl. Nachblutung	1	Fallbericht	1,3			

2

■ Tab. 2.5   Fortsetzung

Jahr, Journal	Autoren	Ursache (OP, Unfall, etc.)	Anzahl Patienten n	Studienast	Niedrigster Hb/ Höchster Hb (in g/dL)	Epo-Dosierung	Outcome	Bemerkungen
2011, Am J Crit Care. 20(2):179, 176-8	Raman SR, et al.	Notfall-subtotale Colektomie bei unterer GIT-Blutung	1	Fallbericht	2,6/9,1	10.000 IE/kg KG i. v. jeden 2. Tag + 125 mg /d Eisen i. v.	Entlassung nach 34 Tagen	9,0 g/dL initialer Hb-Gehalt, postoperativer Beginn der EPO/Eisen-therapie, 150 ml Blutverlust
2010, World J Surg Oncol. 8:96	Dhanoa A, et al.	Tibia Osteosarkom-Chemotherapie und Tumorresektion	1	Fallbericht	8,7/13,4	3 × 50.000 IE s. c. / Woche für 3 Wochen	Keine Komplikationen	Beginn der Epo-Injektionen vor Chemotherapie
2010, Ortop Traumatol Rehabil. 12(5): 448-58	Kacka K, et al.	Pädiatr. Wirbelsäulen-Skoliosekorrektur nach Meningomyelozele	1	Fallbericht, 4. J. altes Kind	9,6/13,3	2 × 100 IE/Woche für 2 Wochen präoperativ	Keine Komplikationen	Koadministration in geringer Dosis zu aktiviertem Faktor 7 prä- und intraoperativ

■ Tab. 2.5   Fortsetzung

Jahr, Journal	Autoren	Ursache (OP, Unfall, etc.)	Anzahl Patienten n	Studienast	Niedrigster Hb/ Höchster Hb (in g/dL)	Epo-Dosierung	Outcome	Bemerkungen
2010, Korean J Anesthesiol 59(Suppl): S141–S145	Lee JM, et al.	Pädiatr. Herzchirurgie	1	Fallbericht	6,4/8,4	300 IE/kgKG s. c./d + 10 mg Eisen p. o.	Fragliche zerebrale Ischämie bei weitgehend unauffälliger neurologischer Untersuchung	Präoperativer Beginn der EPO-Therapie, Beginn bei 11,9 g/dL initialer intraoperativer Hb-Gehalt, 17,6 bei Aufnahme
2010, J Cardiovasc Med (Hagerstown) 11(3):170-4	Pompel E et al.	Herzchirurgie	34, davon 29 mit EPO	Fallserie			Keine Komplikationen, 5 Jahres Mortalität 0 %, 10 Jahres-Mortalität 0,03 %	16 Patienten erhielten EPO präop, 19 postoperativ. Mittlerer präop. Hb 14 g/dL
2010, Actas Urol Esp 34(5):440-3.	Fregonesi A et al.	Rad. Prostatektomie	25	Fallserie	5,7/12,0	2000 IE s. c. jeden 2. Tag	Keine Komplikationen	

kA = keine Angabe, ANH = Akute normovoläme Hämodilution

Ödeme und Thromboembolien vor allem bei Patienten, die eine rtPA-Lyse erhielten. Trotz allem wird eine positive Bewertung der Erythropoetin-induzierten Neuroprotektion als Resümee der Studien zum Thema von den namhaften Protagonisten aufrechterhalten [104]. Zweifellos fehlen zur überzeugenden Beurteilung der perioperativen, neuroprotektiven Wirkung von EPO noch positive Daten aus kontrollierten Studien.

Begleitende Eisentherapie

Die Prävalenz einer Eisenmangelanämie (EMA) in der europäischen Normalbevölkerung liegt bei 6–10 %, die der Schwangeren bei bis zu 20 %, perioperativ finden sich eher 20 als 30 % und bei Schwerstkranken auf der Intensivstation kann ein Anteil von über 50 % angenommen werden. Physiologisch enthält der 70 kg schwere Mensch 3–5 g Eisen, zu 66 % im Hämoglobin enthalten, zu 19 % als Depoteisen in Ferritin und Hämosiderin und nur zu 5 % im Myoglobin. Das Transport-Eisen ist an Transferrin gebunden und beträgt lediglich 0,2 % (10 mg), weitere Vorkommen sind in anderen Enzymen. Der sich normal ernährende Mensch nimmt täglich 10–15 mg Eisen zu sich, das zu 6–10 % resorbiert wird. Die Resorptionsrate steigt bei Mangel und intaktem Darm auf 20 %. Bei Malapsorption infolge entzündlicher Darmerkrankung oder nach bariatrischer Chirurgie sinkt die enterale Aufnahme.

Eisen wird im Körper hauptsächlich für Wachstumsprozesse und viele Zellfunktionen benötigt. Der tägliche Bedarf eines Kleinkindes (0,5–1,5 mg) oder einer Schwangeren (2–5 mg) ist deshalb deutlich höher als der eines älteren Gesunden. Durch Epithelabschilferung und weiteren Zellverlust verliert der Mensch ca. 1 mg täglich. Die Menstruation wird mit 30–60 ml veranschlagt und verursacht einen Verlust von 15–30 mg Eisen (Mittelwert mit 30 ml bzw. 15 mg). Ein Blutverlust von 100 ml perioperativ bedeutet einen Eisenverlust von 50 mg.

Die physiologische Erythropoese verbraucht ca. 250 mg Eisen für 1 g/dL Hämoglobingehalt im Blut. Unter EPO steigert sich nicht der Eisen-Verbrauch, wohl aber seine Geschwindigkeit, d. h. der tägliche Eisenbedarf steigt über den indirekten Erythopoetin-Einfluss auf Prohepcidin, Ferroportin und Erythroferrin (ERFE) [105-107] zum ca. 5-10 fachen [108].

2.3.3 Kosten-Nutzen-Analyse der perioperativen Anwendung

Die Anwendung von EPO zur Korrektur einer präoperativen Anämie verursacht im Vergleich zur Transfusion von Erythrozytenkonzentraten nur mit geringer Wahrscheinlichkeit Folgekosten durch Komplikationen oder verlängertem Krankenhausaufenthalt. Diese sind aber für die Kosteneffizienz eines alternativen Verfahrens von Bedeutung. Die Eigenblutspende ist nur dann kosteneffektiv, wenn das Risiko für eine perioperative Infektion durch den Einfluss einer Fremdbluttransfusion groß genug ist [109]. Die Kosteneffizienz einer EPO-Therapie gegenüber der Eigenblutspende ist durch ein Modell von Tomeczkowski et al. belegt [110]: Das verwendete Modell berücksichtigt den kürzeren Krankenhausaufenthalt, wenn eine Bluttransfusion vermieden werden kann. Dabei steigt die Kosteneffizienz natürlich, wenn der Listenpreis von Epoetin alpha weiter fällt oder aufgrund großer Mengen gering ausfällt (◘ Abb. 2.4). Eine beliebte gesundheitsökonomische Methode ist auch, anhand der Kosten für ein durch die Methode gewonnenes Lebensjahr des Patienten (QALY – quality adjusted life year) auszurechnen. Für EPO und Eigenblutspende gibt es einige diesbezügliche Publikationen, einige mit dem Resultat, »viel zu teuer«, um als echte Alternativen infrage zu kommen [111, 112], andere mit dem Resultat, »lohnt sich« [109, 113], wenn bei der Fremdbluttransfusion die Immunmodulation als Nebenwirkung und Komplikationsursache berechnet wird.

Auf jeden Fall muss aber eine ökonomische Bewertung eines alternativen Verfahrens zur Fremdbluttransfusion nicht nur im Vergleich zu einem nicht mehr zeitgemäßen und kaum praktizierten Verfahren wie der Eigenblutspende wie in der Publikation von Tomeskowski et al. erfolgen, sondern mit echten Alternativen. Diese wären theoretisch die maschinelle Autotransfusion, Akzeptanz der Anämie (Behandlungskosten der Komplikationen von Anämie und der Transfusion), die verlängerte Liegedauer als auch die Anwendungskosten der Blut- und Gerinnungsprodukte. Diese sollte z. B. anhand des Routine-Blutverlusteingriffs »Hüftprothese« mit den jeweiligen Einzelalternativen verglichen werden: mit der alleinigen präoperativen

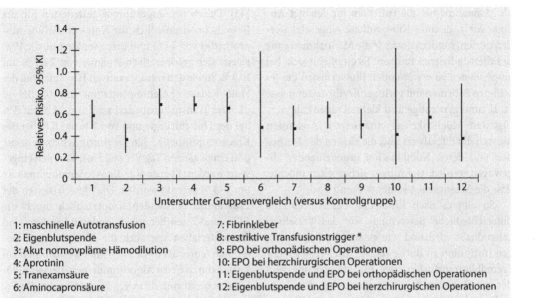

Abb. 2.9 Kosteneffektivität aller Alternativen zur Fremdbluttransfusion

intravenösen und oralen Eisentherapie, mit der kombinierten präoperativen Therapie der Anämie mit ESP und Eisen, mit der alleinigen intraoperativen maschinellen Autotransfusion und mit der alleinigen Gerinnungsfaktorentherapie perioperativ. Ebenso sollte die Kombinationen von Alternativen und unter Berücksichtigung des Anämiegrades, genauso wie der Gesamterythrozytenmasse des Patienten, der postoperativen Anämietoleranz als auch der Existenz von Gerinnungsstörungen getestet werden. Die Datengrundlage für einen solch komplexen Vergleich gibt es nicht, zumal ein Vergleich mit den neueren Praktiken, wie der hochdosierten intravenösen Eisentherapie als auch der intraoperativen Gabe von Antifibrinolytika, erst seit kurzem praktiziert wird. Ein Mindestansatz aus dem Jahr 2006 hat die Kosteneffizienz verschiedener Alternativen zur Fremdbluttransfusion untersucht [114]. Die Autoren um Davies et al. kamen zum Ergebnis, dass für alle Eingriffe einschließlich Herzchirurgie und Orthopädie die normovoläme Hämodilution (acute normovolaemic haemodilution – ANH) und die maschinelle Autotransfusion (MAT) als alleinige Verfahren am kosteneffektivsten seien, aber Unsicherheit wegen der spärlichen

Datenlage bestünde (■ Abb. 2.9). Singbartl et al. kommen bei einem betriebswirtschaftlichen Vergleich von MAT und der Eigenblutspende (EBS)-Varianten als Aphereseverfahren und Separationsverfahren (Auftrennung in autologes Erythrozytenkonzentrat und autologes Frischplasma) zu den niedrigsten Herstellungskosten beim homologen EK, doppelt so hohen Kosten bei der MAT und mit jedem Eigenblutspendeverfahren zu extrem hohen Herstellungskosten [115].

Eine prospektive Studie, die die maschinelle Autotransfusion (MAT) zusammen mit EPO hinsichtlich ihrer Kosteneffizienz untersuchte, kam zum Ergebnis, dass keine der beiden Methoden kosteneffektiv ist [116]. EPO war zwar im Gegensatz zur MAT wirksam in der Reduktion der Transfusionsrate, aber mit beinahe 800 € Mehrkosten (in den USA) viel zu teuer. Die blutsparenden Maßnahmen wurden routinemäßig bei Knie- und Hüftprothesen eingesetzt, bei einem leichten Grad der Anämie zwischen 10–13 g/dL Hämoglobingehalt. Mit diesem Vorgehen war keine der beiden Methoden akzeptabel [117]. Das bedeutet, dass diese teuren Methoden der Anämiekorrektur, wie die ESP-induzierte Erythropoesesteigerung, nicht als Maßnahme für alle Patienten mit leichter Anämie vor z. B. einer Knieprothese eingesetzt werden dürfen, sondern dass wir die Maßnahmen ganz dezidiert indizieren müssen. Es empfiehlt sich, bei ausgeprägten zu erwartenden Blutverlusten des jeweiligen Patienten mit geringer Erythrozytenmasse (z. B. untergewichtige und kleine Frauen) alle verfügbaren Möglichkeiten einzusetzen. Ansonsten müssen die Effektivität und die Kosten der Methoden und deren Kombination gegeneinander abgewogen werden, wenn man sichergehen möchte, dass die Maßnahmen kostendeckend sind.

So gibt es nach Erfahrung des Autors eine unterschiedliche Bewertung, wie das Verfahren gehandhabt wird und wie es sich in der jeweiligen Institution zu Buche schlägt. Im Vergleich der Fremdbluttransfusion, der Eigenblutspende und der maschinellen Autotransfusion bei der Knieendoprothetik machte am Universitätsklinikum Mannheim im Jahr 2004 die Anzahl der abgenommenen autologen Blutkonserven den Unterschied: Bei 2 und mehr abgenommen Konserven war die MAT kosteneffektiver, bei nur einer autologen Vollblutkonserve die Eigenblutspende (■ Tab. 2.6). Die Komponentenspende ist teurer, eine Doppelspende günstiger. Die Kosteneffektivität eines in der Institution zur Verfügung stehenden alternativen Verfahrens muss unter Einberechnung von Personal, Material- und Sachkosten inklusive der Kosten für Komplikationen der jeweiligen Verfahren berechnet sein.

Die Erfahrungen in den dem Autor bekannten wenigen Zentren mit der Einbindung der Eisen- und EPO-Therapie in ein komplexes Programm der individuellen Hämotherapie sind positiv. Alle haben für ihre jeweilige Therapie im Rahmen einer vereinfachten Kostendeckungsrechnung keinen negativen Ertrag errechnet (mündliche Kommunikation mit den Autoren und eigenen Berechnungen der IAKH-Strategien). Die Kosten für Komplikationen oder verlängerte Liegedauer werden bei der Berechnung der Kostendeckung ebenso wenig berücksichtigt wie die Anwendungs-, Personalkosten und Organisationsaufwendungen. Die einzige positive Arbeit, die ihr modifiziertes Konzept im Longitudinalvergleich publizierte, ist die bereits erwähnte Studie aus Leeds von Kotzé et al. [43]: Durch den Algorithmus-gesteuerten Einsatz (jeweils unterschiedlich für Knie- und Hüftendoprothetik) von EPO und Eisen senkten sie die Prävalenz der präoperativen Anämie von 24,3 % auf 10,3 %, sowie den intraoperativen Hb-Abfall bei der Hüft-/Knieprothesenimplantation um 0,7/0,5 g/dL. Der Transfusionsbedarf sank von 23 % auf 8 % bei der Hüftchirurgie und von 7 % auf 0 % bei der Knieendoprothetik. 126 Erythrozytenkonzentrate und einen ganzen Tag Verweildauer konnten eingespart werden. Ebenso war die Wiederaufnahmerate um 3–5 % gesenkt worden. Die Materialkosten des Programms entstanden hauptsächlich durch die EPO- und Eisentherapie. In anderen Ländern sind die Materialien wie auch die Blutkonserven wesentlich teurer als in Deutschland, weshalb sich ein Vorteil durch einen Algorithmus-gesteuerten EPO-Einsatz meist nur dann ergibt, wenn man die Ersparnis durch die verkürzte Verweildauer und die verhinderten Komplikationen gegenrechnet. Dies ist aber zweifellos sinnreicher als nur eine Kostendeckungsrechnung, obwohl in Einzelfällen und bei differenziertem Einsatz auch bei der Rechnungsart bereits ein negativer Betrag vermieden werden kann. Ein logistisch und fachlich gut vorbereitetes Programm der präoperativen Anämiekorrektur steigert auch die Behandlungsqualität. Im Rahmen des von der AOK, den Privatkassen und einigen Klinikverbünden angestrebten Benchmarkings aller Krankenhäuser, bei der die Mortalität und Liegedauer verglichen und im Internet 2015 publiziert wird, sind noch weitere schwer zu berechnende strategische Effekte wichtig, die die Implementierung eines Qualitätssicherungsprogramms zur Senkung der Komplikationsrate empfiehlt. Die Patienten zeigen sich auch durch die Medienaktivität um das »Patient Blood Management« beunruhigt und dankbar, wenn ihnen versichert werden kann, dass am Krankenhaus ihrer Wahl ein diesbezügliches Programm existiert. Zur Kosteneffektivität des Programms ist die Selektion des Patienten und den Bezug zum erwarteten Blutverlust besonders bedeutsam. Eine Kostenberechnung muss immer individuell vor Ort unter Einbezug der lokalen Gegebenheiten erfolgen. Workshops werden gegenwärtig zu diesem Thema bei den Tagungen der IAKH gem. e. V. (► www.iakh.de) angeboten.

◻ **Tab. 2.6** Daten aus der Universitätsklinik Mannheim nach Lorentz-Weiler aus dem Jahr 2004. Steigen die Personalkosten und Sachkosten durch eine oder gar mehrere wiederholte Spenden, ist die Eigenblutspende teurer. Verliert der Patient mehr Blut als durch eine Blutkonserve unter restriktiver Transfusionsstrategie kompensiert werden kann, ist zur Vermeidung einer Fremdbluttransfusion und assoziierten zusätzlichen Kosten die MAT die überlegene Strategie. Gegengerechnet wurden die Kosten der Fremdbluttransfusion (Erwerbskosten 125,00 €, Anwendungs- und Sachkosten 13,40 €)

Eigenblutspende (1 Spende)		Maschinelle Autotransfusion	
Einzelposten	**Betrag (€)**	**Einzelposten**	**Betrag (€)**
Personalkosten	50,63	Laborkosten (Blutgruppe, AK-Suchtest,Kreuzen eines Erykonzentrates)	70,61
Sachkosten Einwegmaterialien	39,31	Kollektion von Wundblut	
Sachkosten Geräte (Amortisation, Wartung etc.)	3,93	Personalkosten gesamt	8,68
Laborkosten (Serologie, Blutgruppenbestimmung, AK.Suchtest, Blutbild)	70,57	Sachkosten Einwegmaterial	65,86
Raummiete	1,10	Sachkosten Geräte	9,66
		Aufbereitung und Retransfusion	
		Personalkosten gesamt	9,48
		Sachkosten Einwegmaterial	109,52
Summe	165,54	Summe	273,81
+ Retransfusion	7,88		
		Effizienz der Fremdblutvermeidung	Kosten
Primäre Knie-TEP		Eigenblutspende >MAT 2 Konserven	EBS >MAT 340,63 € > 236,95 €
Primäre Hüft-TEP		EBS >> CS 3 Einheiten EBS 2,6 % >>42,7 % 2 Einheiten EBS 4,4 %	2 Einheiten EBS < MAT 3 Einheiten EBS > MAT 3 EBS 441,86 € 2 EBS 362,62 €/ 395 €

EBS = Eigenblutspende
MAT = maschinelle Autotransfusion
TEP = Total-Endoprothese

Zusammenfassung

Die perioperative Therapie mit ESP zur Vermeidung von allogenen Bluttransfusionen vermeidet Komplikationen, verkürzt die Verweildauer, verringert die Wiederaufnahmerate der Patienten und ist kostendeckend, wenn sie differenziert als individuelles Hämotherapiekonzept für den jeweiligen Patienten etabliert und eingesetzt wird. Sie kann nicht nur bei elektiven und lang vorgeplanten Operation effektiv und sicher durchgeführt werden, sondern auch mit wesentlich kürzerer Vorbereitungszeit, und wie uns die Fallberichte der Zeugen Jehovahs lehren, ist sie auch eine zusätzliche Option bei Notfalleingriffen. Sie ist sicher und unbedenklich, wenn die Pharmakologie der ESP sowie der Hämoglobin-Indikationsbereich von 10–13 g/dL beachtet werden und eine medikamentöse Thromboseprophylaxe durchgeführt wird. Nicht empfohlen ist sie als generelles Programm für jeden Patienten, für die Anämie beim kritisch Kranken auf der Intensivstation und bei der Anämie des Frühgeborenen.

Literatur

1. Lin DM, Lin ES, Tran MH. Efficacy and safety of erythropoietin and intravenous iron in perioperative blood management: a systematic review. Transfusion medicine reviews, 27: 221–234, 2013
2. Beattie WS, Karkouti K, Wijeysundera DN, Tait G. Risk associated with preoperative anemia in noncardiac surgery: a single-center cohort study. Anesthesiology, 110: 574–581, 2009
3. Carson JL, Noveck H, Berlin JA, Gould SA. Mortality and morbidity in patients with very low postoperative Hb levels who decline blood transfusion. Transfusion, 42: 812–818, 2002
4. Hebert PC, Carson JL. Transfusion threshold of 7 g per deciliter–the new normal. The New England journal of medicine, 371: 1459–1461, 2014
5. Carson JL, Sieber F, Cook DR et al. Liberal versus restrictive blood transfusion strategy: 3-year survival and cause of death results from the FOCUS randomised controlled trial. Lancet, 385: 1183–1189, 2014
6. Carson JL, Hebert PC. Should we universally adopt a restrictive approach to blood transfusion? It's all about the number. The American journal of medicine, 127: 103–104, 2014
7. Shander A, Javidroozi M, Naqvi S, Aregbeyen O, Caylan M, Demir S, Juhl A. An update on mortality and morbidity in patients with very low postoperative hemoglobin levels who decline blood transfusion (CME). Transfusion, 54: 2688-2695; quiz 2687, 2014
8. Jo KI, Shin JW, Choi TY, Park YJ, Youm W, Kim MJ. Eight-year experience of bloodless surgery at a tertiary care hospital in Korea. Transfusion, 53: 948–954, 2013
9. Bretagnol A, Tamburini J, Guedj M, Denier C, Pene F. Profound anaemia and acute blindness in a Jehovah's Witness. Lancet, 382: 998, 2013
10. Musallam KM, Tamim HM, Richards T, et al. Preoperative anaemia and postoperative outcomes in non-cardiac surgery: a retrospective cohort study. Lancet, 378: 1396–1407, 2011
11. Jelkmann W. Physiology and pharmacology of erythropoietin. Transfusion medicine and hemotherapy : offizielles Organ der Deutschen Gesellschaft fur Transfusionsmedizin und Immunhamatologie, 40: 302–309, 2013
12. Lorentz A, Eckardt KU, Osswald PM, Kruse C. Perioperative plasma erythropoietin levels in hip arthroplasty. Annals of hematology, 68: 117–124, 1994
13. Nogueras S, Merino A, Ojeda R, Carracedo J, Rodriguez M, Martin-Malo A, Ramirez R, Aljama P. Coupling of endothelial injury and repair: an analysis using an in vivo experimental model. American journal of physiology Heart and circulatory physiology, 294: H708–713, 2008
14. Hirata Y, Nagata D, Suzuki E, Nishimatsu H, Suzuki J, Nagai R. Diagnosis and treatment of endothelial dysfunction in cardiovascular disease. International heart journal, 51: 1–6, 2010
15. Fliser D, Bahlmann FH. Erythropoietin and the endothelium - a promising link? Eur J Clin Invest, 38: 457–461, 2008
16. Frietsch T. Wirkungen systemischer und zerebraler Erythropoetin-Überexpression : Untersuchungen an transgenen Mäusen und an Ratten. Heidelberg, Univ., Habil.-Schr., 2003, 2002 pp 95 Bl
17. Wang L, Di L, Noguchi CT. Erythropoietin, a novel versatile player regulating energy metabolism beyond the erythroid system. International journal of biological sciences, 10: 921–939, 2014
18. Sinclair AM, Coxon A, McCaffery I et al. Functional erythropoietin receptor is undetectable in endothelial, cardiac, neuronal, and renal cells. Blood, 115: 4264–4272, 2010
19. Elliott S, Busse L, Swift S, McCaffery I, Rossi J, Kassner P, Begley CG. Lack of expression and function of erythropoietin receptors in the kidney. Nephrology Dialysis Transplantation, 27: 2733–2745, 2012
20. Scott CL, Robb L, Papaevangeliou B, Mansfield R, Nicola NA, Begley CG. Reassessment of interactions between hematopoietic receptors using common beta-chain and interleukin-3-specific receptor beta-chain-null cells: no evidence of functional interactions with receptors for erythropoietin, granulocyte colony-stimulating factor, or stem cell factor. Blood, 96: 1588–1590, 2000
21. Swift S, Ellison AR, Kassner P, McCaffery I, Rossi J, Sinclair AM, Begley CG, Elliott S. Absence of functional EpoR expression in human tumor cell lines. Blood, 115: 4254–4263, 2010
22. Henke M, Laszig R, Rube C et al. Erythropoietin to treat head and neck cancer patients with anaemia undergoing radiotherapy: randomised, double-blind, placebo-controlled trial. Lancet, 362: 1255–1260, 2003
23. Goodnough LT, Shander A Current status of pharmacologic therapies in patient blood management. Anesth Analg, 116: 15–34, 2013
24. Gimenez LF, Scheel PJ. Clinical application of recombinant erythropoietin in renal dialysis patients. In: Erythropoietin: Basic and Clinical Aspects. edited by SPIVAK, P. V., Philadelphia PA, WB Saunders, 1994, pp 913–932
25. Besarab A. Physiological and pharmacodynamic considerations for route of EPO administration. Seminars in nephrology, 20: 364–374, 2000
26. Besarab A, Amin N, Ahsan, M et al. Optimization of epoetin therapy with intravenous iron therapy in hemodialysis patients. Journal of the American Society of Nephrology : JASN, 11: 530–538, 2000
27. Albaramki J, Hodson EM, Craig JC, Webster AC. Parenteral versus oral iron therapy for adults and children with chronic kidney disease. The Cochrane database of systematic reviews, 1: Cd 007857, 2012
28. Besarab A, Reyes CM, Hornberger J. Meta-analysis of subkutaneous versus intravenous epoetin in maintenance treatment of anemia in hemodialysis patients. American journal of kidney diseases : the official journal of the National Kidney Foundation, 40: 439–446, 2002

29. Schmid H. Cost-effectiveness of continuous erythropoietin receptor activator in anemia. ClinicoEconomics and outcomes research : CEOR, 6: 319–330, 2014

30. Hahn D, Cody JD, Hodson EM. Frequency of administration of erythropoiesis-stimulating agents for the anemia of end-stage kidney disease in dialysis patients. The Cochrane database of systematic reviews, 5: CD 003895, 2014

31. Besarab A, Goodkin DA, Nissenson AR. The normal hematocrit study–follow-up. The New England journal of medicine, 358: 433–434, 2008

32. Singh AK, Szczech L, Tang KL et al. Correction of anemia with epoetin alfa in chronic kidney disease. The New England journal of medicine, 355: 2085–2098, 2006

33. Macdougall IC. CREATE: new strategies for early anemia management in renal insufficiency. Nephrology Dialysis Transplantation, 18 Suppl 2: ii13–16, 2003

34. Mix TC, Brenner RM, Cooper ME et al. Rationale–Trial to Reduce Cardiovascular Events with Aranesp Therapy (TREAT): evolving the management of cardiovascular risk in patients with chronic kidney disease. American heart journal, 149: 408–413, 2005

35. Eschbach JW, Egrie JC, Downing MR, Browne JK, Adamson JW. Correction of the anemia of end-stage renal disease with recombinant human erythropoietin. Results of a combined phase I and II clinical trial. The New England journal of medicine, 316: 73–78, 1987

36. Goodnough LT, Price TH, Rudnick S, Soegiarso RW. Preoperative red cell production in patients undergoing aggressive autologous blood phlebotomy with and without erythropoietin therapy. Transfusion, 32: 441–445, 1992

37. Wittig M, Osswald PM, Lorentz A, Jani L. Deposit of autologous blood at short intervals. Anaesthesist, 43: 9–15, 1994

38. Singbartl G, Malgorzata S, Quoss A. Preoperative autologous blood donation - part II. Adapting the predeposit concept to the physiological basics of erythropoiesis improves its efficacy. Minerva anestesiologica, 73: 153–160, 2007

39. Goodnough LT, Verbrugge D, Marcus RE, Goldberg V. The effect of patient size and dose of recombinant human erythropoietin therapy on red blood cell volume expansion in autologous blood donors for elective orthopedic operation. Journal of the American College of Surgeons, 179: 171–176, 1994

40. Agency EM. Epoetin Alfa Hexal. www, European Medicines Agency 2012 pp 3

41. Wolff M, Fandrey J, Hirner A, Jelkmann W. Perioperative use of recombinant human erythropoietin in patients refusing blood transfusions. Pathophysiological considerations based on 5 cases. European journal of haematology, 58: 154–159, 1997

42. Tomeczkowski J, Fritze J. Preoperative anaemia in major elective orthopedic surgery: efficacy, safety and cost-effectiveness. Anasthesiologie & Intensivmedizin, 52: 217–227, 2011

43. Kotze A, Carter LA, Scally AJ. Effect of a patient blood management programme on preoperative anaemia, transfusion rate, and outcome after primary hip or knee arthroplasty: a quality improvement cycle. British journal of anaesthesia, 108: 943–952, 2012

44. Delasotta LA, Rangavajjula A, Frank ML, Blair J, Orozco F, Ong A. The Use of Preoperative Epoetin-alpha in Revision Hip Arthroplasty. The open orthopaedics journal, 6: 179–183, 2012

45. Delasotta LA, Rangavajjula AV, Frank ML et al. The Use of Epoetin-alpha in Revision Knee Arthroplasty. Advances in orthopedics, 2012: 595027, 2012

46. Tonia T, Mettler A, Robert N, Schwarzer G et al. Erythropoietin or darbepoetin for patients with cancer. The Cochrane database of systematic reviews, 12: Cd 003407, 2012

47. Devon KM, McLeod RS. Pre and peri-operative erythropoietin for reducing allogeneic blood transfusions in colorectal cancer surgery. The Cochrane database of systematic reviews: Cd 007148, 2009

48. Stowell CP, Jones SC, Enny C, Langholff W, Leitz G. An open-label, randomized, parallel-group study of perioperative epoetin alfa versus standard of care for blood conservation in major elective spinal surgery: safety analysis. Spine, 34: 2479–2485, 2009

49. Vinni Juneja M. Continuing Reassessment of the Risks of Erythropoiesis-Stimulating Agents (ESAs) in Patients with Cancer. In: FDA (Ed.) ▶ http://www.fda.gov/ohrms/dockets/ac/07/slides/2007-4301s2-07-FDA-Juneja_files/frame.htm - slide0214.htm, FDA, 2007

50. Fergusson D. Management of perioperative anemia: Human Erythropoietin. In: GROUP, L. (Ed.) NATA 9th Annual Symposium Lisbon, Network for Advancement of Transfusion Alternatives, 2008

51. Rizzo JD, Brouwers M, Hurley P et al. American Society of Hematology/American Society of Clinical Oncology clinical practice guideline update on the use of epoetin and darbepoetin in adult patients with cancer. Blood, 116: 4045–4059, 2010

52. Suttorp MM, Hoekstra T, Ocak G et al. Erythropoiesis-stimulating agents and thrombotic events in dialysis patients. Thrombosis research, 134: 1081–1086, 2014

53. Glaspy J, Dunst J. Can erythropoietin therapy improve survival? Oncology, 67 Suppl 1: 5–11, 2004

54. Goodnough LT, Shander A. Update on erythropoiesis-stimulating agents. Best practice & research Clinical anaesthesiology, 27: 121–129, 2013

55. Sienas L, Wong T, Collins R, Smith J. Contemporary Uses of Erythropoietin in Pregnancy: A Literature Review. Obstetrical & Gynecological Survey, 68: 594–602, 2013

56. Jansen Cilaq GmbH. Fachinformation ERYPO. 2009

57. Manns BJ, Tonelli M. The New FDA Labeling for ESA—Implications for Patients and Providers. Clinical Journal of the American Society of Nephrology : CJASN, 7: 348–353, 2012

58. Ohlsson A, Aher SM. Early erythropoietin for preventing red blood cell transfusion in preterm and/or low birth weight infants. The Cochrane database of systematic reviews, 4: Cd 004863, 2014
59. Aher SM, Ohlsson A. Late erythropoietin for preventing red blood cell transfusion in preterm and/or low birth weight infants. The Cochrane database of systematic reviews, 4: Cd 004868, 2014
60. Palmer SC, Saglimbene, V Craig, JC et al. Darbepoetin for the anaemia of chronic kidney disease. The Cochrane database of systematic reviews, 3: Cd 009297, 2014
61. Hämotherapie, I-IAKH: Musterempfehlung zum etablierten Off-Label-Use von EPO und Elsen im im Blutsparenden Konzept PBM (Patient Blood Management)). In: IAKH (Ed.) ► http://www.iakh.de/handreichungen/sonstiges, ► www. 2014
62. Möllmann M. Erythropoietin–physiology and therapeutic potentialities. Anasthesiologie, Intensivmedizin, Notfallmedizin, Schmerztherapie : AINS, 27: 461–468, 1992
63. Hasegawa Y, Takamatsu J, Iwase T et al. Effects of recombinant human erythropoietin on thrombosis and fibrinolysis in autologous transfusion for hip surgery. Archives of orthopaedic and trauma surgery, 119: 384–387, 1999
64. Lorentz A, Eckardt KU, Osswald PM, Duchow JR. Erythropoietin in levels in patients depositing autologous blood in short intervals. Annals of hematology, 64: 281–285, 1992
65. Eckardt KU, Lorentz A, Kurtz A. Oxygen-dependent erythropoietin production: Basis for compensation of blood losses. In: [Contributions to Infusion Therapy; Homologous blood saving methods in surgical medicine]. edited by Schleinzer, W., Singbartl , G., 1993, pp 228–239
66. Lorentz A, Jendrissek A, Eckardt KU, Schipplick M, Osswald PM, Kurtz A. Serial immunoreactive erythropoietin levels in autologous blood-donors. Transfusion, 31: 650–654, 1991
67. Lorentz A. Concerning: Gesemann M, et al.: Association of erythropoiesis during autologous blood donation with initial hemoglobin concentration and length of donation period. Infusionsther Transfusionsmed 1999;26 : 353-359. Infusion Therapy and Transfusion Medicine-Infusionstherapie Und Transfusionsmedizin, 27: 157–157, 2000
68. Sowade O, Ziemer S, Sowade B et al. The effect of preoperative recombinant human erythropoietin therapy on platelets and hemostasis in patients undergoing cardiac surgery. The Journal of laboratory and clinical medicine, 129: 376–383, 1997
69. Heiss MM, Tarabichi A, Delanoff C et al. Perisurgical erythropoietin application in anemic patients with colorectal cancer: A double-blind randomized study. Surgery, 119: 523–527, 1996
70. Lorentz A, Jendrissek A, Eckardt KU, Schipplick M, Osswald PM, Kurtz A: Serial immunoreactive erythropoietin levels in autologous blood donors. Transfusion, 31: 650–654, 1991

71. Mollmann M, Lubbesmeyer HJ, von Bormann B, Friedrich M, Schleinzer W, Brodner G: Erythropoietin therapy during frequent autologous blood donations. Dose-finding study. Anaesthesist, 44: 624–630, 1995
72. Rosencher N, Ozier Y. Érythropoïétine en péri-opératoire. Transfusion Clinique et Biologique, 10: 159–164, 2003
73. Weisbach V, Skoda P, Rippel R, Lauer G, Glaser A, Zingsem J, Zimmermann R, Eckstein R. Oral or intravenous iron as an adjuvant to autologous blood donation in elective surgery: a randomized, controlled study. Transfusion, 39: 465–472, 1999
74. Rosencher N, Ozier Y. Peri-operative use of EPO. Transfusion clinique et biologique : journal de la Societe francaise de transfusion sanguine, 10: 159–164, 2003
75. Goodnough LT, Marcus RE. Erythropoiesis in patients stimulated with erythropoietin: the relevance of storage iron. Vox sanguinis, 75: 128–133, 1998
76. Goodnough LT. The role of iron in erythropoiesis in the absence and presence of erythropoietin therapy. Nephrology Dialysis Transplantation, 17 Suppl 5: 14–18, 2002
77. Zarychanski R, Turgeon AF, McIntyre L, Fergusson DA. Erythropoietin-receptor agonists in critically ill patients: a meta-analysis of randomized controlled trials. CMAJ : Canadian Medical Association journal = journal de l'Association medicale canadienne, 177: 725–734, 2007
78. Napolitano LM, Fabian TC, Kelly KM et al. Improved survival of critically ill trauma patients treated with recombinant human erythropoietin. The Journal of trauma, 65: 85–297; discussion 297-289, 2008.
79. Goodnough LT, Maniatis A, Earnshaw P et al. Detection, evaluation, and management of preoperative anaemia in the elective orthopaedic surgical patient: NATA guidelines. British journal of anaesthesia, 106: 13–22, 2011
80. IAKH: Rote-Hand-Brief zu allen Eisen-Präparaten zur intravenösen Applikation: Risiko schwerer Überempfindlichkeitsreaktionen. In: Frietsch, T. (Ed.) ► www.akhde/nachrichten. ► http://www.Iakh.de, 2013
81. Posluszny JA, Napolitano LM. How do we treat life-threatening anemia in a Jehovah's Witness patient? Transfusion, 54: 3026–3034, 2014
82. Heh-Foster AM, Naber M, Pai MP, Lesar TS. Epoetin in the 'untransfusable' anaemic patient: a retrospective case series and systematic analysis of literature case reports. Transfusion medicine (Oxford, England), 24: 204–208, 2014
83. de Araujo Azi LM, Lopes FM, Garcia LV. Postoperative management of severe acute anemia in a Jehovah's Witness. Transfusion, 54: 1153–1157, 2014
84. Beliaev AM, Marshall RJ, Smith W, Windsor JA. Mortality risk stratification in severely anaemic Jehovah's Witness patients. Internal medicine journal, 42: e1–3, 2012
85. Ball AM, Winstead PS. Recombinant human erythropoietin therapy in critically ill Jehovah's Witnesses. Pharmacotherapy, 28: 1383–1390, 2008

86. Corwin HL, Gettinger A, Pearl RG et al. Efficacy of recombinant human erythropoietin in critically ill patients: a randomized controlled trial. Jama, 288: 2827–2835, 2002

87. Duby JJ, Erstad BL, Abarca J, Camamo JM, Huckleberry Y, Bramblett SN. Impact of delayed initiation of erythropoietin in critically ill patients. BMC blood disorders, 7: 1, 2007

88. Kanakaris NK, Petsatodis, G Chalidis, B et al. The role of erythropoietin in the acute phase of trauma management: evidence today. Injury, 40: 21–27, 2009

89. Jelkmann I, Jelkmann W. Impact of erythropoietin on intensive care unit patients. Transfusion medicine and hemotherapy : offizielles Organ der Deutschen Gesellschaft fur Transfusionsmedizin und Immunhamatologie, 40: 310–318, 2013

90. McIntyre L, Tinmouth AT, Fergusson DA. Blood component transfusion in critically ill patients. Current opinion in critical care, 19: 326–333, 2013

91. Diamond PT. Severe anaemia: implications for functional recovery during rehabilitation. Disability and rehabilitation, 22: 574–576, 2000

92. Halm EA, Wang JJ, Boockvar K et al. The effect of perioperative anemia on clinical and functional outcomes in patients with hip fracture. Journal of orthopaedic trauma, 18: 369–374, 2004

93. Yoon J, Kim S, Lee SC, Lim H. Postoperative high-dose intravenous iron sucrose with low dose erythropoietin therapy after total hip replacement. The Korean journal of internal medicine, 25: 454–457, 2010

94. Ranucci M, La Rovere MT, Castelvecchio S et al. Postoperative anemia and exercise tolerance after cardiac operations in patients without transfusion: what hemoglobin level is acceptable? The Annals of thoracic surgery, 92: 25–31, 2011

95. Johnson RG, Thurer RL, Kruskall MS et al. Comparison of two transfusion strategies after elective operations for myocardial revascularization. The Journal of thoracic and cardiovascular surgery, 104: 307–314, 1992

96. Foss NB, Kristensen MT, Jensen PS, Palm H, Krasheninnikoff M, Kehlet H. The effects of liberal versus restrictive transfusion thresholds on ambulation after hip fracture surgery. Transfusion, 49: 227–234, 2009

97. Cladellas M, Farre N, Comin-Colet J et al. Effects of preoperative intravenous erythropoietin plus iron on outcome in anemic patients after cardiac valve replacement. The American journal of cardiology, 110: 1021–1026, 2012

98. Yoo YC, Shim JK, Kim JC, Jo YY, Lee JH, Kwak YL. Effect of single recombinant human erythropoietin injection on transfusion requirements in preoperatively anemic patients undergoing valvular heart surgery. Anesthesiology, 115: 929–937, 2011

99. Hogan M, Klein AA, Richards T. The impact of anaemia and intravenous iron replacement therapy on outcomes in cardiac surgery. European journal of cardio-thoracic surgery : official journal of the European Association for Cardio-thoracic Surgery, 47: 218–226, 2015

100. Ponikowski P, van Veldhuisen DJ, Comin-Colet J et al. Beneficial effects of long-term intravenous iron therapy with ferric carboxymaltose in patients with symptomatic heart failure and iron deficiency. European Heart J. 36: 657–668, 2014

101. Anker SD, Colet JC, Filippatos G et al. Rationale and design of Ferinject® Assessment in patients with IRon deficiency and chronic Heart Failure (FAIR-HF) study: a randomized, placebo-controlled study of intravenous iron supplementation in patients with and without anaemia. European journal of heart failure, 11: 1084–1091, 2009

102. Jelkmann W. Erythropoietin: back to basics. Blood, 115: 4151–4152, 2010

103. Ehrenreich H, Weissenborn K, Prange H et al. Recombinant human erythropoietin in the treatment of acute ischemic stroke. Stroke, 40: e647–656, 2009

104. Sargin D, Friedrichs H, El-Kordi A, Ehrenreich H. Erythropoietin as neuroprotective and neuroregenerative treatment strategy: comprehensive overview of 12 years of preclinical and clinical research. Best practice & research Clinical anaesthesiology, 24: 573–594, 2010

105. Fertrin KY, Lanaro C, Franco-Penteado CF et al. Erythropoiesis-driven regulation of hepcidin in human red cell disorders is better reflected through concentrations of soluble transferrin receptor rather than growth differentiation factor 15. American journal of hematology, 89: 385–390, 2014

106. Kautz L, Jung G, Valore EV, Rivella S, Nemeth E, Ganz T. Identification of erythroferrone as an erythroid regulator of iron metabolism. Nature genetics, 46: 678–684, 2014

107. D'Anna MC, Roque ME. Physiological focus on the erythropoietin-hepcidin-ferroportin axis. Canadian journal of physiology and pharmacology, 91: 338–345, 2013

108. Creange A, Lefaucheur JP, Balleyguier MO, Galacteros F. Iron depletion induced by bloodletting and followed by rhEPO administration as a therapeutic strategy in progressive multiple sclerosis: a pilot, open-label study with neurophysiological measurements. Neurophysiologie clinique = Clinical neurophysiology, 43: 303–312, 2013

109. Sonnenberg FA, Gregory P, Yomtovian R, Russell LB, Tierney W, Kosmin M, Carson JL. The cost-effectiveness of autologous transfusion revisited: implications of an increased risk of bacterial infection with allogeneic transfusion. Transfusion, 39: 808–817, 1999

110. Tomeczkowski J, Stern S, Müller A, von Heymann C. Potential Cost Saving of Epoetin alfa in Elective Hip or Knee Surgery due to Reduction in Blood Transfusions and Their Side Effects: A Discrete-Event Simulation Model. PLoS ONE, 8, 2013

111. Coyle D, Lee KM, Fergusson DA, Laupacis A. Economic analysis of erythropoietin use in orthopaedic surgery. Transfusion medicine (Oxford, England), 9: 21–30, 1999

112. Coyle D, Lee KM, Fergusson DA, Laupacis A. Cost effectiveness of epoetin-alpha to augment preoperative autologous blood donation in elective cardiac surgery. PharmacoEconomics, 18: 161–171, 2000

2

113. Marchetti M, Barosi G. Cost-effectiveness of epoetin and autologous blood donationin reducing allogeneic blood transfusions incoronary artery bypass graft surgery. Transfusion, 40: 673–681, 2000

114. Davies L, Brown TJ, Haynes S, Payne K, Elliott RA, McCollum C. Cost-effectiveness of cell salvage and alternative methods of minimising perioperative allogeneic blood transfusion: a systematic review and economic model. Health technology assessment (Winchester, England), 10: iii-iv, ix-x, 1-210, 2006

115. Singbartl G, Schleinzer W. Cost analysis of autologous transfusion methods–a study of 5,017 patients. Anasthesiologie, Intensivmedizin, Notfallmedizin, Schmerztherapie : AINS, 34: 350–358, 1999

116. So-Osman C, Nelissen RG, Koopman-van Gemert AW et al. Patient blood management in elective total hip- and knee-replacement surgery (Part 1): a randomized controlled trial on erythropoietin and blood salvage as transfusion alternatives using a restrictive transfusion policy in erythropoietin-eligible patients. Anesthesiology, 120: 839–851, 2014

Antifibrinolytika– Tranexamsäure und Aprotinin

Guenter Singbartl, Kai Singbartl, Hannes Todt, Ehrenfried Schindler,
Klaus Martin, Peter Tassani-Prell

3.1   Einleitung – 72

3.2   Pharmakologie – 73

3.3   Tranexamsäure – 83

3.4   Tranexamsäure in der Kardiochirurgie bei Säuglingen,
        Kindern und Erwachsenen – 132

3.5   Tranexamsäure versus Aprotinin in der Kardiochirurgie – 140

        Literatur – 150

G. Singbartl, K. Singbartl (Hrsg.), *Transfusionsassoziierte Pharmakotherapie*,
DOI 10.1007/978-3-662-47258-3_3, © Springer-Verlag Berlin Heidelberg 2016

┌─ **Praxisrelevante Fakten auf einen Blick** ─

Tranexamsäure (TXA) ist ein synthetisches Derivat von Lysin und bindet reversibel an Plasminogen. Der Beginn der Fibrinolysehemmung durch TXA ist organ-/gewebeabhängig (max. Reduktion im Plasma nach 30 min, Leber nach 90 min, Herz/Skelettmuskel nach 120 min). TXA wird größtenteils unverändert renal ausgeschieden. Eine Dosisanpassung bei Niereninsuffizienz ist notwendig, nicht aber bei eingeschränkter Leberfunktion. TXA ist ZNS- und plazentagängig. Die terminale Eliminationshalbwertzeit t1/2 liegt bei 2–3 h.

Die i.-v.-Gabe von 1 g TXA an gesunden Probanden führt zu Plasmaspiegeln von ≥10 mg/L über 5-6 h (für Fibrinolysehemmung notwendig: 5-15 mg/L). Bei herzchirurgischen Bypass-Operationen wurden nach 20 min. i.-v.-Gabe von 10 mg/kg gefolgt von 1mg/kg/h über ~ 1 h Plasmaspiegel von 28–31 mg/L gemessen. Meta-Analysen über verschiedene operative Fachgebiete hinweg belegen eine Minderung von Blutverlust/Transfusionsbedarf um relative 30–40 %. Topische (Orthopädie) und i.-v.-Gabe erweisen sich als gleich wirksam. RCT/Meta-Analysen zeigen nach TXA-Gabe keine Zunahme von Herzinfarkt, Apoplex, Niereninsuffizienz, TVT oder Lungenembolie.

Bei kinderchirurgischen Eingriffen mit hohem Blutverlust werden Antifibrinolytika eingesetzt. TXA ist diesbezüglich das einzige zugelassene Medikament in Deutschland. Neben einem gewissen »protektiven« Effekt auf die Thrombozytenfunktion führt TXA zu einer Reduktion der Blutungsneigung und Einsparung von Fremdblut. Mögliche Nebenwirkung ist das Auftreten von zerebralen Krampfanfällen, besonders bei Kindern < 1 Jahr. Die »optimale« Dosierung von TXA bei pädiatrischen Patienten ist noch nicht definiert. Das Bundesinstitut für Arzneimittel (BfArm) gibt eine maximale Dosierung von 20 mg/kg/Tag für die Anwendung bei Kindern an. Bei herzchirurgisch, pädiatrischen Patienten wird, wenn indiziert, z. B. wie folgt dosiert: Bolusgabe von 10 mg/kg TXA gefolgt von kontinuierlicher Gabe von 3 mg/kg/h sowie 0,1 mg/kg HLM- Priming. TXA ist zugelassen u. a. für »Operationen an Thorax und Abdomen und andere große Eingriffe, wie z. B. kardiovaskuläre Operationen«.

Seit 2013 ist Aprotinin unter Auflagen für die Herzchirurgie (primäre aortokoronare Bypassoperation) wieder zugelassen. Für diese Indikation aber zeigen die großen Beobachtungsstudien eine erhöhte Mortalität nach Aprotinin. Beide Antifibrinolytika sind in der Kardiochirurgie bei Operationen mit Herz-Lungen-Maschine zur Reduktion von Blutverlust und Fremdbluttransfusionen etablierte Therapieoptionen. Bei Off-pump Eingriffen ist eine kritische Nutzen-Risiko-Abwägung notwendig. Eine abschließende Aussage zur Wirksamkeit von TXA vs. Aprotinin aktuell ist nicht möglich. Es fehlen aussagekräftige Studien zur Nutzen-Risikobewertung beim systematischen Einsatz von Antifibrinolytika bei pädiatrischen Patienten.

TXA ist in der »WHO Model Lists of Essential Medicines« gelistet. Sie benennt wirksame, sichere und kosteneffektive Pharmaka einer Basisversorgung.

3.1   Einleitung

Guenter Singbartl, Kai Singbartl

Tranexamsäure (TXA) wurde in der Bundesrepublik Deutschland bereits 1969 als Antifibrinolytikum zugelassen, spielte aber in der Vergangenheit außerhalb von Urologie und Gynäkologie keine wesentliche Rolle. Neben diesen beiden Indikationsbereichen stand es eindeutig im Schatten von Aprotinin. Das änderte sich auch nicht in den 1980er/1990er Jahren mit der HIV-/AIDS-Problematik sowie den transfusionsassoziierten potenziellen viral-infektiösen und immanenten immunologischen Risiken der allogenen Transfusion. Es scheint, als ob mit dem nachlassenden Interesse an den z. T. personal- und kostenintensiven Verfahren der autologen Transfusion in den 2000er Jahren sowie der zunehmenden Akzeptanz einer permissiven Anämie und gezielter Vermeidung der Bluttransfusion das Interesse an pharmakologischen Alternativen bzw. das Erkennen von deren Bedeutung für die Reduktion von Blutverlust und Transfusion deutlich zugenommen hat.

Mit Beschluss vom 05.11.2007 (BfArM) wurde das Ruhen der Zulassung für Aprotinin angeordnet. Mit Bescheid vom 11.11.2013 erfolgte durch das BfArM wieder eine Teilzulassung für Aprotinin für bestimmte kardiochirurgische Eingriffe mit Einsatz der Herz-Lungen-Maschine. Danach ist Aprotinin zugelassen zur prophylaktischen Anwendung zur Verringerung von Blutverlusten und Bluttransfusionen bei erwachsenen Patienten mit hohem Risiko für größere Blutverluste, die sich einer isolierten Koronararterien-Bypassoperation unterziehen (also wenn diese Operation nicht in Kombination mit einem anderen kardiovaskulären Eingriff erfolgt). Vor dem Wiederinverkehrbringen von Aprotinin-haltigen Arzneimitteln müssen Zulassungsinhaber einen aktualisierten Risikomanagementplan vorlegen und ein Register einführen, in dem Informationen zur Anwendung von Aprotinin-haltigen Injektabilia gesammelt werden.

Für Tranexamsäure wurden mit der Veröffentlichung des BfArM vom 20.12.2012 die Fach- und Gebrauchsinformationen aktualisiert und die Zulassung in Kenntnis aktueller Daten zu Wirkung und Nebenwirkungen bzw. Risiken auf eine verbreiterte Basis gestellt: »Daten, die aus randomisierten klinischen Prüfungen und Beobachtungsstudien, einschließlich 8 Metastudien vorliegen, wurden bewertet. Der CHMP kam zu der Auffassung, dass ausreichende Belege für die Unbedenklichkeit von TXA bei Indikationen vorliegen, die über die kardiovaskuläre Chirurgie hinaus gehen, wie z. B. die Anwendung bei Patienten, die sich zahnärztlichen oder chirurgischen Eingriffen unterziehen oder bei denen ein Risiko für Komplikationen aufgrund von Blutungen besteht. Für einige Bedingungen wurden Änderungen am Wortlaut vorgeschlagen, um sie auf den aktuellen Kenntnisstand zur Anwendung von TXA zu bringen. Angesichts der festgestellten gravierenden Mängel der Wirksamkeitsdaten, der vorliegenden neuen Daten und/oder des aktuellen medizinischen Kenntnisstandes zur Anwendung von TXA und unter Berücksichtigung der mit der

Anwendung von TXA verbundenen Nebenwirkungen (einige davon schwerwiegend) vertrat der CHMP die Ansicht, dass einige dieser Indikationen entfernt werden sollten. Indikationen, für die der CHMP das Nutzen-Risiko-Verhältnis weiterhin als günstig beurteilt, sind in der nachfolgenden Liste aufgeführt.

Die Produktinformationen wurden geändert, um sicherzustellen, dass die Informationen für medizinische Fachkräfte und Patienten auf dem neuesten Stand sind. Insbesondere wurden die Anwendungsgebiete aktualisiert, so dass sie dem aktuellen wissenschaftlichen Kenntnisstand zur Anwendung von TXA entsprechen; weitere Änderungen der Produktinformationen betrafen die Aufnahme von Angaben über disseminierte intravasale Koagulation, Sehstörungen einschließlich Störungen des Farbsehvermögens, Thromboembolien, Hämaturie und Krämpfe als Warnhinweise und Empfehlungen. Bei dieser Überprüfung wurde die letzte Qualitätskontrolle der Dokumentvorlagen berücksichtigt.

Unter Berücksichtigung aller vorliegenden Daten zur Sicherheit und Wirksamkeit befürwortete der Ausschuss die Änderung der Genehmigung für das Inverkehrbringen für TXA, nachdem das Nutzen-Risiko-Verhältnis … als günstig beurteilt wurde.«

Diese Aussagen des BfArM bedingen, dass in diesem Kapitel sowohl Tranexamsäure als auch Aprotinin von den pharmakologischen Grundlagen bis hin zur indikationsbezogenen klinischen Anwendung umfassend abgehandelt werden.

3.2 Pharmakologie

Hannes Todt

In klinischen Situationen, die mit einer Aktivierung und/oder Dysregulation der Fibrinolyse einhergehen, kann die pharmakologische Inhibition der Fibrinolyse das Ausmaß des Blutverlustes reduzieren. Zu den entsprechenden klinischen Anwendungsgebieten gehören Blutungen im Rahmen von Traumata sowie chirurgischen Eingriffen an Herz, Leber, ZNS und in der Geburtshilfe. In diesem Rahmen kommen vor allem die Tranexamsäure und das Aprotinin zum Einsatz.

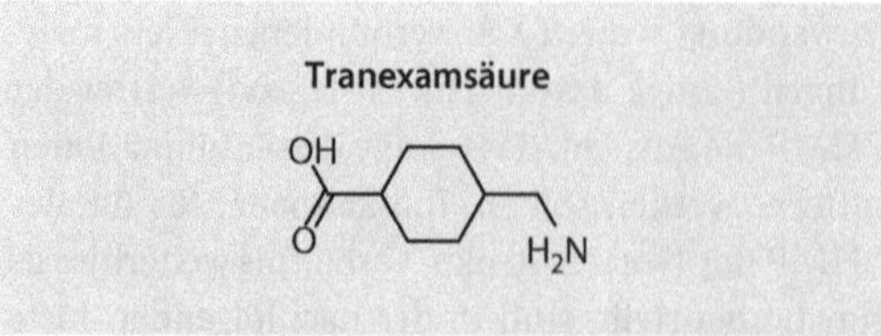

Tranexamsäure

◘ Abb. 3.1   Strukturformel von Tranexamsäure. (Nach McCormack 2012)

3.2.1 Tranexamsäure

Pharmakodynamik

Die Bindung von Plasminogen an Fibrin wird über Lysin-Seitenketten am Fibrin vermittelt, welche mit entsprechenden Bindungstaschen im Plasminogenmolekül assoziieren [1]. Tranexansäure ist ein synthetisches Derivat der Aminosäure Lysin und bindet reversibel an Plasminogen (◘ Abb. 3.1). Dadurch wird die Interaktion des Plasminogen mit Fibrin verhindert. Die Bindungstaschen für Lysin am Plasminogen sind als sog. »kringle domains« organisiert, in denen dreifache Ringstrukturen durch Disulfidbrücken stabilisiert werden. Tranexamsäure bindet mit hoher Affinität (Dissoziationskonstante = 1.1 μM/L) an die »kringle-1«-Bindungstasche und mit niedriger Affinität an weitere 4 bis 5 Stellen (Dissoziationskonstante = 750 μM/L) [2].

Obwohl nach Bindung von Tranexamsäure das Plasminogen noch zu Plasmin umgewandelt werden kann, ist eine Bindung des Komplexes an Fibrin sowie dessen Spaltung nicht mehr möglich (◘ Abb. 3.2) [3]. Auch die Bindung von α_2-Antiplasmin zu Plasmin mit nachfolgender Inaktivierung des Plasmin wird blockiert. Weiter wurde eine schwache inhibitorische Wirkung auf Thrombin nachgewiesen sowie eine Inhibition der Aktivierung von Trypsinogen durch Enterokinase und ein nicht-kompetitiver Antagonismus an Trypsin [3]. Tranexamsäure kann ebenfalls an GABA-A-Rezeptoren binden und diese blockieren [4]. GABA-A-Rezeptoren sind ligandengesteuerte Ionenkanäle, die für eine inhibitorische Signaltransduktion im ZNS verantwortlich sind. Durch die Bindung von Tranexamsäure an diese Rezeptoren könnte eine neuronale Übererregbarkeit induziert werden, was die konvulsiven Eigenschaften der Substanz bei experimenteller topischer Verabreichung im ZNS

[4–6] sowie nach versehentlicher intrathekaler Injektion beim Menschen erklären könnte [7–9].

Im Tierexperiment ist nach parenteraler Verabreichung (30 mg/kg i. v. über 10 min.) der Zeitverlauf des Eintretens der Verringerung der Plasminaktivität durch Tranexamsäure gewebeabhängig. Eine maximale Reduktion der Plasminaktivität wird im Plasma nach 30 min. beobachtet, nach 90 min. in der Leber und nach 120 min. in Herz und Skelettmuskel [10]. Die Gerinnungsparameter gesunder Probanden (aktivierte partielle Thromboplastinzeit, Prothrombinzeit, Konzentration von Gerinnungsfaktoren, Thrombozytenzahl) werden durch Tranexamsäure bei Blutkonzentrentrationen < 10 mg/mL nicht verändert. Bei Konzentrationen zwischen 1 und 10 mg/mL wird die Thrombinzeit verlängert [11]. Als Folge der Inhibition der Fibrinolyse mit Tranexamsäure kommt es zu einer Verminderung der Konzentration des D-Dimers. D-Dimere sind Abbauprodukte des quervernetzten Fibrins [12].

Pharmakokinetik

Nach intravenöser Verabreichung von 1 g Tranexamsäure wurden in gesunden Probanden über einen Zeitraum von 5–6 h Plasmakonzentrationen von ≥ 10 mg/L gemessen [11], wobei die für die Inhibition der Fibrinolyse notwendige Plasmakonzentration im Bereich von 5–15 mg/L zu liegen scheint [11, 13]. Im Rahmen von herzchirurgischen Eingriffen mit kardiopulmonalem Bypass wurden nach 20-minütiger intravenöser Infusion von 10 mg/kg gefolgt von einer Erhaltungsdosis von 1 mg/kg/h über ~ 1 h Plasmakonzentrationen von 28–31 mg/L gemessen [13].

Für Patienten im Rahmen eines elektiven herzchirurgischen Eingriffs unter Verwendung eines kardiopulmonalen Bypasses wurde errechnet, dass eine Sättigungsdosis von 12.5 mg/kg über 30 min gefolgt von einer Erhaltungsdosis von 6.5 mg/kg/h bis 4 h postoperativ sowie 1 mg/kg zugegeben zum Priming-Volumen der Herz-Lungen-Maschine zu einer intraoperativen Plasmakonzentration von ≥ 53 mg/L (334 μM) führt. Eine Sättigungsdosis von 30 mg/kg gefolgt von einer Erhaltungsdosis von 16 mg/kg/h sowie 2 mg/kg zugegeben zum Priming-Volumen der Herz-Lungen-Maschine würde demnach zu einer Tranexamsäure-Plasmakonzentration von ≥ 126 mg/L (800 μM) führen [14]. Nach intravenöser Verabreichung einer Einzeldosis Tranexamsäure

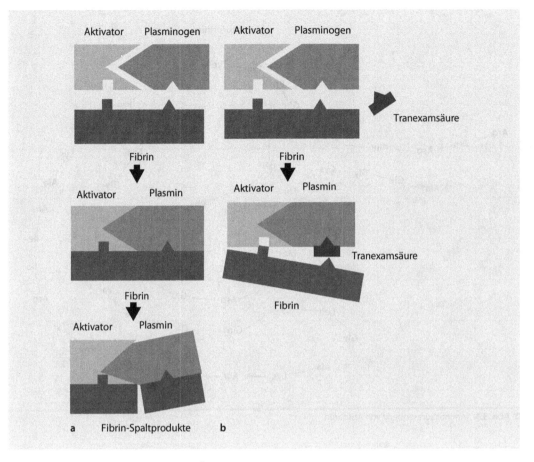

Abb. 3.2 Antifibrinolytischer Wirkmechanismus von Tranexamsäure. **(a)** Physiologischer Mechanismus der Fibrinolyse. **(b)** Blockade der Bindungsstelle für Fibrin am Plasmin(-ogen) durch Tranexamsäure. (Nach Manucci 1998)

erfolgt die Elimination in 3 Phasen [15], mit einer terminalen Halbwertszeit von 2–3 h [11, 15], wobei der überwiegende Anteil unverändert renal ausgeschieden wird [3, 11]. Entsprechend ist bei Niereninsuffizienz eine Dosisanpassung erforderlich, nicht hingegen bei verringerter hepatischer Clearance [11]. Tranexamsäure ist ZNS- und plazentagängig [11].

Nach oraler Verabreichung beträgt die Bioverfügbarkeit 33 %. Maximale Plasmaspiegel werden innerhalb von 2–3 h erreicht, nach intramuskulärer Verabreichung innerhalb von 0,5 h. Die Plasmaproteinbindung beträgt 2 %, das Verteilungsvolumen nach oraler Applikation 0.39 L/kg [3, 11].

Unerwünschte Arzneimittelwirkungen
Die häufigsten Nebenwirkungen (> 5 %) sind Diarrhö, Übelkeit, Erbrechen, Bauch-, Rücken-, Gelenks- und Kopfschmerzen sowie Müdigkeit und

Anämie [3,]. Seltener (< 1 %) wird über reversible Sehstörungen, Jucken und Exantheme berichtet [11, 16, 17]. Eine schnelle intravenöse Verabreichung kann zu Blutdruckabfall führen [11].

Selten wurde über thromboembolische Komplikationen berichtet [11]. Auch ein akutes Koronarsyndrom wurde in Zusammenhang mit der Therapie mit Tranexamsäure beobachtet [18]. Allerdings haben eine Reihe von randomisierten placebokontrollierten Studien keinen Hinweis auf eine erhöhte Inzidenz von Herzischämie bzw. Herzinfarkt, zerebrale Insulte, Niereninsuffizienz, tiefe Venenthrombose oder Pulmonalembolie gefunden. Dies gilt für herzchirurgische Eingriffe [19–21] orthopädische Operationen [22–28], Eingriffe an der Wirbelsäule [29–31] und Eingriffe am Uterus (Myektomie) [32], retropubische Prostatektomie [33], leberchirurgische Eingriffe [34],

3

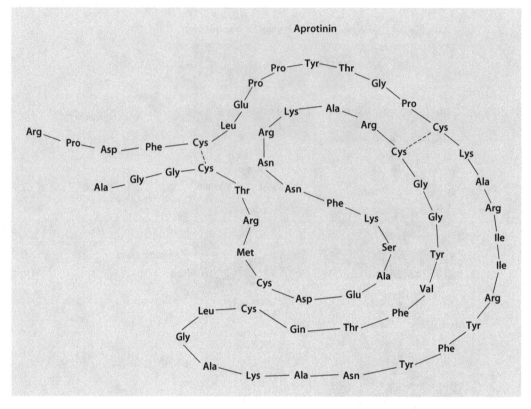

Aprotinin

☐ **Abb. 3.3**   Aminosäuresequenz von Aprotinin

Schnittentbindungen [35] sowie schwere Menstru-
ationsblutungen [36, 37] und im Rahmen der Therapie akuter Traumata [38].

Einige Studien berichten über eine erhöhte Inzidenz von epileptischen Anfällen in Zusammenhang mit der Therapie mit Tranexamsäure [39–45].
Diese Nebenwirkung dürfte bei Anwendung von
Tranexamsäure höher sein als bei Verabreichung
von Aprotinin [39, 40, 45] oder ε-Aminokapronsäure [41, 42].

In Mäusen konnte gezeigt werden dass Tranexamsäure ein kompetitiver Antagonist des inhibi-
torischen Neurotransmitters Glycin ist, was einen
möglichen Mechanismus für die prokonvulsive
Aktivität der Substanz ist [46] (siehe aber auch
die erwähnte Interaktion mit GABA-A-Rezeptoren, ▶ Abschn. 3.2.1.1).

Im Vergleich zu Aprotinin wird auch über eine
höhere Rate von persistierendem Vorhofflimmern
und Niereninsuffizienz berichtet [45].

3.2.2   Aprotinin

Aprotinin wird aus bovinen Lungengewebe gewonnen. Der Wirkstoff gehört zur Gruppe der Serpine
(Serin-Protease-Inhibitoren), wobei das Serin im
aktiven Zentrum von Proteasen durch das Lysin
an Position 15 des Aprotinins gehemmt wird [47].
Aprotinin hat besondere Affinität zu Kallikrein und
Plasmin.

Gerinnungsphysiologischer Wirkmechanismus

Aprotinin ist ein basisches (pKa 10) Polypeptid aus
58 Aminosäuren mit einem Molekulargewicht von
6512 D (☐ Abb. 3.3). Aprotinin wurde von Kraut et
al. 1930 aus bovinen Lymphknoten isoliert und als
»Inaktivator« von Kallikrein beschrieben. Kunitz
und Northrop isolierten das Polypeptid 1936 aus
bovinen Pankreas und beschrieben die Substanz als
Inhibitor von Trypsin.

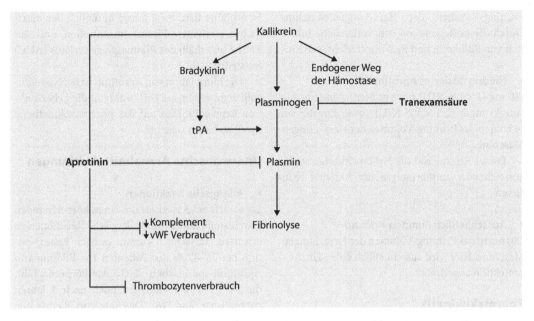

○ **Abb. 3.4** Antifibrinolytischer Wirkmechanismus von Aprotinin. Pfeile = Aktivierung, Blocklinien = Inhibition, tPA = Gewebeplasminogenaktivator; vWF = von Willebrand Faktor. (Nach Despotis et al. 2001, Segal et al. 2000)

Aprotinin hemmt dosisabhängig eine Reihe von Proteasen, z. B. Trypsin, Plasmin, Plasma Kallikrein und Gewebekallikrein. Dabei werden reversible Enzym-Inhibitor Komplexe gebildet [48]. Aprotinin hemmt die Kontaktaktivierung des Gerinnungssystems durch die Inhibition von Kallikrein (○ Abb. 3.4). Es kommt auch zur Hemmung des antikoagulatorisch wirksamen Protein C. Eine Reihe von Studien zeigt, dass bei Anwendung einer Herz-Lungen-Maschine die Plättchenfunktion erhalten bleibt [49–54]. Dieser Effekt beruht auf mehreren Faktoren, wie der Erhaltung der Funktion des Plättchen-Glykoprotein Ib, einer Reduktion der Freisetzung von Thromboxan A2 sowie auf einer verminderten Produktion von Thrombin. Es gibt allerdings auch Untersuchungen, die diese günstigen Effekte nicht bestätigen konnten [55–57].

Weiterhin wurden auch antiinflammatorische Effekte von Aprotinin beschrieben. Bei extrakorporalem Kreislauf führt Aprotinin zu einer gesteigerten Freisetzung antiinflammatorischer Zytokine, wie z. B. Interleukin 10 [58], sowie zu einer reduzierten Produktion von pro-inflammatorischem Interleukin 8 [59] und Tumor-Nekrose-Faktor-α (TNF-α) sowie Interleukin 6 [60, 61].

Aprotinin könnte auch antioxidative Effekte besitzen [62–65]. So konnte eine Verringerung der durch Zytokine vermittelten Freisetzung von Stickstoffmonoxid (NO) nachgewiesen werden [65].

Die antifibrinolytische Aktivität von Aprotinin beruht vor allem auf einer Hemmung von Plasmin [48, 49]. Es kommt zu einer Reduktion der Bildung von D-Dimeren (Abbauprodukten des Fibrins) und einer verringerten Freisetzung von Gewebeplasminogenaktivator aus Endothelzellen. Weiterhin steigt die Aktivität von α_2-Antiplasmin sowie des Plasminogen-Aktivator-Inhibitors (PAI) [50, 51, 66–70].

Dosisregime für die Anwendung von Aprotinin bei aortopulmonalen Kreislauf

Die Dosierung von Aprotinin wird häufig in Form der biologischen Aktivität als »Kallikrein-inhibitorische Einheiten (KIU)« angegeben, entsprechend 1 mg = 7143 KIU. Folgende Standardregime sind beschrieben [71]:

- **Hoch dosiertes Aprotinin**
280 mg (2×106 KIU) i. v. vor Sternotomie gefolgt von 70 mg/h (5×105 KIU) Dauerinfusion während des Eingriffs sowie Zugabe von 280 mg in das

Priming-Volumen der Herz-Lungen-Maschine. Durch dieses Regime soll eine verlässliche Inhibition von Kallikrein und Plasmin erreicht werden.

■ **Niedrig dosiertes Aprotinin**

140 mg (1 × 106 KIU) i. v. vor Sternotomie gefolgt von 35 mg/h (2,5 × 105 KIU) sowie Zugabe von 140 mg in das Priming-Volumen der Herz-Lungen-Maschine.

Dieses Regime soll die Nebenwirkungsrate bei ausreichender antifibrinolytischer Aktivität reduzieren.

■ **Ausschließlich Pumpen-Priming**

280 mg in das Priming-Volumen der Herz-Lungen-Maschine. Hier wird ausschließlich eine Plättchenprotektion angestrebt.

Pharmakokinetik

Für eine Inhibition von Kallikrein sind Aprotinin-Plasmakonzentrationen von 28–35 mg/L notwendig, für die Inhibition von Plasmin 7–17 mg/L [48, 72–74]. Bei Anwendung des Hochdosis-Regime wurden mittlere Plasmakonzentrationen von 37–47 mg/L bei Beginn des aortopulmonalen Bypasses erreicht und 26–27 mg/L bei Ende des Bypasses. In einer anderen Studie wurden während des Bypasses durch das gleiche Regime Plasmakonzentrationen $\geq$ 25 mg/L bzw. $\geq$ 28 mg/L ermittelt [74].

Nach Verabreichung einer einzigen 30-minütigen Infusion von 70–280 mg an Patienten vor herzchirurgischen Eingriffen oder vor elektiver abdomineller Hysterektomie wurden maximale Plasmaspiegel von 8,4–59,6 mg/L (60–425,7 × 103 KIU/L) erreicht. Ein lineares pharmakokinetisches Profil wird im Dosisbereich von 70–280 mg beschrieben.

Nach i.-v.-Verabreichung erfolgt eine rasche Verteilung in das Extrazellulärvolumen. Die Elimination erfolgt biphasisch mit Eliminationshalbwertszeiten von jeweils 0,32–0,5 h bzw. 5,25–8,28 h. Aprotinin kumuliert innerhalb der Tubuluszellen der Niere. Nach glomerulärer Filtration wird der Wirkstoff in die Tubuluszellen absorbiert und lysosomal abgebaut. Entsprechend ist die totale Ausscheidung im Harn gering (1,1–8,7 %).

Eine Studie an weiblichen Patienten konnte keine signifikanten altersabhängigen Unterschiede (< 60 Jahre bzw. > 60 Jahre) bezüglich der maximalen erreichten Plasmakonzentration und der Fläche unterhalb des Plasmaspiegelverlaufs (AUC) feststellen [71].

Die Elimination von Aprotinin ist bei Niereninsuffizienz verlängert [75], während die Leberfunktion keinen Einfluss auf das pharmakokinetische Profil zu haben scheint.

Unerwünschte Arzneimittelwirkungen

■ **Allergische Reaktionen**

Da es sich bei Aprotinin um einen körperfremden Eiweißstoff handelt, sind allergische Reaktionen zu erwarten. Tatsächlich kommt es nach Erstexposition bei 26–47 % der Patienten zur Bildung von Aprotinin-spezifischen IgG Antikörpern [48], die bei 39 % der Patienten noch nach 4 Jahren nachweisbar sind [76]. Die Rate von allergischen Reaktionen bei Verabreichung des Hochdosis-Regime beträgt 0,3–0,6 % [48]. Andererseits wurde in einer Meta-Analyse die Rate von allergischen Reaktionen mit $\leq$ 0,1 % entsprechend Placeboniveau angegeben [71]. Nach Reexposition wurden bei 2,8 % der Patienten Immunreaktionen verzeichnet [77]. Insbesondere ist auf die Reexposition nach Anwendung von Aprotinin-hältigen Fibrinklebern zu achten. Wenn die Reexposition nach weniger als 6 Monaten erfolgt ist die Häufigkeit von allergischen Reaktionen deutlich höher (4,5 %) als nach längeren Intervallen (1,5 %). Allerdings wurden in diesen Studien alle Patienten mit Antihistaminika oder Corticosteroiden vorbehandelt [71, 77]. Auch eine Reihe von anaphylaktischen Reaktionen nach Aprotininverabreichung wurde berichtet [78–83].

■ **Störungen der Nierenfunktion**

Die Kumulation von Aprotinin in Nierentubuluszellen lässt einen möglichen Einfluss der Substanz auf die Nierenfunktion vermuten. Allerdings ist die Datenlage hierzu nicht eindeutig. Während einige Studien eine Erhöhung der Plasmakreatininkonzentration bei Therapie mit Aprotinin berichten [48, 84], konnte dies in anderen Untersuchung nicht bestätigt werden [85, 86]. Auf der anderen Seite berichten zwei rezente Meta-Analysen (randomisierte sowie Observationsstudien) über ein höheres Risiko von Nierendysfunktion und Nierenversagen bei antifibrinolytischer Therapie mit Aprotinin im Vergleich zu Tranexamsäure [87, 88].

- **Thromboembolische Komplikationen**

Der antifibrinolytische Wirkmechanismus von Aprotinin legt nahe, dass es zu einer erhöhten Inzidenz an Gefäßverschlüssen kommen könnte, insbesondere bei aortokoronaren Bypassoperationen. In der Tat haben einige Studien eine erhöhte Rate an Gefäßokklusionen bei Verwendung von Aprotinin berichtet [89–91]. Andere Studien konnten dies nicht bestätigen [92, 93]. Auch bezüglich der Inzidenz von Myokardinfarkten ist die Datenlage nicht eindeutig. Lemmer et al. beobachteten eine signifikant höhere Inzidenz von Myokardinfarkten bei Patienten, die im Rahmen von aortokoronaren Bypassoperationen Aprotinin (ausschließlich Pumpen-Priming-Dosisregime) erhielten als in einer mit Placebo behandelten Kontrollgruppe [85]. Eine andere Studie konnte dies nicht bestätigen [86]. In der Folge zeigte eine Meta-Analyse einen nicht-signifikanten Trend für eine erhöhte Inzidenz von Myokardinfarkten und einer erhöhten Mortalität bei Anwendung von Aprotinin. Zwei rezente Meta-Analysen fanden hingegen keinen Hinweis auf eine erhöhte Inzidenz von Myokardinfarkten durch die Therapie mit Aprotinin [87, 88].

- **Arzneimittelinteraktionen**

Aprotinin hemmt dosisabhängig die Wirkung von Thrombolytika wie Streptokinase, Urokinase und r-TPA (Alteplase). Da Aprotinin Nierenfunktionsstörungen auslösen kann sind Pharmaka mit nierenschädigendem Potential (z. B. Aminoglykoside) zu vermeiden. Während der Therapie mit Aprotinin ist eine ausreichende Heparinisierung zu gewährleisten, um thrombotische Komplikationen bzw. Blutungen als Folge eines Verbrauchs von Gerinnungsfaktoren zu verhindern. Aprotinin verursacht eine Verlängerung der partiellen Thromboplastinzeit und der Celite-aktivierten Gerinnungszeit. Daher sollte die partielle Thromboplastinzeit nicht als Kontrollparameter für die Aufrechterhaltung einer ausreichenden Antikoagulation verwendet werden. Hingegen wird die Verwendung der aktivierten Gerinnungszeit (ACT) empfohlen (Celite-ACT > 750 s, Kaolin-ACT > 480 s).

3.2.3 Klinische Anwendung von Tranexamsäure und Aprotinin

Herzchirurgie

Operationen unter aortopulmonalem Bypass können zu einer Aktivierung des fibrinolytischen Systems führen, wobei es besonders an den künstlichen Kontaktflächen im Kreislauf der Herz-Lungen-Maschine zu einer Aktivierung von Thrombin mit nachfolgender Fibrinolyse kommen kann. Dieser Prozess kann durch Heparinisierung nur unzureichend gehemmt werden. Daraus ergibt sich die Notwendigkeit der Anwendung antifibrinolytischer Substanzen im Rahmen des aortopulmonalen Kreislaufs. Sowohl ε-Aminokapronsäure als auch Tranexamsäure führen bei prophylaktischer Gabe zu einer Reduktion des Blutverlusts [21, 42, 88, 94]. Allerdings hat die Studie von Mangano et al. eine erhöhte Wirksamkeit von Aprotinin im Vergleich zu den Lysinanaloga gezeigt [95]. Auch in pädiatrischen Patienten führt Tranexamsäure zu einer Verringerung des Blutverlusts [96–98] und Reduktion der Mortalität [99]. Bei diesen Patienten scheint Tranexamsäure zu einer höheren Inzidenz von epileptischen Anfällen zu führen als ε-Aminokapronsäure [98].

Koronare Bypassoperationen ohne aortopulmonalen Bypass (»Off-pump coronary artery bypass«, OPCAB) sind weniger invasiv als »On-pump«-Interventionen. Allerdings sind im Rahmen von OPCAB häufig Bluttransfusionen notwendig, welche die Zusatztherapie mit Antifibrinolytika sinnvoll erscheinen lassen. Tranexamsäure wurde mit dieser Indikation erfolgreich angewendet [100, 101].

Trauma

Gerinnungsstörungen finden sich bei 1/3 von schwer traumatisierten Patienten bei Ankunft im Krankenhaus und tragen wesentlich zur Mortalität bei. In einer rezenten Multicenter-Studie (»The Clinical Randomisation of an Antifibrinolytic in Significant Haemorrhage 2 Trial«; CRASH-2) wurden 20.211 erwachsene Patienten mit schweren Blutungen nach Trauma bezüglich der Verabreichung von Tranexamsäure (1 g Bolus + 1 g Infusion über 8 h) bzw. Placebo randomisiert. Die Therapie wurde unabhängig vom Vorhandensein einer Gerinnungsstörung durchgeführt Die Gesamtmortalität war in der Behandlungsgruppe signifikant niedriger als in der Kontrollgruppe (relatives Risiko 0.91) [38]. Die Verabreichung von Tranexamsäure führte zu einer Reduktion des Blutverlusts ohne Zunahme an thromboembolischen Ereignissen. Allerdings war der prognostisch günstige Effekt nur vorhanden, wenn die Therapie innerhalb von 3 h nach Trauma begonnen wurde. Ein späterer Therapiebeginn war mit einer erhöhten Mortalität infolge Blutverlusts verbunden [102].

Eine im Rahmen der CRASH-2-Studie durchgeführte Untersuchung bezüglich des Effekts von Tranexamsäure auf traumatisch bedingte Hirnblutungen war inkonklusiv [103]. Diese Fragestellung wird derzeit im Rahmen des CRASH-3-Trials untersucht [104].

Orthopädische Chirurgie

Orthopädische Eingriffe sind mit signifikanter Gewebetraumatisierung und erheblichem Blutverlust assoziiert. In Folge kommt es nicht selten zu Gerinnungsstörungen. Entsprechend wurde die Prophylaxe von Gerinnungsstörungen durch antifibrinolytische Therapie versucht. Ein Cochrane-Review über 6 randomisierte Studien, in welchen eine antifibrinolytische Therapie im Rahmen von Skolioseoperationen angewendet wurde, fand eine signifikante Reduktion des Blutverlusts durch die Verabreichung von Antifibrinolytika im Vergleich zur Placebogruppe [105]. Der Effekt von Tranexamsäure auf Blutverlust im Rahmen von Wirbelsäulenoperationen wurde in einer randomisierten Studie an 151 Patienten untersucht. Tranexamsäure reduzierte den geschätzten perioperativen Blutverlust um 25 %, allerdings ohne Effekt auf die Rate notwendigen Bluttransfusionen oder die Dauer der Hospitalisierung [29]. Ein ähnliches Ergebnis wurde in einer retrospektiven Studie über Wirbelsäulenoperationen an 84 Kindern berichtet [105]. Eine Meta-Analyse fand eine Reduktion der Anzahl allogener Bluttransfusionen im Rahmen von orthopädischen Operationen durch Aprotinin und Tranexamsäure [106].

Eine weitere Meta-Analyse untersuchte den Effekt von einer antifibrinolytischen Therapie auf die Rate von Bluttransfusionen im Rahmen von Hüft- und Kniegelenksersatzoperationen [107]. Das relative Risiko für die Notwendigkeit einer Bluttransfusion war für die Substanzen Tranexamsäure, ε-Aminokapronsäure und Aprotinin jeweils 0,47 (95 % CI, 0.40 bis 0.55), 0,64 (95 % CI, 0.21 bis 1.93) und 0.6 3 (95 % CI, 0,50 bis 0,80). Das Risiko von venösen Thrombosen war durch die Therapie nicht erhöht.

Chirurgische Eingriffe an der Leber

- **Lebertransplantation**

Im Rahmen von Lebertransplantationen wird bei mehr als 3/4 der Fälle eine Hyperfibrinolyse beobachtet. Sowohl Aprotinin als auch Tranexamsäure sind in der Lage, das Blutungsrisiko bei diesen Eingriffen zu verringern.

In einer randomisierten, placebokontrollierten Doppelblindstudie konnte eine Reduktion des Blutverlusts um bis zu 60 % durch Verabreichung von Aprotinin erreicht werden [107]. Die Notwendigkeit für Bluttransfusionen wurde um bis zu 37 % gesenkt, ohne dass eine erhöhte Rate von thromboembolischen Ereignissen beobachtet wurde. Auch für Tranexamsäure konnte in einer randomisierten placebokontrollierten Doppelblindstudie eine signifikante Reduktion von Erythrozytentransfusionen nachgewiesen werden [108]. ε-Aminokapronsäure war in dieser Studie der Tranexamsäure unterlegen. Keines der beiden Lysinanaloga führte zu einer höheren Rate an Thrombosen. In einer rezenten retrospektiven Studie an insgesamt 1492 Patienten war die Verabreichung von Aprotinin mit einem nicht-signifikanten Trend zu venösen Thromboembolien verbunden [109]. In einem Head-to-head-Vergleich waren Tranexamsäure und Aprotinin gleich wirksam [110]. Eine Meta-Analyse von 23 Studien, die zwischen 1993 und 2005 durchgeführt wurden, unterstützte die Gleichwertigkeit von Tranexamsäure und Aprotinin in dieser Indikation [111]. Diese Schlussfolgerung wird durch eine rezente Kohortenstudie an 400 Lebertransplantationen sowie durch einen Open-label-Vergleich bei 51 Transplantationen unterstützt [112, 113]. Allerdings kommt eine rezente Cochrane-Übersichtsarbeit zu dem Schluss, dass die Beweislage in diesem Bereich durch ein hohes Risiko von systematischen Fehlern (»Bias«) eingeschränkt ist [114].

- **Leberresektion**

Schwere Blutungen stellen bei Leberresektionen ein weit geringeres Problem dar als bei Lebertransplantationen. Immerhin konnte gezeigt werden, dass die Verabreichung von Tranexamsäure im Rahmen von Resektionen von Lebertumoren zu einer signifikanten Reduktion des Blutverlusts führt. Außerdem war im Gegensatz zur Kontrollgruppe bei keinem der behandelten Patienten eine Bluttransfusion notwendig [34].

- **Geburtshilfe**

Die Anwendung von Tranexamsäure zur Therapie von postpartalen Blutungen wurde in einer Reihe von Studien untersucht [115–118]. Allerdings kam ein Cochran-Review im Jahr 2010 zum Schluss, dass methodische Mängel die Beurteilung der Datenlage aus diesen Studien limitieren [119]. In einer rezenten Open-label-Studie wurden 154 Patientinnen mit einem postpartalen Blutungsvolumen von > 800 mL innerhalb von 2 h nach vaginaler Geburt bezüglich der Verabreichung von Tranexamsäure (4 g in 1 h gefolgt von 1 g/h über 6 h) oder keiner antifibrinolytischen Therapie randomisiert [120]. Die antifibrinolytische Therapie war mit einer signifikant besseren Kontrolle der Blutungen mit uterotonischen Substanzen sowie mit einer signifikant geringeren Blutungsdauer sowie einer verringerten Anzahl von Erythrozytentransfusionen verbunden. Das Behandlungsrisiko der Therapie mit Tranexamsäure kann aus dieser Studie aufgrund zu geringer Patientenzahlen nicht beurteilt werden. Der Nutzen einer prophylaktischen Verabreichung von Tranexamsäure vor einer Sectio caesarea wurde von Gungorduk et al. an 660 Patientinnen untersucht [35]. Der tatsächliche Blutverlust wurde in dieser Studie nicht gemessen, aber der geschätzte Blutverlust war in der Placebogruppe signifikant höher.

- **Neurochirurgie**

In einer Reihe von Studien wurde die Anwendung von Fibrinolytika bei Subarachnoidalblutung infolge Aneurysmaruptur untersucht. Hier kommt es nach neurochirurgischer Intervention häufig zu Nachblutungen, welche möglicherweise durch Antifibrinolytika verhindert werden könnten. Frühe Studien dazu ergaben keinen Hinweis auf eine Verhinderung der Nachblutungsinzidenz bzw. eine Verbesserung des klinischen Outcomes durch Antifibrinolytika [121, 122]. Neuere Untersuchungen hingegen zeigen, dass ein früher Einsatz einer fibrinolytischen Therapie sowohl die Rate an Nach-

blutungen und/oder die Inzidenz ischämischer Komplikationen reduziert [123–125]. Allerdings steht der Beweis einer Verbesserung des endgültigen klinischen Outcomes durch fibrinolytische Therapie bei Subarachnoidalblutung noch aus [126].

Zusammenfassung
Tranexamsäure vs. Aprotinin

Bis zum Jahr 2008 war Aprotinin in einigen EU Staaten zur Anwendung an Patienten während aortokoronarer Bypassoperationen zugelassen. Aufgrund der Datenlage aus 4 Observationsstudien sowie einer randomisierten Studie wurde die Zulassung durch die Europäische Arzneimittel-Agentur im Februar 2008 ausgesetzt. Die erwähnten Studien zeigten eine Verbindung zwischen der Verabreichung von Aprotinin und einer erhöhten Mortalität. In der Studie von Mangano et al. (2006) wurden 4374 Patienten im Rahmen einer aortokoronaren Bypassoperation mit Aprotinin, ε-Aminokapronsäure bzw. Tranexamsäure behandelt [95]. Alle 3 Substanzen führten zu einer ähnlichen Verminderung des Blutverlusts. Nur die Verabreichung von Aprotinin, nicht aber die von ε-Aminokapronsäure bzw. Tranexamsäure war in dieser Studie mit einem erhöhten Risiko von Nierenversagen, Myokardinfarkt, Herzinsuffizienz, Schlaganfällen, Enzephalopathie sowie einer erhöhten Mortalität verbunden.

In einer anderen Studie war die Verabreichung von Aprotinin mit renaler Dysfunktion verbunden [127]. Andererseits wurde in einer weiteren Untersuchung die renale Dysfunktion auf die Bluttransfusionen als solche zurückgeführt [128]. Eine zusätzliche Analyse der Kohorte aus der Studie von Magano [95] ergab eine unabhängige Assoziation zwischen der Verabreichung von Aprotinin und einer erhöhten 5-Jahres-Mortalität [129]. Eine erhöhte Mortalität im Vergleich zu ε-Aminokapronsäure bei Verabreichung von Aprotinin während aortokoronarer Bypassoperation wurde in der Folge von Schneeweiss et al. berichtet [130]. Schließlich musste eine rezente randomisierte Multicenter-Studie (BART I – »blood conservation using antifibrinolytics in a randomized trial«) wegen (nicht-signifikant) erhöhter Sterblichkeit nach Verabreichung von Aprotinin vorzeitig terminiert werden. In dieser Studie wurden 2331 Patienten, an denen herzchirurgische Eingriffe mit hohem Blutungsrisiko durchgeführt wurden, bezüglich der Therapie mit Aprotinin, Tranexamsäure oder ε-Aminokapronsäure randomisiert. Die 30-Tage-Mortalität betrug jeweils 6 %, 3.9 % sowie 4 % [131]. Paradoxerweise war die Verabreichung von Aprotinin mit einem geringeren Blutungsrisiko verbunden. In der Folge wurden allerdings Schwachstellen in den erwähnten Studien gefunden, was schließlich zur Aufhebung der Aussetzung der Marktzulassung von Aprotinin durch die Europäische Arzneimittel-Agentur im Februar 2012 führte. So führte die FDA eine Re-Analyse der »in-hospital-data« der Studie von Magano et al. [95] durch und fand eine signifikante Assoziation zwischen der Verabreichung von Aprotinin und der Dialyserate (im Vergleich zu keiner Behandlung), aber keine Verbindung zwischen der Anwendung von Aprotinin und der Rate an Myokardinfarkten, Herzinsuffizienz, Schlaganfall und Krankenhausmortalität. Auch konnte nicht ausgeschlossen werden, dass Aprotinin vermehrt an Patienten mit erhöhtem Mortalitätsrisiko verabreicht wurde, wodurch ein systematischer Fehler entstanden sein könnte [132].

Auch eine Reevaluierung der Studien von Mangano et al. (2006), Karkouti et al. (2006), und der von Bayer in Auftrag gegebenen i3-Drug-Safety (2007) durch die Europäische Arzneimittel-Agentur kam zum Schluss, dass es keine Evidenz für eine erhöhte perioperative Mortalität im Zusammenhang mit der Anwendung von Aprotinin gibt.

Weiterhin ergab eine Analyse der in der i3-Drug-Safety-Studie publizierten Daten nur eine nicht-signifikante Assoziation zwischen der Verabreichung von Aprotinin und der 7-Tage-Krankenhausmortalität (EMEA). Für die für die Suspendierung der Zulassung von Aprotinin durch die EMEA sehr wichtige BART-Studie [131] wurden folgende Mängel ins Gespräch gebracht [132], EMEA:

- der nicht gerechtfertigte Ausschluss von 137 Patienten von der Analyse nach Randomisierung; eine Reanalyse nach Einbeziehung dieser Patienten reduzierte die Signifikanz des Mortalitätssignals für Aprotinin,
- eine nicht erklärte Reklassifizierung der Studienergebnisse, insbesondere des primären Endpunktes (massive postoperative Blutung),
- der Mortalitätstrend in den von der Studie ausgeschlossenen Patienten und der inkludierten Patienten war entgegengesetzt,

- die Anwendung von Heparin als Antikoagulanz während des kardiopulmolalen Bypasses war uneinheitlich und zum Teil insuffizient,
- die Überwachung der Heparinisierung mittels der aktivierten Gerinnungszeit könnte durch die Verabreichung von Aprotinin beeinflusst worden sein.

Die Daten der BART-Studie konnten nicht repliziert werden. Bei Analyse weiterer randomisierter Studien unter Ausschluss der BART-Studie konnte das erhöhte Mortalitätsrisiko durch Aprotinin im Vergleich zu anderen antifibrinolytischen Pharmaka nicht verifiziert werden. Auch eine rezente Meta-Analyse unter Einbeziehung der BART-Studie konnte keine Erhöhung der Mortalität in Zusammenhang mit der Anwendung von Aprotinin zeigen [133].

Der Ausschuss für Humanarzneimittel (CHMP) der Europäische Arzneimittel-Agentur kam zu dem Schluss, dass der Nutzen der Anwendung von Aprotinin gegenüber den Risiken überwiegt, und empfahl eine Aufhebung der EU-weiten Aussetzung der Genehmigung für das Inverkehrbringen Aprotinin-haltiger Arzneimittel, die seit 2008 bestand. Der CHMP erteilte Auflagen für die Wiedereinführung Aprotinin-haltiger Arzneimittel in den Markt und gab Empfehlungen zur Anwendung von ε-Aminokapronsäure und Tranexamsäure.

In einem rezenten Review (2013) wurde die Datenlage zur Frage Aprotinin versus Lysinanaloga bei herzchirurgischen Eingriffen wie folgt zusammengefasst [134]:

- Es scheint gesichert, dass Aprotinin bei einer Reihe von herzchirurgischen Eingriffen das Ausmaß von Blutungen, die Anzahl von Transfusionen sowie erneuten Eingriffen zur Kontrolle von Blutungen reduziert.
- Es ist derzeit nicht gesichert, dass die Anwendung von Lysinanaloga unbedenklicher ist als die von Aprotinin.

Immerhin wurde über eine erhöhte Komplikationsrate sowie Mortalität bei herzchirurgischen Eingriffen nach Marktrücknahme von Aprotinin berichtet [135]. Allerdings gibt es für Aprotinin doch zwei relevante sicherheitspharmakologische Aspekte [136].

- Ein transienter, geringfügiger, aber statistisch signifikanter Anstieg des Plasmakreatinins. Hingegen gibt es keinen Beweis einer Assoziation der Therapie mit Aprotinin mit einem erhöhten Risiko für Nierenversagen.

— Wie oben erwähnt kann es vor allem bei Reexposition gegenüber Aprotinin zu anaphylaktoiden Reaktionen kommen.

Letztlich hängt die Indikation zur Therapie mit antifibrinolytischen Wirkstoffen vom jeweiligen Nutzen-Risiko Verhältnis ab. Hier steht dem Risiko der Verwendung von Antifibrinolytika häufig das Risiko der vermehrten Verabreichung von Bluttransfusionen gegenüber (eine besondere Rolle spielen sicherlich jene Blutungen, die per se zu Organschädigungen führen, wie z. B. Hirnblutungen). Dabei wird gerade das mit Bluttransfusionen assoziierte Risiko bezüglich des Therapieerfolgs bei Hochrisiko-Patienten kontrovers beurteilt, wobei aus ethischen Gründen diesbezügliche kontrollierte Studien fehlen [134].

3.3   Tranexamsäure

Guenter Singbartl, Kai Singbartl

3.3.1   Tranexamsäure–Klinische Datenlage bei nicht-kardiochirurgischer operativer und nicht-operativer Indikation

Indikationen
Mit der Veröffentlichung des BfArM vom 20.12.2012 wurden die Fach- und Gebrauchsinformationen für Tranexamsäure (TXA) aktualisiert und die Zulassung in Kenntnis aktueller Daten zu Wirkung und Nebenwirkungen bzw. Risiken auf eine verbreiterte Basis gestellt. Danach ist der Einsatz von TXA indiziert zur »Prävention und Behandlung von Blutungen aufgrund generalisierter oder lokaler Fibrinolyse bei Erwachsenen und bei Kindern ab dem ersten Lebensjahr.«

»Die Indikationen umfassen insbesondere:
— Blutungen aufgrund generalisierter und lokaler Fibrinolyse wie z. B.:
    — Menorrhagie und Metrorrhagie;
    — gastrointestinale Blutungen;
    — Harnwegsblutungen nach Eingriffen die Prostata oder die Harnwege betreffend;

— Eingriffe im Hals-Nasen-Ohrenbereich (Adenektomie, Tonsillektomie, Zahnextraktionen);
— gynäkologische Eingriffe oder Störungen obstetrischen Ursprungs;
— Operationen an Thorax und Abdomen und andere große Eingriffe, wie z. B. kardiovaskuläre Operationen;
— Behandlung von Blutungen aufgrund der Verabreichung eines Fibrinolytikums.«

Operative Medizin

Trauma
Die aktuell wohl bekannteste und numerisch absolut größte Randomized Controlled Trial (RCT) zu TXA ist die CRASH-2-Studie (CRASH-2 trial collaborators 2010); sie untersucht die Wirkung von TXA im Vergleich zu Placebo auf den klinischen Ooutcome bei Traumapatienten. In diese Multi-Center-Studie (RCT) sind insgesamt 20.211 erwachsene Traumapatienten von 274 teilnehmenden Kliniken in 40 Ländern einbezogen; davon werden 10.060 in der TXA- sowie 10.067 in der Placebo-Gruppe ausgewertet. Entsprechend der Randomisierung erhalten die Patienten in der TXA-Gruppe innerhalb von 8 Stunden nach dem Trauma eine initiale Kurzinfusion von 1 g TXA über 10 min, gefolgt von einer Infusion von 1 g TXA über 8 Stunden; Patienten in der Placebogruppe erhalten jeweils eine volumengleiche 0,9% NaCl-Infusion. ◘ Tab. 3.1 fasst wesentliche Primärergebnisse dieser Studie hinsichtlich Mortalität und Letalität zusammen.

TXA senkt im Vergleich zur Kontrollgruppe statistisch signifikant die Mortalität sowie die Blutungsbedingte Letalität, erhöht aber nicht das thromboembolische Risiko. Es ist bekannt, dass bei einer großen Mehrheit der Traumapatienten die Hyperfibrinolyse einen wesentlichen Bestandteil der Trauma-assoziierten Koagulopathie (»Acute Traumatic Coagulopathy«) darstellt (Übersicht s. Lier 2014). Somit ist es nicht überraschend, dass die Gabe eines Antifibrinolytikums in der Frühphase nach einem Trauma das Ausmaß des Blutverlustes vermindern und die Überlebensrate erhöhen kann (Levy 2013).

Die Letalität betreffend Multiorganversagen, Schädel-Hirn-Trauma sowie sonstiger Ursachen bleibt unverändert im Vergleich zur Kontrollgruppe. Die NNT (number needed to treat) beträgt 67;

3

◘ Tab. 3.1 Mortalität und Letalität bei Traumapatienten mit und ohne Gabe von Tranexamsäure (Mod. n. CRASH-2 trial collaborators, 2010)

Mortalität und Letalität	TXA (n = 10.060)	Placebo (n = 10.067)	Ergebnis RR (95% CI)	p-Wert	ARR (%)
Mortalität	1.463 (14,5%)	1.613 (16,0%)	0,91 (0,85–0,97)	0,0035	1,5
Letalität					
Blutung	489 (4,9%)	574 (5,7% 9	0,85 (0,76–0,96)	0,0077	0,8
Multi-Organ-Versagen	209 (2,1%)	233 (2,3%)	0,90 (0,75–1,08)	0,25	0,2
Schädel-Hirn-Trauma	603 (6,0%)	621 (6,2%)	0,97 (0,87–1,08)	0,60	0,2
Sonstige Ursachen	129 (1,3%)	137 (1,4%)	0,94 (0,74–1,20)	0,63	0,1
*Thrombo-Embolien	33 (0,3%)	48 (0,5%)	0,69 (0,44–1,07)	0,096	0,2

*Herzinfarkt, Apoplex, Lungenembolie
TXA = Tranexamsäure, ARR = Absolute Risiko-Reduktion

d. h. es müssen jeweils 67 Traumapatienten mit TXA behandelt werden, um zusätzlich einem Patienten mittels TXA das Überleben zu sichern.

Hinsichtlich der Transfusionsnotwendigkeit und Anzahl transfundierter Blutprodukte finden sich zwischen Verum- und Placebogruppe in Bezug auf die Gesamtzahl der transfundierten Blutprodukte sowie betreffend operativer Differenzierung keine statistisch signifikanten Unterschiede für die transfundierten Blutprodukte. Die Transfusionsrate in beiden Gruppen liegt jeweils bei ca. 50 % (50,4 % vs. 51,3 %). Die Anzahl transfundierter Einheiten unterscheidet sich ebenfalls nicht zwischen TXA- (6,06 ± 9,98) und Placebo-Gruppe (6,29 ± 10,31). Das aber wirft zusätzliche Fragen auf, u. a. in Bezug auf Vergleichbarkeit der Transfusionsindikationen bzw. deren Einhalten; ein durchaus schwieriges Unterfangen bei einer derart großen internationalen Multi-Center-Studien mit weit über 200 teilnehmenden Kliniken in 40 Ländern.

In der Subgruppenanalyse ist betreffend verschiedener Outcome-relevanter Kriterien insbesondere der möglichst frühe Zeitpunkt der TXA-Gabe nach dem Trauma für die blutungsbedingte Letalität von Bedeutung (◘ Tab. 3.2).

Mit zeitlicher zunehmender Latenz zwischen Trauma und der i.-v.-Gabe von TXA steigt die Blutungs-assoziierte Letalität an. Bei TXA-Gabe jenseits von 3 Stunden nach dem Trauma besteht möglicherweise sogar eine potenzielle zusätzliche Gefährdung des Patienten.

Als weitere Outcome-relevante Determinante erweist sich ein initialer systolischer Blutdruckwert von ≤75 mmHg; RR: 0,87 (0,76–0,99). Hinsichtlich weiterer Parameter ist der Zusammenhang mit TXA unsicher. Sowohl der Schweregrad des SHT als auch des peripheren Traumas stellen bekanntermaßen per se unabhängige Determinanten für die klinische Prognose dar.

Da es sich bei der TXA um ein Antifibrinolytikum handelt, stellt sich zwangsläufig die Frage nach den potenziellen thromboembolischen Risiken. Eine Zusammenstellung thromboembolischer Komplikationen gibt (◘ Tab. 3.3).

Für keines der untersuchten thromboembolischen/vaso-occlusiven Risiken lässt sich ein nachteiliger Effekt von TXA aufzeigen. Hinsichtlich des potenziellen Risikos eines (letalen) Herzinfarktes scheint die Gabe von TXA sogar von Vorteil, mögli-

▣ **Tab. 3.2** Blutungsbedingte Letalität bei Traumapatienten in Abhängigkeit vom Zeitpunkt der Tranexamsäure-Gabe nach dem Trauma. (Mod. n. CRASH-2 trial collaborators, 2010)

Zeit bis zur TXA-Gabe (h)	TXA (n=10.056)	Placebo (n=10.062)	ARR (%)	Rel. Risiko (95 % CI)	RRR (95 % CI)	p-Wert
≤1 h	5,3 % 198/3.747	7,7 % 286/3.704	-2,4	0,68 (057–0,82)	Rel. -32 % (rel. -43– -18 %)	< 0,0001
>1–3 h	4,8 % 147/3.037	6,1 % 184/2.996	-1,3	0,79 (0,64–0,97)	rel. -21 % (rel. -3– -36 %)	0,03
>3 h	4,4 % 144/3272	3,1 % 103/3.362	+1,3	1,44 (1,12–1,84)	rel. +44 % (rel. +12– +84 %)	0,004

TXA = Tranexamsäure, ARR = Absolute Resiko-Reduktion, RRR = Relative Risiko-Reduktion

▣ **Tab. 3.3** Differenzierung thromboembolischer/vaso-occlusiver Komplikationen nach Gabe von Tranexamsäure. (Mod. n. CRASH-2 trial collaborators, 2010)

Thrombo-embolische Kompliaktionen	TXA (n=10.060)	Placebo (n=10.067)	RR (95 % CI)	p-Wert
Insgesamt	168 (1,7 %)	201 (2,0 %)	0,84 (0,68–1,02)	0,084
Herzinfarkt - letal (n)	35 (0,3 %) 7	55 (0,5 %) 22	0,64 (0,42–0,97)	0,035
Apoplex – letal (n)	57 (0,6 %) 8	66 (0,7 %) 11	0,86 (0,63–1,23)	0,42
LE – letal (n)	72 (0,7 %) 18	71 (0,7 %) 21	1,01 (0,73–1,41)	0,93
TVT	40 (0,4 %)	41 (0,4 %)	0,98 (0,63–1,51)	0.91

TXA = Tranexamsäure, RR = Relatives Risiko, LE = Lungenembolie, TVT = Tiefe Venenthrombose

cherweise infolge Vermeidung/Verminderung von Hypovolämie, Hypotension, kritischer Anämie.

Neben der Verminderung der Mortalität/blutungsbedingten Letalität nach TXA-Gabe ist die Überlebensqualität, d. h. u. a. auch der Grad der Unabhängigkeit von externer pflegerischer Versorgung von besonderer Bedeutung (▣ Tab. 3.4).

Diese Ergebnisse zeigen, dass bei Traumapatienten die Steigerung der Überlebensrate mittels TXA nicht mit einer Zunahme der pflegerischen Abhängigkeit einhergeht; vielmehr steigt der Anteil der von pflegerischer Hilfe Unabhängigen an – ein viel versprechender Ansatz im Rahmen der klinischen Erst-/Frühversorgung von Traumapatienten.

In einer der CRASH-2-Studie nachfolgenden Meta-Analyse bei Traumapatienten (Roberts et al. 2012) erfüllen nur 4 RCT mit insgesamt 20.548 Patienten (2 x TXA [incl. CRASH-2 Trial], 2 x Aprotinin) die Einschlusskriterien; wobei die CRASH-2-Studie den Großteil der Patienten stellt: TXA vermindert das Mortalitätsrisiko um relative 10 % (RR=0,90; 95 % CI 0,85–0,97; p =0,0035). Die Letalität infolge Blutung wird um relative 15 % reduziert (RR: 0,85; 95 % CI: 0,76–0,96; p <0,0077). Es finden sich keine Hinweise auf ein erhöhtes Risiko hinsichtlich thromboembolischer Komplikationen. Die Autoren schlussfolgern: »Tranexamsäure vermindert sicher die Blutung bei Traumapatienten, ohne das Risiko unerwünschter Ereignisse zu erhöhen. Tranexamsäure sollte so früh wie möglich binnen 3 Stunden nach dem Trauma gegeben werden, da eine spätere Gabe vermutlich wenig effektiv ist. Weitere Studien sind notwendig, um die

◘ Tab. 3.4 Wirksamkeit von Tranexamsäure in Bezug auf das Ausmaß der Pflegebedürftigkeit nach Trauma. (Mod. n. CRASH-2 trial collaborators, 2010)

Grad der Pflegebedürftigkeit	TXA (n = 10.060)	Placebo (n = 10.067)	RR (95 % CI)	p-Wert
Keine	1.483 (14,7 %)	1.334 (13.3 %)	1,11 (1,04 –1,19)	0,0023
	Δ 1,4 %			
Gering	3.054 (30,4 %)	3.061 (30,4 %)	1,00 (0,96–1,04)	0,94
Mäßig	2.016 (20,0 %)	2.069 (20,6 %)	0,97 (0,92–1,03)	0,36
Nicht konstant	1.294 (12,9 %)	1.273 (12,6 %)	1,02 (0,95–1,09)	0,63
Vollständig	696 (0,5 %)	6,76 (0,4 %)	1,03 (0,93–1,14)	0,57
Lebt (Pflegestatus nicht bekannt)	54 (0,5 %)	41 (0,46 %)	–	–
Verstorben	1.463 (14,5 %)	1.613 (16,0 %)	0,91 (0,85–0,97)	0,0035

TXA = Tranexamsäure, RR = Relatives Risiko

Wirkungen von Tranexamsäure bei Patienten mit isoliertem Schädel-Hirn-Trauma zu untersuchen.«

Curry et al. (2011) gehen in einem sytematischen Review bezüglich einer RCT betreffend das Management bei traumatischer Blutung auch auf den Einsatz von Pharmaka ein; unter 8 entsprechenden Studien beschreiben sie eine mit TXA. Die Autoren finden keinen Hinweis auf einen Zusammenhang zwischen Verminderung des Transfusionsbedarfs und einem Anstieg der Überlebensrate. Sie betonen den insgesamt multifaktoriellen Charakter der Blutung, geben jedoch keine Rückschlüsse für die klinische Praxis; sie betonen aber die Notwendigkeit großer, gut geplanter klinischer Studien mit pragmatischen Outcome-Parametern, um die komplexen Zusammenhänge zwischen Blutung und Gerinnungsstörung, Transfusionsnotwendigkeit und Mortalität/Letalität besser zu verstehen.

Basierend auf Ergebnissen der CRASH-2-Studie, offiziellen Mortalitätsdaten der WHO und Ergebnissen eines systematischen Reviews von Literaturdaten haben Ker et al. (2012) modellhaft Berechnungen zur Effektivität von TXA auf die blutungsbedingte Mortalität bei Traumapatienten durchgeführt. Die Autoren schätzen, dass die blutungsbedingte Trauma-Mortalität jährlich von weltweit ca. 400.000 mittels Gabe von TXA binnen 1 Stunde nach dem Trauma um ca. 128.000 (Unsicherheitsgrenzen: 72.000–172.000) (entspr. ca. 18 – ca. 40 %) gesenkt werden könnte. Selbst bei Gabe von TXA binnen 3 Stunden nach dem Trauma könnten nach diesen Modellberechnungen immer noch ca. 112.000 Todesfälle (Unsicherheitsgrenzen: 68.000–148.000) vermieden werden.

In einer retrospektiven Kohortenanalyse an militärischen Traumapatienten in Kampfeinsätzen beschreiben Morrison et al. (2012) trotz eines höheren ISS (injury severity score) in der TXA-Gruppe (25,2 ± 16,6 vs. 22,5 ± 18,5; p < 0,001) eine Reduktion der Gesamt-Krankenhausmortalität von 23,9 ohne TXA auf 17,4 % mit TXA (ARR -6,5 %: p = 0,03). Bei den Traumapatienten mit Massivtransfusion beträgt die Krankenhausmortalität ohne TXA 28,1 % vs. 14,4 % mit TXA; ARR -13,7 %; p = 0,004. Der Transfusionsbedarf für die jeweiligen Blutprodukte ist mit TXA jeweils statistisch signifikant niedriger als ohne TXA (p ≤ 0,001). Die Rate an Lungenembolie und tiefer Venenthrombose ist mit TXA statistisch signifikant erhöht (LE: 2,7 vs. 0,3 %; p = 0,001. TVT: 2,4 vs. 0,2 %; p = 0,001). Die Autoren schlussfolgern:

»Die Gabe von Tranexamsäure zusammen mit einer Blutkomponente im Rahmen der Kreislaufstabilisierung bei Kämpfeinsätzen verbessert die Blutgerinnung und das Überleben; ein Benefit der am deutlichsten ist bei Patienten mit Massivtransfusion. Die Gabe von Tranexamsäure sollte als fester Bestandteil der Kreislaufstabilisierungsmaßnahmen in Zusammenhang mit Kampfverletzungen und Blutung implementiert werden.«

Schädel-Hirn-Trauma (SHT)/traumatische Hirnblutung

Im Rahmen der CRASH-2-Studie wurden in einer Untergruppe (n = 270) die Patienten mit Schädel-Hirn-Trauma/traumatischer Hirnblutung/traumatisch verursachter fokaler Ischämie hinsichtlich des Einflusses von TXA (n = 133) vs. Placebo (n = 137) gesondert analysiert (Perel et al. 2012). TXA vermindert im Vergleich zu Placebo zwar das Ausmaß einer Zunahme der intrazerebralen Blutung, hat aber in dieser Studie weder auf das Auftreten neuer Ischämieherde noch hinsichtlich der Mortalität einen statistisch signifikanten positiven Einfluss. Die Autoren schlussfolgern:

»Es gibt anhand von RCTs keine überzeugenden Belege, welche die Wirksamkeit von Hämostatika hinsichtlich Minderung der Mortalität oder Behinderung bei Patienten mit Schädel-Hirn-Trauma stützen. Es sollten neue RCTs durchgeführt werden, welche die Wirkung von Hämostatika bei Patienten mit Schädel-Hirn-Trauma untersuchen. Diese Studien sollten groß genug sein, um klinisch plausible Behandlungseffekte aufzuzeigen.«

Eine weitere RCT (Yutthakasemsunt et al. 2013) zur Gabe von TXA bei traumatischer Hirnblutung (n = 238, GCS 4–12; TXA-Gruppe n = 120; 2 g TXA vs. Kontrollgruppe n = 118) erlaubt keine statistisch abgesicherte Aussage, weder hinsichtlich der Progression des CT-Befundes noch in Bezug auf die Gesamtmortalität. Schwächen dieser Studie sind die niedrige statistische Power, eine fehlende klinische Differenzierung der primären neurologischen Schädigung und des neurologischen Outcome sowie die Nicht-Berücksichtigung von Begleitverletzungen bei den Polytraumapatienten.

Zusammenfassung

Die CRASH-2-Studie bei Traumapatienten zeigt, dass 1 g TXA binnen 1 Stunde nach dem Trauma, zumindest aber binnen 3 Stunden nach dem Trauma, und eine anschließende kontinuierliche Gabe von 1 g TXA über 8 Stunden, die blutungsbedingte Letalität statistisch signifikant senkt. Dieser Effekt geht nicht mit Zunahme der Pflegebedürftigkeit der überlebenden Patienten einher; vielmehr wird der Anteil der von pflegerischer Hilfe unabhängigen Patienten durch TXA statistisch signifikant erhöht.
Eine abschließende Aussage zur Wirkung von TXA bei Schädel-Hirn-Trauma/traumatischer Hirnblu-

tung ist derzeit nicht möglich. Ein erhöhtes Risiko thromboembolischer/vaso-occlusiver Risiken infolge TXA lässt sich unter den Bedingungen der CRASH-2-Studie nicht aufzeigen.

Nicht-traumatologische operative Eingriffe

Notfall-Operation

Perel et al. (2013) analysieren dieses Thema anhand von 3 RCTs mit insgesamt 260 Patienten. Outcome-Parameter sind Mortalität, Bluttransfusion, Anzahl transfundierter Einheiten sowie thromboembolische Nebenwirkungen, Krämpfe und Re-Operation.

Ein positiver Effekt von TXA auf die Gesamtmortalität ist nicht erkennbar (RR = 1,01; 95 % CI: 0,14–7,3), obgleich TXA die Transfusionswahrscheinlichkeit um relative 30 % (RR = 0,70 95 % CI: 0,52–0,94) vermindert. Somit darf auch hier – klinisch nicht unerwartet – postuliert werden, dass neben der Blutung noch andere Faktoren für den klinischen Outcome von Bedeutung sind. Die Daten zu thromboembolischen/vaso-occlusiven Nebenwirkungen sind in dieser Studie nicht eindeutig, weder hinsichtlich des Auftretens einer TVT (RR = 2,29; 95 % CI: 0,68–7,66) noch in Bezug auf das Auftreten eines Apoplexes (RR = 2,79; 95 % CI: 0 –67,10). Es finden sich weder Lungenembolie noch Herzinfarkt. Auch hier besteht das Problem einer fehlenden Poweranalyse und somit zu niedriger Fallzahlen.

Die Autoren schlussfolgern:

»Es gibt Belege dafür, dass Tranexamsäure die Bluttransfusion bei Patienten mit einem Notfall- oder dringlichem operative Eingriff vermindert. Es besteht die Notwendigkeit nach einer großen, pragmatischen klinischen Studie, welche die Wirkungen von regelhafter Gabe von Tranexamsäure hinsichtlich Mortaltität bei einer heterogenen Gruppe von Patienten mit einem dringlichen bzw. Notfalleingriff untersucht.«

Urologie

TXA hemmt indirekt die Fibrinolyse, und somit ist eine entsprechende Meta-Analyse hinsichtlich Operationen an Organen mit einem hohen fibrinolytischen Potenzial (Prostata, Uterus) eine sinnvolle und logische Konsequenz. Die Meta-Analyse von Breau et al. (2014) untersucht die Wirkung verschiedener Antifibrinolytika (AF) EACA, PAMBA und TXA in der Beckenchirurgie; fast 2/3 der Veröffentlichungen stammen aus der Urologie und knapp >1/3 aus der Gynäkologie/Geburtshilfe. Die insgesamt analysierten 60 Studien (40 RCTs und 20 Nicht-RCTs) umfassen 7.244 Patienten. Nachfolgend wird lediglich auf die RCTs eingegangen (◘ Tab. 3.5).

Outcome-Parameter sind Blutverlust und Transfusion, thromboembolische und nicht-thromboembolische Nebenwirkungen sowie Mortalität/Letalität. Es erfolgt keine Substanz-bezogene Differenzierung, sondern die Ergebnisse werden »in toto« Antifibrinolytikum- vs. Kontrollgruppe abgehandelt. Die Gabe eines Antifibrinolytikums vermindert sowohl den Blutverlust als auch die Transfusionswahrscheinlichkeit statistisch signifikant, ohne einen nachweisbaren statistisch signifikanten Effekt hinsichtlich Nebenwirkungen und Mortalität (◘ Tab. 3.5).

Die gemittelte Differenz des Blutverlustes aller entsprechenden RCTs ist quantitativ mit -114 mL zu Gunsten von TXA zu vernachlässigen. Die jeweils niedrigen OR für die Parameter »klinisch signifikanter Blutverlust« und für »Transfusionswahrscheinlichkeit« zeigen das Potenzial der untersuchten Antifibrinolytika. Jedoch findet sich z. T. eine deutliche Heterogenität zwischen den Studien bzw. den jeweils verglichenen Parametern, was wiederum die Vergleichbarkeit der Studien infrage stellt. Die Operations-spezifische Differenzierung zeigt die jeweilige OR in vergleichbarer Größenordnung (◘ Tab. 3.5). Ungünstige Effekte der Antifibrinolytika hinsichtlich Mortalität sowie thromboembolischer Nebenwirkungen lassen sich statistisch nicht belegen.

Die Autoren schlussfolgern unter Berücksichtigung der qualitativ-methodischen Mängel der analysierten RCT:

»Diese Ergebnisse sind deswegen von Bedeutung, da sie zeigen, dass Lysin-Analoga statistisch signifikant den Blutverlust und die Bluttransfusion in der Beckenchirurgie vermindern können. Obgleich es keine große Zunahme hinsichtlich des Risikos thromboembolischer sowie nicht-thrombotischer Nebenwirkungen zu geben scheint, werden noch mehr Daten in Bezug auf diese Outcome-Kriterien benötigt. Basierend auf dieser Übersicht ist festzustellen, dass Lysin-Analoga in der Becken-

chirurgie Blutung und Transfusionsbedarf vermindern können. Obgleich es kein relevantes Risiko hinsichtlich von Nebenwirkungen gibt, könnten größere Studien helfen, diese Lysin-Analoga- assoziierten Risiken, wenn überhaupt, zu klären.«

In einer aktuellen deutschsprachigen Übersichtsarbeit zur Minimierung des Blutverlustes in der Prostata-Chirurgie (Strang et al. 2013) wird TXA als »ein wirksames, sicheres und preiswertes« Medikament gewertet, welches »… frühzeitig eingesetzt werden sollte«.

Geburtshilfe – Post-partale Hämorrhagie

Die post-partale Hämorrhagie (PPH) ist ein gravierender Notfall in der Geburtshilfe und stellt mit einer Prävalenz von 6 % bzw. 1,9 % (schwere PPH) aller Geburten eine wesentliche Ursache maternaler Mortalität und Morbidität dar. Die laut der Autoren (Ducloy-Bouthors et al. (2011) erste RCT-Hochdosisstudie (multizentrisch, nicht verblindet, je Gruppe 72 Patientinnen) untersucht den Einfluss von TXA (1 g binnen 1 Stunde ≈ 60 mg/kg Initialdosis gefolgt von 16 mg/kg/h für weitere 6 Stunden) auf den weiteren post-partalen Verlauf nach Lösen/Entwicklung der Plazenta. Die Randomisierung erfolgt erst bei einem bereits eingetretenen post-partalen Blutverlust von >800 ml (Zeitpunkt T1) (◘ Tab. 3.6); die weiteren Zeitpunkte sind T2 = T1 + 30 min., T3 = T1 + 2h. T4 = T1 + 6h. Demographische Daten sowie die diversen »Blutungsparameter« zum Zeitpunkt T1 unterscheiden sich nicht statistisch signifikant zwischen Verum- und Kontrollgruppe.

Tranexamsäure vermindert statistisch signifikant Schwere und Dauer der Blutung, das Ausmaß des Hb-Abfalls sowie die Anzahl insgesamt transfundierter EKs. In der TXA Gruppe zeigen sich im Vergleich zur Kontrolle häufiger visuelle Störungen sowie gastro-intestinale Beschwerden (p = 0.028).

Die Autoren schlussfolgern:

»… Antifibrinolytika-Gabe kann den Blutverlust und die mütterliche Morbidität bei Frauen mit PPH vermindern. … Notwendigkeit für eine große internationale Studie, um das Potenzial von Tranexamsäure heraus zu arbeiten, … um die mütterliche Morbidität zu senken.«

5 Meta-Analysen bewerten anhand von RCTs die Wirksamkeit von TXA bei PPH. Peitsidis et al. (2011) errechnen aus 3 RCTs eine Minderung des mittleren Blutverlustes von lediglich 32,5 ml (95 %

◻ Tab. 3.5 Zusammenfassung von Wirksamkeit und Nebenwirkungen verschiedener Antifibrinolytika bei operativen Eingriffen in der Beckenchirurgie (Urologie sowie Gynäkologie und Geburtshilfe)

Parameter (Gesamt-Kollektiv)	RCTs: 40 (Patienten: Verum vs. Kontrolle)	Ergebnis Differenz/ OR (95 % CI)	p-Wert	Hetero-genität I² (%)	Operativer Eingriff	RCTs	Patienten (n)	Parameter	Ergebnis OR/WMD
Blutverlust (ml)	15 (1496 vs. 1480)	Diff: -114 ml (-354--30)	<0,00001	99	Transurethrale Prostataresektion	8	kA	Blutverlust	OR: 0,34 (0,17-0,69)
Klinisch signifikanter Blutverlust	15 (1527 vs. 1501)	OR: 0,22 (0,18-0,27)	<0,00001	72	Offene Prostataresektion	10	200	Transfusion	OR: 0,43 (0,25-0,75)
Transfusionswahrscheinlichkeit	13 (83/1011 vs. 142/1013)	OR: 0,47 (0,35-0,64)	<0,00001	34	Myomektomie	1	100	Transfusion	OR: 1,70 (0,69-4,17)
Thrombo-embolien (alle RCT)	25 (64/2099 vs. 52/2017)	OR: 1,04 (0,69-1,58)	0,91	0	Hysteroskopische Resektion	2	kA	Blutverlust	OR: 0,45 (0,25-0,82)
Thrombo-Embolien (RCTs seit Jahr 2000)	14 (n: gesamt 2907)	(n: 2 vs. 4)	-	-	Abdominelle Hysterektomie	1	kA	Blutverlust (ml)	WMD: -92 (-9,2--175)
Nicht-thrombotische Ereignisse	13 (38/635 vs. 34/598)	OR: 1,05 (0,63 vs. 1,75)	0,19	0	Sectio Caesarea	10	2441	Blutverlust, Transfusion	OR: 0,31 (0,17-0,69), OR: 0,17 (0,13-0,22)
Mortalität	9 (8/994 vs. 8/913)	OR: 0,91 (0,34-2,48)	0,86	0	Zervix-Konisation	5	1146	Blutverlust, Transfusion	OR: 0,29 (0,18-0,46), OR: 0,31 (0,17-0,56)

RCT = Randomized Controlled Trail, OR = Odds Ratio, WMD = Weighted Mean Difference, kA = keine Angaben

◻ Tab. 3.6 Wirksamkeit von Tranexamsäure bei Patientinnen mit post-partaler Hämorrhagie. (Mod. n. Duclay-Bouthers et al., 2011)

Parameter	TXA (n = 72)	Kontrolle (n = 72)	p-Wert
Schwere PPH	23 (32 %)	36 (50 %)	0,028
Persistierende Blutung bis T2	26 (36 %)	38 (53 %)	0,044
Hb-abfall >4 g/dL	15 (21 %)	34 (47 %)	<0,001
Transfund. EK *vor* T4	18	38	0,4
Transfund. EK *inkl.* Tag 42	24	62	<0,001
Fibrinogengabe notwendig	1/72 (1,4 %)	7/72 (9,7 %)	0,001

Betr. operativer Intervention sowie intensivmedizinischer Behandlung finden sich keine statistisch signifikanten Unterschiede zwischen beiden Gruppen.
TXA = Tranexamsäure, EK = Erythrozytenkonzentrat

CI -4,1–69,13 ml; p = 0,08); ohne Einbeziehung der o. g. Studie von Ducloy-Bouthors et al. (2011). Die Autoren schlussfolgern:

»Die klinischen Studien lassen vermuten, dass Tranexamsäure das Ausmaß des Blutverlustes während Entbindung via Sectio bzw. vaginaler Entbindung vermindert, und ebenso den Transfusionsbedarf. Tranexamsäure scheint sicher und wirksam betreffend die Prävention und Behandlung einer Blutung während der Schwangerschaft. Weitere Untersuchungen und größere klinische Studien mit besserem Studiendesign und höherer methodischer Qualität sind notwendig, um diese Ergebnisse zu bestätigen.«

In einem wertenden kritischen Review des CRD hierzu heisst es: »Die Autoren äußern sich nicht hinsichtlich der Bedeutung für die klinische Praxis. …Die Autoren betonen die Notwendigkeit für weitere große qualitativ hochwertige und gut geplante klinische Studien zum Einsatz von Tranexamsäure bei Blutung während der Schwangerschaft und post-partal.«

In einer statistischen Auswertung von insgesamt 4 RCTs errechnen Roberts et al. (2011) eine Reduktion des Blutverlustes von knapp >100 ml. Die Studie von Roberts et al. (2011) dient jedoch im Wesentlichen als Motivationsstudie für das sog. WOMAN-Trial (World Maternal Antifibrinolytic Trial), welches auf insgesamt 15.000 Patientinnen angelegt ist (Shakur H et al. 2010) und für die aktuell noch keine belastbaren Ergebnisse vorliegen. In einer Cochrane-Analyse zur Prävention einer PPH nach vaginaler Entbindung (1 RCT mit 181 Patienten) bzw. nach Sectio (1 RCT mit 180 Patienten) beschreiben Novikova et al. (2010) anhand von zwei RCT von fraglicher Qualität nach TXA-Gabe eine numerische Verminderung in der Häufigkeit eines Blutverlustes von >400 ml bei Gabe von TXA (RR: 0,51; 95 % CI: 0,36–0,72). Sie sehen in ihren Ergebnissen jedoch lediglich eine Basis für weitergehende RCTs zum Thema. In der aktuellsten Cochrane-Anlayse äußern sich Mousa et al. (2014) hinsichtlich der TXA-Gabe sehr zurückhaltend:

»Die in dem aktuellen Review einbezogenen Studien waren nicht adäquat gepowert, um die Bedeutung auf den primären klinischen Outcome zu bewerten. … Die Bedeutung von Tranexamsäure und von Kompressionsverfahren bedürfen weiterer klinischer Untersuchungen. Darüberhinaus sollten sich weitere Studien darauf konzentrieren, um die beste Behandlungsart bei den Frauen aufzuzeigen, welche nicht auf die Gabe von Uterotonika ansprechen.«

Heesen et al. (2014) analysiert 7 RCTs mit insgesamt 1.760 Patientinnen (6 x Sectio, 1 x vaginale Entbindung; TXA-Dosis: Initial 1 g, gefolgt von 10–15 mg/kg/h). Die Autoren beschreiben eine TXA-assoziierte Verminderung des Blutverlustes (WMD: -140 ml; -190– -91; p <0,00001), eine – je nach Anzahl der in die Auswertung einbezogenen RCTs – statistisch (nicht) signifikante Minderung der Transfusionsrate (Transfusions-Trigger soweit angegeben bei Hb-Wert <7 bzw. <8 bzw. Hb-Abfall um <2 g/dL) sowie einen reduzierten zusätzlichen Bedarf an Uterotonika im Vergleich zu der Placebo-Gruppe. In Verum- und Placebo-Gruppe finden sich jeweils 2 Thrombosen. Auch diese Meta-Analyse liefert Hinweise auf, aber keinen Beleg für eine eindeutige Wirksamkeit von TXA bei der PPH.

In einem Consensus-Papier »Post-Partale Hämorrhagie« (PPH) äußert sich eine Arbeitsgruppe aus Deutschland, Österreich und der Schweiz (Schlembach et al. 2014) zur Gabe von TXA bei PPH wie folgt: »Die Plazenta hat eine stark fibrinolytische Wirkung, und deshalb ist schon früh in der PPH an die Gabe eines Antifibrinolytikums zu denken. Tranexamsäure in der Dosierung von 2 g hat sich in einer großen Studie zum präklinischen Trauma als sicher und blutsparend erwiesen. Da die optimale Dosierung von Tranexamsäure bei der PPH unbekannt ist und bei Traumapatienten Dosierungen zwischen 1 und 3 g empfohlen wurden, hat sich die Konsensusgruppe auf 2 g geeinigt.« Auch diese Aussage bestätigt die unzureichende Datenlage hinsichtlich einer belastbaren Empfehlung zur Gabe von TXA bei PPH.

In den bisherigen Leitlinien der Deutschen Gesellschaft für Gynäkologie und Geburtshilfe (DGGG - Erstellungsdatum 06/2008; Zugriff am 24.08.2014), die sich aktuell jedoch in Überarbeitung befinden, heißt es im Kapitel »4.4.4 Therapie der gestörten Hämostase« unter Punkt d: »Es sollte vor der Fibrinogengabe ein Antifibrinolytikum, z. B. 1000 mg Tranexamsäure i. v., verabreicht werden.«

Die WHO empfiehlt:

»Die Gabe von Tranexamsäure in der Behandlung einer PPH wird dann empfohlen, wenn Oxytocin und andere Uterotonika nicht wirksam sind eine Blutung zu stoppen … oder wenn die Blutung ggf. z. T. verletzungsbedingt ist. (Schwache Empfehlung, mäßiger Evidenzgrad).« »Der Beleg für die Empfehlung von Tranexamsäure wurde aus Literaturdaten aus der Chirurgie und Traumatologie extrapoliert; dort zeigt sich Tranexamsäure als eine sichere Option in Behandlung einer Trauma-assoziierten Blutung.«

Den aktuellsten und nach wie vor offenen Kenntnisstand zur Gabe von TXA bei PPH fasst die Übersichtsarbeit von Sentilhes et al. (2015) zusammen.

»Tranexamsäure scheint eine verheißungsvolle Substanz zur Prävention und Therapie einer PPH sowohl nach vaginaler Entbindung als auch nach Sectio. Nichtsdestoweniger ist der aktuelle Kenntnisstand hierfür unzureichend, ebenso die Datenlage zum Nutzen-Risiko-Verhältnis. Große, adäquat gepowerte, multizentrische RCTs werden benötigt, ehe deren« (d. h. Tranexamsäure) weit verbreitete Anwendung zur Prävention und Therapie einer PPH empfohlen werden kann.«

Leberchirurgie

3 Meta-Analysen nach dem Jahr 2000 befassen sich mit der Gabe von Antifibrinolytika (Aprotinin, TXA) in der Leberchirurgie (Molenaar et al. 2007; Gurusamy et al. 2009; Gurusamy et al. 2011) (◘ Tab. 3.7).

Molenaar et al. (2007) finden insgesamt eine statistisch signifikante Minderung von Blutverlust und Transfusionsbedarf durch Antifibrinolytika, ohne nachteiligen Einfluss auf die Rate an Thromboembolien. Die Meta-Analyse von Gurusamy et al. (2009) ist in ihrer Datenlage insgesamt zu schwach, um eine Aussage zu erlauben. Die Studie von Gurusamy et al. (2011) findet keine statistisch signifikanten Unterschiede zwischen den beiden Gruppe im Hinblick auf Erythrozytengabe sowie thromboembolischer Komplikationen und Mortalität (◘ Tab. 3.7).

Eine abschließende Aussage zur Wirksamkeit von TXA in der Leberchirurgie ist anhand dieser Meta-Analysen bzw. der ihnen zugrunde liegenden Einzelstudien nicht möglich. »Wir benötigen weitere gut geplante RCTs mit einem geringen Risiko für systematische Fehler und geringem Risiko für statistische Zufallsfehler, ehe diese Maßnahmen bestätigt oder verworfen werden können.« (Gurusamy et al. (2011).

Orthopädie

Große Gelenk- und Wirbelsäulenchirurgie

Ein neben der Kardiochirurgie bedeutsames Indikationsgebiet für die Gabe von Antifibrinolytika/ TXA stellt die Orthopädie dar. ◘ Tab. 3.8, ◘ Tab. 3.9, ◘ Tab. 3.10, ◘ Tab. 3.11 zeigen die Daten aus wesentlichen Meta-Analysen.

3

◻ Tab. 3.7 Wirksamkeit von Tranexamsäure bei Leberresektion und Lebertransplantation

Erstautor/Jahr	Operativer Eingriff	Blutverlust-/ Transfusions-mindernde Maßnahme	Erythrozyten-Transfusion	FFP-Gabe	Leberarterien-Thrombose	Venöse Thrombo-Embolie	Perioperat. Mortalität
Molenaar 2007	Leber-transplantation RCTs: 3; Pat.: 161	Aprotinin/TXA Hier: TXA vs. Kontrolle	SMD (95 % CI)			OR (95 % CI)	
			0,43 (0,12–0,74) p = 0,007	0,30 (−0,01–0,61) p = 0,06	OR: 2,03 (0,49–8,42) p = 0,33	OR: 0,56 (−0,01–0,61) p = 0,58	OR: 0,57 (0,18–1,79) p = 0,33
»...TXA verminderte den Transfusionsbedarf bei Patienten mit Lebertransplantation. Es fand sich kein Beleg, dass Antifibrinolytika das Auftreten thromboembolischer Ereignisse erhöhen.« CRD: »Die Schlussfolgerungen der Autoren scheinen die Ergebnisse widerzugeben; jedoch ist eine adäquate Bewertung der Aussagekraft dieser Belege infolge unvollständiger Darstellung nicht möglich.«							
Gurusamy 2009	Leberresektion RCTs: 6; Pat.: 849	Diverse Maßnahmen. Hier: TXA vs. Kontrolle	»Keine der Maßnahmen scheint die perioperative Morbidität zu vermindern bzw. einen Langzeitbenefit hinsichtlich des Überlebens zu besitzen. Aprotinin und TXA scheinen viel versprechend hinsichtlich einer Reduktion des Transfusionsbedarfs in der Leberresektionschirurgie. ... hohes Risiko hinsichtlich Typ I- und Typ II-Fehler.«				
Gurusamy 2011	Leber-transplantation RCTs: 33; Pat.: 1.913	Diverse Maßnahmen. Hier: TXA vs. Kontrolle	SMD (95 % CI)			RR (95 % CI)	
			−0,27 (−0,59–0,06) ns	Ø	Ø	4,9 vs. 1,3 % RR: 2,20 (0,38–12,64)	4,8 vs. 8,9 % RR: 0,55 (0,17–1,76)
»...Risiken betr. Bias und statistischer Zufallsfehler. ... wir benötigen weitere RCTs mit geringem Risiko hinsichtlich systemischer und statistischer Zufallsfehler, ehe diese Verfahren gestützt oder verworfen werden können.«							

TXA = Tranexamsäure, RCT = Randomized Controlled Trial, FFP = Fresh Frozen Plasma, OR = Odds Ratio, RR = Relatives Risiko, SMD = Standardized Mean Difference, ns = nicht signifikant

☐ Tab. 3.8 Wirksamkeit und Nebenwirkungen von Tranexamsäure in der Hüftgelenk-Arthroplastie

Erstautor / Jahr	RCTs (N)	Pat. (n)	Tranexamsäure	TT Hb (g/dL) Hct (%)	Blutverlust (ml) (RCTs / Pat.) Ergebnis (95 % CI)	p-Wert	I² (%)	Transfusion (RCTs / Pat.) Ergebnis (95 % CI)	p-Wert	I² (%)	NW (RCTs / Pat.)
Sukeik 2011	11	350	10–30 mg/kg	↓Hb	Ges. Blutverlust (7 / kA) MW: -289 (-440– -138)	<0,0002	54	Transfusionsrate (7 / 346) RD: -0,20 (-0,29– -0,11)	< 0,00001	15	TVT (10 / 464): p = 0,46 LE: (11 / kA): p = 0,76 Infektion: (kA): p = 0,97 Sonstiges: (kA): p = 0,16

»....TXA vermindert statistisch signifikant den Blutverlust sowie den Transfusionsbedarf ... ohne die Komplikationsraten zu erhöhen. ... weitere RCTs mit genügend Power ...«

Erstautor / Jahr	RCTs (N)	Pat. (n)	Tranexamsäure	TT Hb (g/dL) Hct (%)	Blutverlust (ml) (RCTs / Pat.) Ergebnis (95 % CI)	p-Wert	I² (%)	Transfusion (RCTs / Pat.) Ergebnis (95 % CI)	p-Wert	I² (%)	NW (RCTs / Pat.)
Zhou 2013	19	1.030	Dosis: kA	kA	Ges. Blutverlust (7 / 382) MW: -305 (-397 – -212)	<0,00001	22	Transfusionsrate (18 / kA) OR: 0,28 (0,19–0,42)	<0,001	11	TVT: (19/1.030): p = 0,39 LE: (3/kA): p = 0,45

»... TXA vermindert in der Hüftgelenk-Arthroplastie statistisch signifikant das Blutungsrisiko und die Notwendigkeit zur allogenen Transfusion. ... Jedoch sind weitere qualitativ hochwertige RCTs notwendig, um diese Ergebnisse zu bestätigen.« (Die Autoren beschreiben eine inverse Beziehung zwischen Dosis und Ges. Blutverlust (r = -0,7258; p = 0,0033).

Erstautor / Jahr	RCTs (N)	Pat. (n)	Tranexamsäure	TT Hb (g/dL) Hct (%)	Blutverlust (ml) (RCTs / Pat.) Ergebnis (95 % CI)	p-Wert	I² (%)	Transfusion (RCTs / Pat.) Ergebnis (95 % CI)	p-Wert	I² (%)	NW (RCTs / Pat.)
Ghandi 2013	14	723	10–15 mg/kg; 1g UDAS	Hb <8–10	Ges. Blutverlust WMD: -504 (-672–336)	<0,001	58	Transfusionsrate OR: 0,327 (0,208–0,515)	0,01	0	TVT (kA / kA): p = 0,895

»... TXA bewirkt eine statistisch signifikante Reduktion des Gesamt-Blutverlustes und eine geringere Anzahl von Patienten mit allogenem Transfusionsbedarf, ohne das Risiko thromboembolischer Komplikationenen zu erhöhen. ... größere Studien werden benötigt, um die Sicherheit von TXA in der Routine ... bei der Hüftgelenk-Arthroplastie ... zu bestätigen.«

kA = keine Angaben, RCT = Randomized Controlled Trial, TT = Transfusions-Trigger, N = Anzahl RCT, n = Anzahl Patienten, I² = Statistisches Ausmaß der Heterogenität, MW = Mittelwert, NW = Nebenwirkungen, OR = Odds Ratio, RD = Risk Difference, TVT = Tiefe Venenthrombose, LE = Lungenembolie, UDAS = Unterschiedliche Dosierungs-/ Applikationsschemata. WMD = Weighted Mean Difference

Tab. 3.9 Wirksamkeit und Nebenwirkungen von Tranexamsäure in der Kniegelenk-Arthroplastie

Erstautor / Jahr	RCTs (N)	Pat. (n)	Tranexamsäure	TT Hb (g/dL) Hct (%)	Blutverlust (ml) (RCTs / Pat.) Ergebnis (95 % CI)	p-Wert	I² (%)	Transfusion (RCTs / Pat.) Ergebnis (95 % CI)	p-Wert	I² (%)	NW (RCTs / Pat.)
Alshryda 2011	19	kA	18 mg/kg i. v. – 1 g oral 700–10.500 mg UDAS	kA	Ges. Blutverlust (9 / 763) MD: -591 (-536 – -647)	<0,001	78	Transfusionsrate (14 / 824) ↓ RR: 2,56 (2,10–3,11)	<0,001	75	TVT (13 / 801): p = 0,98 LE (19 / 971): p = 0,5 Tod (2 / kA): p = 0,89 KHA (2 / 60): p = 0,17

»…TXA intravenös vermindert statistisch signifikant den perioperativen Blutverlust sowie den Transfusionsbedarf in der Kniegelenk-Arthroplastie ohne erkennbares zusätzliches Risiko.«

Erstautor / Jahr	RCTs (N)	Pat. (n)	Tranexamsäure	TT Hb (g/dL) Hct (%)	Blutverlust (ml) (RCTs / Pat.) Ergebnis (95 % CI)	p-Wert	I² (%)	Transfusion (RCTs / Pat.) Ergebnis (95 % CI)	p-Wert	I² (%)	NW (RCTs / Pat.)
Yang 2012	15	837	10–50–(150) mg/kg – UDAS	kA	Ges. Blutverlust (14 / 811) WMD: -505 (-620 – -389)	<0,0000	51	Transfusionsrate (14 / 735) OR: 0,16 (0,10–0,25)	<0,00001	3	TVT (13 / 732): p = 0,48 LE (6 / 349): p = 0,57
								Transf. p. Pat. WMD: -1,43 (-1,69 – -1,17)	<0,00001	51	

»… bei Einsatz einer Blutsperre … in der Kniegelenk-Arthroplastie … vermindert TXA das Transfusionsvolumen und die Transfusionsrate. … es erhöht nicht die Rate an tiefer Venenthrombose oder Lungenembolie. … es werden mehr qualitative hochwertige RCTs benötig.« CRD: »… Die Schlussfolgerungen der Autoren werden nicht durch die aufgezeigten Daten unterstützt. … Die Autoren geben keine Schlussfolgerungen für die Praxis. …«

Erstautor / Jahr	RCTs (N)	Pat. (n)	Tranexamsäure	TT Hb (g/dL) Hct (%)	Blutverlust (ml) (RCTs / Pat.) Ergebnis (95 % CI)	p-Wert	I² (%)	Transfusion (RCTs / Pat.) Ergebnis (95 % CI)	p-Wert	I² (%)	NW (RCTs / Pat.)
Zhang 2012	15	842	10–30 mg/kg UDAS	↓Hb	Ges. Blutverlust (ml)(13 / 779) MD: -487 (629 – 344)	<0,00001	87	Transfusionsrate (13 / 749) RD: -0,37 (-0,43–0,32)	<0,00001	39	TVT: kA p = 0,85 LE: kA ns
					Zementiert MD: -437l (-595 – -279)	<0,00001	89	Allog. Transf. (10 / 564) RD: -0,4 Transf. E/Pat. 11 / kA MD: -1,3 E (-1,81–0,87)	<0,00001	92	
					nicht-zementiert MD: -729 (-863 – -596)	<0,00001	0				

»… TXA vermindert statistisch signifikant den postoperativen sowie den Gesamt-Blutverlust bei der Kniegelenks-Arthroplastie. … statistisch signifikante Verminderung der Patienten mit allogener Transfusion sowie der pro Patient durchschnittlich transfundierten Einheiten.«

◻ Tab. 3.9 Fortsetzung

Erst-autor / Jahr	RCTs (N)	Pat. (n)	Tranexamsäure	TT Hb (g/dL) Hct (%)	Blutverlust (ml) (RCTs / Pat.) Ergebnis (95 % CI)	p-Wert	I² (%)	Transfusion (RCTs / Pat.) Ergebnis (95 % CI)	p-Wert	I² (%)	NW (RCTs / Pat.)
Fu 2013	22	1.361	10–15 mg/kg 0,5–1g UDAS	kA	(15 / 453) MD: -435 (-300 – -570)	<0,01	94	(19 / 1.192) Transfusionsrate RD: -0,30 (-0,21–0,39) Transf. E (15 / 965) MD: -0,95 (-0,53 – -1,37)	<0,01 ic <0,01	80	TVT (21 / 955): p = 0,77 LE (13 / 944): p = 0,44 Sonstiges: Infektion: 5 TXA / 1K Wundsekret.: 3 TXA / 1K Herzinf.: 1 TXA (KHK) Ang. Pect.: 2 TXA: Letal: 1 TXA (Lungenfibrose) K: Letal: 1 (Lungenembolie)

»...mit Ausnahme der TXA-Dosis konnten keine anderen Faktoren die Heterogenität erklären. ... Heterogenität findet sich in der Niedrig-Dosierungsgruppe. ... TXA vermindert effektiv den Blutverlust, die Transfusionsrate sowie das Transfusionsvolumen ... erhöhte nicht das Risiko von TVT oder LE. ... optimale Dosierung und Applikationsart bedürfen weiterer Untersuchungen.«

| Tan 2013 | 19 | 1.114 | 10–20 mg/kg 1 g UDAS | kA | Ges. Blutverlust (5 / 374) MD: -570 (-663 – -478) | <0,00001 | 77 | Transfusionsrate (17 / 1.047) RR: 0,39 (0,25–0,61)

Transf. E/Pat. (15 / 860) -0,96 (-1,32–0,59)

Transf. Ery-Vol. (3 / 195) MD: -440 (-518 – -362) | <0,0001

< 0,00001

< 0,00001 | 92

87

46 | |

»....TXA intravenös verminderte statistisch signifikant den perioperativen Blutverlust sowie den Transfusionsbedarf in der primären einseitigen Kniegelenk-Arthroplastie. ... ist nicht assoziiert mit einem erhöhten Risiko hinsichtlich TVT oder anderer unerwünschter Ereignisse ..... mehr RCTs ... mit größerer Fallzahl werden benötigt ...«

◻ Tab. 3.9   Fortsetzung

Erst-autor / Jahr	RCTs (N)	Pat. (n)	Tranexamsäure	TT Hb (g/dL) Hct (%)	Blutverlust (ml) (RCTs / Pat.) Ergebnis (95 % CI)	p-Wert	I^2 (%)	Transfusion (RCTs / Pat.) Ergebnis (95 % CI)	p-Wert	I^2 (%)	NW (RCTs / Pat.)
Gandhi 2013	19	1.079	10-15 mg/kg; 0, 5-2g; UDAS	Hb <8-10	Ges. Blutverlust WMD: -1.149 (-1.298– -1.00)	<0,001	85,7	OR: 0,145 (0,094–0,223)	<0,001	0	TVT (kA / kA): p = 0,946

»… TXA bewirkt eine statistisch signifikante Reduktion des Gesamt-Blutverlustes sowie eine geringere Anzahl von Patienten mit allogener Transfusion ohne erhöhtes Risiko thromboembolischer Komplikationen. … größere Studien werden benötigt, um die Sicherheit von TXA im Routineeinsatz … in der Kniegelenk-Arthroplastie zu bestätigen.«

RCT = Randomized Controlled Trial, UDAS = Unterschiedliche Dosierungs-/Applikationsschemata, WMD = Weighted Mean Difference, ↓RR = Verminderung des relativen Risikos, I^2 = Statistisches Ausmaß der Heterogenität, NW = Nebenwirkungen, TVT = Tiefe Venenthrombose, KHA = Krankenhausaufenthalt, TXA = Tranexamsäure, kA = keine Angaben, K = Kontrolle

☐ Tab. 3.10 Wirksamkeit und Nebenwirkungen von Tranexamsäure in der großen orthopädischen Chirurgie (zusammengefasste Daten aus der Hüft- und Kniegelenk-Arthroplastie sowie der großen Wirbelsäulenchirurgie)

Erstautor/Jahr	RCTs (N)	Pat. (n)	Tranexamsäure (mg/kg)	TT Hb (g/dL) Hct (%)	Blutverlust (ml) (RCT / Pat.) Ergebnis (95 % CI)	p-Wert	I² (%)	Transfusion (RCT / Pat.) Ergebnis (95 % CI)	p-Wert	I² (%)	NW (RCTs / Pat.)
Huang 2014	46	2.925	<15 mg/kg (N = 21); >15 mg/kg (N = 18); Einmal-Bolus (N = 29) Repetitions-Bolus (N = 26)	kA	Ges. Blutverlust (24 / 1.696) WMD: -408 (-505–-311)	<0,00001	89	Σ Ges. Transfusionsrate (42 / 2.649) RR: 0,51 (0,46–0,56)	<0,00001	49	TVT (44 / 2.689) RR: 1,11 (0,69–1,79) p = 0,66
Hüfte	9	488	s. o.	kA	Ges. Blutverlust (9 / 488) MD: -331 (-436–-225)	<0,00001	54	Σ Ges. Transf. E/Pat. (11 / 917) MD: -0,78 E (-1,19–-0,37)	0,0002	95	
Knie	14	873	s. o.	kA	Ges. Blutverlust (14 / 873) MD: -460 (-582–-337)	<0,00001	85	Σ Ges. Transf. Ery-Vol./Pat. (7 / 397) MD: -205 (-301–-109)	<0,0001	47	
Wirbelsäule	5	335	s.o.	kA	Ges. Blutverlust (5 / 335) MD: -438 (-734–-142)	0,004	83				

»TXA vermindert statistisch signifikant den intra-, postoperativen sowie Gesamt-Blutverlust in der großen orthopädischen Chirurgie. … TXA erhöht nicht das Auftreten von TVT.«

RCT = Randomized Controlled Trial, TXA = Tranexamsäure, UDAS = Unterschiedliche Dosierungs-/Applikationsschemata, (W)MD = (Weighted) Mean Difference, TT = Transfusions-Trigger, I² = Statistisches Ausmaß der Heterogenität, NW = Nebenwirkungen, TVT = Tiefe Venenthrombose, kA = keine Angaben

□ Tab. 3.11   Wirksamkeit und Nebenwirkungen von Tranexamsäure in der großen Wirbelsäulenchirurgie

Erstautor, Jahr	RCTs (N)	Pat. (n)	Tranexamsäure	Transf. Trigger Hb (g/dL) Hct (%)	Blutverlust (ml) (RCTs / Pat.) Ergebnis (95 % CI)	p-Wert	I² (%)	Transfusion (RCTs / Pat.) Ergebnis (95 % CI)	p-Wert	I² (%)	NW (RCTs / Pat.)
Li 2013	6	411	10-15-30-100 mg/kg ± Kontinuierliche Applikation: 1-10 mg/kg/h; Bolus: 2g	Hb: <7 - <9 Hct: <25-<27	Ges. Blutverlust (6 / 411) MD -285 (-507– -64)	0,01	62 %	Transf. Vol./Pat. (mL/Pat.) (6 / 411)			TVT: (6 / 411) (1 TVT: Placebo + EPO)
								MD: -198 (-418–22)	0,08	68	
					TXA: <15 mg/kg (3 / kA) MD: -240 (-564–84)	0,15	31 %	TXA: <15 mg/kg (3 / kA) MD: - 112 (-367–142)	0,39	72	
					TXA: ≥ 15 mg/kg (3 / kA) MD: -375 (-791–42)	0,08	79 %	TXA: ≥ 15 mg/kg (3 / kA) MD: -368 (-650–87)	0,01	0	
								Transfusionsrate (%) (6 / 411) RR: 0,71 (0,54–0,92)	0,01	0	

»Basierend auf aktuellen Ergebnissen zeigte diese Meta-Analyse, dass TXA in der Wirbelsäulenchirurgie den Bluterlust, das transfundierte Blutvolumen und die Transfusionsrate vermindert ohne irgendwelche Risiken zu erhöhen. Es ist jedoch unklar, ob eine niedrige Dosierung (<15 mg/kg) derjenigen von Placebos überlegen ist. Weitere qualitativ hochwertige RCTs sollten geplant werden, um die beste therapeutische Dosierung sowie den Zeitpunkt der TXA-Gabe hinsichtlich der Minderung des Blutverlustes zu untersuchen.«

☐ Tab. 3.11 Fortsetzung

Erstautor, Jahr	RCTs (N)	Pat. (n)	Tranexamsäure	Transf. Trigger Hb (g/dL) Hct (%)	Blutverlust (ml) (RCTs / Pat.) Ergebnis (95 % CI)	p-Wert	I² (%)	Transfusion (RCTs / Pat.) Ergebnis (95 % CI)	p-Wert	I² (%)	NW (RCTs / Pat.)
Yang 2013	9	581	i. v. 10–100 mg/kg; 1 g Bolus alle 2 h; Einzelbolus	kA	Ges. Blutverlust (8 / 397) MD: -389 (-178–217)	0,0003	82 %	Transfusionsrate (7 / 461) RR: 0,65 (0,53–0,80) Transf. Vol. (ml) (6 / 342) MD: -135 (-217 – -52)	<0,0001 <0,0001	0 48	TVT: (7 / 479) RR: 0,34 (0,01–8,16); p = 0,50

»… perioperativ intravenös applizierte TXA vermindert bei Patienten mit Wirbelsäulenoperation statistisch signifikant den intraoperativen Blutverlust und Transfusionsbedarf. Darüber hinaus war TXA nicht mit einem Anstieg der Komplikationsrate assoziiert, inkl. TVT. Ebenso wird ein besserer postoperativer Outcome mit TXA infolge des verminderten Gesamt-Blutverlustes erzielt. In Anbetracht der statistisch signifikanten Heterogenität und der relativ kleinen Anzahl an untersuchten Studien werden weitere größere Studien benötigt, um diese Ergebnisse zu bestätigen sowie die optimale Dosierung und den Zeitpunkt der Applikation in der Wirbelsäulenchirurgie zu ermitteln.«

Erstautor, Jahr	RCTs (N)	Pat. (n)	Tranexamsäure	Transf. Trigger Hb (g/dL) Hct (%)	Blutverlust (ml) (RCTs / Pat.) Ergebnis (95 % CI)	p-Wert	I² (%)	Transfusion (RCTs / Pat.) Ergebnis (95 % CI)	p-Wert	I² (%)	NW (RCTs / Pat.)
Yuan 2013	9*	482*	i. v. 10–100 mg/kg+1–10 mg/kg/h; Bolusgabe 2g+100 mg/h	Hb: <7–<9 Hct: <21– < 30	Ges. Blutverlust (ml) (6 / kA) WMD: -285 (-507 – -64)	0,01	62	Transfusionsrate (6 / kA) RR: 0,71 (0,54–0,92)	0,01	0	TVT (9*/482*) RR: 0,25 (0,03–2,22); p = 0,21

*Studien mit verschiedenen Antifibrinolytika; die angeführten Daten gelten für die Untergruppe der Patienten mit Tranexamsäure.

»… es kann nicht geschlussfolgert werden, ob Antifibrinolytika sicher sind, aber es kann geschlussfolgert werden, dass Antifibrinolytika wirksam sind.«

RCT = Randomized Controlled Trial, I² = Statistisches Ausmaß der Heterogenität, NW = Nebenwirkungen, MD = Mean Difference, RR = Relatives Risiko, TVT = Tiefe Venenthrombose, TXA = Tranexamsäure, kA = keine Angaben, EPO = Erythropoetin. *Zusammenfassung verschiedener Antifibrinolytika; die hier dargestellten Ergebnisse gelten für die Untergruppe mit TXA.

RCT = Randomized Controlled Trial, TXA = Tranexamsäure, UDAS = Unterschiedliche Dosierungs-/Applikationsschemata, WMD = Weighted Mean Difference, TT = Transfusions-Trigger, I^2 = Statistisches Ausmaß der Heterogenität, NW = Nebenwirkungen, TVT = Tiefe Venenthrombose, kA = keine Angaben

Wichtige Merkmale dieser Meta-Analysen sind:

1. Es findet sich weder ein einheitliches Dosierungskonzept noch ein einheitliches Applikationsschema für die Gabe von TXA.
2. Sie belegen eine Verminderung des Gesamt-Blutverlustes um ca. 300–700 ml; eine Reduktion der Transfusionsrate um relativ ≥20 % bzw. der entsprechenden Odds Ratio von z. T. um mehr als der Hälfte sowie eine Verminderung des (allogenen) Transfusionsbedarfs von etwa 1 Einheit.
3. Es findet sich keine statistisch signifikante Zunahme an thromboembolischen Komplikationen bei Gabe von TXA. Es wird jedoch auf die unzureichende und nicht abschließend aussagekräftige Datenlage hingewiesen und die Notwendigkeit entsprechender qualitativer und gepowerter RCTs betont.
4. Es besteht eine z. T. sehr große Heterogenität für die verschiedenen Parameter zwischen den jeweiligen Studien, sodass deren Vergleichbarkeit limitiert ist. Die Ursachen hierfür werden in ganz unterschiedlichen Kriterien gesehen: Art des operativen Eingriffs, angewandte Operationstechnik, Größe des jeweils analysierten Patientenkollektivs, unterschiedliche Ein- und Ausschlusskriterien sowie Patientencharakteristika, unterschiedliche Transfusionsprotokolle und deren unterschiedlich stringente Einhaltung, unterschiedliche Outcome-Parameter sowie unterschiedliche Methoden zur Bestimmung relevanter Outcome-Parameter (z. B. Methodik zur Bestimmung des Blutverlustes).

Die nicht in den ◘ Tab. 3.8 bis ◘ Tab. 3.11 vorgestellte Studie von Zufferey et al. (2006) wird nachfolgend dargelegt. Sie analysiert die Antifibrinolytika Aprotinin, TXA sowie EACA. TXA wird anhand von 20 RCTs mit insgesamt 1.084 Patienten untersucht; lediglich 1 Studie erfolgte an >100 Patienten. Bei nicht signifikantem Unterschied hinsichtlich des Blutverlustes bewirkt TXA eine statistisch signifi-

kante Reduktion an transfundierten allogenen Erythrozytenkonzentraten (OR: 0,17; 95 % CI: 0,11–0,24; p < 0,01. 15 Studien). Die Ergebnisse sind für RCTs und offene Studien vergleichbar. Entsprechendes gilt auch für jedwede Erythrozytentransfusion (OR: 0,17; 95 % CI: 0,12–0,25; p< 0,01). Betr. TVT finden sich keine Unterschiede. Die differenzierte Untersuchung zeigt TXA in der Kniegelenkchirurgie als wirksamer im Vergleich zur Hüftgelenkchirurgie. Höhere TXA-Dosen bzw. wiederholte Bolusgaben bzw. eine kontinuierliche Applikation erweisen sich als wirksamer.

Die Autoren schlussfolgern:

»Die Anwendung von Tranexamsäure in der Orthopädie vermindert statistisch signifikant das Risiko, eine allogenen Erythrozytentransfusion zu erhalten. Es besteht ein Mangel an Belegen hinsichtlich der Sicherheit, sodass von diesem Review keine definitiven Schlussfolgerungen bezüglich des klinischen Nutzen-Risiko-Verhältnisses abgeleitet werden können.«

Das CRD kommentiert diese Meta-Analyse wie folgt:»Ingesamt scheint es sich hierbei um ein zuverlässiges Review mit entsprechenden Schlussfolgerungen zu handeln, insbesondere in Bezug auf die Sicherheit der Antifibrinolytika. … Die Autoren geben keinerlei Empfehlungen für die Praxis. … Die Autoren stellen fest, dass große prospektive Studien notwendig sind, um das optimale Regime, die Sicherheit sowie die Kosten-Nutzen-Effektivität der Antifibrinolytika zu bestimmen, ehe sie für den Einsatz in der Orthopädie empfohlen werden können.«

Applikations- und Dosierungskonzepte

Von generellem Interesse hinsichtlich der Gabe von TXA sind – insbesondere in der Kniegelenk-Endoprothetik mit Anlegen einer Blutsperre – u. a.:

- Zeitpunkt der TXA-Gabe:
  - präoperativ, intraoperativ, postoperativ,
  - in der Kniegelenk-Endoprothetik neben dem Zeitpunkt auch die Entscheidung ob mit oder ohne Blutsperre.
- Dosis und Dosierungskonzept (◘ Tab. 3.12):
  - Einmalgabe oder mit nachfolgenden Repetitionsdosen bzw. mit nachfolgender kontinuierlicher i.-v.-Applikation,
  - Dauer der TXA-Aplikation postoperativ bzw. ggf. bei Repetitionsdosen zu welchem Zeitpunkt postoperativ.

○ **Tab. 3.12** Dosierungskonzepte in Abhängigkeit vom Serum-Kreatininspiegel (BfArM)

Serum-Kreatininspiegel		Dosis (i.-v.-Applikation)	Verabreichung (Zeitintervall)
µmol/L	mg/dL		
120 bis 249	1,35 bis 2,82	10 mg/kg KG	alle 12 Stunden
250 bis 500	2,82 bis 5,65	10 mg/kg KG	alle 24 Stunden
> 500	> 5,65	5 mg/kg KG	alle 24 Stunden

– Applikationsart:
  – intravenöse vs. intraartikuläre/topische/ lokale Gabe von TXA.

Das BfArM gibt hierfür bei Erwachsenen soweit nicht anders verordnet folgende Dosisempfehlung, wobei die Anwendung ausschließlich auf eine langsame intravenöse Injektion beschränkt ist:

1. »Standarddosierung bei lokaler Fibrinolyse: 0,5–1 g TXA (langsame i.-v.-Injektion (= 1 mL/ min) zwei- bis dreimal täglich.«
2. »Standardtherapie bei generalisierter Fibrinolyse: 1 g TXA als langsame i.-v.-Injektion (= 1 mL/min) alle 6 bis 8 Stunden, entsprechend 15 mg/kg KG.«

Bezüglich der Dosierung bei eingeschränkter Nieren- sowie Leberfunktion äußert sich das BfArm wie folgt:»Da bei Niereninsuffizienz die Gefahr einer Kumulation besteht, ist die Anwendung von TXA bei Patienten mit schwerer Nierenfunktionsstörung kontraindiziert. Bei Patienten mit leicht bis mäßig eingeschränkter Nierenfunktion sollte die Dosierung von TXA in Abhängigkeit vom Serumkreatininspiegel reduziert werden.

Bei Patienten mit eingeschränkter Leberfunktion ist keine Dosisanpassung nötig. Gleiches gilt auch für ältere Patienten, außer bei Hinweis auf eine eingeschränkte Nierenfunktion.«

Intravenöse und lokale/topische/intraartikuläre Gabe

Theoretisch scheint die lokale Applikation von TXA sinnvoll, da die höchste Wirkstoffkonzentration direkt dort zur Wirkung kommt, wo lokal Blutung und Fibrinolyse stattfinden. Des Weiteren ist zu erwarten, dass infolge niedrigerer systemischer Plasmaspiegel von TXA das potenzielle thromboembolische Risiko geringer sein sollte als nach systemischer Applikation. In pharmakokinetischen Untersuchungen konnte gezeigt werden, dass TXA nach i.-v.-Gabe rasch in die Synovia sowie in die Synovialflüssigkeit diffundiert (Ahlberg et al. 1976) und therapeutisch wirksame Plasmaspiegel nach i.-v.-Gabe von 20 mg/kg TXA für ca. 8 Stunden aufrechterhalten bleiben (Howes et al. 1996). Untersuchungen an künstlichem Prothesenmaterial zeigen, dass es unter Gabe von TXA im Vergleich zu NaCl 0,9 % zu keinen statistisch signifikanten Veränderungen kommt – weder hinsichtlich der Oberflächenstruktur des untersuchten Kunststoffs bzw. des Cobalt-Chrom-Molybden Materials noch in Bezug auf mechanische Parameter (Bruchfestigkeit, Oberflächenabrieb) (Alshryda et al. 2014). Somit scheint ein Vergleich von i. v. vs. intraartikulärer Gabe von TXA eine logische Konsequenz. Kontrollierte Studien zum direkten Vergleich der Wirksamkeit von i. v. vs. lokal applizierter TXA stellten in der Vergangenheit eher die Ausnahme dar und werden erst seit wenigen Jahren publiziert.

Seo et al. (2013) führen eine RCT bei Patienten mit einseitigem Kniegelenkersatz mit jeweils 1,5 g TXA/100 ml von topischer vs. i.-v.-Gabe vs. Placebo (isovoläm NaCl 0,9 %) durch. TXA wird i. v. nach Wundverschluss vs. intraartikulär während der Naht verabreicht. Die Blutsperre wird erst nach Ende der Hautnaht aufgehoben. Outcome-Parameter sind der Hb-Abfall sowie der postoperative Blutverlust über die Drainage. Die Transfusion erfolgt bei Hb <8 g/dL bzw. bei Auftreten von Anämie-Symptomen <10 g/dL. Zwischen den drei zu vergleichenden Gruppen finden sich keine Unterschiede hinsichtlich demographischer Daten.

Der postoperative Blutverlust ist bei intraartikulär Gabe niedriger als bei i.-v.-Gabe (426 ± 197 mL vs. 528 ± 227 mL; p < 0,05), aber auch jeweils zwischen intraartikulär bzw. i.-v.-Gabe einerseits und Placebo andererseits (833 ± 412 ml; jeweils p < 0,05). In der Placebo-Gruppe benötigen 6 % der Patienten keine Transfusion, in der i.-v.-Gruppe sind es 66 % und in der intraartikulär-Gruppe 80 % (i. v./intraartikulär vs. Placebo p < 0,001). Das durchschnittliche transfundierte Erythrozytenvolumen beträgt in der intraartikulär-Gruppe 129 ml, in der i.-v.-Gruppe 273 ml und in der Placebo-Gruppe 920 ml (p < 0,001); eine statistische Analyse zwischen intraartikulär und i.-v.-Gruppe erfolgt diesbezüglich jedoch nicht. Ebenso ist der postoperative Hb-Abfall am größten in der Placebo-Gruppe im Vergleich zur intraartikulär- bzw. i.-v.-Gruppe (p < 0,001). Bei vergleichbaren Ergebnissen hinsichtlich der Transfusions-bezogenen Outcome-Parameter sehen die Autoren einen Vorteil für die intraartikuläre Gabe von TXA in dem potenziell geringeren thromboembolischen/vasoocclusiven Risiko.

Patel et al. (2014) vergleichen in einer RCT an insgesamt 89 Patienten mit Kniegelenk-Arthroplastie die i.-v.-Gabe von 10 mg/kg mit der intraartikulären Gabe von 2 g TXA mit. Es zeigen sich weder in Bezug auf die primären Outcome-Parameter (perioperativer Hb-Abfall: -3,4 ± 1,1 vs. -3,1 ± 1,0 g/dL; p = 0,18) noch hinsichtlich des Blutverlustes über die Drainagen sowie des Transfusionsbedarfs (p = 0,342) statistisch signifikante Unterschiede zwischen beiden Gruppen. Es bleibt aber die Frage, ob beide Dosierungen am Wirkungsort in vergleichbaren lokalen TXA-Konzentrationen resultierten.

Intravenöse Mehrfachdosierung vs. intraartikuläre Gabe von TXA

Maniar et al. (2012) untersuchen an insgesamt 200 Patienten (jeweils 40 Patienten/Gruppe) mit primärer, einseitiger Kniegelenk-Arthroplastie eine mögliche Optimierung des Dosierungskonzeptes: Jeweils prospektiv randomisiert TXA-Gabe (Einzeldosis i. v. vs. intraartikulär vs. mehrfache Gabe zu verschiedenen Zeitpunkten) vs. retrospektive Kontrollgruppe. Alle Operationen werden von lediglich einem Operateur durchgeführt. Die Autoren vergleichen die i.-v.-Gabe (10 mg/kg) intraoperativ (IO) vor Öffnen der Blutsperre, die zusätzliche präoperative Gabe (POIO, d. h. insgesamt 2 mal 10 mg/kg), die zusätzliche postoperative Gabe

(IOPO, d. h. insgesamt 2 mal 10 mg/kg), die Kombination aller drei Applikationen (POIOPO, d. h. insgesamt 3 mal 10 mg/kg) sowie die alleinige topische »single-shot« Applikation intraartikulär (d. h. 1 mal 10 mg/kg). Outcome-Parameter sind der postoperative Blutverlust über die Drainage sowie der Gesamt-Blutverlust.

Jede Verum-Gruppe zeigt eine Reduktion des Gesamt-Blutverlustes sowie des Drainageverlustes im Vergleich zur retrospektiven Kontrollgruppe. Bei Vergleich der Verum-Gruppen erweist sich die (Dreifach-)POIOPO-Gabe als wirksamstes Konzept mit dem jeweils niedrigsten Drainage- (303 ± 133 ml) sowie Gesamt-Blutverlust (688 ± 308 ml). Am wenigsten wirksam ist die einmalige IO-Gabe (Drainage-Verlust: 436 ± 165 ml; Gesamt-Blutverlust: 824 ± 227 ml). Beim direkten Vergleich von einmaliger i.-v.- vs. intraartikulärer Gabe findet sich (bei geringerem Blutverlust in der intraartikulär-Gruppe) kein statistisch signifikanter Unterschied. Vom Prinzip bestätigen diese Ergebnisse die Aussage der o. g. RCT von Seo et al. (2013).

Da einige Patienten eine ärztlicherseits indizierte Transfusion verweigern, analysieren die Autoren den bei Einhalten des Transfusionsprotokolls (theoretisch) notwendigen Transfusionsbedarf. Unter dieser Prämisse ergibt sich der höchste Transfusionsbedarf für die Kontrollgruppe (10 E), der niedrigste für die POIOPO-Gruppe (4 E) sowie die intraartikulär-Gruppe mit 5 E. Diese Befunde ergänzen die o. g. Aussagen zur Wirksamkeit/Effektivität von lokal applizierter TXA.

Mit der Ausnahme, dass auch diese Studie nicht »gepowert« ist und somit für eine statistisch valide Aussage eine zu niedrige Fallzahl aufweist, ist sie klar konzipiert. Eine eindeutige und abschließende Aussage hinsichtlich des Dosierungskonzeptes wäre jedoch erst dann möglich, wenn in einer RCT das POIOPO-Konzept (3 mal 10 mg = 30 mg) mit einer Single-shot-Gruppe mit jeweils 1 mal 30 mg/kg i. v. bzw. intraartikulär (30 mg/kg) durchgeführt würde; nur so könnte eindeutig zwischen Dosierungskonzept, verabreichter Dosis und Applikationsart differenziert werden.

Dieses Problem umgeht die RCT von Tanaka et al. (2001). Es werden gleiche Volumina sowie Gesamt-Dosierungen von TXA vs. NaCl 0,9 % verabreicht: 1 mal 2g TXA präoperativ sowie NaCl

▢ Tab. 3.13 Wirksamkeit von gleichen intravenösen Gesamtdosen von Tranexamsäure in Abhängigkeit vom Applikationsschema bei primärer, einseitiger Kniegelenk-Arthroplastie. (Mod. n. Tanaka et al., 2001)

Parameter	Kontrolle (isovoläm NaCl 0,9 %)	TXA (1 mal 2 g präoperativ)	TXA (1 mal 2 g intraoperativ)	TXA (jeweils 1 g prä- und intraoperativ)
Patienten	26	24	22	27
Ges. Blutverlust (ml)	1.470 (1.056–2.115)	355 (393–1.159)	896 (495–1.310)	528 (252–925)
Transfusion (E)	2 (1,5–2)	0,5 (0–1,5)	1 (0–1)	0,5 (0–1)
Transf.-Rate (n/ %)	26 (100 %)	16 (67 %)	17 (77 %)	14 (52 %)

0,9 % vor Öffnen der Blutsperre; NaCl 0,9 % präoperativ sowie 1 mal 2 g TXA vor Öffnen der Blutsperre; 1 g TXA präoperativ sowie 1 g vor Öffnen der Blutsperre; jeweils gleiche Volumina NaCl 0,9 % präoperativ und vor Öffnen der Blutsperre. ▢ Tab. 3.13 fasst wesentliche Ergebnisse dieser Studie zusammen.

Gleiche Gesamtdosen von TXA i. v. vermindern in unterschiedlichem Ausmaß Blutverlust, Transfusionsbedarf und Transfusionsrate. Am wirksamsten erweist sich die einmalige frühestmögliche, präoperative Gabe der Gesamtdosis. Offensichtlich werden hierbei – nicht unerwartet – die höchsten lokalen Konzentrationen im Operationsgebiet erreicht. Das lässt sich anhand der pharmakokinetischen Daten von Ahlberg et al. (1976) sowie Howes et al. (1996) erklären. Die TXA-bedingte Hemmung der Fibrinolyse setzt mit Beginn der Operation ein und dauert entsprechend der HWZ zumeist über das Operationsende hinaus an.

Zu vergleichbaren Ergebnissen kommt auch die RCT von Soni et al. (2014), ebenfalls bei Patienten mit einseitiger, zementierter Kniegelenks-Arthroplastie (nur ein Operateur). Die Autoren vergleichen die dreimalige i.-v.-Gabe von jeweils 10 mg/kg präoperativ (20 min. vor Blutsperre), intraoperativ (15 min. vor Öffnen der Blutsperre) sowie postoperativ (3 Stunden nach der intraoperativen Gabe) mit der einmaligen intraartikulären Gabe von 3 g TXA (in 100 ml NaCl 0,9 %). Bei nicht unterschiedlichen Ausgangs- und postoperativen Hb-Werten (48 h postoperativ: p = 0,98) unterscheiden sich weder der mittlere Hb-Abfall (-2,4 ± 0,9 vs. 2,2 ± 6 g/dL; p = 0,38) noch der postoperative Blutverlust über die Drainagen (2 Tage: 409 ± 187 vs. 387 ± 89 ml; p = 0,48) statistisch signifikant. Entsprechendes gilt auch für den jeweiligen Transfusionsbedarf (TXA i. v.: 3/30 Pat. vs. intraartikulär: 4/30 Pat.; je 1 Erythrozytenkonzentrat/Pat.; p = 0,69).

Ebenfalls in 2013 publiziert die Gruppe um Alshryda et al. je eine RCT zum Vergleich von topisch (intraartikulär) verabreichter TXA vs. Placebo bei primärer Kniegelenk- (n = 157) sowie Hüftgelenk-Arthroplastie (n = 161). Beide RCT sind hinsichtlich der Transfusionsrate gepowert (absolute Reduktion 20 %). Die Transfusions-Trigger sind differenziert in Abhängigkeit vom Auftreten von Symptomen und liegen bei Hb-Werten von < 7g/dL, < 8 g/dL bzw. zwischen 7 und 10 g/dL. Bei nicht statistisch signifikant unterschiedlichen demographischen Daten bzw. nicht klinisch relevant unterschiedlichen Ausgangswerten in Bezug auf transfusionsrelevante Labor-Parametern vermindert TXA (jeweils Placebo vs. TXA)

- bei primärer Kniegelenk-Arthroplastie
  - die Transfusionsrate (primärer Outcome-Parameter) 16,7 % (13/78 Pat.) vs. 1,3 % (1/79 Pat.) (ARR: 15,4 %); p = 0,001.
  - den Gesamt-Blutverlust (ml) (sekundärer Outcome-Parameter) 1.725 ± 823 vs. 919 ± 487 ml; Δ -806 ml; p < 0,0001.
  - den postoperativen Hb-abfall (g/dL) (sekundärer Outcome-Parameter) Hb: 10,7 ± 1,35 vs. 11,5 ± 1,33; Δ 0,83; p < 0,0001.
- bei primärer Hüftgelenk-Arthroplastie
  - die Transfusionsrate (primärer Outcome-Parameter) 32,1 % (29/81 Pat.) vs. 12,5 % (10/60 Pat.) (ARR: 19,6 %); p = 0,004.
  - den Gesamt-Blutverlust (mL) (sekundärer Outcome-Parameter) 1.981 ± 1.007 vs. 1.617 ± 188 mL; Δ−364 mL; p = 0,059.

— den postoperativen Hb-Abfall (g/dL)
(sekundärer Outcome-Parameter) Hb:
9,8 ± 1,45 vs. 10,6 ± 10,6; Δ 0,84; p < 0,0001.
In den jeweiligen Operationskategorien finden sich
sowohl bei Kniegelenk- als auch bei Hüftgelenk-
Arthroplastie keine statistisch signifikanten Unterschiede zwischen Verum- und Placebogruppe
hinsichtlich thromboembolischer, vaso-occlusiver
sowie infektiöser Komplikationen. Die hierfür zu
geringe Fallzahl (diesbezüglich nicht »gepowerte«
Studien) darf hierbei jedoch nicht übersehen werden.

Die Autoren schlussfolgern betreffend der intraartikulär-Gabe von TXA

— bei der Kniegelenk-Endoprothetik: »Auf der
Basis unserer Ergebnisse vermindert die regel-
hafte Gabe von topisch (intra-artikulär) verabreichter Tranexamsäure in der Kniegelenk-
Arthroplastie das Ausmaß der Blutung und die
Transfusionsnotwendigkeit; sie bewahrt viele
Patienten vor der unnötigen und potenziell
schädlichen Bluttransfusion und vermindert
somit Kosten für das Gesundheitssystem.«

— bei der Hüftgelenk-Endoprothetik: »… die
topische (intra-artikuläre) Gabe von Tranexamsäure war eine effektive, sichere und kosteneffiziente Maßnahme, welche die Blutungs-
assoziierten Kosten beim Hüftgelenkersatz
vermindert. … topisch applizierte Tranexamsäure verteilt sich überwiegend innerhalb des
Hüftgelenkes und erreicht somit höhere therapeutisch wirksame Konzentrationen an der
Blutungsquelle; und beschränkt den Blutverlust
bei lediglich geringer bzw. keiner systemischen
Absorption sowie nachfolgender systemischer
Nebenwirkungen. Langzeitstudien zur Kontrolle von Rest-Unsicherheiten sind angebracht.«

Die RCT von Levine et al. (2014) vergleicht in der
primären elektiven Kniegelenk-Arthroplastie eine
einmalige Einzel-Dosis von 1 g TXA i. v. (n = 20)
mit einer einmaligen Gewicht-adaptierten Dosis
von 20 mg/kg i. v. (n = 20) vs. Kontrolle (n = 25);
die TXA-Gabe erfolgt vor Öffnen der Blutsperre.
Hinsichtlich Alter, BMI sowie ASA-Score finden
sich keine Unterschiede zwischen den 3 Gruppen.
In der Kontrollgruppe erfolgen insgesamt 19 Transfusionen bei 10 Patienten vs. 2 Transfusionen

bei 1 Patienten in der Gewichts-bezogenen TXA-
Gruppe (p < 0,05). Die Autoren schlussfolgern
»… ermutigendes Ergebnis, dass eine einheitliche
Einmal-Dosis von Tranexamsäure in einer gleich-
wertigen Wirkung im Vergleich zu einer Gewichts-
adaptierten Dosierung resultiert.«

Nicht immer wird die Blutsperre bei Knieope-
rationen als risikofrei bewertet, sodass klinische
Daten zu TXA auch bei Kniegelenk-Arthroplastie
ohne Einsatz einer Blutsperre von Bedeutung sind.
Bidolegui et al. (2014) untersuchen in einer »gepowerten« RCT (Power 90 %, p ≤0,05, 100 % Reduktion der Transfusionsrate) an jeweils 25 Patienten
mit primärer einseitiger Kniegelenk-Arthroplastie
die Wirksamkeit von TXA im Vergleich zu Placebo. TXA (je 15 mg/kg) wird sowohl vor Opera-
tionsbeginnn als auch nach 3 Stunden i. v. verabreicht. Die demographischen Daten sind zwischen
Verum- und Kontrollgruppe vergleichbar. Primärer Outcome-Parameter ist die Transfusionsrate.
Weitere Kriterien sind postoperativer Blutverlust
über 24 Stunden über die Drainagen sowie Abfall
von Hb-/Hkt. Der Transfusiuons-Trigger liegt bei
Hb < 8 g/dL bzw. bei < 9 g/dL bei Anämie-assozi-
ierten Symptomen bzw. kardio-vaskulärer Anamnese. Bei gleichen Operationszeiten bewirkt TXA
einen statistisch signifikanten und klinisch relevanten geringeren Hb-Abfall über die ersten 72 h postoperativ. Ebenso ergibt sich mit TXA-Gabe eine
vollständige Vermeidung von Bluttransfusionen
(bei Verminderung des Drainage-Blutverlustes um
42 %) im Vergleich zur Placebo-Gruppe mit einer
Transfusionsrate von 32 % (8/25 Patienten – 6 Patienten mit Hb < 8 g/dL und 2 Patienten mit < 9,5 g/
dL und Begleiterkrankungen) (OR: 2,32; 95 % CI:
1,56–3,44; p = 0,002). Diese Ergebnisse schließen
in Bezug auf das Applikationsschema nahtlos an
die Daten von Tanaka et al. (2001) an (◘ Tab. 3.13).

In einer retrospektiven Vorher- (ohne TXA,
mit Drainage; n = 112) vs. Nachher-Analyse (mit
intraartikulär Gabe von TXA ohne Drainage;
n = 136) bei zementierter Kniegelenk-Arthroplastie
werden durch die intraartikulär-TXA-Gabe sowohl
der mittlere Blutverlust zwischen den beiden Gruppen zugunsten der intraartikulär Gruppe mit TXA
um 246 ml (p < 0,01) als auch der Transfusionsbedarf von 15,5 auf 5,4 % (p = 0,02) gesenkt (Craik
et al.2014).

◘ **Tab. 3.14** Meta-Analyse zu Wirksamkeit und venöse Thromboembolien von intravenös bzw. intraartikulär verabreichter Tranexamsäure im Vergleich zur jeweiligen Kontrollgruppe in der Kniegelenk-Arthoplastie (Mod. n. Shemshaki et al., 2015)

Parameter	Studien (N)	TXA Pat. (n)		Kontrolle Pat. (n)	Ergebnis (95 % CI)	p- Wert	Heterogenität I^2 (%)
		i.v.	i.artik.				
Ges. Blutverlust (ml)	19	703	–	596	MD: 393 (528 – 252)	< 0,001	94
	4	–	228	181	282 (575 – 9,9)	< 0,001	97
					Indirekter Vergleich: p = 0,50		
Transfus.-rate		620	–	575	RR: 0,44 (0,33 – 0,59)	< 0,00001	67
		–	407	333	0,27 (0,16 – 0,45)	< 0,00001	0
					Indirekter Vergleich: p = 0,30		
Venöse Thrombo-embolie		681	–	635	RR: 0,91 (0,61 – 1,36)	0,66	0
		–	407	333	RR: 0,68 (0,34 – 1,38)	0,29	7
					Indirekter Vergleich: p = 0,48		

TXA = Tranexamsäure, i.v. = intravenös, i.artik. = intraartikulär, MD = Mean Difference, RR = Relative Risk (95% CI = 95% Confidence Interval), I^2 = statistisches Ausmaß der Heterogenität.

Eine in 2015 publizierte Meta-Analyse (Shemshaki et al. 2015) -nach Angaben der Autoren die erste Meta-Analyse ihrer Art, welche zwei unterschiedliche Applikationsschemata von TXA vergleicht- stellt die jeweiligen Daten zu Gesamt-Blutverlust, Transfusionsrate sowie Auftreten thromboembolischer Ereignisse nach i.v TXA-Gabe vs. Kontrollgruppe sowie intraartikulär-TXA-Gabe vs. Kontrollgruppe gegenüber. Hierbei handelt es sich also nicht um RCT hinsichtlich eines direkten Vergleiches von i. v. vs. intraartikulär-TXA-Gabe, sondern lediglich um eine(n) indirekte(n) Vergleich, d. h. eine Gegenüberstellung unterschiedlicher Studien. Diese Meta-Analyse erfolgt anhand von insgesamt 31 Studien (25 RCT, 5 Studien mit unklarer Verblindung, 1 Studie nicht verblindet). Die Qualitätsbewertung der analysierten Studien wird als »generell hoch« bewertet; bei einem diesbezüglich möglichem Maximalwert von 24 liegen die entsprechenden Werte der jeweiligen Studien zwischen 16 und 24. ◘ Tab. 3.14 fasst wesentliche Daten zu Wir-

kung, Wirksamkeit und zur Rate thromboembolischer Nebenwirkungen zusammen.

Sowohl hinsichtlich des Gesamt-Blutverlustes als auch der Transfusionsrate findet sich für die i.v. sowie die intraartikuär-TXA-Gabe jeweils ein statistisch signifikanter günstiger Effekt im Vergleich zur jeweiligen Kontrollgruppe. Im indirekten Vergleich von i.v. und intraartikulär verabreichter TXA sind beide Applikationsarten gleichwertig. Beide Applikationsformen von TXA zeigen keinen statististisch signifikanten, nachteiligen Effekt von TXA betreffend thromboembolische Ereignisse; beide vermindern vielmehr numerisch diese Komplikation (die i.v. Gabe um rel. 9%, die intraartikulär- Applikation um rel. 32%).

Die Autoren beschreiben Schwächen und Mängel dieser Meta-Analyse aufgrund der zugrunde liegenden Studien: Zusätzlicher Einsatz von autologen Verfahren, welche im Einzelfall in einer falsch niedrigen allogenen Transfusionsrate resultieren; methodische Mängel in der Diagnostik thromboembolischer Ereignisse sowie unterschiedlich lange Nachbeobachtungszeiträume; Literaturrecherche nur in den großen Datenbanken und somit Risiko eines Publikations-Bias.

Vor dem Hintergrund dieser Einschränkungen schlussfolgern die Autoren: »Tranexamsäure vermindert wirksam den Blutverlust, die Transfusionsrate sowie das Transfusionsvolumen in der Kniegelnk-Arthroplastie ... ohne das Risiko thromboembolischer Ereignisse zu erhöhen.« Gleichzeitig sehen sie die Notwendigkeit weiterer klinischer Studien, um die optimale Dosis sowie die Applikationsart herauszuarbeiten. Sie sehen den Vorteil der topischen/intraartikulär-Applikation in einer potenziell niedrigeren Nebenwirkungsrate bzw. bei dieser Form der TXA-Verabreichung dessen Einsatz auch bei Patienten mit vorherbestehenden Risiken, wie z. B. eingeschränkter Nierenfunktion, kardio-/zerebrovaskulären Begleiterkrankungen sowie thromboembolischen Komplikationen in der Anamnese.

Zusammenfassende Meta-Analysen zur Wirksamkeit von intravenös applizierter Tranexamsäure bei nicht-kardiochirurgischen operativen Eingriffen bei Erwachsenen

Die Arbeitsgruppe um Ker et al. hat in Meta-Analysen Wirksamkeit (2012; 2013) und Nebenwirkungen (2012) von TXA in den unterschiedlichen operativen Disziplinen hinsichtlich der Parameter »Blutverlust« (Kerr et al. 2013) sowie »thromboembolische Nebenwirkungen« (Ker et al. 2012) analysiert.

Wirksamkeit

In einer Meta-Analyse mit Meta-Regression (Untersuchung der Abhängigkeit des Therapieeffektes von anderen Einflussfaktoren) untersuchen Ker et al. (2012; 2013) anhand von Originaldaten aus insgesamt 104 RCTs die Wirksamkeit von i. v. applizierter TXA bei verschiedenen operativen Disziplinen.

TXA vermindert über alle Studien und operativen Fachgebiete hinweg (◻ Tab. 3.15) den Blutverlust um relative 34 % (RR 0,66; 95 % CI: 0,65–0,67); bei zugrunde Legen von ausschließlich qualitativ adäquaten RCTs (n = 33) errechnet sich eine Reduktion von relativ 30 % (RR: 0,70; 95 % CI: 0,68–0,72; p < 0,001) im Vergleich zur Kontrollgruppe (◻ Tab. 3.15). Die Unterschiede zwischen den einzelnen operativen Disziplinen sind zwar statistisch signifikant, aber nicht klinisch relevant.

Hinsichtlich der Dosierung (N = 22) zeigt sich für einen Gesamt-Dosisbereich zwischen 5,5 und 300 mg/kg (Medianwert bei 22 mg/kg für ca. 70 % der RCTs) keine dosisabhängige Variation des Blutverlustes. Diese Daten liefern somit keinen Beleg für die Notwendigkeit eines Hochdosis-Konzeptes für TXA mit einer Gesamt-Dosis von >1 g. In Anbetracht des potenziellen Risikos von zerebralen Krämpfen und des Fehlens einer klaren Dosis-Wirkungsbeziehung in dem o. g. Dosisbereich sehen die Autoren keinen Grund für eine Gesamt-Dosis von >1 g. Eine Gesamt-Dosis von ca. 14 mg/kg (Gesamt-Dosis ca. 1 g beim Erwachsenen mit ca. 70 kg), entsprechend einer Initialdosis von 1–2 mg/kg gefolgt von kontinuierlicher Applikation von 1- 2 mg/kg/h, scheint ausreichend und liegt beim Erwachsenen damit deutlich unter der Gesamt-Dosis, bei welcher zerebrale Krämpfe auftreten (≥100 mg/kg).

Die Autoren schlussfolgern: »Über einen Zeitraum von über 10 Jahren fanden sich aussagekräftige Belege, dass Tranexamsäure den Blutverlust bei operativen Patienten vermindert. Die Wirkung hinsichtlich thromboembolischer Ereignisse und Mortalität wurde nicht adäquat untersucht und bedarf weiterer Klärung in diesen Punkten.« (Ker et al. 2012). In der Schlussfolgerung der Publikation von 2013 schreiben Ker et al. (2013) »Tranexamsäure vermindert den Blutverlust bei operative Patienten um ca. 1/3. Eine Gesamdosis von 1 g Tranexamsäure scheint für die meisten Erwachsenen ausreichend. Es gibt keine Belege, um ein Hoch-Dosis-Regime zu propagieren.«

Das CRD kommentiert diese Meta-Analyse: »Die abschließende Feststellung der Autoren spiegelt die dargelegten Ergebnisse wider; jedoch sollte deren Interpretation die Möglichkeit eines Reviewer-Bias, die statistsich belegte Heterogenität die Bluttransfusion betreffend sowie die Unsicherheit hinsichtlich von ‚kein Ereignis-Studien‘ berücksichtigen. ... Die Autoren stellen fest, dass die Reduktion des Blutverlustes mittels Tranexamsäure eine wichtige Bedeutung für die Gesundheit und die Kosten in Ländern mit hohem, mittlerem

◘ **Tab. 3.15** Wirksamkeit von Tranexamsäure in der operativen Medizin – stratifiziert nach operativer Disziplin, Zeitpunkt der Gabe von Tranexamsäure sowie Geheimhaltung der Randomisierung. (Mod. n. Ker et al., 2013)

Parameter/Operative Disziplin	Patienten (n)	Gepoolte Risk Ratio (95 % CI)	p-Wert	RRR (rel. %)
Insgesamt	8.030	0,66 (0,65–0,67)	< 0,001	rel. 34 %
Heterogenität	8.030	I² = 83 %	< 0,001	–
Kardiochirurgie	4.114	0,64 (0,63–0,65)		rel. 36 %
Orthopädie	1.881	0,64 (0,62–0,67)		rel. 36 %
Kopf und Hals	325	0,75 (0,68–0,82)	< 0,001 zwischen den jeweiligen Untergruppen	rel. 25 %
Gynäkologie und Geburtshilfe	1.330	0,74 (0,72–0,76)		rel. 26 %
Urologie	200	0,72 (0,59–0,87)		rel. 28 %
Leberchirurgie	20	0,55 (0,30–1,03)		rel. 45 %
Mamma-Karzinom	160	0,68 (0,56–0,82)		rel. 32 %
TXA-Gabe				
Vor Hautschnitt	6.654	0,67 (0,66–0,68)	0,001 vor vs. nach	rel. 33 %
Nach Hautschnitt	1.376	0,63 (0,60–0,65)		rel. 37 %
Geheimhaltung der Randomisierung				
Adäquat	3.166	0,70 (0,68–0,72)	< 0,001 zwischen den Untergruppen	rel. 30 %
Unklar	4.404	0,64 (0,62–0,65)		rel. 36 %
Nicht adäquat	480	0,77 (0,74–0,80)		rel. 23 %
Kontrollgruppen				
Placebo	6.269	0,67 (0,66–0,68)	0,234 wischen den Untergruppen	rel. 33 %
Keine Intervention	1.761	0,66 (0,65–0,67)		rel. 34 %

RRR = Relative Risiko-Reduktion, I² = statistisches Ausmaß der Heterogenität

und niedrigem Einkommen hat. Die Sicherheit von regelhafter Anwendung von Tranexamsäure bei operativen Patienten bleibt unklar. … Die Autoren stellen fest, dass weitere Untersuchungen sinnvoll wären, wenn sie sich auf die Wirkung von Tranexamsäure auf thromoembolische Ereignisse und auf die Mortaltität konzentrieren würden. Eine große pragmatische Studie würde benötigt, um die Wirkung von regelhaft applizierter Tranexamsäure bei einer heterogenen Gruppe operativer Patienten zu untersuchen.«

Diese operativ-interdisziplinäre Meta-Analyse steht qualitativ und quantitativ in guter Übereinstimmung mit der Cochrane-Analyse von Henry et al. (2011): TXA vermindert über unterschiedliche operative Eingriffe hinweg den Gesamt-Blutverlustes um durchschnittlich knapp 500 ml, reduziert die allogene Transfusionswahrscheinlichkeit um relative 39 % (absolute 18 %) und den Transfusionsbedarf um knapp 1 E.

Mortalität, Letalität und Nebenwirkungen

Anhand von 129 RCT mit insgesamt 10.488 Patienten untersuchen Ker et al. (2012) neben dem Blutverlust die Rate thromboembolischer Komplikationen und Mortalität bei TXA-Gabe (◘ Tab. 3.16).

Für die Outcome-Parameter »Mortalität« und »Herzinfarkt« lassen sich weder eindeutig

◘ **Tab. 3.16** Einfluss von Tranexamsäure auf Mortalität und thromboembolische/vaso-occlusive Nebenwirkungen bei operativen Patienten differenziert nach Qualitätskriterien der RCT. (Mod. n. Ker et al., 2012)

Outcome-Parameter	TXA	Kontrolle	Ereignis Risk Ratio (95 % CI)	p-Wert	Heterogenität I^2 (%)
Mortalität					
Alle RCTs	20	34	0,61 (0,38–0,98)	0,04	0
Zuverlässige Geheimhaltung	9	15	0,67 (0,33–1,34)	0,25	0
Adäquate Verblindung	20	34	0,61 (0,38–0,98)	0,04	0
Herzinfarkt					
Alle RCTs	23	35	0,68 (0,42–1,09)	0,11	0
Zuverlässige Geheimhaltung	16	25	0,70 (0,39–1,25)	0,22	0
Adäquate Verblindung	18	33	0,59 (0,36–0,98)	0,04	0
Apoplex					
Alle RCTs	23	16	1,14 (0,65–2,00)	0,65	0
Zuverlässige Geheimhaltung	5	4	1,18 (0,36–3,83)	0,78	0
Adäquate Verblindung	23	16	1,14 (0,65–2,00)	0,65	0
Tiefe Venen-Thrombose					
Alle RCTs	25	29	0,86 (0,53–1,39)	0,54	0
Zuverlässige Geheimhaltung	13	14	0,92 (0,45–1,85)	0,81	0
Adäquate Verblindung	18	22	0,82 (0,46–1,44)	0,49	0
Lungenembolie					
Alle RCTs	4	8	0,61 (0,25–1,47)	0,27	0
Zuverlässige Geheimhaltung	1	3	0,52 (0,10–2,75)	0,44	0
Adäquate Verblindung	4	6	0,70 (0,26–1,87)	0,48	0

TXA = Tranexamsäure, RCT = Randomized Controlled Trial, I^2 = statistisches Ausmaß der Heterogenität positive noch eindeutig negative Effekte aufzeigen. Vielmehr hängt ein günstiger Effekt von der Qualität der analysierten RCT ab; die relative Risiko-Reduktion (RRR) liegt hier statistisch signifikant z. T. bei ca. 1/3. In allen anderen Haupt- und Untergruppen sind die sonstigen Outcome-Werte zwischen den Gruppen statistisch nicht verschieden. Aufgrund der z. T. geringen Anzahl von RCT, der niedrigen Patientenzahl in den Untergruppen sowie eines Bias sind diese Daten mit Vorsicht zu werten (◘ Tab. 3.16). Auch in dieser Meta-Analyse wird die Transfusionswahrscheinlichkeit relativ um ca. 1/3 vermindert (RR: 0,62 (95 % CI: 0,58–0,65); p < 0,001).

Die Autoren schlussfolgern: »Seit vielen Jahren gibt es eindeutige Belege, dass Tranexamsäure die Bluttransfusion in der operative Medizin vermindert. Es ist unwahrscheinlich, dass … weitere Studien diesbezüglich neue Erkenntnisse liefern. … die Wirkung von Tranexamsäure hinsichtlich thromboembolischer Ereignisse und Mortaltiä bleibt unklar. Operative Patienten sollten diesbezüglich aufgeklärt werden, damit sie eine Entscheidung nach Information treffen können.«

Auch hinsichtlich der Nebenwirkungen von TXA besteht eine qualitative und quantitative Übereinstimmung zwischen dieser Meta-Analyse und der Cochrane-Analyse von Henry et al. (2011): Bei Gabe von TXA zeigen sich keine negativen Auswirkungen hinsichtlich Mortalität, thromboembolischer/vaso-occlusiver Nebenwirkungen sowie der Dauer des Krankenhausaufenthaltes. Die auch hier statistisch belegte, z. T. sehr große Heterogenität zwischen den Studien bzw. den jeweils zu vergleichenden Parametern limitiert insgesamt die Aussagekraft dieser Ergebnisse.

Zusammenfassung

1. TXA vermindert den Blutverlust bei nicht-kardiochirurgischen operativen Eingriffen erwachsener Patienten relativ um ca. 1/3 und liegt für die verschiedenen operativen Disziplinen in vergleichbarer Größenordnung.
2. TXA vermindert den Transfusionsbedarf um ca. 1 E.
3. TXA vermindert das Mortalitäts-Risiko relativ um ca. 1/3.
4. Für ein Hoch-Dosis-Regime von i. v. verabreichter TXA (Gesamt-Dosis >1 g) besteht keine Notwendigkeit.
5. Hinsichtlich der Verminderung des Blutverlustes unter i.-v.-TXA-Gabe scheinen weitere klinische Studien kaum noch einen zusätzlichen Erkenntnisgewinn zu erbringen.
6. Das potenzielle Risiko hinsichtlich thromboembolischer Komplikationen und Mortalität unter TXA-Gabe scheint gering, bedarf aber noch weiterer qualitativer RCTs für eine abschließende valide Aussage.

Zusammenfassende Meta-Analyse zur Wirksamkeit von topisch/lokal/ intraartikulär applizierter Tranexamsäure bei nicht-kardiochirurgischen operativen Eingriffen bei Erwachsenen

Interdisziplinär-operativ

Die Cochrane-Analyse von Ker et al. (2013) untersucht anhand von 29 RCT (davon 28 RCT bei operativ-interdiziplinären Patienten) mit insgesamt 2.612 Patienten die topische/lokale/intraartikuläre Wirksamkeit. TXA wurde entweder der jeweiligen Spüllösung zugesetzt und/oder nach Wundverschluss instilliert. Die verwendete Konzentration liegt bei 0,7–100 mg/mL. Die Meta-Regressionsanalyse deutet darauf hin, dass in diesem Dosis-Bereich keine von der TXA-Konzentration abhängige Änderung des Blutverlustes auftritt.

Die beiden Outcome-Kriterien »Blutverlust« und »Transfusionsbedarf« zeigen eine statistisch signifikante und deutliche Heterogenität, welche somit die Vergleichbarkeit der Studien und damit deren Aussagkraft mindert. Blutverlust und Transfusionswahrscheinlichkeit werden jeweils über die verschiedenen operativen Fachgebiete hinweg sowie fachspezifisch differenziert um relative 43 % bzw. relative 33 % vermindert; das Risiko thromboembolischer Komplikationen wird nicht erhöht. Diese Ergebnisse entsprechen denen nach i.-v.-Applikation von TXA. ◘ Tab. 3.17 zeigt die operativ-interdisziplinäre Zusammenstellung und ◘ Tab. 3.18 die fächerspezifische operativ-differenzierte Aufstellung.

Die Autoren schlussfolgern: »Es gibt aussagekräftige Belege dafür, dass die topische Applikation

◘ Tab. 3.17 Operativ-interdisziplinäre Wirksamkeit und Nebenwirkungen bei topischer/lokaler/intraartikulärer Applikation von Tranexamsäure. (Nach Ker et al. 2013)

Outcome-Parameter	RCTs	Bias-Risiko	Studien-Qualität	TXA (n)	Kontrolle (n)	Effekt OR bzw. RR (95 % CI)
Blutverlust (proportionale Verminderung; d. h. je größer der Blutverlust, desto größer die Wirksamkeit von TXA)						
Alle RCTs	18	Erheblich	Niedrig	825	826	OR 0,71 (0,69–0,72)
Mit adäquater Geheimhaltung der Randomisierung	9	Unwesentlich	Mäßig	229	229	RR 0,57 (0,52–0,62)
Bluttransfusion						
Alle RCTs	14	Erheblich	Sehr niedrig	97/788	178/756	RR 0,53 (0,43–0,64)
Mit adäquater Geheimhaltung der Randomisierung	7	Adäquat	Mäßig	74/358	105/328	RR 0,67 (0,54–0,84)
Mortalität						
Alle RCT	9	Erheblich	Niedrig	2/463	7/431	RR 0,28 (0,06–1,34)
Mit adäquater Geheimhaltung der Randomisierung	4	Unwesentlich	Mäßig	1/259	7/228	RR 0,33 (0,03–3,12)
Herzinfarkt						
Alle RCTs	6	Erheblich	Niedrig	0/189	2/173	RR 0,33 (0,04–3,08)
Mit adäquater Geheimhaltung der Randomisierung	2	Unwesentlich	–	0/44	2/44	–
Apoplex						
Alle RCTs	5	Unwesentlich	Niedrig	0/229	1/212	RR 0,33 (0,01–7,96)
Mit adäquater Geheimhaltung der Randomisierung	2	Unwesentlich	Niedrig	0/104	1/103	RR 0,33 (0,01–7,98)
Tiefe Venen-Thrombose (TVT)						
Alle RCTs	8	Unwesentlich	Niedrig	9/377	12/332	RR 0,69 (0,31–1,57)
Mit adäquater Geheimhaltung der Randomisierung	5	Unwesentlich	Niedrig	9/242	10/213	RR 0,81 (0,34–1,92)
Lungenembolie						
Alle RCTs	7	Unwesentlich	Niedrig	2/353	3/308	RR 0,52 (0,09–3,15)
Mit adäquater Geheimhaltung der Randomisierung	4	Unwesentlich	Niedrig	2/218	3/189	RR 0,52 (0,09–3,15)

RCT = Randomized Clinical Trial, TXA = Tranexamsäure, RR = Relatives Risiko, OR = Odds Ratio

◘ Tab. 3.18 Fächerspezifische Differenzierung zur Wirksamkeit von topisch/lokal/intrartikulär applizierter Tranexamsäure (Mod. n. Ker et al., 2013)

Operativer Eingriff	RCTs (N)	Patienten (n)	Gepoolte Ratio (95 % CI)	p-Wert	Heterogenität I^2 (%)
Kardiochirurgie	7	511	0,63 (0,61–0,66)	<0,0001	72
Kniegelenk-Arthroplastie	5	427	0,57 (0,52–0,63)	<0,0001	88
HNO	2	456	0,74 (0,73–0,76)	<0,0001	48
Wirbelsäule	2	130	0,50 (0,43–0,58)	<0,0001	0
Orthognatische, dentofaziale Chirurgie	1	40	0,93 (0,73–1,20)	0,60	–
Thoraxchirurgie	1	87	0,95 (0,86–1,05)	0,35	–

RCT = Randomized Clinical Trial, I^2 = statistisches Ausmaß der Heterogenität

von Tranexamsäure bei operativen Patienten den Blutverlust und die Bluttransfusion vermindert; jedoch bleibt das Risiko thromboembolischer Ereignisse unklar. …Weitere qualitativ hochwertige Studien sind notwendig, um diese Unkarheiten zu klären, ehe die topische Gabe von Tranexamsäure für die Routineanwendung empfohlen werden kann.«

Die Autoren sehen die lokale/topische Applikation der TXA infolge der geringeren systemischen Resorption insbesondere bei kardio-vaskulären sowie thromboembolischen Risikopatienten als Alternative zur i.-v.-Gabe an.

Eine weitere Meta-Analyse (Panteli et al. 2013) bewertet anhand von 9 RCTs die Wirkung von lokal applizierter TXA ausschließlich in der Kniegelenk-Arthroplastie (keine minimal invasiven Eingriffe); alle Operationen erfolgen unter Blutsperre. Primäre Outcome-Parameter sind autologe, allogene sowie Gesamt-Transfusionsrate; sekundärer Outcome-Parameter ist der Blutverlust. Weiterhin werden Häufigkeit von tiefer Venenthrombose sowie Lungenembolie analysiert. In einer Subgruppenanalyse wird die Wirkung von niedrig dosierter (≤2 g) bzw. hoch dosierter TXA-Gabe (>2 g) unter-

sucht. ◘ Tab. 3.19 fasst wesentliche Outcome-Daten zusammen.

Die Autoren schlussfolgern: »Das wichtigste Ergebnis ist, … die Wirksamkeit von topisch angewandter Tranexamsäure auf Blutverlust und Transfusionsbedarf. … (Tranexamsäure) hat die Häufigkeit von tiefer Venenthrombose und Lungenembolie nicht verändert. …die Wirkung von topisch applizierter Tranexamsäure lässt vermuten, dass eine höhere Dosis (>2 g) wirksamer ist hinsichtlich des Transfusionsbedarfs.«

Damit stimmen die Autoren hinsichtlich der Wirksamkeit von topisch applizierter TXA in der Kniegelenk-Endprothetik qualitativ mit den Aussagen von Ker et al. (2013) bei einem breiten Spektrum operativer Eingriffe überein und bestätigen die Wirksamkeit dieser Maßnahme. Für eine abschließende Aussage hinsichtlich der lokal zu applizierenden TXA-Dosis ist die Datenlage eindeutig zu gering.

Zhao-Yu et al. (2013) beschreiben in einer Meta-Analyse anhand von 6 RCTs bei insgesamt 647 Patienten nach intraartikulär-Gabe von TXA (≥30 mg/mL) in der Kniegelenk-Arthroplastie eine
— Reduktion des Blutverlustes: MD: - 345 ml (95 % CI: -401–-240); p < 0,01.

◘ Tab. 3.19 Wirksamkeit und Nebenwirkungen nach topischer/lokaler/intraartikulärer Applikation von Tranexamsäure. in der primären Kniegelenk-Arthroplastie. (Mod. n. Panteli et al., 2013)

Parameter	RCTs (N)	Patienten (n)		Ergebnis (95 % CI)	p-Wert	Heterogenität I^2 (%)
		TXA	Kontrolle			
Drainage-Blutverlust (ml)	3	89	89	MD: -268 (-491–45)	0,02	94
Ges. Blut-verlust (ml)	4	125	132	MD: -220 (-279–-160)	< 0,00001	0
Transfusionsrate insgesamt	6	253	259	RR: 0,47 (0,26–0,84)	0,01	0
Transfusionsrate TXA < 2g	1	9	21	RR: 0,51 (0,23–1,14)	0,1	35
Transfusionsrate TXA >2g	1	5	123	RR: 0,41 (0,17–1,01)	0,05	0
Thrombo-Embolien	6	64 Thr: 3 LE: 1	35 Thr: 1 LE: 1	RR: 1,64 (0,18–15,2) RR: 0,55 (0,04–8,48)	0,66 0,67	kA kA

TXA = Tranexamsäure, RCT = Randomized Controlled Trial, MD = Mean difference, RR = Relatives Risiko, I^2 = statistisches Ausmaß der Heterogenität, Thr = Thrombose, LE = Lungenembolie, kA = keine Angaben

— Reduktion der Transfusionsrate: RR: 0,28 (95 % CI: 0,19–0,42); p < 0,01.
— keine Zunahme in Bezug auf TVT.

In einer aktuellen Meta-Analyse untersuchen Alshryda et al. (2014) anhand von insgesamt 14 RCTs (publiziert nach 2010) die Wirksamkeit topisch applizierter TXA in der Hüft- (2 RCTs) und Kniegelenk- (11 RCTs) Endoprothetik; 1 RCT beschreibt insgesamt die Ergebnisse von Hüft- und Kniegelenk-Arthroplastie. Die topisch verabreichte TXA-Dosis liegt zwischen 250 mg und 3 g in 20–100 ml NaCl 0,9 %. Der Transfusions-Trigger liegt bei Hb > 7–<8 g/dL bzw. < 10 g/dL bei klinischen Symptomen.

Topisch applizierte TXA in der Knie- und Hüftgelenk-Endoprothetik
— vermindert die Transfusionsrate
  — Knie: RR: 4,51 (95 % CI: 3,02–6.72); p < 0,001,
  — Hüfte: RR: 2,56 (95 % CI: 1,32–4,97); p = 0,004.
— reduziert den Gesamt-Blutverlust

  — Knie: MD: -462 ml (95 % CI: -566–-357); p < 0,001,
  — Hüfte: MD: -364 ml; p = 0,059,
  — MD: -377 ml; p = 0,059.
— hat keinen Einfluss auf das Thromboserisiko:
  — RR: -0,01 (95 % CI: -0,03–0,01); p = 0,24.

Der indirekte Vergleich, d. h. eine vergleichende Gegenüberstellung von unabhängigen RCTs bei topischer Applikation mit RCTs bei i.-v.-Gabe von TXA lässt eine größere Wirksamkeit bei topischer Anwendung vermuten:
— TXA topisch vs. Placebo:
  — RR: 4,62 (95 % CI: 3.08–6,94); p < 0,001.
— TXA i. v. vs. Placebo:
  — RR: 2,55 (95 % CI: 2,09–3,09); p < 0,001.

Die Ergebnisse lassen ebenfalls eine mögliche Dosis-Wirkungsbeziehung zwischen topisch applizierter TXA-Dosis und Bluttransfusion vermuten:
— TXA: < 1 g vs. 1–2 g vs. >2 g,
  — RR: 3,79 (1,87–7,69) vs.4,36 (2,72–6,98) vs. 10,93 (0,60–180,84).

◘ Tab. 3.20 Wirksamkeit von topisch/intraartikulär verabreichter Tranexamsäure in der primären Hüftgelenk-Arthroplastie

Parameter	Studien (N)	Ergebnis	p-Wert	Heterogenität I^2 (%)
Gesamter Blutverlust	5	MD: -303 ml (-412– -194)	<0,00001	69
Hb-Abfall (g/dL) prä- vs. post-op.	4	MD: -0,86 (-1,32– -0,39)	<0,00001	89
Transfusions-Bedarf	7	RD: -0,12 (-0,19– -0,005)	0,002	72
TVT	7	RD: 0,00 (-0,01–0,00)	0,60	0
LE	7	RD: 0,00 (-0,01–0,001)	0,69	0
Wundinfektion	2	RD: 0,02 (-0,02–0,05)	0,37	0

MD = Mean difference, RD = Risk difference, I^2 = statistisches Ausmaß der Heterogenität, TVT = Tiefe Venenthrombose, LE = Lungenembolie

Wegen der geringen Anzahl an Studien (z. B. nur 1 Studie mit >2 g) sind diese Ergebnisse jedoch mit Vorsicht zu bewerten.

Die Meta-Analyse von Wang et al. (2015) analysiert die topische Applikation von TXA bei Patienten mit primärer Hüftgelenk-Arthroplastie (Schenkelhalsfraktur bzw. Arthrose). Die Autoren analysieren 4 RCTs sowie 4 nicht-randomisierte retrospektive bzw. Fall-Kontroll-Studien aus den Jahren 2013–2014; sie fassen die Ergebnisse aller Studien zusammen. Die in den analysierten Studien intraartikulär verabreichte TXA-Dosis liegt bei 1–5 g. TXA intraartikulär vermindert relevante Transfusionsparameter (◘ Tab. 3.20).

Limitiert wird die Aussagekraft dieser Meta-Analyse durch die geringe Anzahl an RCT, die z. T. geringe Fallzahl in Verum- und Kontroll-/Placebo-Gruppe, die gemeinsame Ergebnisdarstellung aus RCT und nicht-randomisierten Studien, eine fehlende Aussage zur Zeitdauer des ‚follow-up' betr. thromboembolischer Nebenwirkungen sowie einen Publikationsbias. Die Autoren sehen die Notwendigkeit für: »qualitativ hochwertige und gut geplante Studien … um die therapeutisch wirksame Dosis bzw. andere unerwünschte Wirkungen zu erkennen.«

Dennoch schlussfolgern sie aus dieser Meta-Analyse:

»Die aktuelle Meta-Analyse zeigt, dass … Tranexamsäure in der Hüftgelenk-Arthroplastie den Hb-Abfall, den Blutverlust über die Drainagen, … den Gesamt-Blutverlust sowie den Transfusionsbedarf vermindern könnte; und dass kein Zusammenhang zu unerwünschten Wirkungen oder Komplikationen wie Wundinfektion, tiefer Venenthrombose oder Lungenembolie besteht.«

Zusammenfassung

Alle hier zur lokalen/topischen/intraartikulären Applikation von TXA in der großen Gelenkchirurgie vorgestellten Studien zeigen im Vergleich zu Placebo eine Blutverlust- und Transfusions-mindernde Wirksamkeit; und im Vergleich zur i.-v.-TXA-Applikation eine zumindest gleichwertige Wirksamkeit. Die Studienqualität und jeweilige Patientenzahl erschweren jedoch eine definitiv valide Aussage.

Kim et al. (2014) fassen in Bezug auf den Einsatz von TXA in der Kniegelenkchirurgie in ihrem systematischen Review zusammen:

»… obgleich wir für den Einsatz von Tranexamsäure in der Kniegelenk-Arthroplastie ausschließlich Level-I-Studien ausgewählt und analysiert haben, fanden wir in den Studien viele unterschiedliche Faktoren, welche zum Blutverlust und zur Transfusionsrate beitragen; wie z. B. Operationstechnik, Transfusionsprotokolle, Thromboseprophylaxe-Protokolle. … sowohl systemische als auch topische Gabe von Tranexamsäure vermindert den Blutverlust bei der Kniegelenk-Arthroplastie, aber der Transfusionsmindernde Effekt variiert in den verschiedenen Studien entsprechend der Vorgehensweise; die Wirkung von Tranexamsäure auf Blutverlust und Transfusionsminderung wird beeinflusst von Dosierung und Zeitpunkt der Applikation. …Operateure können Tranexamsäure in ihr Konzept zur Blutersparnis in der Kniegelenk-Arthroplastie ohne ernsthafte Bedenken hinsichtlich unerwünschter Wirkungen einbeziehen, müssen es jedoch hinsichtlich optimaler Dosis, Zeitpunkt der Applikation und Applikationsart (von Tranexamsäure) anpassen.«

Tranexamsäure in der nicht-kardiochirurgischen Chirurgie bei Kindern und Jugendlichen

Im Gegensatz zur Datenlage bei Erwachsenen insgesamt sind entsprechende RCTs bei nicht-kardiochirurgischen pädiatrischen Patienten sehr spärlich. Im Kindes- und Adoleszentenalter sind es neben urologischen Eingriffen insbesondere operative Eingriffe an der Wirbelsäule sowie im knöchernen Bereich von Schädel, Gesicht und Kiefer, die mit einem klinisch relevanten Blutverlust einhergehen.

Urologie

Die unserer Kenntnis nach erste RCT mit TXA-Gabe bei Kindern (2,5–12,5 Jahre) stammt von Rö et al. (1970). Die Autoren führen bei insgesamt 22 Kindern eine ein- bzw. beidseitige Ureteren-Reimplantation mit TXA (n = 10; prä- und postoperativ orale sowie akut präoperativ intravenöse Bolusgabe) bzw. ohne TXA (n = 12) durch. Insbesondere in der postoperativen Phase wird der Blutverlust durch TXA-Gabe klinisch relevant vermindert (27 ml vs. 129 ml; p < 0,01). Bei einseitiger Reimplantation liegen die Vergleichswerte bei 26 vs. 98 ml; p = 0,05. TXA wurde »von allen Kindern gut vertragen.«

Skoliose

Aktuell (10/2014) finden sich in der Literatur nur zwei RCT zu dieser Indikation bei pädiatrischen/

jugendlichen Patienten. Neilipovitz et al. (2001) führen eine qualitativ adäquate RCT an insgesamt 40 Skoliosepatienten (9–18 Jahre) mit ausschließlich dorsaler Stabilisierung durch (verblindet, gepowert: α= 0,05, β= 80 %, »drop out« von 5 %, Nachweis möglicher Änderung von absolut 25 %). Ausschlusskriterien sind pathologische Gerinnungsparameter, BMI von >30 sowie Thromboseanamnese. Patienten mit sekundärer Skoliose weisen einen kleineren BMI bzw. ein geringeres Körpergewicht auf als diejenigen mit primärer Skoliose (p < 0,001); sie sind auf Verum- und Placebo-Gruppe gleichmäßig verteilt. Es zeigen sich keine weiteren Unterschiede zwischen den beiden Gruppen (TXA: n = 22; Kontrolle: n = 18). Die Anzahl stabilisierter Wirbel beträgt in Verum- bzw. Placebo-Gruppe 14 (8–17) bzw. 15 (7–18). Eine TXA-Gabe von initial 10 mg/kg wird gefolgt von kontinuierlicher Applikation mit 1 mg/kg/h. Intraoperativ erfolgt eine kontrollierte Hypotension bis zur instrumentellen Stabilisierung auf 55 ± 5 mmHg, danach Anheben des Blutdruckes auf den Ausgangswert ± 20 %; der intraoperative ZVD liegt zwischen 4 und 8 mmHg. Der allogene Transfusionstrigger liegt bei ≤7 g/dL; er gilt nicht für die Re-Transfusion des maschinell aufbereiteten Wundblutes (AGEK). Primärer Outcome-Parameter ist die Gesamtmenge an transfundierten Erythrozyten (allogen, autolog, gerichtete Transfusion, AGEK). Die Daten lassen im Detail nicht erkennen, inwieweit autolog, allogen oder »directed blood units« transfundiert werden; sie werden alle unter dem Begriff »packed red blood cells« zusammengefasst. Die Gabe von Plasma und Gerinnungsfaktoren nach Bedarf bleibt unberücksichtigt.

TXA vermindert nicht statistisch signifikant den Blutverlust, vermindert aber statistisch signifikant die Gesamtmenge transfundierter Erythrozyten (❏ Tab. 3.21).

Wesentliche Determinanten für die Transfusion sind die TXA-Gabe (p = 0,028) sowie die die Skolioseform (p = 0,001). Hb-Wert und globale Gerinnungsparameter zeigen bis zum ersten postoperativen Tag keine Unterschiede zwischen den Gruppen. Die allogene Transfusionsrate war in beiden Gruppen gleich. (»Die Anzahl von Patienten …ohne allogene Transfusion war statistisch nicht signifikant verschieden zwischen den Gruppen (p=0,40)«.) »… Tranexamsäure hat das Potenzial

Tab. 3.21 Wirksamkeit von Tranexamsäure in der nicht-kardiochirurgischen Kinderchirurgie (Skolioseoperation bei Kindern, Jugendlichen und Adoleszenten)

Lfd. Nr.	Erstautor/ Jahr	Studien-design Transfusions-Trigger	Operativer Eingriff	Alter (J)	TXA (n)	Kontr. (n)	TXA Initial-Dosis; Kontinuierliche Gabe	Blutverlust (ml) TXA	Kontrolle	p-Wert	Transfusion (ml) TXA	Kontrolle	p-Wert
1	Neilipovitz 2001	RCT TT ≤7 g/dL generell	Idiopathische u. sekundäre Skoliose Stabilisierte Höhen: 14 (8–17)/15 (7–18)	9 bis 18	22	18	10 mg/kg; 10 mg/kg/h	Intraoperativ gesamt 2453 (1526)	2703 (1292)	0,59	»transf. packed RBC« 874 (790)	1254 (542)	0,08
								Δ -250 (-653 – 1153)			Δ -380 (-49 – 809)		
											AGEK		
											378 (270)	529 (306)	0,11
											Δ -151 (-36 – 339)		0,045
2	Sethna 2005	RCT allo-TT 25–27 %	Skoliose Idiopathische Skoliose Sekundäre Skoliose	8 bis 18	Σ 23 12 11	Σ 21 10 11	100 mg/kg; 10 mg/kg/h	Intraoperativ: gesamt 1230 (535)	2085 (1188) Δ 41 %	<0,01	Gesamt Erythrozyten 615 (460)	940 (718)	0,08
								Intraoperativ: idiopathische Skoliose 1.072 (425)	1.420 (614)	0,15	Ery - idiopathische Skoliose 438 (308)	445 (209)	0,96

■ Tab. 3.21 Fortsetzung

Lfd. Nr.	Erstautor/ Jahr	Studiendesign Transfusions-Trigger	Operativer Eingriff	Alter (J)	TXA (n)	Kontr. (n)	TXA Initial-Dosis; Kontinuierliche Gabe	Blutverlust (ml)		p-Wert	Transfusion (ml)		p-Wert
								TXA	Kontrolle		TXA	Kontrolle	
								Intraoperativ: sekundäre Skoliose			Ery – sekundäre Skoliose		
								1.408 (605)	2.690 (1266)	<0,01	808 (531)	1391 (723)	0,04
								Δ 48 %			Autologe Transfusionsrate		
											14/23	15/21	0,54
3	Tzortzopoulou 2008	Meta-Analyse (6 RCT – 3 versch. AF	Skoliose (u. a. 2 TXA – s. Nr. 1, 2)	≤18	AF Σ 127 (TXA 45)	Kontr. Σ 127 (TXA 39)	Dosierung (s. Nr. 1, 2)	WMD: -426 95% CI: (-602 – -250)		kA	WMD: -327 95 % CI: (-469 – -186)		kA
4	Shouten 2009	Meta-Analyse (5 RCT)	Skoliose (u. a. 2 TXA –s. Nr. 1, 2)	8 bis 18	45	39	Dosierung (s. Nr. 1, 2)	WMD: -685 95% CI: (-1149 – -214)		kA	WMD: -349 95 % CI: (-620 – -77)		kA
								WMD: -11 mL/kg 95% CI: (-13 – -9)		kA	WMD: -7 mL/kg 95 % CI: (-10 – -5)		kA
5	Xu 2012	RCT allo-TT Hb 8g/dL	Skoliose	19,1 (3,2)	20	20	20 mg/kg; 10 mg/kg/h	Intraoperativ			Allogene Transfusion		
				bis 20,4 (3,1)				1169 (270)	2045 (599)	<0,001	235 (163)	kA	<0,0001
								Postoperativ			Autologe Transfusion		
								549	942	< 0,0001	634 (162)	1005 (267)	<0.0001
								-41,7 % (errechnet aus Text)					

Tab. 3.21 Fortsetzung

Lfd. Nr.	Erstautor/ Jahr	Studien-design Transfusi-ons-Trigger	Operativer Eingriff	Alter (J)	TXA (n)	Kontr. (n)	TXA Initial-Dosis; Konti-nuierliche Gabe	Blutverlust (ml)		p-Wert	Transfusion (ml)		p-Wert
								TXA	Kontrolle		TXA	Kontrolle	
6	Verma 2014	RCT TT Hct 22–25 %	Skoliose	11 bis 20	36	47	10 mg/kg; 1 mg/kg/h	Ges. Blutverlust		0,015	Keine differenzierten Angaben		
								1531 (911)	2116 (1201)				
								Blutverlust/Wirbel		0,014			
								177 (95)	234 (111)				
								Blutverlust/°Cobb-Winkel		0,013			
								29 (16)	40 (23)				
								Blutverlust/Anker		0,011			
								95 (53)	136 (93)				
7	Yagi 2012	Retro-spektiv (vor vs. nach) TT Hb 7 g/dL	Idiopath. Skoliose	>11 bis <20	43	63	1000 mg; 1 mg/kg/h	Gesamter Blutverlust		< 0,001	AGEK		<0,001
								765 (239)	1288 (507)		182 (117)	377 (200)	
								Intraoperativer Blutverlust		0,001	EBS (sonst. Transfusion)		<0,001
								613 (195)	1079 (421)		98 (192)	258 (246)	

RCT = Randomisierte kontrolliert Studie, (allo)TT: (Allogener) Transfusionstrigger (Hb- bzw. Hkt-Wert), kA = keine Angaben. WMD = Weighted Mean Difference, 95% CI=95% Vertrauensbereich, AGEK = Autologes gewaschenes Erythrozytenkonzentrat, MAT = mittels maschineller Autotransfusion, EBS = Eigenblutspende.

den Transfusionsbedarf bei pädiatrischen Patienten mit dorsaler Stabilisierung zu vermindern. … es wurden keine thrombotischen oder sonstige Nebenwirkungen in dieser Studie aufgezeigt.«

Es fehlt jedoch eine Erklärung für die Diskrepanz zwischen statistisch signifikanter Verminderung des Transfusionsbedarfes bei nicht statistisch signifikant unterschiedlichem Blutverlust zwischen den beiden Gruppen.

In einer qualitativ adäquaten RCT untersuchen Sethna et al. (2005) 44 Patienten (TXA: n = 23; Placebo: n = 21) mit idiopathischer bzw. sekundärer Skoliose zwischen 8 und 18 Jahren. Die demographischen Daten in beiden Gruppen sind vergleichbar. Die TXA-Gabe (100 mg/kg) erfolgt vor dem Hautschnitt, gefolgt von 10 mg/kg/h. Es wird bis zum Ende des instrumentellen Teils eine kontrollierte Hypotension auf 55–65 mmHg vorgenommen, um anschließend den Mitteldruck wieder auf den Ausgangswert ± 20 % anzuheben. Diese Studie lässt nicht sicher erkennen, ob nur autolog oder auch allogen transfundiert wurde (◘ Tab. 3.21).

TXA senkt statistisch signifikant im Gesamtkollektiv sowie bei sekundärer Skoliose den intraoperativen Blutverlust sowie bei letzterer Gruppe auch den Transfusionsbedarf. In der multivariaten linearen Regressionsanalyse lassen sich 71 % der Variation des Blutverlustes mittels dreier Determinanten erklären:

- niedriger präoperativer Thrombozytenwert,
- hoher ASA-Score sowie
- die TXA-Gabe.

Die Autoren schlussfolgern:

»… die angewandte Tranexamsäuredosis verminderte statistisch signifikant den Blutverlust … hatte keine statistisch signifikante Wirkung auf den Transfusionsbedarf. … eine große prospektive kontrollierte Studie, … um das Potenzial zur Verminderung von Blutverlust und Transfusionsbedarf … bei primärer Skoliose, sekundärer Skoliose, oder beiden zu bestimmen.«

Es fehlt auch hier die Erklärung, warum trotz deutlicher Verringerung des Blutverlustes im Gesamtkollektiv nicht auch der Transfusionsbedarf vermindert wurde (Bestimmung des Blutverlustes, stringentes Einhalten von Transfusionskriterien,

zu geringe Fallzahl betr. des Parameters »Transfusion«?).

Tzortzopoulou et al. (2008) führen eine Meta-Analyse anhand von 6 RCTs mit verschiedenen Antifibrinolytia (AF) bei 254 Skoliosepatienten (je 127 Patienten in Verum- und Kontrollgruppe) im Alter von ≤18 Jahren durch (jeweils 2 Studien mit Aprotinin, TXA und EACA). Hinsichtlich TXA sind es die beiden o. g. Studien von Neilipovitz et al. (2001) und Sethna et al. (2005). Primäre Outcome-Parameter in dieser Meta-Analyse sind Mortalität und Transfusionsrate, sekundäre sind allogene Transfusionsrate, Blutverlust, transfundierte Erythrozytenmenge und Nebenwirkungen. Ein Publikations-Bias kann infolge der geringen Patientenzahl trotz fehlenden statistischen Hinweises nicht sicher ausgeschlossen werden. Eine Substanz-spezifische Differenzierung der AF findet nicht statt (◘ Tab. 3.21). AF insgesamt vermindern Blutverlust und transfundiertes Erythrozytenvolumen in einem bei Kindern/Jugendlichen klinisch bedeutsamen Ausmaß. »In den beiden Studien, welche Tranexamsäure untersuchten … keines der Kinder erhielt eine allogene Transfusion«; eine Aussage, welche sich zumindest in der Originalpublikation von Neilipovitz et al. (2001) in dieser Form nicht erschließt (s. o.). » … die Anzahl der einbezogenen Kinder … hindert uns, irgendwelche Aussagen zur Wirkung betreffend die Mortalität zu machen. … Antifibrinolytika vermindern den Blutverlust in der Skoliosechirurgie bei Kindern … könnten dem Arsenal Blut-sparender Maßnahmen hinzugefügt werden. … ob Antifibrinolytika den Transfusionsbedarf vermindern, bleibt unklar.«

Die Autoren schlussfolgern:

»Die Wirkung der Antifibrinolytika hinsichtlich Mortalität konnte nicht bewertet werden. Antifibrinolytika verminderten den Blutverlust und die Menge an transfundiertem Blut bei Kindern mit Skolioseoperation; jedoch bleibt deren Wirkung auf die Anzahl von Kindern, welche eine Bluttransfusion benötigten, unklar. Aprotinin, Tranexamsäure und EACA scheinen ähnlich wirksam.«

Die Meta-Analyse von Schouten et al. (2009) untersucht die Wirksamkeit von insgesamt 3 verschiedenen AF anhand von 28 RCTs bei kardiochirurgischen und Skoliosepatienten. 2 RCTs befassen sich mit der Wirksamkeit von TXA bei pädiatri-

schen/juvenilen Patienten mit Skoliose (Neilipovitz et al. 2001; Sethna et al. 2005). Die Qualität
dieser RCTs wird positiv bewertet. Es werden jedoch nur die Parameter mit homogener Verteilung,
also mit Vergleichbarkeit zwischen den jeweiligen
Parametern in den jeweiligen Studien, zusammengefasst. Infolge der geringen Datenmenge ist eine
Meta-Regressionsanalyse mit WMD als abhängiger
Parameter nicht möglich (◘ Tab. 3.21). Es fehlen in
dieser Meta-Analyse generell Angaben zur statistischen Signifikanz.

Die Autoren schlussfolgern: »Insgesamt erscheint Tranexamsäure hinsichtlich Minderung
des Blutverlustes und der transfundierten Blutprodukte in der großen Kinderchirurgie zumindest so
wirksam wie Aprotinin. … Tranexamsäure sollte
das Antifibrinolytikum der Wahl sein in der großen Kinderchirurgie … und wir haben jüngst unser
Protokoll in diesem Sinne geändert.«

Das CRD kommentiert diese Studie wie folgt:
»Die gestellte Frage der Untersuchung war klar definiert. Es wurden unterschiedliche Datenbanken
durchsucht. Jedoch war die Literaturrecherche auf
bestimmte Sprachen beschränkt, und es wurde
nicht über die Suche von nicht-publizierten Daten
berichtet; Sprach- und Publikationsbias konnten
nicht ausgeschlossen werden. Die Bewertung der
Studienqualität erfolgte zweifach, was die Möglichkeit eines Irrtums und Bias seitens der Gutachter
verminderte. Aber es bleibt unklar, ob ähnliche
Vorsichtsmaßnahmen auch betreffend Studienaus-
wahl und Datenextraktion vorgenommen wurden.
Die Bewertung der Studienqualität erfolgte mittels
geeigneter Kriterien. Das Pooling (der Daten) erfolgte sachgerecht, und die Ursachen der Heterogenität wurden untersucht.«

»Obgleich dieses Review insgesamt gut durchgeführt scheint, bedeuten die Möglichkeit eines Pu-
blikations- und Sprachen-Bias sowie die insgesamt
nicht eindeutige Information zum Review- Prozess,
dass die Verlässlichkeit der von den Autoren gezo-
genen Schlussfolgerungen unklar bleibt.«

Die beiden Meta-Analysen von Tzortzopoulou et al. (2008) und Schouten et al. (2009) zeigen
ebenfalls deutlich das Problem niedriger Fallzahlen
sowie einer geringen Anzahl von Einzelstudien hinsichtlich valider Aussagen. Auch Meta-Analysen

können dann nicht zu stringenten quantitativen
Ergebnissen führen.

Die beiden nachfolgend vorgestellten Arbeiten
wurden erst nach den beiden o. g. Meta-Analysen
veröffentlicht. In einer RCT bei 80 Heranwachsenden mit idiopathischer Skoliose im Alter von im
Mittel 19,1–20,4 Jahren vergleichen Xu et al. (2012)
u. a. die Wirkung von TXA (n = 20) mit Placebo
(n = 20). Die Anzahl stabilisierter Wirbel liegt im
Mittel zwischen 11,7 und 13,2 mit einem Cobb-Winkel zwischen 48,9 und 56,2°. Bei Hautschnitt erfolgt
eine Bolusgabe von TXA (20 mg/kg) mit nachfolgender kontinuierlicher Applikation (10 mg/kg/h).
Der allogene Transfusionstrigger liegt bei einem
Hb von 8 g/dL nach erfolgter autologer Transfusion
(AGEK); die Gabe von FFP erfolgt entsprechend
der britischen BCSH-Guidelines sowie nach La-
borbefund. Primäre Outcome Parameter sind int-
ra- und postoperativer Blutverlust, Bluttransfusion
und Gabe von FFP (◘ Tab. 3.21). Eine sehr unortho-
doxe Ergebnisbeschreibung, z. T. nur mit Angabe
von Signifikanzen bzw. Teilergebnissen, erschweren
dem Leser die Detailanalyse. Sie ist wegen fehlender
Aussagen zur Korrektur der alpha-Fehler-Kumu-
lierung infolge multipler Vergleiche statistisch zu
hinterfragen, und es wird hier dezidiert auf die Ergebnisdarstellung verzichtet. Die Autoren schlussfolgern: »… Tranexamsäure kann den Blutverlust
und die allegne Transfusion deutlich vermindern.«

Die RCT von Verma et al. (2014) vergleicht TXA
sowie EACA vs. Placebo an insgesamt 125 Patienten
mit Skoliose (Durchschnittsalter 15 ± 2,4 Jahre). In
der hier gemachten Darstellung werden nur die Patienten mit TXA-Gabe (n = 36) vs. Placebo (n = 47)
abgehandelt. Es werden 8,8 ± 2,3 Wirbel stabilisiert;
der Cobb-Winkel beträgt 54 ± 10°. Die Initialdosis
für TXA beträgt 10 mg/kg gefolgt von einer kontinuierlichen Gabe von 1 mg/kg/h. Der Transfusionstrigger liegt bei Hkt 22–25 %. Mit Ausnahme
eines höheren Blutvolumens in der Kontrollgruppe
sind die Basisdaten zwischen den Gruppen gleich.
Primäre Outcome-Parameter sind intra- und postoperativer Blutverlust, sekundäre Outcome-Parameter der Transfusionsbedarf sowie die intra- und
postoperativen Hkt-Veränderungen. Es erfolgt eine
kontrollierte Hypotension auf 60–80 mmHg während des operativen Vorgehens, danach Anheben

des Drucks auf 70–90 mmHg. Entsprechend der Power-Analyse erreichen lediglich die Parameter »Gesamt-Blutverlust« sowie »Drainageverlust« die geforderte Patientenzahl; für den Parameter »Transfusionsrate« wird sie weit verfehlt.

Gesamt- sowie operationsbezogener differenzierter Blutverlust sind in der TXA-Gruppe statistisch signifikant und klinisch relevant niedriger als in der Kontrollgruppe (◘ Tab. 3.21). Von Bedeutung für das Ausmaß des Blutverlustes in dieser Studie scheint ein intraoperativer arterieller Mitteldruck von < 75 mmHg, denn erst ab diesem Wert finden sich für die TXA-Gruppe statistisch signifikant niedrigere Werte für den Gesamt-Blutverlust sowie die operationsbezogenen differenzierten Werte (Gesamt-Blutverlust: p = 0,042. Blutverlust/Wirbel: p = 0,008. Blutverlust/Anker: p = 0,023. Blutverlust/°Cobb-Winkel: p = 0,025); nicht jedoch für einen intraoperativen Mitteldruck von >75 mmHg im Vergleich zur Kontrollgruppe. Es fehlen Angaben zu den jeweiligen Patientenzahlen mit einem Mitteldruck von < 75 vs. >75 mmHg in den beiden Gruppen. Des Weiteren stellt sich die Frage nach der jeweiligen Stellenwert von kontrollierter Hypotension im Vergleich zu der von TXA hinsichtlich der Blutverlust- und Transfusions-mindernder Wirksamkeit. Sie wird in dieser Studie nicht diskutiert und bleibt somit offen; es sei denn, man würde die Ergebnisse derart interpretieren, dass TXA alleine in dieser Studie keine Blutverlust-mindernde Wirkung besitzt (Mitteldruck > 75 mmHg).

Allogener und autolger Transfusionsbedarf sind mit TXA niedriger als in der Kontrollgruppe (jeweils p < 0,001). Vergleichbares gilt auch für die Gabe von FFP (p = 0,025). Der postoperative Hkt-Abfall ist in der TXA-Gruppe geringer als in der Kontrolle (p = 0,011). Die Transfusionsrate zeigt keinen Unterschied zwischen den Patienten mit und ohne Eigenblutspende (p = 0,215). Patienten mit und ohne präoperative EBS zeigen keinen Unterschied betr. des präoperativen Hkt.

Die Autoren schlussfolgern: »Tranexamsäure vermindert den operative Blutverlust, aber nicht die Transfusionsrate.« Auch hier fehlt eine Erklärung für die nicht-konkordanten Daten von Blutverlust und Transfusionsrate. Im Gesamtkonzept sind die mitgeteilten Ergebnisse (TXA vs. Kontrolle, Blutverlust bei arteriellen Mitteldruck < 75 vs.

>75 mmHg) schwer zu interpretieren bzw. eine eindeutige Antwort lässt sich nicht geben.

In einer qualitativ adäquaten, jedoch retrospektiven, unizentrische Analyse untersuchen Yagi et al. (2012) 106 konsekutive Jugendliche im Alter 11–20 Jahren mit dorsaler Stabilisierung bei idiopathischer Skoliose (TXA: n = 43; Kontrolle: n = 63). Die Eingriffe werden von lediglich 2 Operateuren durchgeführt. Patienten mit eingeschränkten Organfunktionen und pathologischen Gerinnungsparametern werden ausgeschlossen. Es zeigen sich keine Unterschiede zwischen den beiden Gruppen betreffend demographischer Daten, operationsrelevanter Skoliose-Ausgangsbefunde sowie präoperativer Laborwerte. Präoperative Eigenblutspenden erfolgten bei 103 der insgesamt 106 Patienten (1,8 E/Patient.) sowie ein Einsatz der maschinellen Autotransfusion bei 97 % bzw. 98 %. Es erfolgt eine initiale Gabe von 1 g TXA mit nachfolgender kontinuierlicher Gabe von 1 mg/kg/h bis Operationsende. Ferner erfolgt intraoperativ eine kontrollierte Hypotension auf einen Mitteldruck von 65 ± 5 mmHg sowie eine intraoperative Transfusion bei Hb < 7 g/dL, bei Blutdruckwerten von < 50 mmHg sowie bei pathologischen Veränderungen im neurophysiologischen Monitoring des Rückenmarks. Postoperative Transfusionskriterien sind »Blutdruck und Herzfrequenz«, klinische Symptome sowie Hb-Wert < 7 g/dL. TXA vermindert statistisch signifikant und klinisch relevant den Blutverlust und den Transfusionsbedarf (◘ Tab. 3.21); weder die Patienten in der TXA- noch in der Kontrollgruppe benötigten eine allogene Transfusion. Die Blutverlust- und Transfusions-mindernde Wirksamkeit von TXA ist über den gesamten analysierten Zeitraum bei nicht unterschiedlichen Operationszeiten zwischen den beiden Gruppen stets nachweisbar. Hinsichtlich thromboembolischer Nebenwirkungen sowie sonstiger unerwünschter Reaktionen (Übelkeit, Erbrechen, Kopfschmerzen, Diarrhoe) finden sich zwischen den beiden Gruppen keine Unterschiede. Die Schlussfolgerung der Autoren lautet: »Die Gruppe mit Tranexamsäure verlor statistisch signifikant weniger Blut und erhielt statistisch auf intra- und postoperative Komplikationen.«

Zwar deuten alle o. g. RCT auf einen positiven Effekt von TXA hinsichtlich einer Reduktion des Blutverlustes bei idiopathischer bzw. sekundärer

Skoliose hin, sie können aber noch nicht als eine ausreichend valide Basis für ein entsprechendes Transfusions-minderndes Konzept bei dieser Patientengruppe dienen.

In einer »gepowerten« RCT zur Korrektur einer Kraniosynostose analysieren Dadure et al. (2011) insgesamt 39 Kinder (TXA: n = 19; Alter zwischen 4 und 15 Monaten; Gewicht 5,5–13 kg. Kontrollgruppe: n = 20; Alter 3–9 Monate; Gewicht 6,5–11,8 kg). Zwischen den beiden Gruppen bestehen keine statistisch signifikanten/klinisch relevanten Unterschiede betreffend demographischer/operativer Daten; es werden weder die prä- noch die postoperativen Hb-/Hkt-Werte angegeben (!). Transfusionsspezifische operative Vorbereitung aller Kinder erfolgt mit Erythropoetin (600 E/kg an den präoperativen Tagen -21, -14 sowie bei Hb < 15 g/dL noch an Tag -7) plus Eisen (6 mg/kg/Tag oral). Die TXA-Initialdosis liegt bei 15 mg/kg über 15 min., gefolgt von einer kontinuierlichen Applikation von 10 mg/kg/h. Der Transfusionstrigger liegt bei Hb 7 g/dL. Der intraoperative Mitteldruck liegt zwischen 45–65 mmHg. Die Gabe von Plasma und Gerinnungsfaktoren bleibt der Entscheidung des jeweiligen Anästhesisten überlassen. Alle Eingriffe werden von einem Operateur durchgeführt.

Bei gewichtsbezogen statistisch nicht unterschiedlichem Blutverlust mit TXA im Vergleich zu Placebo vermindert TXA gewichtsbezogen dennoch das transfundierte Erythrozytenvolumen, die Gesamt-Transfusionsrate und die Anzahl der transfundierten Einheiten. Hinsichtlich der Gabe von Gerinnungsprodukten bestehen keine Unterschiede zwischen beiden Gruppen (■ Tab. 3.23). Es werden keine Nebenwirkungen beschrieben.

Die Autoren schlussfolgern: »Tranexamsäure ist … wirksam …, einfach und billig anzuwenden ohne erkennbare Nebenwirkungen in unserem jungen pädiatrischen Patientenkollektiv.«

Es bleibt die Diskrepanz zwischen einem gewichtsbezogen vergleichbaren Blutverlust zwischen beiden Gruppen und einem dennoch statistisch signifikanten Effekt von TXA auf diverse Transfusionsparameter. Es stellt sich zwangsläufig insbesondere die Frage nach den fehlenden Angaben zu prä- und postoperativen Hb-/Hkt-Werten.

Mittels einer RCT an 43 Kindern mit Operation einer Kraniosynostose im Alter zwischen 2 Monaten und 6 Jahren (23 ± 19 Monate) analysieren Goobie et al. (2011) die Wirksamkeit von TXA auf Blutverlust und transfundiertes Blutvolumen. Ausschlusskriterien sind eingeschränkte Organfunktionen, pathologische Blut- und Gerinnungsparameter sowie eine kurzfristige präoperative Gabe von Antiphlogistika und ASS. Die demographischen Daten unterscheiden sich nicht zwischen TXA- und Kontrollgruppe. Die Gabe von FFP und Thrombozyten erfolgt nach ASA-Richtlinien. Die initiale TXA-Dosis von 50 mg/kg wird über 15 min. verabreicht, gefolgt von 5 mg/kg/h. Der Transfusionstrigger liegt bei Hkt 20–23 %, »… um den Hkt zum Operationsende um 7–10 % auf Hkt ≈30 % anzuheben«. Die kontrollierte Hypotension erfolgt auf einen Mitteldruck von >45 mmHg. Eine multiple lineare Regressionsanalyse in Bezug auf den Blutverlust und das transfundierte Erythrozytenvolumen wird für 7 verschiedene Parameter vorgenommen. Die Operationen werden von 2 plastischen Chirurgen bzw. 1 Neurochirurgen durchgeführt.

TXA bewirkt mit Ausnahme der Transfusionsrate eine statistisch signifikante Reduktion aller übrigen gewichtsbezogenen Transfusionsparameter (■ Tab. 3.22). In der multiplen Regressionsanalyse sind lediglich TXA und Körpergewicht statistisch signifikante Determinanten für Blutverlust und transfundiertes RBC-Volumen. Die Autoren schlussfolgern: »Tranexamsäure ist wirksam in Bezug auf Verminderung des Blutverlustes und Transfusionsbedarfs bei Kindern mit Korrektur einer Kraniosynostose.«

Die Gegenüberstellung der Studien von Dadure et al. (2011) und Goobie et al. (2011) zeigt konträre Ergebnisse zur Minderung des Transfusionsbedarfes. Während in der Studie von Dadure et al. (2011) TXA im Vergleich zur Kontrollgruppe keinen Effekt auf den Blutverlust hat, wird der Transfusionsbedarf dennoch statistisch signifikant vermindert (■ Tab. 3.22). Demgegenüber führt in der Studie von Goobie et al. (2011) TXA im Vergleich zur Kontrollgruppe zu einer statistisch signifikanten Verminderung sowohl von Blutverlust als auch von Transfusionsbedarf, aber nicht bezüglich der Transfusionsrate; es werden in dieser Studie in den beiden Vergleichsgruppen jeweils alle Patienten transfundiert (■ Tab. 3.22). Vergleichbare Konstellationen

Tab. 3.22 Wirksamkeit von Tranexamsäure in der nicht-kardiochirurgischen Kinderchirurgie (Craniosynostose sowie Eingriffe im knöchernen Kiefer-/Gesichtsbereich bei Kindern, Jugendlichen und Adolescenten).

Lfd. Nr.	Autor Jahr	Studiendesign / Transf.Trigger	Op. Eingriff	Alter (Mon.–Jahre)	TXA (n)	Kontr. (n)	TXA Initiale Dosis; Kontin. Gabe	Blutverlust (ml/kg) TXA	Blutverlust (ml/kg) Kontrolle	p-Wert	Transfusion (ml/kg) TXA	Transfusion (ml/kg) Kontrolle	p-Wert
1	Dadure 2011	RCT; allo-TT: Hb 7g/dl	Cranio-synostose	3 bis 15 Mon.	19	20	15 mg/kg; 10 mg/kg/h	Gesamt 64 (32)	Gesamt 76 (16)	0,20	Gesamt 7,2 (10)	Gesamt 16 (3) Δ -57%	0,03
											Ges. Transf. Rate (%) 7/19 (36,8%)	Ges. Transf. Rate (%) 14/20 (70,0%) Δ -33%	0,04
											Ges. transf. Einheiten 7	Ges. transf. Einheiten 17	<0,05
2	Goobie, 2011	RCT; allo-TT: (Hkt 20-23%) Ziel-Hkt am Op.ende: ≈30%	Cranio-synostose	2 Mon. bis 6 J.; 23 ± 19 Mon.	23	20	50 mg/kg; 5 mg/kg/h	65 (26)	119 (67)	<0,001	Gesamt 33 (13)	Gesamt 56 (35)	0,006
											Ges. Transf. Rate (%) 100%	Ges. Transf. Rate (%) 100%	-
											Ges. transf. Einheiten 1 (1–2)	Ges. transf. Einheiten 3 (1–4)	<0,001
											Ges. transf. FFP-Einh. Pat. (%) 0 / 0	Ges. transf. FFP-Einh. Pat. (%) 4 / 4/20 (20)	0,04

◻ Tab. 3.22 Fortsetzung

Lfd. Nr.	Autor Jahr	Studiendesign / Transf.Trigger	Op. Eingriff	Alter (Mon. – Jahre)	TXA (n)	Kontr. (n)	TXA Initiale Dosis; Kontin. Gabe	Blutverlust (ml/kg) TXA	Blutverlust (ml/kg) Kontrolle	p-Wert	Transfusion (ml/kg) TXA	Transfusion (ml/kg) Kontrolle	p-Wert
3	Song 2013	Meta-Analyse (2 RCT Nr. 1, 2)	Cranio-synostose	s. Nr. 1, 2	42	40	s. Nr. 1, 2	Blutverlust (ml) MD: -30,7 (95% CI: -71 – -10)		0,14	Transfusion (ml) MD: -11,9 (95% CI: -18 – -4,9)		0,0008
		2 RCT + 2 retrosp.	Cranio-synostose	s. Nr. 1, 2 / kA	68	70	s. Nr. 1, 2 / 10 mg/kg/h	MD: -20,5 (95% CI: -32 – -8)		0,0008	MD: -10,8 (95% CI: -16 – -4,8)		0,0004
4	Song 2013	Meta-Analyse 4 RCT / TT: kA	Orthognat. Eingriffe – Kiefer / Gesicht	kA	93	90	Ungenaue Angaben 10 – 20 mg/kg; Kontinuierliche Gabe ?	Blutverlust (ml) Alle 4 RCT WMD: -94 (95% CI: -133 – -54); TXA i.v. (N = 3) WMD: -94 (95% CI: -133 – -54); TXA lokal vs. i.v. WMD: -85 (95% CI: -313 – -143)		< 0.00001; < 0.00001; 0,47	kA; postop. Hb (g/dl) (N = 2) WMD: -0,5 (95% CI: -0,43 – 1,43); postop. Hkt (%) (N = 3) WMD: 0,18 (95% CI: -1,64 – 1,99)		0,29; 0,85

db: doppelblind. RCT: Randomisierte kontrollierte Studie. MD: (W)MD: (Weighted) Mean Difference jeweils zwischen TXA- und Kontrollgruppe mit zugehörigem 95% CI (untere und obere Grenze des 95% Vertrauensbereiches). TT: Transfusionstrigger (allo: allogen). kA: keine Angabe.

finden sich z. T. auch in Studien bei Erwachsenen, was keine Erklärung, sondern lediglich eine Feststellung ist, und generell die Frage nach der Aussagekraft der entsprechenden Studien stellt.

In einer Meta-Analyse anhand von 4 Studien (2 doppelblind RCT sowie 2 retrospektiven Analysen) untersuchen Song et al. (2013) den Einfluss von TXA auf Transfusions-relevante Parameter bei der Operation von Kraniosynostosen. Die Studienqualität der RCT wird positiv bewertet; wegen der geringen Anzahl von Studien wird der Publikationsbias nicht berechnet. Es werden sowohl die beiden o. g. RCTs von Dadure et al. (2011) und Goobie et al. (2011) gemeinsam als auch die Ergebnisse aller 4 Studien insgesamt analysiert (◘ Tab. 3.22).

TXA hat in den beiden RCTs keinen Einfluss auf den Blutverlust, aber auf das transfundierte Erythrozytenvolumen (s. auch oben). Bei zusammenfassender Analyse aller 4 Publikationen zeigt sich jedoch ein statistisch signifikanter günstiger Effekt von TXA sowohl auf den Blutverlust (obwohl die WMD für den Blutverlust bei gemeinsamer Auswertung aller 4 Studien nur halb so groß ist wie in den beiden RCT) als auch auf den Transfusionsbedarf. Dieses statistisch signifikante Ergebnis lässt sich rechnerisch/statistisch ggf. schon alleine durch die Erhöhung der Fallzahl (Patienten) infolge Erhöhung der Anzahl der analysierten Publikationen erklären. Diese Meta-Analyse verdeutlicht erneut das Problem kleiner Fallzahlen bzw. einer geringen Anzahl von RCTs und einer z. T. ausgeprägten Heterogenität zwischen den zu vergleichenden Parametern der verschiedenen Studien; und somit deren unzureichende Aussagekraft.

Die Autoren schlussfolgern: »… bestätigt, dass Tranexamsäure statistisch signifikant die Transfusion von Erythrozytenkonzentraten bei Kindern mit Korrektur einer Kraniosynostose vermindern kann. … Kontroverse hinsichtlich der Wirksamkeit von Tranexamsäure auf die Reduktion des Blutverlustes. … es sollten neue RCTs zur Bewertung der Wirkung von Tranexamsäure bei Kindern mit Korrektur einer Kraniosynostose durchgeführt werden.«

Das aktuellste Review zum Einsatz von TXA bei Kraniosynostosen stammt von White et al. (2015). In diesem Review werden sehr heterogene Blutsparende Techniken (ANH, MAT, EBS, EPO, Apro-

tinin, TXA) bewertet. Lediglich bei 4/18 auswertbaren Studien handelt es sich um RCTs (1 Aprotinin, 3 TXA). Mittels Meta-Analyse lassen sich lediglich die 3 RCTs mit TXA auswerten. Diese Analyse beinhaltet die bereits weiter oben dargestellten RCTs von Goobie et al. (2011), Dadure et al. (2011) sowie eine weitere RCT von Duran et al (2003). White et al. (2015) errechnen eine mittlere Reduktion des transfundierten Blutvolumens mittels TXA im Vergleich zur Kontrollgruppe von -111,6 ml (-207 – -16); p=0,02. Sie beschreiben auch hier das wiederholt benannte und bekannte Problem einer Reduktion des transfundierten Blutvolumens, jedoch ohne erkennbaren Bezug zu Transfusions und/bzw. Transfusionsrate. Die Autoren betonen die Problematik von qualitativ hochwertigen Studien. Sie schlussfolgern daher auch lediglich »Tranexamsäure vermindert klinisch effektiv die Bluttransfusion«; ohne jedoch auf die Diskrepanz zwischen reduzierter Transfusion einerseits und Blutverlust bzw. Transfusionsrate andererseits einzugehen.

Orthognatische Eingriffe

Hierbei handelt es sich um die operative Korrektur von dento-skelettalen Fehlstellungen im Kiefer-/Gesichtsbereich, meistens bei Jugendlichen/Adoleszenten; sie gehen zumeist mit einem deutlichen Blutverlust einher und stellen daher eine potenzielle Indikation u. a. für TXA dar.

Song et al. (2013) untersuchen in einer Meta-Analyse (4 RCTs mit insgesamt 183 Patienten) die Wirksamkeit von TXA bei orthognatischen Eingriffen. Die Studienqualität wird überwiegend positiv bewertet; kritisch gesehen werden die geringe Fallzahl, die Verlässlichkeit der Geheimhaltung hinsichtlich der Randomisierung sowie sog. »confounders« (das Ergebnis ggf. beeinflussende Störfaktoren).

TXA bewirkt insgesamt (alle 4 RCTs – lokale sowie i.-v.-TXA-Gabe) im Vergleich zur Kontrollgruppe eine statistisch signifikante Verminderung des intraoperativen Blutverlustes (◘ Tab. 3.22). Bei ausschließlich i. v. TXA-Applikation (N = 3) findet sich eine Reduktion des intraoperativen Blutverlustes (◘ Tab. 3.22). Im Gegensatz hierzu ergibt sich bei lokaler TXA-Gabe kein Unterschied zur Kontrolle (◘ Tab. 3.22). Es überrascht, dass trotz Reduktion des o. g. intraoperativen Blutverlustes die post-

> ◘ **Tab. 3.23** Konzept zur Indikation und Dosierung von Tranexamsäure in der Kinder-Traumatologie
>
> **Indikation zur Gabe von Tranexamsäure**
> – Niedriger systolische Blutdruck (<80 mmHg < 5 Jahre bzw. <90 mmHg ≥5Jahre)
> – Unzureichender Blutdruckanstieg nach Kristalloidapplikation von 20–40 mL/kg
> – Signifikante Blutung
>
> **Dosierung von Tranexamsäure**
> – ≥12 Jahre: 1 g TXA i. v. über 10 min, mit nachfolgender kontinuierlicher i.v.-Infusion von 1 g Tranexamsäure über
>   8 Stunden
> – <12 Jahre: 15 mg/kg i. v. über 10 min (max. 1 g), mit nachfolgender kontinuierlicher i.v-Infusion von 2 mg/kg über
>   8 Stunden oder bis Sistieren der Blutung

operativen Hb-/Hkt-Werte zwischen Verum- und Kontrollgruppe vergleichbar sind.

Die Autoren schlussfolgern »... diese Ergebnisse sollten mit Vorsicht interpretiert werden, ... Tranexamsäure kann effektiv den intraoperativen Blutverlust bei orthognatischen Eingriffen vermindern, ... kann jedoch nicht den postoperativen Hb-/Hkt-Wert beeinflussen. ... große Studien ... mit unterschiedlicher operativer Vorgehensweise ... (notwendig), ... um die therapeutische Wirkung von Tranexamsäure ... bei orthognatischen Eingriffen besser zu verstehen.«

Somit gilt auch für diese Meta-Analyse, dass eine insgesamt unzureichende Datenlage auch nicht mittels Meta-Analyse in einer quantitativ validen Schlussfolgerung resultieren kann.

Kinder-Traumatologie

▪ Diskussionsgrundlage

Trotz bis dato fehlender RCTs zum Einsatz von TXA in der Kinder-Traumatologie finden sich in der Literatur positive Empfehlungen zu dieser Indikation. Diese positive Grundhaltung ist aber lediglich eine Extrapolation aus den RCTs bei Erwachsenen, insbesondere aus der CRASH-2-Studie, bzw. ein entsprechender Rückschluss aus den Studienergebnissen bei Einsatz von TXA in der kardio- und nicht-kardiochirurgischen Kinderchirurgie (Beno et al., 2014). Auch beim pädiatrischen Trauma lässt sich eine frühzeitige Gerinnungsstörung aufzeigen, welche für die Mortalität von prognostischer Bedeutung ist (Whittacker et al., 2013). Die Massivblutung stellt in der Kinder-Traumatologie nach dem Schädel-Hirn-Trauma die zweithäufigste Todesursache dar.

In einem Protokoll zur Vorgehensweise bei Massivblutung in der Kinder-Traumatologie (zit. n. Beno et al. 2014) werden folgende Kriterien und Dosierungsempfehlung für die Gabe von TXA beim pädiatrischen Trauma genannt (◘ Tab. 3.23). Sie orientiert sich an der Dosierung der CRASH-2-Studie und den Empfehlungen des Royal Coll Ped Child Health (2012). In einem Statement wird ausdrücklich betont, dass es keine Belege für eine spezielle Dosierung in dieser Situation gibt und eine pragmatische Dosierung empfohlen wird (◘ Tab. 3.24).

Diese TXA-Dosierung ist niedriger als in der pädiatrischen Kardio-/Wirbelsäulen- bzw. kraniofazialen Chirurgie. Zerebrale Krampfanfällen werden bei dieser Dosierung nicht beschrieben. Dieses Konzept bzw. diese Empfehlungen verkennen aber nicht die unabdingbare Notwendigkeit zur Durchführung von RCTs, um dieses Vorgehen auch in der Kinder-Traumatologie auf eine wissenschaftliche belegte Basis zu stellen.

Die Autoren halten fest: »Tranexamsäure vermindert statistisch signifikant die Mortalität bei blutenden Traumapatienten im Alter von 16 Jahren und älter ohne Erhöhung prothrombotischer Komplikationen, wenn es innerhalb von 3 Stunden nach dem Trauma verabreicht wird. ... spezielle Belege für Tranexamsäure beim pädiatrischen Trauma liegen bisher nicht vor. Tranexamsäure ... wird beim Trauma des Heranwachsenden im gleichen Dosierungsregime und bei gleicher Indikation eingesetzt wie bei Erwachsenen. ... kleine Kinder mit hämodynamischer Instabilität und fortbestehendem Risiko einer Blutung sollten ebenfalls von Tranexamsäuregabe profitieren.« »Die Grundlage für den Einsatz von Tranexamsäure bei Kindern

◻ Tab. 3.24 Thromboembolische Nebenwirkungen von Tranexamsäure bei Spontanblutung. (Mod. n. Ross et al. 2012).

| Tranexam-säure | Tiefe Venen-thrombose/ Lungenem-bolie | Hirninfarkt | | | Periphere Ischämie | Herzinfarkt |
		Insgesamt	Bei Pat. mit SAB	Bei Pat. ohne SAB		
(n = 3.414)	(N = 39)	(N = 37)	(N = 14)	(N = 23)	(N = 34)	
RR (95 % CI) Heterogenität I^2 (%)	1,9 % (1,1–2,9) 63	5,1 % (2,0–9,5) 95	9,7 % (5,5–14,8) kA	0 % (0–0,5) kA	0 % (0–3) 0	0,2 % (0,1–0,3) 0

n = Anzahl der Patienten, N = Anzahl der Studien, SAB = Subarachnoidalblutung, I^2 = statistisches Ausmaß der Heterogenität (%). Angegeben sind die gepoolten Relativen Risiken (mit 95 % Confidence-Interval/Vertrauensbereich), I^2 = statistisches Ausmaß der Heterogenität

scheint beinahe identisch zu derjenigen bei Erwachsenen, wenn nicht mehr intuitiv. ...Insbesondere bei Heranwachsenden, bei denen wir sicher davon ausgehen können, dass deren Gerinnungssystem ausgereift ist und dass deren Verletzungsmuster demjenigen von Erwachsenen ähnelt, sollte Tranexamsäure unverzüglich angewendet werden.« (Beno et al., 2014)

■ **Dosierung von Tranexamsäure in der nicht-kardiochirurgischen Kinderchirurgie**

■ ■ **Offizielle Dosierungsempfehlung des BfArM**

Das BfArM äußert sich in seinen Ausführungen zur TXA-Dosierung bei Kindern wie folgt: »Für die derzeit zugelassenen ... Indikationen liegt die Dosierung für Kinder im Bereich von 20 mg/kg/Tag. Jedoch sind zur Wirksamkeit, Dosierung und Sicherheit für diese Indikationen nur begrenzt Daten verfügbar.« Basierend auf kardiochirurgischen Eingriffe an Kindern heißt es:

»Das geeignetste Dosierungsschemata scheint folgendes zu sein:

— zunächst Bolus von 10 mg/kg nach Einleiten der Anästhesie und vor dem Einschnitt in die Haut,

— Dauerinfusion von 10 mg/kg/Stunde ...«.

— ...Obwohl nur bei sehr wenigen Patienten untersucht, deuten die begrenzten Daten darauf hin, dass eine Dauerinfusion vorzuziehen ist, da sich so therapeutische Plasmakonzen-tration während des gesamten Eingriffs aufrechterhalten lassen.«

■ **Pharmakokinetik von Tranexamsäure bei pädiatrischen nicht-kardiochirurgischen Operationen**

Die in Zusammenhang mit ihrer klinischen Studie zur Wirksamkeit von TXA bei pädiatrischen Patienten mit Kraniosynostose (Goobie et al. 2011) durchgeführte pharmakokinetische Untersuchung (Goobie et al. 2013) (initial 50 mg/kg mit anschließender Dauerinfusion von 5 mg/kg/h) zeigt, dass die Pharmakokinetik von TXA sich in Abhängigkeit von Körpergewicht und Alter mittels eines offenen Zwei-Kompartment-Modells beschreiben lässt. Das Verteilungsvolumen und die Clearance zwischen beiden Kompartimenten sind unabhängig von Co-Variablen. Es findet sich keine statistisch signifikante Korrelation zwischen dem Blutverlust und der Steady-state-Plasmakonzentration für TXA. Eine niedrigere TXA-Initialdosis als die in dieser Studie angewandte bedingt einen signifikant niedrigeren Spitzenwert bei Aufrechterhaltung ähnlicher steady-state Spiegel.

Zusammenfassung

Insgesamt ermangelt es den Aussagen zur Blutverlust- und Transfusions-mindernden Wirksamkeit von TXA in der nicht-kardiochirurgischen Kinderchirurgie an wissenschaftlich fundierten, harten Daten, um eine valide Aussage treffen zu können. Die Studien zur Wirksamkeit von TXA bei pädiatrischen nicht-kardiochirurgischen Patienten offenbaren

- die insgesamt geringe Anzahl an RCTs bei dieser Patientengruppe,
- die noch geringere Anzahl an aussagekräftigen und somit klinisch verwertbaren RCTs,
- die äußerst geringe Anzahl an diesbezüglichen Meta-Analysen. Diese analysieren z. T. identische RCT, denen es jedoch an entsprechenden Fallzahlen für eine valide Aussage mangelt,
- die insgesamt unzureichende Datenlage zur Dosisempfehlungen von TXA bei pädiatrischen nicht-kardiochirurgischen Patienten. So findet sich für pädiatrische nicht-kardiochirurgische Eingriffe derzeit nur eine pharmakokinetische Studie mit einem in der klinischen Praxis erarbeiteten Dosierungsregime,
- u. a. Dosierungsempfehlungen, welche aus einer Extrapolation aus Dosierungsempfehlungen in der pädiatrischen Kardiochirugie bzw. aus einer Trauma-Studie bei Erwachsenen resultieren,
- das vollständige Fehlen von klinischen Daten aus der Kinder-Traumatologie.

Trotz dieser Fakten wird postuliert, dass TXA auch bei pädiatrischen nicht-kardiochirurgischen Patienten den perioperativen Blutverlust sowie den Transfusionsbedarf mindert und offensichtlich keine klinisch relevanten thromboembolischen Nebenwirkungen aufweist. Es bedarf aber noch qualitativ hochwertiger und numerisch entsprechend »gepowerter« RCTs, um diese Ergebnisse hinsichtlich einer Reduktion von Blutverlust und Transfusionsbedarf sowie der Unbedenklichkeit betreffend thromboembolischer/vaso-occlusiver Risiken abzusichern.

Tranexamsäure/Antifibrinolytika bei nicht-operativer Indikation

Zur klinischen Vervollständigung der vorliegenden Daten zur Gabe von TXA sowie infolge der nur sehr spärlichen Daten und derer z. T. unzureichender Aussagekraft werden nachfolgend lediglich die jeweiligen Schlussfolgerungen aus den wenigen Meta-Analysen zur Wirksamkeit von TXA/AF bei nicht-operativer Indikation zusammengefasst.

Subarachnoidalblutung

»Die Kurzzeitanwendung von Antifibrinolytika zur Prävention eines ischämischen Defizits vermindert das Risiko einer erneuten Blutung und erhöht nicht das Risiko einen Hirninfarktes, und gibt daher möglicherweise einen besseren Schutz vor einem schlechten funktionellem Outcome.« (Gaberel et al., 2012).

Das CRD kommentiert diese Schlussfolgerung wie folgt: »Dieses Review hat einige Einschränkungen, und die Schlussfolgerungen der Autoren scheinen überzogen vor dem Hintergrund, dass die Kurzzeitergebnisse auf einer Untergruppe von zwei Studien mit fraglicher Qualität basieren. Allerdings führen die Autoren aus, dass Ihre Ergebnisse eher als Hypothese denn als Unterstützung gesehen werden sollen.,,, Die Autoren geben keine Empfehlungen für die Praxis. … Die Autoren stellen fest, dass eine neue RCT zur Antifibrinolytikatherapie notwendig ist.«

»… die Behandlung mit Antifibrinolytika kann nicht bei Patienten mit Subarachnoidalblutung infolge eines vermuteten oder nachgewiesenen Aneurysmas empfohlen werden.« (Baharoglu et al., 2013).

Die Guidelines der European Stroke Organisation (2013) stellen diesbezüglich fest: »… der Gesamt-Outcome hat sich bei Patienten unter Therapie mit Tranexamsäure nicht wesentlich gebessert trotz einer beeindruckenden Verminderung einer erneuten Blutung. … es findet sich keine Wirkung in Bezug auf den Gesamt-Outcome.«

Gastrointestinale Blutung

»…Tranexamsäure kann nicht für die routinemäßige Anwendung empfohlen werden. Weitere Studien sind notwendig, in welchen Tranexamsäure in Kombination mit den derzeitig empfohlenen Therapiemaßnahmen eingesetzt wird.« (Gluud et al., 2012).

Hypermenorrhoe

»Sehr starke Blutung und Sexualleben werden unter Behandlung mit Tranexamsäure im Vergleich zur oralen Medikation mit Gelbkörperprogesteronen deutlich verbessert … … Es finden sich keine Daten innerhalb der RCTs, welche die Häufigkeit von thromboembolischen Nebenwirkungen aufzeigen.« (Lethaby et al., 2013).

Hämato-onkologische Blutung

» … die vorliegenden Belege zum Einsatz von Antifibrinolytika bei hämtologischen Patienten sind sehr beschränkt. Die einzig verfügbaren Daten lassen vermuten, dass Tranexamsäure und EACA nützliche Adjuvantienten zur Thrombozytentransfusion darstellen, sodass die Gabe von Thrombozyten und die damit assoziierten Komplikationen vermindert werden können. Jedoch sind diese Studien zu klein, um beurteilen zu können, ob Antifibrinolytika das Risiko thromboembolischer Risiken erhöhen. Große, qualitativ hochwertige Studien werden benötigt, ehe gezeigt werden kann, dass Antifibrinolytika wirksam und sicher sind im Rahmen der breiten klinischen Praxis.« (Wardrop et al., 2013).

Hereditäre Hämorrhagische Teleangiektasie (M. Osler)

»… unter Tranexamsäure eine statistisch signifikante Verkürzung der Dauer der Epistaxis bei Patienten mit hereditärer hämorrhagischer Teleangiektasie.. …« (Gaillard et al., 2014).

»Tranexamsäure vermindert die Dauer der Epistaxis bei Patienten mit hereditärer hämorrhagischer Teleangiektasie.« (Geisthoff et al., 2014).

Thromboembolische Komplikationen nach Gabe von Tranexamsäure bei Spontanblutung

Während sich die Nebenwirkungsanalyse zur TXA von Ker et al. (2012) ausschließlich auf operative Patienten bezieht, analysieren Ross et al. (2012) in einer Meta-Analyse anhand von insgesamt 57 Publikationen (RCTs, Beobachtungsstudien sowie retrospektive Untersuchungen mit jeweils ≥20 Patienten/Studie) thromboembolische Nebenwirkungen verschiedener Antifibrinolytika bei Spontanblutung (nicht-operativ, nicht iatrogen, nicht Trauma-bedingt, keine Hämophilie). Bezogen auf TXA handelt es sich um 41 Studien mit insgesamt 3.225 Patienten. Bei 62 % dieser analysierten Patienten ist die Indikation für die TXA-Gabe eine Subarachnoidalblutung (SAB); sie dominiert mit weitem Abstand vor der Indikation Menorrhagie mit 11,5 %. Von den 41 analysierten Studien untersuchen 91 % hinsichtlich tiefer Venenthrombose bzw. Lungenembolie, 86 % hinsichtlich Apoplex/ Hirninfarkt, 79 % hinsichtlich peripherer Ischämie und 77 % hinsichtlich Herzinfarkt; lediglich 65 % aller Studien analysieren hinsichtlich aller genannten thromboembolischen Komplikationen. TXA wird sowohl intravenös, oral oder aber initial intravenös und gefolgt von oraler Gabe verabreicht. Die TXA-Dosis variiert zwischen 0,5–12 g/Tag mit einer Applikationsdauer zwischen einmaliger Gabe und 84 Tagen. Insgesamt handelt es sich hierbei also um ein sehr heterogenes Patientenkollektiv mit sehr unterschiedlichen Dosierungsschemata, welches somit ggf. aber die klinische Realität widerspiegelt.

Dominierende Komplikation bei TXA-Medikation im Rahmen einer Spontanblutung ist der Hirninfarkt; er findet sich fast dreimal so häufig wie eine tiefe Venenthrombose bzw. Lungenembolie. Sonstige arterielle embolische Komplikationen sind absolut nachrangig (◘ Tab. 3.24).

Die Ursache für die z. T. große bis sehr große Heterogenität (I^2) zwischen den jeweils analysierten Parametern zwischen den verschiedenen Studien sehen die Autoren im Wesentlichen in der hohen Anzahl an Patienten mit SAB und der sehr unterschiedlichen Häufigkeit, mit der ein Hirninfarkt im Vergleich zu den anderen Nebenwirkungen auftritt. Bei einem Großteil der analysierten Studien handelt es sich darüber hinaus um Verlaufsbeobachtungen, sodass auch qualitative Unterschiede zwischen den Publikationen von Bedeutung sein dürften. Lediglich 65 % der analysierten Studien geben eine Information zu den o. g. analysierten Nebenwirkungen insgesamt. Die in weiten Teilen retrospektiven Daten stellen die Frage nach der methodischen Qualität dieser Studien und machen weitere Analysen an prospektiven RCTs mit umfassend und differenziert dokumentierten Nebenwirkungen absolut notwendig.

Die Autoren schlussfolgern: »Thrombotische Ereignisse (unter Tranexamsäure) traten, abgesehen von der Subarachnoidalblutung, insgesamt selten nach einer Spontanblutung auf; weitere Untersuchungen betreffend Sicherheit und Wirkung (von Tranexamsäure) bei Spontanblutung sind gerechtfertigt.«

Das CRD äußert sich in der Abschlussbewertung dieser Meta-Analyse wie folgt: »Die (qualitativen) Einschränkungen dieses Review und (die Qualität) der Belege bedeuten, dass diese Ergebnisse mit Vorsicht zu interpretieren sind.«

Kostenanalyse

Erwartungsgemäß sind valide Daten zu Kosten und Kosteneffizienz von TXA sehr spärlich. Das betrifft insbesondere die betriebswirtschaftlichen/mikro-ökonomischen Kosten. Makro-ökonomische Daten sind zwar noch seltener, aber sie sind von hoher Qualität.

■ **Makro-ökonomische Bewertung**

In einer Modellanalyse anhand von Daten aus der CRASH-2-Studie ermitteln Guerriero et al. (2011) bei blutenden Traumapatienten verschiedener Schweregrade modellhaft für 3 Länder mit sehr unterschiedlichen Einkommensverhältnissen, darunter u. a. auch für die Gegebenheiten in Großbritannien (exemplarisch für mitteleuropäische finanzielle Gegebenheiten), die mittels TXA zusätzlich gewonnene Anzahl an Lebensjahren (Life Years saved–LYs. Cave! n i c h t »QUALYs«, d. h. n i c h t »quality adjusted life years saved«) sowie die hiermit zusätzlichen entstandenen Kosten. Die Nachbeobachtungsperiode beträgt 28 Tage und wird mittels modellhafter Extrapolation auf 1 Jahr hochgerechnet. Hinsichtlich der Kosten berücksichtigen die Autoren zwei Kostenbereiche: die zusätzlichen Kosten für TXA (Einkauf, Material und administrative Kosten) sowie die zusätzlich Kosten für den längeren Krankenhaus-Aufenthalt, z. B. infolge der höheren Überlebensrate. Die Daten zu den jeweiligen Kosten entstammen den Angaben der Kliniken, der WHO-Datenbank und den UK-Referenzkosten. Die Autoren errechnen bei TXA-Gabe binnen 3 Stunden nach dem Trauma zusätzliche 755 LYs/1000 Traumapatienten. Die zusätzlichen Kosten für jedes zusätzliche LYs errechnen sich auf 64 INT$ (internationale $ bezogen auf die Situation in Großbritannien); somit also eine äußerst günstige Kosteneffizienz. Die Autoren merken jedoch selbstkritisch an, dass sie lediglich die zusätzlich gewonnenen Lebensjahre (LYs), nicht aber die Qualität dieser zusätzlichen Lebensjahre (QALYs) ermittelt haben. Berücksichtigt man, dass

in der CRASH-2-Studie unter TXA-Gabe die Überlebensrate gestiegen ist, diese aber nicht mit einer erhöhten Pflegebedürftigkeit/Unselbstständigkeit der Überlebenden einhergeht (◘ Tab. 3.4), dann erlaubt das eine allgemein orientierende Information und Interpretation zur Lebensqualität dieser Patienten. Bei Entlassung bzw. am Tag 28 war in der CRASH-2-Studie der Anteil der Patienten ohne jegliche Symptome, und somit von der Pflege unabhängig, in der TXA-Gruppe mit 14,7 % statistisch signifikant um absolute 1,4 % größer als in der Kontrollgruppe mit 13,3 % (p = 0,0023).

Die Schlussfolgerung der Autoren lautet: »Die frühzeitige Gabe von Tranexamsäure bei Traumapatienten ist wahrscheinlich äußerst kosteneffizient in Ländern mit niedrigem, mittlerem und hohem Einkommen.

Das CRD kommentiert diese Studie: »Die angewandten Methoden sind stichhaltig und sollten somit die Aussagkraft dieser Schlussfolgerungen stützen. … Die Autoren sehen einige Einschränkungen ihrer Analyse, wie z. B. die Nicht-Berücksichtigung der Langzeitfolgen. Die Analyse umfasst 3 Länder mit unterschiedlichem Einkommensniveau und kann somit auf andere Länder mit ähnlichen epidemiologischen und Kostenstrukturen übertragen werden.«

Bewertet man diese Ausführungen im Kontext mit den Ergebnissen der Modellanalyse von Ker et al. (2012) hinsichtlich der mittels TXA vermeidbaren Mortalität bei blutenden Traumapatienten, dann wird durchaus auch das potenzielle finanzielle Ausmaß erkennbar, welches ein frühzeitiger Einsatz von TXA beinhaltet. Unserer Kenntnis nach finden sich aktuell keine weiteren derartigen methodisch-qualitativ hochwertigen Studien zu makro-ökonomischen Aspekten von TXA.

■ **Mikro-ökonomische/betriebswirtschaftliche Bewertung**

Die meisten Studien analysieren die Kosten zumeist in retrospektiven bzw. retro- vs. prospektiven Studien. Aktuell ist den Autoren keine RCT zur betriebswirtschaftlichen Kosten-Thematik von TXA bekannt. Exemplarisch sollen nachfolgend verschiedene Vorgehensweisen aus der Literatur aufgezeigt werden.

Irisson et al. (2012) analysieren in einer retrospektiven Studie an 451 konsekutiven Patienten mit primärem Hüft- und Kniegelenkersatz (ohne TXA: n=241; mit TXA: n=210; beide Operationsarten gleichmäßig verteilt) die direkten Sachkosten (TXA, MAT, allogene Einheiten). Transfusionstrigger ist ein Hb < 7g/dL bzw. < 8g/dL bei kardio-/zerebrovaskulärer Anamnese sowie sonstigen Risikofaktoren. Präoperative TXA-Gabe von 15 mg/kg sowie Gabe von 1 g bei Wundverschluss sowie alle 6 Stunden binnen 24 Stunden. TXA reduziert statistisch signifikant – bei gleichen Hb-Ausgangswerten – im Vergleich zur Kontrolle den postoperativen Hb-Abfall (Hb-Wert Tag 8: 10,7 vs. 11,8 g/dL; p < 0,001), die allogene Transfusion von 4 % auf 0 % (10 vs. 0 Pat.: p < 0,001), die autologe Transfusionsrate um 38 % (97 vs. 59 Pat.; p < 0,001) und das autologe Transfusionsvolumen um 68 % (350 vs. 110 ml; p < 0,001). Die Kosten/Patient inkl. TXA betragen € 121 vs. ohne TXA € 162 (TXA-assoziierte Kostenreduktion um 25 %).

Die Schlussfolgerung der Autoren lautet: »Die Gabe von Tranexamsäure war direkt assoziiert mit einer Reduktion der Behandlungskosten. … und diese Ergebnisse führten dazu, dass die intraoperative maschinelle Autotransfusion an unserem Zentrum nicht mehr weiter eingesetzt wird … bei Patienten mit Tranexamsäureapplikation.«

Vigna-Taglianti et al. (2014) untersuchen in einer »gepowerten« (α = 0,05; ‚Power' 1-β = 90 %) Kohortenanalyse (retrospektiv ohne TXA vs. prospektiv mit TXA) die Transfusions-assoziierten Kosten bei Patienten mit primärem Knie- (zementiert) bzw. Hüftgelenkersatz (nicht-zementiert). Die beiden Gruppen (»Vorher« n = 100; »Nachher« n = 98) unterscheiden sich lediglich durch einen höheren Anteil an sowohl ASA-I (p = 0,001) als auch ASA-III Patienten in der TXA-Gruppe (13,0 vs. 29,6 %; ns). Ausschlusskriterien sind gravierende kardiale Begleiterkrankungen, Gerinnungsstörungen, Antikoagulanzien-Dauermedikation sowie eine Niereninsuffizienz. TXA-Gabe i. v. vor Operationsbeginn (10 mg/kg) sowie am 1. und 2. postoperativen Tag. Transfusionsindikation ist ein Hb-Wert von < 8 g/dl bzw. von 8–10 g/dL bei Auftreten klinischer Anämiesymptome. In die Erstellung der Transfusions-assoziierten Kosten werden einbezogen: Präoperative Eigenblutspende, autologe Direkt-Retransfu-

sion, allogene Transfusion (»Bereitstellungskosten seitens des Labors«) sowie die Kosten für TXA. Primärer Outcome-Parameter ist die Transfusion.

In der multivariaten logistischen Regressionsanalyse erweisen sich lediglich ein hoher präoperativer Hb-Wert sowie die TXA-Gabe assoziiert mit einer Transfusionsreduktion (jeweils p < 0,001). Patienten ohne TXA erhalten in 75 % eine autologe/allogene Transfusion im Vergleich zu Patienten mit TXA mit lediglich 40,8 % (ARR 34,2 %). Die präoperative Eigenblutspende wird mit TXA um 40 % von 35 auf 21 reduziert (es ist offen, ob es sich hierbei um die Anzahl der entnommenen EBS-Einheiten oder aber der Patienten mit EBS handelt). Der Bedarf an allogenen Einheiten wird um 43 % von 119 auf 51 E und die autologe Direkt-Retransfusion von 31 % auf 2 % gesenkt (ARR: 29 %. RRR: 93,5 %). Unter Einbeziehung der Kosten für TXA resultiert eine Reduktion der Transfusions-assoziierten Kosten/Patient um 137 € (ohne TXA: 246 € vs. mit TXA: 108 €).

Die Autoren sehen ihre Studie z. T. selbstkritisch mit den entsprechenden Schwächen (u. a. retro- vs. prospektive Untersuchung, Analyse des Transfusionsbedarfs anstatt des Blutverlustes), betonen aber auch deren Stärken (vorgegebenes Studienprotokoll, gepowerte Studie, multivariate Analyse relevanter Kriterien incl. der potenziellen Confounder).

Sie schlussfolgern: » … Tranexamsäure kann den Transfusionsbedarf (bei Patienten mit Knie-/Hüftgelenk-Arthroplastie) um die Hälfte reduzieren und als kosteneffiziente Maßnahme bezeichnet werden. … es wird als eine routinemäßige Maßnahme im orthopädischen Bereich äußerst empfohlen.«

Diese Arbeit stellt ein typisches Beispiel für eine abteilungs-/klinikinterne Kostenrechnung dar, wenn kurzfristige Änderungen im Behandlungskonzept vorgenommen werden und damit zusammenhängend auch sehr zügig eine Kenntnis über die hiermit einhergehenden Kostenänderungen erzielt werden soll. Inwieweit TXA tatsächlich die Transfusions-assoziierten Kosten zu senken vermag, wird nicht zuletzt von den jeweiligen Klinik-spezifischen Kosten für Pharmakon, Blutprodukte, Laborkosten sowie Art der Operation und Operationstechnik, Blutverlust, Transfusionskriterien sowie dem individuellen Gesundheitsstatus der Patienten bestimmt. Daher sind die jeweiligen Kosten und evtl. Kostenersparnisse nicht zu verallgemeinern und können nicht »blindlings« auf andere Gegebenheiten übertragen werden.

Gilette et al. (2013) untersuchen bei insgesamt 1.018 ASA-I/-II Patienten mit primärem Hüft-bzw. Kniegelenkersatz retrospektiv die »direkten Krankenhaus-Vollkosten« (USA: Medicare Part A und Medicare Part B). Die »direkten Krankenhaus-Vollkosten« sind unter Berücksichtigung der Inflationsrate für die Gruppe der Patienten mit TXA (n = 580) im Durchschnitt um 879 $ (-403– -1.353 $) niedriger als in der Vergleichsgruppe ohne TXA (n = 438).

Die differenzierte Betrachtung der einzelnen Kostenbereiche zeigt, dass die Kosten für Blutprodukte/Laboruntersuchungen plus Medikament in beiden Patienten-Gruppen gleich sind (ohne TXA: $500 plus 781 = $1.281,- vs. mit TXA: $ 361 plus 921 = $1.282,-); die Kostenersparnis bei Blut und Laborleistungen wird in dieser Analyse also vollständig durch die zusätzlichen Kosten für TXA aufgebraucht. Die Kostenersparnis in den »direkten Krankenhaus-Vollkosten« ergibt sich nur mittelbar aus der TXA-Gabe infolge verkürzter Nutzungsdauer der Operationssaalkapazitäten, frühzeitigerer Mobilisierung mit frühzeitigerer Entlassung und letztendlich somit kürzerer Krankenhausverweildauer und somit auch geringerer sog. »Hotelkosten«. Die Autoren sehen eine ausreichende Aussagekraft dieser Kostenanalyse für »ihre« Klinik unter »ihren« jeweiligen Gegebenheiten – und darauf kommt es unter betriebswirtschaftlichen Gesichtspunkten an. Diese Studie zeigt aber auch, dass eine evtl. isolierte Teilbetrachtung lediglich einzelner Kostenbereiche ggf. zu falschen Rückschlüssen führen kann. Alleine die in Deutschland im Rahmen der DRGs vorgegebene Mindestverweildauer macht einen direkten Vergleich mit dieser Studie schwer möglich bzw. lässt keine direkten Rückschlüsse auf hiesige Verhältnisse zu.

Wenn auch nicht erkennbar primär systematisch geplant, so analysieren Ashryda et al. (2013) in ihren beiden RCTs zur intraartikulären Gabe von TXA in der Knie- und Hüftgelenk-Arthroplastie die jeweiligen Kosten in Verum- und Placebogruppe. Die wesentlichen Kostenparameter sind bei Knie- und Hüfteingriff vergleichbar. Die jeweilige Kosteneinsparung unter lokaler TXA-Applikation ergibt sich in der Summe im Wesentlichen aus der Einsparung an Blutkonserven sowie einer kürzeren Verweildauer in der Klinik (»Hotelkosten«). Die Kostenersparnis beträgt bei der primären Knie-Endoprothetik im Mittel £ 333 (-630– -37); p = 0,028; bei der primären Hüftgelenk-Arthroplastie im Mittel £ 304 (-613– -15); p = 0,046. Auch hier gelten die gleichen Einschränkungen hinsichtlich absoluter Ersparnis sowie Vergleichbarkeit wie bereits in der o. g. Kostenanalyse von Gilette et al. (2013) erwähnt.

Die wohl einfachste und kürzeste Form der Kostenanalyse findet sich in der RCT von Johannson et al. (2005) an insgesamt 100 Patienten mit Hüftgelenkersatz. Zwischen den Gruppen mit (n = 47) vs. ohne TXA (n = 53) bestehen in Bezug auf die demographischen Parameter keine statistisch signifikanten Unterschiede. TXA vermindert im Vergleich zur Kontrollgruppe statistisch signifikant den Gesamt-Blutverlust um ca. 27 % (969 ± 434 vs. 1324 ± 577 ml; p < 0,001), senkt die Transfusionsrate (8/47 entspr. 17 % vs. 23/53 entspr. 43,4 %; p = 0,009) und die Anzahl transfundierter Einheiten um ca. 2/3 (17 vs. 57 EK). Die Ausführungen zur »Cost-effectiveness analysis« nehmen innerhalb dieser Publikation umfangmäßig den geringsten Platz ein und lauten: »… hätten alle Patienten 15 mg/kg Tranexamsäure erhalten, … hätten die Durchschnittskosten … € 9,00/Patient betragen. In unserer Klinik liegen die Kosten für 1 Erythrozytenkonzentrat bei € 78,00. Die Kosten für die Bluttransfusion bei Einsatz von Tranexamsäure würden betragen: € 78,00/E x Reduktion der durchschnittlichen Transfusionskosten (1,08 - 0,36 E) = € 56,00. Würden die Ergebnisse dieser Analyse verallgemeinert, so würde die Kostenersparnis pro Patient betragen: € 56,00 - € 9,00 = € 47,00 pro Patient.«

Hierbei ist offen, wie vollständig die Kostenrechnung für »1 unit of blood« tatsächlich ist. Je weniger Kostenkriterien hierbei tatsächlich berücksichtigt werden, umso positiver gestaltet sich zwar die Kostenersparnis, umso weniger aussagekräftig aber sind dann die erstellten Kostenanalysen.

3

Zusammenfassung

Bei quantitativ z. T. großer, qualitativ aber zumeist aber durchaus überschaubarer Datenlage wird TXA klinisch nicht nur als eine u. a. lebensrettende Blutverlust- und Transfusions-mindernde Maßnahme dargestellt, sondern sie wird in einer makro-ökonomischen Modellanalyse bei Traumapatienten auch als eine äußerst effiziente Intervention aufgezeigt. Betriebswirtschaftlich positive Daten basieren zumeist auf retrospektiven Auswertungen und sind weder auf andere Einrichtungen noch auf andere nationale Gegebenheiten übertragbar. Es ist insgesamt zu erwarten, dass unter ansonsten unveränderten Rahmenbedingungen die Gabe von TXA eine Blutverlust- und Transfusions-mindernde Maßnahme darstellt und wohl auch im »Netto-Effekt« die Transfusions-assoziierten Kosten senkt. Somit gewinnt die weiter oben zitierte Aussage von Kim et al. (2014) für den Einsatz von TXA in der operativen Medizin einen gewissen Stellenwert: »Operateure können den Einsatz von Tranexamsäure ohne ernsthafte Bedenken in ihr Konzept zur Blutersparnis einbeziehen ….«

Insgesamt ist ein in allen klinischen Studien gemeinsamer »Tenor« unverkennbar – der Hinweis auf weitere große, gut konzipierte, valide klinische Studien – sowohl hinsichtlich des Blutverlust-mindernden Effektes und der Transfusions-sparenden Wirksamkeit als auch insbesondere im Hinblick auf die potenziellen thromboembolischen/vaso-occlusiven Risiken.

Die WHO räumt der Tranexamsäure einen sehr hohen Stellenwert in der klinischen Praxis ein und hat daher TXA in ihre »WHO Model List of Essential Medicines« aufgenommen.

3.4 Tranexamsäure in der Kardiochirurgie bei Säuglingen, Kindern und Erwachsenen

Ehrenfried Schindler

3.4.1 Einleitung

In diesem Kapitel soll weniger die Physiologie des Gerinnungssystems bei Erwachsenen wiederholt werden. Vielmehr beschränkt sich der Autor auf die Beschreibung der Unterschiede zwischen dem System der Blutgerinnung bei kleinen Kindern und dem erwachsener Menschen.

Seit den wegweisenden Arbeiten von Andrew und Mitarbeitern in den 80er Jahren ist bekannt, dass sich das Gerinnungssystem insbesondere bei Kindern unter einem ½ Jahr deutlich von dem erwachsener Patienten unterscheidet [1]. Diese Arbeitsgruppe prägte den Begriff der »developmental hemostasis«. Andrew et. al. konnten zeigen, dass die Konzentration von Gerinnungsfaktoren und Inhibitoren im Blut bei Kindern eine Altersabhängigkeit zeigt. Das bedeutet auch, dass sich bekannte Referenzwerte für Blutgerinnungsparameter nicht auf alle Altersgruppen übertragen lassen. Besonders Kinder unter 6 Monaten weisen signifikant niedrigere Plasmaspiegel bestimmter prokoagulatorisch relevanter Faktoren auf, wie Faktor II, V, VII, IX, X, XI und XII. Sie konnten ebenfalls nachweisen, dass die inhibitorisch wirksamen Komponenten des Gerinnungssystems $\alpha_e M$ und C1-Inhibitor im Vergleich zum adulten Patienten zweifach erhöht sind. Im Gegensatz dazu sind die mittleren Plasmakonzentrationen von Protein C und Heparin-Cofaktor II (HC II) bis ins frühe Teenageralter erniedrigt [1]. Die Blutungszeit bei Kindern bis zu 10 Jahren ist signifikant länger im Vergleich zu Erwachsenen. Daraus erklärt sich auch, dass thromboembolische Komplikationen bei Kindern nach ausgedehnten chirurgischen Eingriffen, verbunden mit Immobilisation, seltene Ereignisse sind. Werden diese beobachtet, ist es sinnvoll, nach assoziierten Begleiterkrankungen oder angeborenen Thrombophilie-Risikofaktoren zu forschen. Ein weiterer Grund für selten auftretende thrombotische Geschehen kann in dem deutlich reduzierten endogenen Thrombinpotenzial (ETP) gesehen werden [2]. Die zugrundeliegenden molekularen Mechanismen für den »angeborenen Schutz« vor Thromboembolien bei jungen Kindern sind allerdings nicht vollständig erforscht. Ein weiter Aspekt bei Betrachtung von »Normwerten« betrifft die Laboranalytik. Die absoluten Werte sowie Referenzbereiche für Gerinnungstests bei Neonaten, Säuglingen und Kleinkindern variieren nach verwendeten Reagenzien und kommerziell verfügbaren Laborgeräten. Das bedeutet, dass

◻ Tab. 3.25 Altersabhängige Veränderungen von für die Hämostase-relevanten Parameter bei Neugeborenen und Säuglingen im Vergleich zu Erwachsenen. (Mod. n. Schindler et al. 2013)

Parameter		Alter		
	Erwachsene	Tag	Monate	6. Monate
Antithrombin		Erniedrigt	(Erniedrigt)	≈
Protein C		Erniedrigt	(Erniedrigt)	≈
Protein S		Erniedrigt	(Erniedrigt)	≈
Plasminogen	Normalwerte der jeweiligen Parameter	Erniedrigt	Erniedrigt	Erniedrigt
t-PA		Erhöht	≈	≈
PAI-1		Erhöht	≈	≈
PAI-2		Erhöht	≈	≈
α2-AP		≈	≈	≈
α2-M		≈	≈	≈

≈ entspricht dem Normalwert Erwachsener

laborspezifische Referenzbereiche in dieser Altersgruppe betrachtet werden müssen. ◻ Tab. 3.25 gibt eine Übersicht über die entsprechenden relativen Veränderungen relevanter Hämostase-Parameter.

3.4.2 Tranexamsäure bei herzchirurgischen Eingriffen erwachsener Patienten

Tranexamsäure ist eine klinisch lange eingeführte Substanz. In Deutschland wurde TXA bereits Anfang der 70er Jahre zugelassen und angewendet. TXA ist wie ε-Aminokapronsäure (EACA) ein synthetisches Analogon der Aminosäure Lysin und bindet ähnlich der EACA reversibel an den Lysinbindungsstellen von Plasminogen. Somit verhindert es die Degradation von Fibrin [3-5]. Die Hauptwirkung der TXA wie der EACA ist demnach eine Stabilisierung des Fibrin-Clots. TXA hat darüber hinaus eine indirekte protektive Wirkung auf die Thrombozytenfunktion durch die Verminderung der Plasmin-induzierten Proteolyse des Glycoprotein-1b-Rezeptors sowie der Thrombozytenaktivierung über den Thrombinrezeptor der Thrombozytenmembran [6, 7]. Durch die bis zum Jahr 2006 weite Verbreitung von Aprotinin kam

TXA nur in sehr begrenztem Maß zum klinischen Einsatz. Meist waren es eher ökonomische Zwänge, die TXA statt Aprotinin in der Herzchirurgie indizierten. Man darf spekulieren, dass es bis zum Jahr 2006 (Publikation des »Mangano-Papers« [8]«) wahrscheinlich kein Herzzentrum in Deutschland gab, das TXA statt Aprotinin als Antifibrinolytikum einsetzte. Dementsprechend ist der Umfang der Daten, die zur TXA vorliegen, noch begrenzt im Vergleich zu Aprotinin.

Pharmakokinetische Daten von Tranexamsäure bei Operationen erwachsener Patienten mit Herz-Lungen-Maschine (HLM)

1968 bereits suchten Andersson und Mitarbeiter in vitro nach der benötigten, minimalen Konzentration von TXA um die Fibrinolyse wirksam zu unterdrücken [9]. Seit dieser Untersuchung wird 10 mcg/mL^{-1} als In-vitro Referenzwert angesehen. Wenige Jahre später veröffentlichten Andersson et al. entsprechende In-vivo-Daten bei Patienten mit bekannter Niereninsuffizienz. 10–15 mcg/mL^{-1} TXA im Plasma führten zu 80 % Inhibition der Fibrinolyse [10]. Um annähernd 100 % Inhibition zu erreichen, werden 100 mcg/mL^{-1} als minimale Plasmakonzentration empfohlen [11].

Dosierung von Tranexamsäure bei Operationen erwachsener Patienten mit Herz-Lungen-Maschine (HLM)

Ungeachtet der oben zitierten in-vitro- und in-vivo-Studien gibt es bisher keine konsentierte Empfehlung über ein Dosierungsschema bei erwachsenen herzchirurgischen Patienten. Die bisher publizierten Dosierungen der einzelnen Studien unterscheiden sich in der verwendeten Menge teils um das 10-fache, aber auch in der Art und Weise der Applikation (kontinuierlich oder diskontinuierlich, Bolusgabe oder kein Bolus, mit und ohne HLM Priming) [11]. Gerade an Meta-Analysen, wie der Arbeit von Mangano, wird deutlich, wie schwierig ein Vergleich der verschiedenen Arbeiten in Bezug auf Wirkungs- aber vor allem Nebenwirkungsprofil sein kann [8]. In dieser Arbeit wurden Patienten eingeschlossen, die »any dose of TXA« erhielten. Diese Studien unterscheiden sich nicht nur in der Höhe und/oder Art der Dosierung, sondern auch in dem Zeitraum, wann und wie lange TXA verabreicht wurde. In einer Gegenüberstellung randomisierter, observierender Studien an herzchirurgischen Patienten von 1993–2008, die Aprotinin, Tranexamsäure und ε-Aminokapronsäure miteinander verglichen haben, wird deutlich, dass die Höhe der »loading dose« zwischen 10 mg/kg KG und 10 g variiert (◻ Tab. 3.25). Als Erhaltungsdosis wurden zwischen 1 mg/kg/h bis 3 mg/kg/h angewendet. Henry und Mitarbeiter publizierten 2007 eine Chochrane-Meta-Analyse über die Anwendung von Tranexamsäure in 29 Studien an herzchirurgischen Patienten [12]. In diesen Studien wurden zwischen 2.5 mg/kg bis 100 mg/kg als Initialdosis gefolgt von einer Erhaltungsdosis zwischen 0.25 mg/kg/h bis 4.0 mg/kg/h über 1 bis 12 Stunden verabreicht. In der sog. »BART«-Studie wurde ein TXA-Initialbolus von 30 mg/kg mittels Kurzinfusion über 20 Minuten infundiert, eine Erhaltungsdosis von 16 mg/kg/h und 2 mg/kg wurde der Füllung der Herz-Lungen-Maschine beigefügt [13]. Fiechtner et al. orientierten sich an der Erhaltung eines Plasmaspiegels von >100 mcg/kg TXA. Demnach reichte eine TXA-»loading-dose« von 10 mg/kg, gefolgt von einer kontinuierlichen Infusion von 1 mg/kg/h zur Aufrechterhaltung adäquater Plasmaspiegel aus [14]. Dowd et al. berechneten nach einem 2–Compartment-Modell die Pharmakokinetik nach 30-minütiger Kurzinfusion von 12.5 mg/kg gefolgt von einer kontinuierlichen Gabe von 6.5 mg/kg/h und HLM Zusatz von 1 mg/kg. Mit diesem Schema wurden Plasmakonzentrationen von 334 mcg nicht unterschritten. Ein höherer Bolus von 30 mg/kg gefolgt von 16 mg/kg/h kontinuierlich und 2 mg/kg HLM Zusatz erhöhten die minimal gemessenen Plasmakonzentration von TXA auf 800 mcg [11].

Risiken und Nebenwirkungen: Erwachsene

In der Vergangenheit fokussierten die meisten Arbeiten auf das primäre Ziel der Pharmakotherapie mit Antifibrinolytika, der Verringerung von perioperativen Blutungen und der Reduktion von Fremdblutgabe. Über diese positiven Eigenschaften beim Einsatz von TXA besteht kein Zweifel. Allerdings sind diese Studien aufgrund der geringen Patientenzahlen meist nicht dazu geeignet, sicherheitsrelevante Daten wie Mortalität, nicht-tödliche Myokardinfarkte oder zerebrale thromboembolische Ereignisse zu detektieren. Berichte über Nebenwirkungen von TXA mit schlechtem neurologischem Outcome haben Ngaage und Mitarbeiter bewogen, eine Übersicht zum Thema Nebenwirkungen der Therapie mit TXA bei herzchirurgischen Eingriffen zusammenzustellen [15–17]. Sie untersuchten 48 randomisierte und 9 Beobachtungsstudien von 1995–2009 hinsichtlich des Wirkungs- und Nebenwirkungsprofils von TXA bei herzchirurgischen Eingriffen erwachsener Patienten. Demnach führte der Einsatz von TXA weder zu einem Anstieg der Mortalität noch zu einer höheren postoperativen Myokardinfarkt Rate. Betrachtet man die nachgewiesene Verringerung von Fremdbluttransfusionen und den geringeren postoperativen Blutverlust der Patienten, so führte TXA sogar zu einer Reduktion der postoperativen Mortalität. Obwohl nicht statistisch relevant, ist jedoch ein Trend zu einem Anstieg postoperativer neurologischer Komplikationen im Sinne von exzitatorischen Störungen erkennbar. Die Autoren folgerten, dass die teils geringen Patientenzahlen dazu führen, dass diese subtilen zerebralen Nebenwirkungen erst bei höheren Patientenzahlen zu statistischen Signifikanzen führen werden. Die Wahl eines **Dosierungsschemas** von TXA sollte sich daher an der **minimal not-**

◻ Tab. 3.26 Zusammenfassung einer Cochrane-Analyse von 106 kontrollierten randomisierten Studien und 11 Anwendungsbeobachtungsstudien zum Nebenwirkungsprofil von Tranexamsäure, Aprotinin und ε-Aminokapronsäure. Angabe der relativen Risikowahrscheinlichkeit; d. h. je höher der Prozentsatz desto höher ist die Wahrscheinlichkeit, dass die Therapie mit der jeweiligen Substanz sicher ist in Bezug auf die angegebene Nebenwirkung

Risikowahrscheinlichkeit	Niedrig	Mittel	Hoch	Studien	
				RCT (N)	Pat. (n)
Mortalität	TXA (73,4 %)	EACA (24 %)	APRO (0,9 %)	82	14.773
Zerebrale Komplikationen	EACA (59,6 %)	APRO (15,7 %)	TXA (13,2 %)	40	7.421
Myokardinfarkt	EACA (69,2 %)	TXA (20,1 %)	APRO (8,9 %)	67	12.390
Renale Komplikationen	EACA (42,95 %)	TXA (24,2 %)		28	7.656

TXA = Tranexamsäure, EACA = Epsilonaminokapronsäure, APRO = Aprotinin, RCT = randomised controlled study, Pat. = Patienten

wendigen Plansmakonzentration von 100 mcg/kg orientieren. Lambert und Mitarbeiter konnten bei 3 von 72 Patienten neurologische Komplikationen nachweisen, die mit einer hohen TXA Dosis von 100 mg/kg^{-1} behandelt wurden, wohingegen nur ein Patient von 74 aus der Gruppe mit der niedrigen Dosierung von 20 mg/kg^{-1} neurologische Defizite aufwies [18]. Der britische Epidemiologe Hutton analysierte im Rahmen einer Meta-Analyse 106 randomisiert, kontrollierte Studien und 11 Anwendungsbeobachtungen bei insgesamt 43.379 Patienten hinsichtlich der Nebenwirkungen Mortalität, Myokardinfarkt, zerebrale und renale Komplikationen nach Therapie mit Aprotinin, Tranexamsäure und Epsilonaminokapronsäure, teils verglichen mit Kontrollgruppen ohne Antifibrinolytika [19]. Die Daten zur relativen Risikowahrscheinlichkeit mit einer der erwähnten Antifibrinolytika sind in ◻ Tab. 3.26 zusammengefasst.

3.4.3 Besonderheiten in der Entwicklung des fibrinolytischen Systems bei Kindern

Das menschliche Gerinnungssystem ist ein fein balanciertes Zusammenspiel zwischen Gerinnung, Fibrinolyse sowie deren Inhibitoren und Regulatoren, um eine unkontrollierte Aktivierung der Kaskade in vivo zu verhindern. Der Begriff »developmental hemostasis« beschreibt in der Hauptsache das pro-

koagulatorische und inhibitorische, aber auch das fibrinolytische System [1]. Das fibrinolytische System ist ebenso altersabhängig unterschiedlich bei Kindern im Vergleich zu Erwachsenen. Fibrinolyse bezeichnet die Degradation von intravaskulären Fibrin-Clots durch Plasmin. Plasmin entsteht durch Hydrolyse von Plasminogen. Diese Reaktion wird durch eine Reihe von Serinproteasen, an erster Stelle durch Gewebsplasminogenaktivator (tissue-type plasminogen activator, t-PA) ausgelöst, die die Spaltung von unlöslichem Fibrin in lösliche Fibrinspaltprodukte vermitteln [20, 21]. Während der Formation eines Clots wird Plasminogen durch Bindung an Fibrin sowie an Zelloberflächen gebunden. t-PA besitzt ebenso eine hohe Affinität zu Fibrin und wird wie Plasminogen in dem Gerinnsel gebunden. Dort führt t-PA zu einer Umwandlung von Plasminogen in Plasmin. Um eine exzessive Fibrinolyse zu verhindern modulieren verschiedene Substanzen diesen Prozess. PAI-2 entsteht nur während einer Schwangerschaft in der Plazenta, hat also bei Kindern keinerlei Bedeutung. Plasminogenaktivator-Inhibitor-1 (PAI-1) reguliert die Aktivität fibringebundener t-PA. Antiplasmin (α$_2$-AP) als direkter, schnell wirksamer Plasmininhibitor sowie zahlreiche andere Moleküle wie α$_2$-Makroglobulin (α$_2$-M) und »Thrombin-activated fibrinolysis inhibitor« (TAFI), um nur einige zu nennen, bewirken im Zusammenspiel eine sogfältige Balance zwischen Auflösung und Stabilität eines Clots. PAI-2 entsteht nur während der Schwangerschaft in der Placenta und hat daher bei Kindern keine Bedeutung. Studien haben gezeigt, dass sich im Fetus bereits nach der 10. Gestationswoche Hauptkomponenten des Gerinnungssystems nachweisen lassen. Unmittelbar nach der Geburt sind die wesentlichen Funktionen der Blutgerinnung intakt und entwickelt. Lediglich die im Blut messbaren Konzentrationen sind unterschiedlich zum Erwachsenen. Referenzwerte wurden von Andrews et. al und in neueren Untersuchungen von Monagle et al. sowie von Appel et al. angeboten [22, 23]. Bedeutsam in diesem Zusammenhang ist die mehr als 50 %tige Reduktion des Plasminogenspiegels im Vergleich zu Erwachsenen [24]. Noch deutlicher erniedrigt sind diese Werte bei Frühgeborenen. Nach dem 6. Lebensmonat unterscheiden sich die Plasminogenspiegels nicht mehr und bleiben bis ins Erwachsenenalter konstant. t-PA-Konzentrationen sind ebenfalls unmittelbar nach Entbindung signifikant erniedrigt und erreichen im Verlauf der frühen Kindheit etwa 50 % der Erwachsenen, während PAI-1 in etwa vergleichbar zu Erwachsenen gemessen wird. Die Beobachtungen einer reduzierten Plasminbildung wie der unreifen Fibrinolyse führen zu den Empfehlungen, dass man im Falle einer thrombolytischen Therapie höhere Dosen an Aktivatoren verwenden sollte [22, 25, 26]. Betrachtet man die einzelnen Gerinnungsfaktoren, so zeigen sich teils erhebliche Unterschiede bei Kindern jünger als 6 Monaten.

3.4.4 Indikationen für Antifibrinolytika bei größeren chirurgischen Eingriffen bei Kindern

Antifibrinolytika sind indiziert, wenn mit einem wesentlichen Blutverlust und damit verbunden eine Aktivierung der Blutgerinnung in großem Umfang zu rechnen ist. Die publizierten Studien zum Einsatz von Antifibrinolytika bei Kindern stammen hauptsächlich aus der Herzchirurgie, der Orthopädie und der Neurochirurgie [27–31].

Es gibt vielfältige Publikationen im Bereich der Herzchirurgie erwachsener Patienten, die den Einsatz verschiedenster Antifibrinolytika unterstützen [32–37]. Lange Jahre war Aprotinin eines der perioperativ am häufigsten verwendeten Medikamente.

Deutlich weniger Berichte gibt es hingegen für den pädiatrischen Bereich. Darüber hinaus wurde die Effektivität eher heterogen bewertet: So berichten Davies und Mitarbeiter, dass die Anwendung von Aprotinin weder den Blutverlust noch die Transfusionshäufigkeit beeinflussen konnte [38]. Williams et al. konnten ebenso keinen Effekt hinsichtlich Einsparung von Fremdblut mit einer Aprotinin-Therapie bei Neugeborenen während der Korrektur angeborener Herzfehler zeigen [39]. Carrel und Mitarbeiter und kürzlich auch Murugesan et al. hingegen berichteten über die signifikante Reduktion von Blutungen während der Operation einer Transposition der großen Arterien bei Neugeborenen unter der Anwendung von Aprotinin [40, 41]. Weitere Autoren unterstützen diese Beobachtungen unter der perioperativen Anwendung bei Patienten mit zyanotischen Vitien [42]. Zusammenfassend unterstützen die bisher publizierten Daten die Anwendung von Antifibrinolytika bei komplexen herzchirurgischen Operationen Neugeborener, Patienten mit zyanotischen Vitien und Rethorakotomien. Eine aktuelle multizentrische Studie (22.258 Patienten aus 25 Zentren) fokussierte die Aspekte »Einsparung von Fremdblut« und »Komplikationen und Nebenwirkungen« einer antifibrinolytischen Therapie mit Aprotinin, Tranexamsäure (TXA) und ε-Aminokapronsäure (EACA) bei Kindern, die sich einem herzchirurgischen Eingriff unterziehen mussten. Für renale Komplikationen oder Dialysehäufigkeit konnte kein Unterschied gezeigt werden. Alle untersuchten Substanzen waren geeignet, die Transfusionshäufigkeit zu senken. Interessanterweise favorisierte diese Analyse die TXA-Gruppe hinsichtlich eines verbesserten Outcomes der untersuchten Patienten im Unterschied zu den anderen Studiengruppen [43]. Faraoni und Mitarbeiter konnten ebenfalls in einer Meta-Analyse zeigen, dass TXA zu einer Reduktion der Blutung nach kardiochirurgischen Eingriffen bei Kindern unter 18 Jahren führt. Sie schränkten allerdings ein, dass sie aufgrund der ihnen vorliegenden Studien keine Schlüsse auf die klinische Relevanz und auf das Auftreten von Nebenwirkungen schließen konnten [44].

Die »optimale« Dosierung von TXA bei pädiatrischen Patienten ist noch nicht definiert. Betrachtet man In-vitro-Studien, so führt eine Konzentration von 10 µg/mL zu einer 80 %tigen Reduktion der t-PA-Aktivität und eine Konzentration von 16 µg/mL verhindert eine Inhibition der Thrombozyten [7, 45]. TXA schützt die Thrombozytenfunktion durch Verhinderung der proteolytischen Spaltung der o. g. Plättchenmembran. Die genaue minimale Dosierung von TXA, um die Fibrinolyse bei Kindern wirkungsvoll zu hemmen, ist unbekannt.

Der Einsatz von TXA bei ausgedehnten orthopädischen Eingriffen wurde von Sethna untersucht. Bei Kindern, die sich der Korrektur einer Skoliose unterziehen mussten, wurden 100 mg kg/KG TXA gefolgt von einer kontinuierlichen Dosis von 10 mg/kg KG gegen Placebo verabreicht. Die Autoren berichten von einer Reduktion des intraoperativen Blutverlustes von 41 % in der TXA-Gruppe [29]. Verglichen mit der eben zitierten Studie verwendeten Grant und Mitarbeiter eine deutlich niedrigere Dosierung (20 mg kg/KG TXA Bolus gefolgt von 10 mg kg/KG kontinuierlich) mit vergleichbarem Ergebnis (50%tige Reduktion der Transfusionshäufigkeit) [28].

3.4.5 Dosierung und Therapieschemata mit Tranexamsäure bei Kindern in der Herzchirurgie

Die weitaus überwiegende Anzahl an Publikationen zur antifibrinolytischen Therapie bei Kindern mit Tranexamsäure kommt aus dem Bereich der pädiatrischen Herzchirurgie. Bevor einzelne Dosierungsschemata diskutiert werden können, müssen einige Probleme bei der Interpretation pädiatrischer Studien zu diesem Thema angesprochen werden. Ein Problem vieler Studien ist, dass eine weite Altersspanne an Kindern untersucht wurde. Häufig werden Neugeborene, Säuglinge, Schulkinder und junge Erwachsene in einer Studie verglichen. In vielen Studien wurde keine altersjustierte Subgruppen-Analyse vorgenommen. Wie zuvor in diesem Artikel erwähnt, ist besonders die Altersgruppe der Kinder bis 6 Monate schlecht mit älteren Kindern im Hinblick auf die Blutgerinnung vergleichbar. Zusätzlich werden häufiger zyanotische mit nichtzyanotischen Patienten verglichen. Es ist bekannt, dass besonders Kinder mit zyanotischen Vitien eine beeinträchtigte Thrombozytenfunktion und da-

mit verbunden ein höheres Blutungsrisiko haben. Außerdem haben die Studien unterschiedliche Endpunkte. Diese können Blutverlust, Transfusionshäufigkeit, Gerinnungsparameter oder Kombinationen aus den genannten sein. Weiter wurden die Häufigkeit des sekundären Thoraxverschlusses, Rethorakotomien oder die Thrombozytenaktivierung sowie weitere biochemische Parameter als primäre Endpunkte festgelegt. Gerade bei Säuglingen und Neugeborenen oder besonders bei zyanotischen Patienten ist der primäre Endpunkt »Transfusionshäufigkeit« problematisch, da die Bluttransfusion nicht immer nach dem Blutverlust indiziert wird. Bei Säuglingen kann die Therapie mit kristalloiden Lösungen oder Transfusion von Thrombozyten ebenso zwangsweise mit der Transfusion von Blut verbunden sein, um eine Dilutionsanämie zu verhindern.

Ein anderer Aspekt in Bezug auf Dosierungsschemata beim Einsatz von Tranexamsäure ist zu beachten. Das Nebenwirkungsprofil von TXA ist dosisabhängig. Aus diesem Grund ist es besonders bei Kindern wünschenswert, die minimal notwendige Dosis zu finden, die gerade noch die Fibrinolyse wirkungsvoll unterdrücken kann.

Chauhan und Mitarbeiter untersuchten verschiedene Dosierungen von TXA als Bolusapplikation im Vergleich zur kontinuierlichen Gabe [46]. Die einzelnen Dosierungen waren:

- **Gruppe 1**: 50 mg/kg TXA nach Einleitung,
- **Gruppe 2**: 10 mg/kg nach Einleitung, gefolgt von einer kontinuierlichen Gabe von 1 mg/kg x h,
- **Gruppe 3**: 10 mg/kg nach Einleitung, 10 mg/kg nach Beginn der extrakorporalen Zirkulation (EKZ) und 10 mg/kg nach Gabe von Protamin und
- **Gruppe 4**: 20 mg/kg nach Einleitung und 20 mg/kg nach Gabe von Protamin.

Die Autoren fanden in den Gruppen 2–4 vergleichbare Ergebnisse hinsichtlich der Reduktion von Fremdblutgaben. Keine Einsparung an Fremdblut konnte in der 50 mg/kg Bolusgruppe im Vergleich zu den anderen Gruppen gezeigt werden. Die Daten von Chauhan et al. könnten die Ergebnisse zweier kanadischer Studien erklären, die ebenfalls keine Einsparung an Fremdblut bei einer einmaligen Dosierung von 50 mg/kg finden konnten [47, 48].

Van der Staak und Mitarbeiter untersuchten die kontinuierliche Applikation von TXA bei großen allgemeinchirurgischen Eingriffen. Eine signifikante Reduktion des intraoperativen Blutverlustes und der Transfusionshäufigkeit wurde bei einer Dosierung von 4 mg/kg, beginnend 10 Minuten vor Hautschnitt, gefolgt von einer kontinuierlichen Infusion 1 mg/kg/h bis 24 h nach Ende des Eingriffs gefunden [49]. Bulutcuet et al. konnten ebenfalls bei kardiochirurgischen, pädiatrischen Patienten eine signifikante Reduktion des intraoperativen Blutverlustes und der Transfusionshäufigkeit mit TXA im Vergleich zu Placebo zeigen [50]. In dieser Studie wurde eine hohe Dosierung von 100 mg/kg als Bolusgabe verabreicht, gefolgt von 100 mg/kg als Zusatz zur Herz-Lungen-Maschine (HLM) und 100 mg/kg nach HLM. Vergleicht man dieses Hochdosis-Schema mit den Ergebnissen der Arbeitsgruppe von Chauhan et al., so lassen sich keine wesentlichen Unterschiede in den primären Endpunkten »Blutverlust« und »Transfusionshäufigkeit« finden, sodass man daraus schließen kann, dass es wohl keine lineare Dosis-Wirkungsbeziehung gibt. Da auch in der Gegenwart von Heparin eine gewisse Fibrinbildung und damit Aktivierung der Blutgerinnung stattfindet, scheint die kontinuierliche Gabe vorteilhaft gegenüber der Bolusapplikation zu sein. Die Autoren favorisieren, basierend auf eigenen Ergebnissen, ebenfalls die kontinuierliche Gabe von TXA bei ausgedehnten Eingriffen [51]. Allerdings haben die Autoren die Dosierung nach Kalkulation der pharmakokinetischen Daten von Anderson und Soslau reduziert, gegenüber dem von den Autoren bereits publizierten Schema [7, 45]. Das Bundesinstitut für Arzneimittel (BfArm) gibt eine maximale Dosierung von 20 mg/kg/Tag für die Anwendung bei Kindern an, weist jedoch ebenso auf die Tatsache hin, dass verlässliche Studien, die diese Dosierung definieren, nicht vorliegen.

3.4.6 Zeitpunkt des Beginns der antifibrinolytischen Therapie

Die meisten Studien fokussieren Dosierungsschemata. Betrachtet man allerdings den Wirkmechanismus von Antifibrinolytika, der die Hemmung der Aktivierung der Fibrinolyse zugrundelegt,

scheint es sinnvoll, bereits vor Beginn der Chirurgie mit der Therapie zu beginnen. Die verfügbaren Daten unterstützen diese Überlegung nicht. Jedoch scheinen wiederum Daten aus der Kinderherzchirurgie zu belegen, dass der Beginn der Therapie mit Antifibrinolytika in jedem Fall vor Beginn der EKZ erfolgen sollte [52, 53].

3.4.7 Risiken und Nebenwirkungen: Kinder

Über Jahre wurde überwiegend Aprotinin als Antifibrinolytikum verwendet. Schon an der Anzahl der Publikationen lässt sich die Bedeutung von Aprotinin belegen. Mit der im Jahre 2006 publizierten Arbeit von Mangano und Kollegen änderte sich dies rasch. Mangano et al. berichteten nach einer retrospektiven Analyse der Daten von vielen 1000 Patienten über eine signifikante Anzahl an Nierenversagen, Myokardinfarkten und Schlaganfällen unter Aprotinin-Therapie [54]. Ein Jahr später nutzte er dieselbe Datenbasis und zeigte die Assoziation einre erhöhten 5-Jahres-Mortalität mit Aprotinin, nicht aber mit Tranexamsäure oder EACA [55]. Ein Kritikpunkt an beiden Studien war, dass die Risikokonstellation zuungunsten der Aprotinin-Gruppe verteilt war. Aus diesem Grunde führte Fergusson 2008 eine prospektiv, randomisierte Studie durch, die risikoadjustiert die Ergebnisse der Mangano-Studie prüfen sollte. Diese Untersuchung wurde jedoch frühzeitig abgebrochen, da die Aprotinin-Patienten eine signifikant erhöhte Mortalität aufwiesen [56]. Fergusson konnte zeigen, dass die »number needed to harm« 50 betrug. In 2 aktuellen Studien mit hohen Patientenzahlen bei Kindern, die sich einem herzchirurgischen Eingriff unterziehen mussten, konnten die Ergebnisse aus dem Erwachsenen-Bereich nicht bestätigt werden. Weder Szekely et al. mit beinahe 700 Kindern konnten einen Zusammenhang zwischen renaler Insuffizienz nach Aprotinin-Therapie demonstrieren, noch konnten Backer et al.0 mit mehr als 2500 Kindern einen Zusammenhang zwischen neurologischen und renalen Komplikationen herstellen [57, 58]. Ebenso konnte kein Zusammenhang zwischen erhöhter Mortalität und Aprotinin gezeigt werden. Die Frage, ob die Daten von Mangano und Fergusson auf pädiatrische Patienten übertragen werden können, ist nach den vorliegenden Studien zu bezweifeln. In den bisher publizierten, pädiatrischen Untersuchungen lässt sich kein Zusammenhang zwischen Aprotinin und einer erhöhten Mortalität zeigen. Brown und Mitarbeiter kommen aufgrund ihrer Meta-Analysen zu dem Ergebnis, dass das möglicherweise existente Risiko von Aprotinin den Einsatz nicht weiter rechtfertigt, da mit TXA eine Substanz mit weniger Nebenwirkungen zur Verfügung steht [59, 60].

Eine bekannte Nebenwirkung von TXA ist das Auftreten von Krampfanfällen. Breuer und Mitarbeiter berichteten über eine, allerdings statistisch nicht signifikante, erhöhte Krampfneigung pädiatrischer, herzchirurgischer Patienten nach TXA-Gabe [61]. Daten von herzchirurgischen und neurochirurgischen Patienten zeigen tatsächlich einen Zusammenhang zwischen epileptoiden Krampfanfällen und TXA bei Kindern [62]. Der agonistische Effekt von TXA am GABA-Rezeptor konnte schon früh im Tiermodell gezeigt werden und erklärt das »Krampfpotential« von TXA [62–64]. Bisher können diese Daten in Bezug auf Mortalität und die Bedeutung für die Anwendung bei Kindern noch nicht abschließend bewertet werden, da die Studien mit kleinen Patientenzahlen und unterschiedlichen Dosierungen schwer zu vergleichen sind. In jedem Fall aber steht die Frage der Arzneimittelsicherheit der Antifibrinolytika in der »Post-Aprotinin-«Ära mehr im Fokus als bisher.

Die Anwendung von Antifibrinolytika greift in die Balance der pro- und antikoagulatorischen Effekte des Blutgerinnungssystems ein. Daher stellt sich immer die Frage, ob die Anwendung von Antifibrinolytika ein erhöhtes Thromboembolierisiko darstellt. Bei Kindern mit zyanotischen Herzfehlern ist die fibrinolytische Aktivität bereits präoperativ erhöht. Es ist aufgrund der derzeitigen Datenlage nicht vorhersehbar, ob die Anwendung von Antifibrinolytika ein zusätzliches Risiko darstellt. Sowohl für Aprotinin wie für TXA sind Berichte hierzu eher anekdotisch. Jaquiss et al. haben untersucht, ob die erneute Applikation von Aprotinin bei Kindern nach herzchirurgischen Eingriffen zu anaphylaktischen Reaktionen führen kann [65]. Laut Aussage der Autoren handelt es sich bei den vorgelegten Daten um die größte Serie dieser Art.

Die Inzidenz von Kreislaufreaktionen nach Aprotinin Re-Exposition wurde mit 3 auf 184 Patienten oder 1,6 % angegeben. Diese Daten sind vergleichbar zu den Daten erwachsener Patienten. Die Autoren fanden keine Häufung respiratorischer, renaler oder neurologischer Komplikationen nach Aprotinin-Re-Exposition. Ebenso konnte keine Häufung thromboembolischer Episoden gefunden werden. In diese Untersuchung wurden 865 Kinder eingeschlossen. Allerdings sind auch 865 untersuchte Kinder zu wenig, wenn man bedenkt, dass die Wahrscheinlichkeit von Katheter-assoziierten thromboembolischen Komplikationen je nach Untersuchung etwa 20 % bei herzchirurgischen Kindern beträgt. In einer eigenen Studie musste ein Patient aus der Aprotinin-Gruppe aufgrund einer thromboembolischen Komplikation rethorakotomiert werden. Im Vergleich zur TXA-Gruppe war dies nicht signifikant. Ein Problem dieser Untersuchung allerdings ist das Fehlen einer Kontrollgruppe ohne antifibrinolytische Therapie [51].

Eine entscheidende Frage ist die nach der optimalen Dosierung von TXA bei pädiatrischen Patienten. Prokonvulsive Effekte von TXA wurden zunächst im Tierversuch nachgewiesen. Diese Effekte waren dosisabhängig. Im Tierversuch wurden verschiedene Dosierungen von TXA direkt auf den Kortex oder auf das lumbale Rückenmark gegeben [62]. 2 Faktoren wurden als bedeutend prokonvulsiv herausgestellt: die **verabreichte Dosierung** und die **Größe des exponierten Areals**.

Bei Ratten führten 0.5 mg/mL TXA zu ersten Krampfzeichen. Ab 5 mg/mL starben 2 von 6 Ratten. Bei einer Konzentration von 47.5 mg/mL starben alle untersuchten Tiere. Basierend auf diesen Daten führt die i.-v.-Gabe von 66 mg/kg TXA bei Erwachsenen oder 20 mg/kg bei Kindern älter als 1 Jahr zu potentiell neurotoxischen Konzentrationen im Liquor und damit im ZNS. Man muss damit rechnen, dass Krampfanfälle oberhalb dieser Dosierung auftreten könnten [62]. Bevor weitere Daten zu diesem Thema vorliegen, sollte TXA bei Kindern unter einem Jahr nur nach strenger Indikation angewendete werden.

Eine sehr interessante Studie zu den Effekten von TXA hinsichtlich Mortalität, thromboembolischer Komplikationen und der Transfusionshäufigkeit bei Traumapatienten wurde von der

Arbeitsgruppe von Williams-Johnson und Mitarbeitern vorgelegt. Die randomisiert, placebokontrollierte multizentrische, sog. CRASH-2-Studie untersuchte die Daten von 274 teilnehmenden Zentren und 20.211 Patienten [66]. Aufgrund der geringen Anzahl pädiatrischer Patienten konnte keine Subgruppenanalyse präsentiert werden. In der Gruppe der Patienten <25 Jahre waren nur 5 Patienten jünger als 16 Jahre. Ein Hauptergebnis dieser Studie war, dass die Patienten, die mit TXA behandelt wurden, eine signifikant reduzierte Mortalität aufwiesen. Thromboembolische Komplikationen nach TXA konnten nicht demonstriert werden. Aufgrund der Daten aus dieser Untersuchung wurde Tranexamsäure zur Aufnahme in die WHO-Liste der »Essential Medicine« empfohlen und soll zur Therapie von Blutungen bei Traumapatienten verwendet werden.

Zusammenfassung

Das System der Blutgerinnung ist altersabhängig unterschiedlich bei Kindern im Vergleich zu Erwachsenen. Bedeutsam ist dieser Unterschied insbesondere bei Kindern jünger als 6 Monaten. Die Konzentrationen von Gerinnungsfaktoren und Inhibitoren weisen im Blut bei Kindern eine Altersabhängigkeit auf. Das bedeutet auch, dass sich bekannte Referenzwerte für Erwachsene für Blutgerinnungsparameter nicht auf alle Altersgruppen übertragen lassen. Sobald bei kinderchirurgischen Eingriffen mit einem signifikanten Blutverlust zu rechnen ist, wird auch das System der Blutgerinnung beeinflusst. Um die fibrinolytische Aktivität des Gerinnungssystems zu hemmen, werden auch und besonders bei Kindern Antifibrinolytika eingesetzt. Bevor der Hersteller die Zulassung hat ruhen lassen, war Aprotinin lange Jahre die am häufigsten weltweit eingesetzte Substanz. Zahlreiche Studien haben auf die Wirksamkeit von Aprotinin in Hinblick auf die Einsparung von Fremdblut und Reduktion von Blutungskomplikationen hingewiesen. Tranexamsäure ist derzeit das einzig zugelassene Medikament dieser Wirkstoffklasse in Deutschland. Neben einem gewissen »protektiven« Effekt auf die Thrombozytenfunktion durch Verhinderung der proteolytischen Spaltung von Plättchenmembranrezeptoren führt die Anwendung von Tranexamsäure bei aus-

gedehnten Eingriffen, bei denen mit einem hohen Blutverlust gerechnet werden muss, zu einer Reduktion der Blutungsneigung und einer Einsparung von Fremdblut ähnlich wie Aprotinin. Eine mögliche Nebenwirkung ist das Auftreten von zerebralen Krampfanfällen bei der Anwendung bei erwachsenen Patienten, besonders aber bei Kindern unter einem Jahr. Die »optimale« Dosierung von TXA bei pädiatrischen Patienten ist noch nicht definiert. Das Bundesinstitut für Arzneimittel (BfArM) gibt eine maximale Dosierung von 20 mg/kg/Tag für die Anwendung bei Kindern an. Eigene herzchirurgisch, pädiatrische Patienten werden derzeit mit einer Bolusapplikation von 10 mg/kg KG gefolgt von einer kontinuierlichen Dosis von 3 mg/kg/h Tranexamsäure sowie 0.1 mg/kg HLM Priming behandelt, wenn indiziert.

3.5   Tranexamsäure versus Aprotinin in der Kardiochirurgie

Klaus Martin, Peter Tassani-Prell

> **Praxisrelevante Fakten auf einen Blick**
>
> ▬ Eingriffe mit Herz-Lungen-Maschine haben ein erhebliches Blutungsrisiko.
> ▬ Ein prophylaktischer Einsatz von Antifibrinolytika wird empfohlen.
> ▬ Derzeit ist in Deutschland nur Tranexamsäure im Handel.
> ▬ Für TXA sind nur wenig Nebenwirkungen bekannt (▶ Abschn. 3.2.1.3).
> ▬ Aprotinin ist seit 2013 vom BfArM mit Auflagen wieder zugelassen, derzeit jedoch noch nicht wieder im Handel.

In den USA werden jährlich für herzchirurgische Operationen etwa 10–15 % der hergestellten 15 Mio Erythrozytenkonzentrate verbraucht, bei steigender Tendenz aufgrund der zunehmenden Komplexität der Eingriffe [1, 2]. Das bedeutet, dass in den USA pro Jahr rund 1,5–2,25 Mio Erythrozytenkonzentrate nur in der Herzchirurgie transfundiert werden. Aus Patientensicht zeigt eine Auswertung der Datenbank der Society of Thoracic Surgeons Adult Cardiac Surgery, dass 50 % der herzchirurgischen Patienten im Rahmen ihrer Operation eine Bluttransfusion erhalten [3]. Als negative Folgen der Transfusionen sind eine erhöhte Inzidenz an Infektionen (insbesondere Pneumonien), Morbidität und Mortalität gut belegt [4–6].

Ursächlich für die mit 50 % im Vergleich zu anderen Operationen hohe Transfusionsrate bei herzchirurgischen Eingriffen ist eine Reihe von spezifischen Besonderheiten zu nennen:

- Die Komplexität der Operation mit Eröffnung der großen herznahen Gefäße und/oder des Herzens selbst beinhaltet ein erhebliches Blutungsrisiko.
- Die Vorerkrankungen der Patienten verhindern häufig das rechtzeitige Pausieren antikoagulatorischer oder Thrombozytenfunktioninhibierender Medikamente im Sinne einer präoperativen Optimierung des hämostaseologischen Potentials.

Zusätzlich führt die nahezu immer notwendige extrakorporale Zirkulation (EKZ) zu weiteren erheblichen Beeinträchtigungen der Hämostase:

- Während der EKZ muss die Blutgerinnung durch eine hohe Heparindosis vorübergehend inhibiert werden.
- Trotz Heparinisierung kommt es zu einer Aktivierung der Gerinnung mit Verbrauch von Gerinnungsfaktoren und Aktivierung der Fibrinolyse bis hin zur Hyperfibrinolyse.
- Das Füllungsvolumen der Herz-Lungen-Maschine verursacht eine Hämodilution mit dem Risiko der Dilutionskoagulopathie. Dies spielt insbesondere in der Kinderherzchirurgie eine besondere Rolle, da bei den kleinen Patienten der Grad der Dilution aufgrund des ungünstigeren Verhältnisses von HLM-Volumen zu Patientenblutvolumen wesentlich ausgeprägter ist.
- Der Kontakt des Blutes mit der Oberfläche des EKZ-Schlauchsystems führt zu einer inflammatorischen Antwort unterschiedlicher Ausprägung mit entsprechender Beteiligung des Gerinnungssystems.

3.5.1 Substanzspezifische Unterschiede hinsichtlich der Reduktion des perioperativen Blutverlustes

Der Begriff »perioperativer Blutverlust« scheint auf den ersten Blick mit dem Kriterium »Blutverlust über die Thoraxdrainage« (= chest tube output) klar definiert und einfach messbar. Bei genauerer Betrachtung fällt jedoch auf, dass dieses Kriterium einerseits von vielen Faktoren beeinflusst wird und andererseits auch eine Vielzahl von Folgen hat, die ihrerseits wiederum das Patientenergebnis maßgeblich beeinflussen. So ist der Zeitpunkt von Messbeginn und Messende sehr bedeutsam. Gestartet wird üblicherweise am OP-Ende, beendet wird die Messung jedoch zu sehr unterschiedlichen Zeitpunkten, meistens nach maximal 24 Stunden. Die Drainagemenge ist nicht nur von der Hämostase des Patienten abhängig, sondern sicherlich zusätzlich von der Qualität der chirurgischen Blutstillung, der Wahl der Kriterien zur chirurgischen Revision bei massiveren Drainageverlusten, der Intensität der pharmakologischen hämostaseologischen Behandlung und des in der späteren Phase steigenden Anteils an Wundsekret.

Um dem Surrogatcharakter des Begriffs »perioperativer Blutverlust« Rechnung zu tragen, werden in Publikationen zu diesem Kriterium die unterschiedlichsten Endpunkte gewählt. Übliche Parameter sind:

- Drainagemenge aus Thoraxdrainagen,
- Transfusionen allogener Blutprodukte (Erythrozytenkonzentrate, gefrorener Frischplasmen und Thrombozytenkonzentrate),
- Einsatz von Kryopräzipitaten, Fibrinogen,
- Einsatz von Faktorenkonzentrate oder rekombinantem Faktor VIIa,
- chirurgisch-operative Revision.

Um zukünftig eine bessere Vergleichbarkeit der Studien zu ermöglichen, wurden diese Kriterien von der »International Initiative for Haemostasis Management in Cardiac Surgery« zu einer universellen Definition der perioperativen Blutung in ein fünfstufiges Schema kategorisiert [7]. Ob sich dieses Schema bei der Vergleichbarkeit von Studien durchsetzen kann, wird sich erst in der Zukunft zeigen.

Erwachsene

In den Blood Conservation Clinical Practice Guidelines der US-amerikanischen Fachgesellschaften The Society of Thoracic Surgeons (STS) and the Society of Cardiovascular Anesthesiologists (SCA) [1] wird ausführlich auf den Stellenwert und die Bedeutung der zahlreichen Behandlungsoptionen zur Reduktion des perioperativen Blutverbrauchs bei herzchirurgischen Eingriffen eingegangen. Bereits im Vorwort der Richtlinie wird auf die ständige Erweiterung des publizierten Wissens hingewiesen und eine Überarbeitung der eigenen Richtlinie zumindest alle 3 Jahre gefordert.

3.5.2 Eingesetzte Dosierungen der Antifibrinolytika in der Literatur

Der perioperative Einsatz von Antifibrinolytika stellt eine adjuvante Pharmakotherapie zur Reduktion von Blutverlust und konsekutivem Transfusionsbedarf dar. Wie in zahlreichen Meta-Analysen hinreichend untersucht wurde, ist die Wirksamkeit der Antifibrinolytika in Bezug auf einen fremdblutsparenden Effekt grundsätzlich sehr gut dokumentiert [8–11]. Bis heute ist für keine der Substanzen ein Protokoll bezüglich der Dosierung und der Applikationszeitpunkte mit einem optimalen Nutzen-Risiko-Verhältnis definiert worden. Somit ist für eine vergleichende Beurteilung des blutsparenden Effektes zunächst ein Blick auf die zum Teil erheblichen Unterschiede bei der Dosierung und der Applikationsprotokolle der jeweiligen Substanz erforderlich.

In der Meta-Analyse von The Cochrane Collaboration wurden insgesamt 252 randomisierte, kontrollierte Studien zum Vergleich der Substanzen untereinander oder versus einer Kontrollgruppe in unterschiedlichen operativen Disziplinen ausgewertet [8]. Die überwiegende Zahl der Studien wurde jedoch bei herzchirurgischen Patienten durchgeführt. Bei 34 Studien wurde Tranexamsäure (TXA) mit Placebo oder einer Kontrollgruppe verglichen. Als initialer Bolus wurde Tranexamsäure in einer Dosierung zwischen 2,5 mg/kg und 100 mg/kg (Faktor 40!) appliziert. Die Erhaltungsdosis lag zwischen 0,25 mg/kg/h und 4,0 mg/kg/h, wobei diese über einen Zeitraum von 1 bis zu 12 Stunden verabreicht wurde. In der mit Abstand größten prospektiv randomisierten Studie, dem BART-Trial [12], wurde ein initialer Bolus von 30 mg/kg vor EKZ, eine Erhaltungsdosis von 16 mg/kg/h und eine HLM-Priming-Dosis von 2 mg/kg appliziert.

Die Anwendung von Aprotinin erfolgte im Wesentlichen nach drei Schemata: Hochdosis-Protokoll (= high-dose = Full-Hammersmith) [13], Niedrig-Dosis-Protokoll (= low-dose = Half-Hammersmith) sowie eine einmalige Dosis in das Priming (= Vorfüllung) der Herz-Lungen-Maschine, wobei das low-dose- und Priming-Protokoll mit einer gewissen Variabilität interpretiert wurden (◘ Tab. 3.27).

- ■ **Grundsätzliche Problematik der aktuellen Studienlage**

Beide Substanzen sind schon seit vielen Jahren vor allem bei herzchirurgischen Operationen im klinischen Einsatz. Dennoch gibt es nur eine recht überschaubare Anzahl direkter Vergleichsstudien, wie in diversen Meta-Analysen zu unterschiedlichen Themenkomplexen ersichtlich ist [8, 14–17]. Die Cochrane Collaboration konnte bei der letzten Aktualisierung der Meta-Analyse über die antifibrinolytische Therapie zur Reduktion perioperativer Transfusionen im Jahr 2011 nur 18 RCTs [12, 18–35] mit insgesamt 3.983 herzchirurgischen Patienten finden, in denen Aprotinin mit Tranexamsäure verglichen wurde [8].

Hierbei sind zusätzlich einige interessante Aspekte zu beachten: Für die Behandlung mit der Herz-Lungen-Maschine kommen einige der involvierten Studien gar nicht in Betracht. Zwei Untersuchungen wurden an Patienten während Eingriffen ohne HLM durchgeführt[28, 29], eine Publikation wurde zurückgezogen [30] und eine Studie wurde lediglich als Abstract ohne peer review Publikation veröffentlicht [31]. Es verbleiben in dieser Meta-Analyse für Operationen mit HLM lediglich 14 RCTs mit 3.622 Patienten.

◻ Tab. 3.27 Zusammenfassung der eingesetzten Dosierungsprotokolle (s. auch ▶ Abschn. 3.2.2.2)

Aprotinin	Körpergewichtsunabhängig
Hochdosis	2 Mio KIE vor EKZ, 2 Mio KIE HLM-Priming, 0,5 Mio KIE/h als Erhaltungsdosis
Niedrigdosis *	1 Mio KIE vor EKZ, 1 Mio KIE HLM-Priming, 0,25 Mio KIE/h als Erhaltungsdosis
Priming only Dosis *	0,5–2,3 Mio KIE
TXA (sehr variable Protokolle *)	Körpergewichtsunabhängig Gesamtdosis 1–20 g, meistens mit einer initialen Dosis von 1–6 g und anschließender Erhaltungsdosis von 20–250 mg/h oder körpergewichtsbezogen 2,5–100 mg/kg vor EKZ, Erhaltungsdosis 0,25–4,0 mg/kg/h BART-Trial: 30 mg/kg vor EKZ, Erhaltungsdosis 16 mg/kg/h, HLM-Priming 2 mg/kg

* mittlere Dosis bzw. Dosisbereich, KIE=Kallikrein Inhibitor Einheiten, EKZ = Extra-Korporale Zirkulation

Die ersten Publikationen zum Vergleich der beiden Substanzen wurden Anfang der 1990er Jahre, die letzten im Jahr 2008 veröffentlicht. In diesem Zeitraum hat der technische Fortschritt, insbesondere im Hinblick auf die Herz-Lungen-Maschine, chirurgische Optionen zur besseren lokalen Blutstillung (Elektrokoagulator, lokale Hämostyptika) sowie pharmakologische Hämostaseologika (Kryopräzipitate, PPSB, Fibrinogen, rekombinanter Faktor VIIa,…), das perioperative Blutungsrisiko enorm beeinflusst. Andererseits haben sich im gleichen Zeitraum das Patientenkollektiv und dessen individuelles Blutungsrisiko erheblich verändert. Die Patienten sind zunehmend älter und mit einer Vielzahl von Begleiterkrankungen belastet [36]. Die medikamentöse Therapie von kardiovaskulären Erkrankungen mit neuen oralen Antikoagulantien (GP IIb/IIIa-Antagonisten, selektive Xa-Antagonisten, Thrombininhibitoren etc.) trägt zu einem erhöhten Blutungsrisiko bei. Ebenso ist es erstaunlich, dass die Rate an Fremdbluttransfusionen bei 2 Publikationen aus dem Jahr 1995 einmal nahezu bei 0 % [25] und einmal bei nahezu 100 % [26] lag, unabhängig von der antifibrinolytischen Medikation. Die enorme Bandbreite der Transfusionsraten ist für die USA in einer Analyse aller reinen CABG-Operationen des Jahres 2008 aus der Datenbank der STS hervorragend dokumentiert [37]: die Transfusionsraten für Erythrozytenkonzentraten lagen zwischen 7,8 % und 92,8 %, für Thrombozytenkonzentrate zwischen 0,4 % und 90,4 %. Dies zeigt, wie extrem unterschiedlich die Transfusionspolitik in den verschiedenen Kliniken gehandhabt wird.

Ein Blick auf die beiden Studien mit den größten Patientenzahlen zeigt die Schwierigkeiten bei der Betrachtung von Daten in einer Meta-Analyse:

- Die Blood-Conservation-using-Antifibrinolytics-in-a-Randomized-Trial-(BART)-Studie untersuchte die Wirkung von Aprotinin, TXA und EACA bei 1.550 Patienten in einer prospektiven, randomisierten, geblindeten, kontrollierten Multicenter-Studie. Als Kollektiv wurden hier herzchirurgische Patienten mit einem hohen perioperativen Blutungsrisiko gewählt. Diese von Health Canada geförderte, groß angelegte Studie wurde vom Sicherheitskomitee vorzeitig abgebrochen, da bei einer Zwischenauswertung in der mit Aprotinin behandelten Patientengruppe eine im Vergleich zu den beiden Lysinanaloga erhöhte 30-Tage-Mortalität aufgefallen war, wenngleich dies statistisch noch nicht signifikant war [12].

- Casati et al. untersuchten von Juni 1996 bis Juli 1997 in einer ungeblindeten, randomisierten Singlecenter-Studie 1.040 konsekutive Patienten bei geplanten primären Operationen [20]. Diese sollten innerhalb des herzchirurgischen Kollektivs das geringste Blutungsrisiko haben. Es konnte werde beim perioperativen Blutverlust und noch beim Transfusionsbedarf ein signifikanter Unterschied gefunden werden.

- **Vergleich postoperativer Blutverlust über Thoraxdrainage**

Prospektiv randomisierte Daten, die im Rahmen einer Meta-Analyse zusammengeführt werden können, sind zu diesem Parameter nur für ein relativ kleines Kollektiv verfügbar [18, 19, 21, 24, 25, 27, 32–35, 38, 39]. Bei der Betrachtung dieses Parameters in der Cochrane-Meta-Analyse [8] sind ebenfalls die Heterogenität der untersuchten Kollektive und die hohe Varianz der dokumentierten Drainagemengen bemerkenswert. Während einige Untersucher mittlere Drainagemengen von unter 400 ml in 24 Stunden messen, berichten andere Studien von Drainagemengen von über 500 ml und sogar über 800 ml in 24 Stunden. Hier scheinen gravierende systematische Unterschiede zwischen den Zentren vorzuliegen. Insgesamt wird in der Meta-Analyse der Cochrane-Collaboration [8] eine im Mittel um 131 ml niedrigere Drainagemenge für die mit Aprotinin behandelten Patienten berechnet. Die aktuellste, nicht in der Cochrane-Analyse berücksichtigte Studie von Later et al. [27] mit knapp 100 Patienten pro Gruppe erbrachte eine um 155 ml geringere Drainagemenge in der Aprotinin-Gruppe, was statistisch signifikant war (p = 0,002).

Die großen Untersuchungen von Fergusson et al. [12] und Casati et al. [20] dokumentierten die postoperativen Blutverluste über die Thoraxdrainage mit eigenen Kategorien:

— Im BART-Trial [12] wurde als primäres Kriterium »massive bleeding« definiert als Blutverlust von mehr als 1,5 l in einem 8 Stunden Intervall, Transfusionsbedarf von mehr als 10 Erythrozytenkonzentraten in 24 Stunden, blutungsbedingte Reoperation oder Tod. Weder bei der Analyse der Einzelkomponenten noch bei der Summation als »any massive bleeding« ergab sich ein signifikanter Unterschied (Relatives Risiko [95 % Konfidenzintervall] Aprotinin vs. Tranexamsäure 0.79 [0.59–1.05]).

— Casati et al. [20] berichten nicht über die Mittelwerte, sondern über die Medianwerte kategorisiert in 50-ml-Intervalle. Hierbei ist der Unterschied nach 24 Stunden innerhalb des ersten Intervalls, also unter 50 ml (Aprotinin 250 ml, TXA 300 ml). Dies war statistisch nicht signifikant.

In einer eigenen retrospektiven Analyse am Deutschen Herzzentrum München wurden Daten aller zwischen September 2005 und Juni 2006 operierten Patienten verglichen [40]. Bis Februar 2006 erhielten alle Patienten Aprotinin nach dem Hochdosis-Protokoll, danach alle Tranexamsäure in einer mittelhohen Dosierung (ca. 6 g). Die beiden daraus resultierenden Gruppen enthielten jeweils annähernd 600 Patienten, die in der Auswertung in 3 Subgruppen gesplittet wurden: Primäre Bypassoperationen, primäre Herzklappenoperationen und Hochrisikooperationen (z. B. Reoperationen, komplexe Operationen, Eingriffe an der Aorta). Sowohl im Gesamtkollektiv als auch in allen 3 Subgruppen war die Drainagemenge nach Aprotininbehandlung signifikant niedriger, wenngleich wie in den o. g. Publikationen der absolute Unterschied der Mittelwerte mit maximal 180 ml in der Hochrisikogruppe begrenzt war.

Insgesamt sind die über die Thoraxdrainagen gemessenen Drainagemengen in der Summe nach Behandlung mit Aprotinin niedriger als nach Behandlung mit Tranexamsäure. Offen bleibt jedoch die Frage, ob diese messbaren Unterschiede klinisch relevant sind. Zudem ist nicht geklärt, inwieweit es sich bei der über die Drainagen gemessenen Volumendifferenz tatsächlich um »Blut« handelt oder die unterschiedlichen Mengen an Wundblut durch Sequestration von Plasmabestandteilen entstehen.

- **Vergleich perioperativer Transfusionen**

Bei der Betrachtung perioperativer Transfusionen als Surrogatmarker für den perioperativen Blutverlust werden vor allem die Inzidenz und das Volumen der transfundierten Erythrozytenkonzentrate als Vergleichsparameter herangezogen. Seltener finden Transfusionen vorwiegend gerinnungsaktivierender Produkte wie Frischplasma, Thrombozyten oder Faktorenkonzentrate Berücksichtigung.

Die in der Cochrane-Meta-Analyse zusammengefassten Studien ergaben für herzchirurgische Kollektive eine Reduktion der Inzidenz an perioperativen Fremdbluttransfusionen (=Erythrozytenkonzentrate) nach Aprotinin-Behandlung. Der Unterschied war jedoch nur knapp signifikant (RR [95 % KI] 0,87 [0,76; 0,99]), wobei hier zumindest die beiden Off-PumpStudien [28, 29] und die zurückgezogene Studie von Boldt [30] noch entfernt werden müssten. Weitere Differenzierungen nach festen Transfusionsprotokollen oder den Transfusionsmengen zeigten unterschiedliche Ergebnisse, die im Trend eher Aprotinin leicht favorisierten. Brown et al. [14] kommen zu dem Ergebnis, dass es zwischen den beiden Substanzen keinen Unterschied in Bezug auf den Transfusionsbedarf gibt.

Casati et al. [20] konnten bei der differenzierten Analyse der Transfusionen nach Erythrozyten, Plasma und Thrombozyten weder intra- noch postoperativ einen Unterschied nachweisen.

Im BART-Trial [12] war in der Aprotinin-Gruppe die Anzahl der Patienten, die Erythrozyten- oder Thrombozytenkonzentrate erhielten, signifikant niedriger, bei Frischplasma und Kryopräzipitaten gab es keinen Unterschied.

Unsere eigene Untersuchung ergab für die perioperative Phase keinen Unterschied bei Bypassoperationen und Hochrisikopatienten. Im Kollektiv der isolierten Klappenoperationen war der Bedarf an Erythrozytenkonzentraten und Frischplasma in der Tranexamsäuregruppe nur in der postoperativen Phase erhöht [40].

- **Vergleich blutungsbedingte operative Revisionen**

Die Cochrane-Analyse findet beim Vergleich der operativen Revisionen eine knappe statistische Signifikanz, die Aprotinin favorisiert (RR [95 %-KI] 0,69 [0,51; 0,93]). Hierbei ist jedoch zu beachten, dass dieser Parameter durch die BART-Studie aufgrund der größten Patientenzahl maßgeblich beeinflusst wird (Gewichtung 61,4 %). Es sei nochmals darauf hingewiesen, dass diese Studie nur Patienten mit dem hohem Blutungsrisiko untersuchte. Die Inzidenzen für operative Revisionen lagen bei 5,5 % für Aprotinin und 8,1 % für TXA.

Im Kollektiv der primären Bypassoperationen lag die Inzidenz bei einer Auswertung von über 500.000 Patientenbehandlungen in den Jahren 2004–2007 etwa bei 2,4 % 3. Die Mortalität für die betroffenen Patienten lag jedoch auch 2007 noch bei 8,2 % und damit deutlich über der durchschnittlichen Rate von etwa 1,9 % bei primären aortokoronaren Bypassoperationen (2009) [41]. Bei derart niedrigen Inzidenzen für operative Revisionen im Kollektiv der Patienten mit normalem Blu-

tungsrisiko kann dieses Kriterium erst bei großen Fallzahlen zu eine statistischen Signifikanz führen. Von den prospektiv randomisierten Studien konnten somit auch die beiden Studien mit mittleren Kollektivgrößen von Casati et al. [20] und Dietrich et al. [22] bei diesem Parameter keinen signifikanten Unterschied nachweisen. Nur Later et al. [27] fanden hier eine signifikant höhere Inzidenz bei TXA-Patienten, wobei unter Rethorakotomie eine Vielzahl von Indikationen (auch Refixation und späte Tamponade) zusammengefasst wurden, was eine Aussage bezüglich hämostaseologisch verursachter Rethorakotomien schwierig macht.

Studienlage zur Off-Pump-Bypasschirurgie (OPCAB)

Durch die Vermeidung des Einsatzes der Herz-Lungen-Maschine und der damit verbundenen negativen Auswirkung auf die Hämostase ist der Transfusionsbedarf per se bei OPCAB-Eingriffen gegenüber Eingriffen mit Herz-Lungen-Maschine reduziert (OR, 0.43; 95 %CI, 0.29–0.65) [42].

In mehreren Untersuchungen wurde der zusätzliche Effekt von Antifibrinolytika untersucht. Eine Meta-Analyse von Adler Ma et al. konnte für TXA eine Reduktion der Drainagemenge sowie ein signifikant erniedrigtes Risiko der Fremdbluttransfusion insgesamt (RR 0,47; 95 % CI 0,33-0,66; p < 0,0001) und Erythrozytentransfusion (RR 0.51; 95 % CI, 0,36-0,71; p < 0,0001) berechnen [43]. Für Aprotinin konnte ebenfalls eine signifikante Reduktion von Blutverlust und Transfusionsrate in einer prospektiv randomisierten Studie von Wei gezeigt werden [44].

Derzeit sind nur 2 kleine Vergleichsstudien zu den beiden Substanzen TXA und Aprotinin in der OPCAB-Chirurgie zum Thema Blutverlust verfügbar, die noch keine ausreichende Evidenz für eine endgültige Empfehlung zulassen [28, 29]. Ausgehend von der für beide Substanzen generell nachgewiesenen Reduktion des perioperativen Blutverlustes wurde 2011 von der »International Society for Minimally Invasive Cardiothoracic Surgery (ISMICS)« eine »may-be-recommended«-Empfehlung formuliert. Aprotinin wird ohne Nachweis eines ausreichenden Sicherheitsprofils ausdrücklich nicht empfohlen [45]. In Ländern mit noch ruhender Zulassung (z. B. Deutschland) stellt Aprotinin derzeit ohnehin keine Alternative dar.

Der Hauptunterschied der OPCAB-Patienten zu den mit HLM operierten Bypasspatienten besteht in der Tatsache, dass hier die HLM-induzierte Gerinnungsstörung nicht ausgelöst wird und somit das funktionsfähige Gerinnungspotential des Patienten auf die frischen aortokoronaren Bypässe einwirkt. Dies stellt ein nicht unerhebliches Risiko dar, da durch die während der Anlage der Anastomosen notwendige Unterbrechung der Koronarperfusion eine warme Myokardischämie mit konsekutiver Inflammation und Thrombinburst entsteht, der pathophysiologisch zu einer Gerinnselbildung mit Verschluss der Koronararterie führen kann [46]. Interessanterweise beschreiben Desai et al. [47] genau das Gegenteil, nämlich, dass Aprotinin die Thrombin-induzierte Thrombozytenaktivierung und die Thrombinbildung unterdrückt, wodurch ein verbessertes Ergebnis für den Patienten resultiert. Daten zur Sicherheit wären im Falle einer Erweiterung der Zulassung dringend notwendig.

Auch für TXA liegt bei OPCAB-Operationen noch keine ausreichende Dokumentation der Arzneimittelsicherheit vor. Deshalb werden entsprechende Studien ebenfalls gefordert [48].

Da nach Meinung der Autoren bei OPCAB-Operationen nur in Ausnahmefällen mit einer transfusionspflichtigen Blutung zu rechnen ist, sind die Autoren hier mit dem Einsatz von Antifibrinolytika bis zum Beweis der Sicherheit sehr zurückhaltend.

Pädiatrische Patienten

Vorbemerkung

Bei der Betrachtung von Studien bei pädiatrischen Patienten in der Herzchirurgie sind einige Besonderheiten dieses Kollektivs zu berücksichtigen:

- Im Vergleich zur Erwachsenenherzchirurgie sind die Fallzahlen der Kinderherzchirurgie um ein vielfaches kleiner (84.686 Erwachsene, aber nur 1.780 Kinder wurden 2010 mit HLM operiert, Herzbericht 2010, ▶ http://www.bruckenberger.de/). Selbst große Zentren haben nur wenige hundert Patienten pro Jahr.

- Das Alters- und Entwicklungsspektrum der Kinder reicht vom Frühgeborenen bis zum jungen Erwachsenen. Die angeborenen Herzfehler zeigen eine hohe Diversität. Die Homogenität der Patientengruppen ist somit sehr unterschiedlich.

- Je jünger und kleiner die Patienten sind, desto größer ist das Missverhältnis zwischen Blutvolumen des Patienten und der Füllung der Herz-Lungen-Maschine. Eine Verdünnung um den Faktor 2 ist bei Neugeborenen keine Seltenheit.

- Die Behandlungsstrategien der einzelnen Zentren sind sehr unterschiedlich, nicht nur hinsichtlich der antifibrinolytischen Behandlung, sondern auch bezüglich der Therapie mit Blutprodukten und anderen gerinnungsaktiven Substanzen wie Faktorenkonzentrate oder Kryopräzipitate.

- Viele der publizierten Untersuchungen wurden bereits in den 1990ern durchgeführt. Der technische Fortschritt hat sowohl in den operativ/chirurgischen Möglichkeiten als auch der Größe und Biokompatibilität der Herz-Lungen-Maschine erhebliche Verbesserungen mit sich gebracht.

Eaton versuchte 2008 ein Review der vorhandenen wissenschaftlichen Daten zur antifibrinolytischen Therapie in der Kinderherzchirurgie [49]. Aufgrund der großen Variabilität der untersuchten Patienten, Prozeduren und Dosierungsschemata in den 22 RCTs konnte keine quantitative Analyse durchgeführt werden. Der Qualitätsscore der Studiendokumentation in den Manuskripten nach Jadad et al. war stark schwankend [50]. Die Bandbreite bezüglich des Alters der untersuchten Patienten ist teilweise erheblich. In einigen Untersuchungen werden vom Neugeborenen bis zum Teenager alle Patienten in einer Gruppe subsummiert [51, 52].

Mehrere große Studien wurden von Chauhan et al. publiziert [53–56], wobei bei 3 Veröffentlichungen auffällt, dass alle 3 in den 9 Monaten ab September 2002 (»over a 9-month period from September 2002«) durchgeführt, in allen Studien konsekutive Patienten untersucht und 3 unterschiedliche Studienprotokolle mit Randomisierung eingesetzt wurden [53–55]. Es wurden in allen 3 Studien ausnahmslos Fallot-Korrekturen, modifizierte Fontan-Operationen und Vorhofumkehr nach Senning durchgeführt. Interessant ist bei dieser für einen 9-Monats-Zeitraum sehr großen Kohorte mit insgesamt 420 Patienten, dass Chauhan et al. [56] in der gleichen Institution für 300 ebenfalls konsekutive Patienten mit annähernd identischen Operationen von Januar 1997 bis März 1999, also 27 Monate, benötigt haben. Hier liegt der Verdacht nahe, dass bei den 3 sehr ähnlichen Untersuchungen zumindest eine größere Anzahl von Patienten zu mehreren Auswertungen herangezogen wurde [53–55]. Da diese Publikationen aufgrund der großen Patientenzahlen die Evidenz maßgeblich beeinflusst, erscheint eine kritische Betrachtung dieser Ergebnisse sicherlich angebracht.

Als weitere Schwierigkeit bei der Interpretation der Studien ist die sehr unterschiedliche Dosierung der Medikamente zu erkennen. Während bei Aprotinin noch relativ einheitliche Dosierungen eingesetzt wurden, ist bei TXA mehr als der Faktor 10 zwischen den niedrigsten [53–55] und den höchsten [52, 57] Dosierungen. Die vorhandene Literatur zeigte allerdings für die beiden Lysinanaloga TXA und ε-Aminokapronsäure sowie für Aprotinin die Reduktion der perioperativen Blutung. Die qualitative Auswertung führte zu der Annahme, dass die 3 Substanzen ungefähr gleichwertig sind.

Mit nahezu den identischen Studien als Grundlage wurde eine weitere Meta-Analyse von Schouten et al. durchgeführt [58]. Da auch hier keine direkte Vergleichsstudie integriert waren, wurde der Effekt der Substanzen gegenüber Placebo berechnet und dann untereinander verglichen. Als Ergebnis waren TXA und Aprotinin gleichwertig in der Reduktion des Blutverlustes.

Ein RCT von Bulutcu et al. mit 25 Patienten pro Gruppe konnte weder bei Blutverlust noch beim Transfusionsbedarf einen Unterschied nachweisen [57].

Eine Analyse der Daten der Society of Thoracic Surgeons Congenital Heart Surgery Database von allen Patienten (n = 22.258) der Jahre 2004–2008 zeigte im Gesamtkollektiv und in der Subgruppe der Neugeborenen eine niedrigere Rate an blutungsbedingten Revisionen und postoperativen Komplikationen in der TXA-Gruppe [59].

Eine retrospektive Auswertung unserer hauseigenen Daten von Patienten, die unmittelbar vor und unmittelbar nach der Einstellung des Vertriebs von Aprotinin behandelt wurden, zeigte, dass Aprotinin mit einer niedrigeren Rate an blutungsbedingten Revisionen, postoperativen Transfusionen von Erythrozyten und in der frühen postoperativen Phase geringeren Blutverlust assoziiert war [60].

Eine ähnlich angelegte Analyse von Schindler et al. konnte keinen Unterschied bezüglich Blutverlust, Revisionen oder postoperativen Transfusionen nachweisen [61].

Zusammenfassend kann festgestellt werden, dass in Anbetracht der unzureichenden Datenlage mit all ihren systemimmanenten Problemen (► Abschn. 3.5.2.2.1) sicherlich keine abschließender Vergleich der Wirksamkeit möglich ist. Beide Substanzen reduzieren den Blutverlust signifikant, eine Überlegenheit ist weder für Aprotinin noch für TXA nachgewiesen.

Wie bereits eingangs erwähnt, sind viele der Studien bereits mehr als 15 Jahre alt. Die enormen technischen Veränderungen in diesen Jahren werfen die Frage auf, ob die Beeinträchtigung der Hämostase bei heutigen Behandlungen noch in gleichem Maß vorhanden ist. Dies hätte erhebliche Auswirkungen auf die zu erwartende positive Wirkung der Antifibrinolytika.

Wichtig wäre beim Vergleich der beiden Substanzen auch die Kenntnis über das Nebenwirkungsspektrum und die Komplikationen in dieser Population. Neugeborene und Säuglinge unterscheiden sich nicht nur durch ihre entwicklungsbedingten Besonderheiten, wie beispielsweise unreife Organfunktionen von Leber, Niere, Gerinnungssystem, erheblich von Erwachsenen. Ebenso sind die operativen Eingriffe und die daraus resultierenden peri- und postoperativen Risiken nicht vergleichbar. In Anbetracht der schon bei den Erwachsenen nicht endgültig beantworteten Frage nach den Risikoprofilen der Antifibrinolytika ist das Nutzen-Risiko-Profil bei den pädiatrischen Patienten noch viel weniger beurteilbar.

Für den weiteren systematischen Einsatz von Antifibrinolytika bei pädiatrischen Patienten sind dringend aussagekräftige Studien zur Dokumentation von Nutzen und Risiken notwendig.

Indikationen und klinisch-praktische Vorgehensweise

▪ Tranexamsäure

Tranexamsäure
- ist für alle Eingriffe mit Herz-Lungen-Maschine als Prophylaxe indiziert.
- kann bei OPCAB-Eingriffen eingesetzt werden.
- konnte bisher nicht mit gravierenden Nebenwirkungen in Verbindung gebracht werden.

TXA ist von der WHO in den Model Lists of Essential Medicines unter Punkt 10.2 »Medicines affecting coagulation« für Erwachsene gelistet (► http://www.who.int/medicines/publications/essentialmedicines/en/, Stand April 2013). In dieser WHO Liste werden wirksame, sichere und kosteneffektive Medikamente für eine Basisversorgung aufgeführt.

Die notwendige Plasmakonzentration von Tranexamsäure zur Verhinderung von Fibrinolyse und Thrombin-induzierter Thrombozytenaktivierung wird bei Erwachsenen und Kindern mit 10 µg/mL bis zu 126µg/mL angegeben [62–66]. Eine optimale Plasmakonzentration konnte bisher noch nicht definiert werden.

Um eine Unterschreitung der notwendigen Plasmakonzentration von 10 µg/mL auszuschließen wurde in den pharmakokinetischen Berechnungen bei Kindern [67] und Erwachsenen [68] als Zielgröße ein Plasmaspiegel von 20 µg/mL definiert.

Die Dosierungsvorschläge umfassen jeweils ein Hochdosis- als auch ein Niedrigdosis-Protokoll, um allen Patientengruppen und Therapieansätzen Rechnung zu tragen (◻ Tab. 3.28, ◻ Tab. 3.29).

Auf die in vielen Publikationen übliche Dosis in das Priming der HLM wurde von uns aus Gründen der klinischen Praktikabilität bei den Erwachsenen verzichtet. Die jeweilige Dosis wäre kleiner als 10 % der initialen Loadingdosis.

Eine Reduktion der Erhaltungsdosis bei Nierenfunktionsstörungen wird wie folgt vorgenommen [64]:
- Kreatinin 1,6–3,3 mg/dL: Erhaltungsdosis um 25 % reduzieren;
- Kreatinin 3,3–6,6 mg/dL: Erhaltungsdosis um 50 % reduzieren;
- Kreatinin > 3,3 mg/dL: Erhaltungsdosis um 75 % reduzieren.

Für die Loadingdosis wird je nach Autor eine langsame Applikation über einen Zeitraum von 5–30 Minuten empfohlen. Dies ist bei pädiatrischen Patienten aufgrund der Konzentration von TXA mit 100 mg/mL nur durch Verdünnung und anschließende Perfusorapplikation realisierbar.

▪ Aprotinin

Für Aprotinin gilt:
- Das 2007 in Deutschland verfügte Ruhen der Zulassung ist seit 2013 aufgehoben. In den USA ist die Zulassung weiterhin bestehend, allerdings wurde die Vermarktung in den USA 2007 durch die FDA ausgesetzt.
- Aprotinin war schon immer nur für primäre aortokoronare Bypassoperationen zugelassen.
- Aprotinin wurde trotzdem bei zahlreichen Indikationen eingesetzt, insbesondere bei Operationen mit einem hohen bis sehr hohen Blutungsrisiko (z. B. Reoperationen, Aortenchirurgie, Kombinationseingriffe).

Aufgrund der in der Zwischenauswertung der BART-Studie erhöhten Mortalität wurde vor dem Hintergrund der in großen retrospektiven Beobachtungsstudien insbesondere von Mangano [70, 71], Karkouti [72] und Schneeweiss [73] ebenfalls dokumentierten erhöhten Mortalität nach Behandlung mit Aprotinin von verschiedenen Gesundheitsbehörden, u. a. FDA (► http://www.fda.gov/NewsEvents/Newsroom/PressAnnouncements/2007/ucm109021.htm), Health Canada (► http://www.hc-sc.gc.ca/ahc-asc/media/advisories-avis/2007/2007_157_e.html) und BfArM (► http://www.arzneitelegramm.de/html/2007_11/0711511_01.html) eine vorläufige Aufhebung der Zulassung für Aprotinin angeordnet.

Nach intensiver Prüfung der BART-Studie [74] wurde das Ruhen der Zulassung vom BfArM 2013 unter erheblichen Auflagen aufgehoben (► http://www.bfarm.de/SharedDocs/Risikoinformationen/Pharmakovigilanz/DE/RV_STP/a-f/aprotinin.html;jsessionid=1F34C21A2BD9D240E13ECBCA40514F0D.1_cid340). So wird vom Inhaber der Zulassung von Aprotinin gefordert:

Tab. 3.28 Dosierungsvorschlag Tranexamsäure für Erwachsene. (Nach Dowd et al. 2002)

	Loading (mg/kg)	Erhalt (mg/kg/h)
Hochdosis-Potokoll	30	16
Niedrigdosis-Protokoll	13	6,5

Tab. 3.29 Dosierungsvorschlag Tranexamsäure bei pädiatrische Patienten. (Nach Grassin-Delyle et al. 2013, Wesley et al. 2015)

	Loading (mg/kg)	Erhalt (mg/kg/h)	HLM-Prime (µg/mL)
Hochdosis	30	16	
*Alternativ	65	14	150
Niedrigdosis	6,4	2,0–3,1 (nach Gewicht)	
*Alternativ	9	2	20

*stark altersabhängig, exemplarisch ist der Mittelwert für Säuglinge von 2–12 Monaten angegeben. Dosisreduktion bei Nierenfunktionsstörung analog zu Erwachsenen

Tab. 3.30 Dosierungsvorschlag Aprotinin bei Erwachsenen

	Loading (KIE)	Erhalt (KIE/h)	HLM-Priming (KIE)
Hochdosis-Protokoll High-dose = Full-Hammersmith	2 Mio	0,5 Mio	2 Mio
Niedrigdosis-Protokoll Low-dose = Half-Hammersmith	1 Mio	0,25 Mio	1 Mio

KIE = Kallikrein Inhibitor Einheiten, HLM = Herz-Lungen-Maschine

1. einen aktualisierten Risikomanagementplan vorzulegen.
2. ein Register mit Anwendungsinformationen über Patienten, die in den teilnehmenden Ländern mit Aprotinin behandelt wurden, anzulegen.
3. Aprotinin darf nur bei herzchirurgischen Operationen unter Einsatz der Herz-Lungen-Maschine eingesetzt werden.
4. Die teilnehmenden Zentren müssen sich zur Teilnahme an o. g. Register verpflichten.

Die Dosierungsempfehlung gibt ◘ Tab. 3.30 wieder.

Eine Reduktion der Erhaltungsdosis bei Nierenfunktionsstörungen bei signifikanter Nieren-funktionsstörung (leider nicht näher definiert) wird wie folgt vorgenommen [75]:

— Erhaltungsdosis um 50 % reduzieren,
— kein Aprotinin in das HLM-Priming.

▪ **Dosierungsvorschlag pädiatrische Patienten**

Hier gibt es keine Dosierungsangaben, da keine Zulassung und keine aktuellen Daten vorhanden sind.

Daten zur Pharmakodynamik von Aprotinin fehlen gänzlich, d. h. es ist nicht bekannt, bei welchen Plasmakonzentrationen die volle antifibrinolytische Wirkung von Aprotinin erreicht wird [76]. Pharmakokinetische Untersuchungen an Kindern während herzchirurgischen Eingriffen mit HLM zeigten, dass in diesem Kollektiv enorme Schwankungen bei den gemessenen Aprotinin-Plasmakonzentrationen vorlagen [76, 77]. Dies wurde durch die gewichtsbezogene Dosierung bei gleichzeitig erheblicher Hämodilution durch das Primingvolumen begründet. Seit diesen Untersuchungen wurden die Primingvolumina erheblich reduziert. Olivier et al. [76] beschreiben selbst für den kleinsten HLM-Kreislauf ein Primingvolumen von 900 ml, heute sollte dieses Volumen unter 250 ml betragen. Der Aufbau der HLM ist zwischen den einzelnen Institutionen sehr unterschiedlich, deswegen kann hier keine Dosierungsempfehlung gemacht werden. Zusätzlich war Aprotinin nie für pädiatrische Indikationen zugelassen. Infolge der Sicherheitsdiskussion kann zu einem Einsatz dieser Substanz auch nach der Aufhebung der Zulassungssperre derzeit nicht geraten werden, da die restriktiven Auflagen für die Anwendung von Aprotinin eine Anwendung bei pädiatrischen Patienten nicht vorsehen.

Zusamenfassung

– Die Behandlung herzkranker Patienten entwickelt sich in rasantem Tempo ständig weiter. Das herzchirurgische Patientenkollektiv wird zunehmend älter, die Anzahl und Schwere der Begleiterkrankungen steigt ständig. Kardiologische Vorbehandlungen mit gerinnungsmodulierenden Therapeutika (z. B. GP IIb/IIIa-Antagonisten, Faktor Xa-Antagonisten etc.) verändern die patienteneigene Hämostase. Andererseits unterliegen die chirurgischen Techniken und Ausstattung mit technischen Geräten, wie beispielsweise der Herz-Lungen-Maschine, ständigen Verbesserungen.

– Perioperativer Blutverlust und daraus resultierende Transfusionen sind nicht nur kostenintensiv, sondern haben auch negative Auswirkungen auf den postoperativen Erholungsverlauf des Patienten.

– Antifibrinolytika sind in der Kardiochirurgie bei Operationen mit Herz-Lungen-Maschine zur Reduktion von Blutverlust und Fremdbluttransfusionen etablierte Therapieoptionen. Bei Off-pump-Eingriffen ist eine kritische Nutzen-Risiko-Abwägung notwendig.

– Aprotinin wurde als Folge einer Diskussion um die Arzneimittelsicherheit 2007 aus dem Handel genommen. In Kanada ist Aprotinin seit 2011

für den Einsatz bei aortokoronaren Bypassoperationen (CABG) wieder zugelassen, allerdings mit verschärften Warnhinweisen in der Produktbeschreibung. Seit 2013 ist Aprotinin auch in Deutschland unter erheblichen Auflagen für die Herzchirurgie wieder zugelassen, wird derzeit jedoch noch nicht wieder vertrieben. Die angeordneten Auflagen dienen der erhöhten Pharmakovigilanz und sollen die Sicherheit und das Risikoprofil des Arzneimittels besser dokumentieren. Ohne diesen Sicherheitsnachweis ist es ratsam, sich streng an die zugelassene Indikation, die primäre aortokoronare Bypassoperation, zu halten. Diese Indikation betrifft allerdings genau das Kollektiv, in dem die großen observatorischen Untersuchungen eine erhöhte Mortalität nach Aprotininbehandlung zeigen konnten [70, 71, 73].

– Tranexamsäure ist seit 1969 in Deutschland für verschiedene Indikationen zugelassen. Derzeit unter anderem für »Operationen an Thorax und Abdomen und andere große Eingriffe, wie z. B. kardiovaskuläre Operationen« [7].

– Auch wenn für TXA keine gravierenden Sicherheitsbedenken existieren, sind weitere Untersuchungen zur Arzneimittelsicherheit dringend notwendig.

– Indikationen und Nutzen-Risiko-Analysen der Behandlung mit Antifibrinolytika sind aufgrund der permanenten Weiterentwicklung in der Herzchirurgie/Kardioanästhesie in regelmäßigen Abständen zu überprüfen.

Literatur

Literatur zu Abschnitt 3.2

1. Hoylaerts, M., Lijnen, H. R., and Collen, D. (1981) Studies on the mechanism of the antifibrinolytic action of tranexamic acid. Biochim. Biophys. Acta 673, 75–85
2. Castellino, F. J. (1984) Biochemistry of human plasminogen 119. Semin. Thromb. Hemost. 10, 18–23
3. Dunn, C. J. and Goa, K. L. (1999) Tranexamic acid: a review of its use in surgery and other indications. Drugs 57, 1005–1032
4. Furtmuller, R., Schlag, M. G., Berger, M., Hopf, R., Huck, S., Sieghart, W., and Redl, H. (2002) Tranexamic acid, a widely used antifibrinolytic agent, causes convulsions by a gamma-aminobutyric acid(A) receptor antagonist effect. J. Pharmacol. Exp. Ther. 301, 168–173

5. Schlag, M. G., Hopf, R., Zifko, U., and Redl, H. (2002) Epileptic seizures following cortical application of fibrin sealants containing tranexamic acid in rats. Acta Neurochir. (Wien.) 144, 63–69

6. Schlag, M. G., Hopf, R., and Redl, H. (2000) Convulsive seizures following subdural application of fibrin sealant containing tranexamic acid in a rat model. Neurosurgery 47, 1463–1467

7. Kaabachi, O., Eddhif, M., Rais, K., and Zaabar, M. A. (2011) Inadvertent intrathecal injection of tranexamic acid. Saudi. J. Anaesth. 5, 90–92

8. Mohseni, K., Jafari, A., Nobahar, M. R., and Arami, A. (2009) Polymyoclonus seizure resulting from accidental injection of tranexamic acid in spinal anesthesia. Anesth. Analg. 108, 1984–1986

9. Yeh, H. M., Lau, H. P., Lin, P. L., Sun, W. Z., and Mok, M. S. (2003) Convulsions and refractory ventricular fibrillation after intrathecal injection of a massive dose of tranexamic acid. Anesthesiology 98, 270–272

10. Reust, D. L., Reeves, S. T., Abernathy, J. H., III, Dixon, J. A., Gaillard, W. F., Mukherjee, R., Koval, C. N., Stroud, R. E., and Spinale, F. G. (2010) Temporally and regionally disparate differences in plasmin activity by tranexamic acid. Anesth. Analg. 110, 694–701

11. McCormack, P. L. (2012) Tranexamic acid: a review of its use in the treatment of hyperfibrinolysis. Drugs 72, 585–617

12. Dirkmann, D., Gorlinger, K., Gisbertz, C., Dusse, F., and Peters, J. (2012) Factor XIII and tranexamic acid but not recombinant factor VIIa attenuate tissue plasminogen activator-induced hyperfibrinolysis in human whole blood. Anesth. Analg. 114, 11821188

13. Fiechtner, B. K., Nuttall, G. A., Johnson, M. E., Dong, Y., Sujirattanawimol, N., Oliver, W. C., Jr., Sarpal, R. S., Oyen, L. J., and Ereth, M. H. (2001) Plasma tranexamic acid concentrations during cardiopulmonary bypass. Anesth. Analg. 92, 1131–1136

14. Dowd, N. P., Karski, J. M., Cheng, D. C., Carroll, J. A., Lin, Y., James, R. L., and Butterworth, J. (2002) Pharmacokinetics of tranexamic acid during cardiopulmonary bypass. Anesthesiology 97, 390–399

15. Pilbrant, A., Schannong, M., and Vessman, J. (1981) Pharmacokinetics and bioavailability of tranexamic acid. Eur. J. Clin. Pharmacol. 20, 65–72

16. Muse, K., Lukes, A. S., Gersten, J., Waldbaum, A., Mabey, R. G., and Trott, E. (2011) Long-term evaluation of safety and health-related quality of life in women with heavy menstrual bleeding treated with oral tranexamic acid. Womens Health (Lond Engl.) 7, 699–707

17. Lukes, A. S., Freeman, E. W., Van, D. D., Baker, J., and Adomako, T. L. (2011) Safety of tranexamic acid in women with heavy menstrual bleeding: an open-label extension study. Womens Health (Lond Engl.) 7, 591–598

18. Zufferey, P. J., Miquet, M., Quenet, S., Martin, P., Adam, P., Albaladejo, P., Mismetti, P., and Molliex, S. (2010) Tranexamic acid in hip fracture surgery: a randomized controlled trial. Br. J. Anaesth. 104, 23–30

19. Katsaros, D., Petricevic, M., Snow, N. J., Woodhall, D. D., and Van, B. R. (1996) Tranexamic acid reduces postbypass blood use: a double-blinded, prospective, randomized study of 210 patients. Ann. Thorac. Surg. 61, 1131–1135

20. Maddali, M. M. and Rajakumar, M. C. (2007) Tranexamic acid and primary coronary artery bypass surgery: a prospective study. Asian Cardiovasc. Thorac. Ann. 15, 313319

21. Later, A. F., Maas, J. J., Engbers, F. H., Versteegh, M. I., Bruggemans, E. F., Dion, R. A., and Klautz, R. J. (2009) Tranexamic acid and aprotinin in low- and intermediaterisk cardiac surgery: a non-sponsored, double-blind, randomised, placebo-controlled trial. Eur. J. Cardiothorac. Surg. 36, 322–329

22. Camarasa, M. A., Olle, G., Serra-Prat, M., Martin, A., Sanchez, M., Ricos, P., Perez, A., and Opisso, L. (2006) Efficacy of aminocaproic, tranexamic acids in the control of bleeding during total knee replacement: a randomized clinical trial. Br. J. Anaesth. 96, 576–582

23. Onodera, T., Majima, T., Sawaguchi, N., Kasahara, Y., Ishigaki, T., and Minami, A. (2012) Risk of deep venous thrombosis in drain clamping with tranexamic acid and carbazochrome sodium sulfonate hydrate in total knee arthroplasty. J. Arthroplasty 27, 105–108

24. Charoencholvanich, K. and Siriwattanasakul, P. (2011) Tranexamic acid reduces blood loss and blood transfusion after TKA: a prospective randomized controlled trial. Clin. Orthop. Relat Res. 469, 2874–2880

25. Kazemi, S. M., Mosaffa, F., Eajazi, A., Kaffashi, M., Daftari, B. L., Bigdeli, M. R., and Zanganeh, R. F. (2010) The effect of tranexamic acid on reducing blood loss in cementless total hip arthroplasty under epidural anesthesia. Orthopedics 33, 17

26. Johansson, T., Pettersson, L. G., and Lisander, B. (2005) Tranexamic acid in total hip arthroplasty saves blood and money: a randomized, double-blind study in 100 patients. Acta Orthop. 76, 314–319

27. Hiippala, S. T., Strid, L. J., Wennerstrand, M. I., Arvela, J. V., Niemela, H. M., Mantyla, S. K., Kuisma, R. P., and Ylinen, J. E. (1997) Tranexamic acid radically decreases blood loss and transfusions associated with total knee arthroplasty. Anesth. Analg. 84, 839–844

28. Benoni, G. and Fredin, H. (1996) Fibrinolytic inhibition with tranexamic acid reduces blood loss and blood transfusion after knee arthroplasty: a prospective, randomised, double-blind study of 86 patients. J. Bone Joint Surg. Br. 78, 434–440

29. Wong, J., El, B. H., Rampersaud, Y. R., Lewis, S., Ahn, H., De, S. Y., Abrishami, A., Baig, N., McBroom, R. J., and Chung, F. (2008) Tranexamic Acid reduces perioperative blood loss in adult patients having spinal fusion surgery. Anesth. Analg. 107, 1479–1486

30. Elwatidy, S., Jamjoom, Z., Elgamal, E., Zakaria, A., Turkistani, A., and El-Dawlatly, A. (2008) Efficacy and safety of prophylactic large dose of tranexamic acid in spine surgery: a prospective, double-blind, placebo-controlled study. Spine (Phila Pa 1976.) 33, 2577–2580

31. Farrokhi, M. R., Kazemi, A. P., Eftekharian, H. R., and Akbari, K. (2011) Efficacy of prophylactic low dose of tranexamic acid in spinal fixation surgery: a randomized clinical trial. J. Neurosurg. Anesthesiol. 23, 290–296

32. Caglar, G. S., Tasci, Y., Kayikcioglu, F., and Haberal, A. (2008) Intravenous tranexamic acid use in myomectomy: a prospective randomized double-blind placebo controlled study. Eur. J. Obstet. Gynecol. Reprod. Biol. 137, 227–231

33. Crescenti, A., Borghi, G., Bignami, E., Bertarelli, G., Landoni, G., Casiraghi, G. M., Briganti, A., Montorsi, F., Rigatti, P., and Zangrillo, A. (2011) Intraoperative use of tranexamic acid to reduce transfusion rate in patients undergoing radical retropubic prostatectomy: double blind, randomised, placebo controlled trial. BMJ 343, d5701

34. Wu, C. C., Ho, W. M., Cheng, S. B., Yeh, D. C., Wen, M. C., Liu, T. J., and P'eng, F. K. (2006) Perioperative parenteral tranexamic acid in liver tumor resection: a prospective randomized trial toward a "blood transfusion"-free hepatectomy. Ann. Surg. 243, 173–180

35. Gungorduk, K., Yildirim, G., Asicioglu, O., Gungorduk, O. C., Sudolmus, S., and Ark, C. (2011) Efficacy of intravenous tranexamic acid in reducing blood loss after elective cesarean section: a prospective, randomized, double-blind, placebo-controlled study. Am. J. Perinatol. 28, 233–240

36. Lukes, A. S., Moore, K. A., Muse, K. N., Gersten, J. K., Hecht, B. R., Edlund, M., Richter, H. E., Eder, S. E., Attia, G. R., Patrick, D. L., Rubin, A., and Shangold, G. A. (2010) Tranexamic acid treatment for heavy menstrual bleeding: a randomized controlled trial. Obstet. Gynecol. 116, 865–875

37. Preston, J. T., Cameron, I. T., Adams, E. J., and Smith, S. K. (1995) Comparative study of tranexamic acid and norethisterone in the treatment of ovulatory menorrhagia. Br. J. Obstet. Gynaecol. 102, 401–406

38. Shakur, H., Roberts, I., Bautista, R., Caballero, J., Coats, T., Dewan, Y., El-Sayed, H., Gogichaishvili, T., Gupta, S., Herrera, J., Hunt, B., Iribhogbe, P., Izurieta, M., Khamis, H., Komolafe, E., Marrero, M. A., Mejia-Mantilla, J., Miranda, J., Morales, C., Olaomi, O., Olldashi, F., Perel, P., Peto, R., Ramana, P. V., Ravi, R. R., and Yutthakasemsunt, S. (2010) Effects of tranexamic acid on death, vascular occlusive events, and blood transfusion in trauma patients with significant haemorrhage (CRASH-2): a randomised, placebo-controlled trial. Lancet 376, 23–32

39. Martin, K., Knorr, J., Breuer, T., Gertler, R., MacGuill, M., Lange, R., Tassani, P., and Wiesner, G. (2011) Seizures after open heart surgery: comparison of epsilonaminocaproic acid and tranexamic acid. J. Cardiothorac. Vasc. Anesth. 25, 20–25

40. Keyl, C., Uhl, R., Beyersdorf, F., Stampf, S., Lehane, C., Wiesenack, C., and Trenk, D. (2011) High-dose tranexamic acid is related to increased risk of generalized seizures after aortic valve replacement. Eur. J. Cardiothorac. Surg. 39, e114–e121

41. Murkin, J. M., Falter, F., Granton, J., Young, B., Burt, C., and Chu, M. (2010) Highdose tranexamic Acid is associated with nonischemic clinical seizures in cardiac surgical patients. Anesth. Analg. 110, 350–353

42. Sander, M., Spies, C. D., Martiny, V., Rosenthal, C., Wernecke, K. D., and von, H. C. (2010) Mortality associated with administration of high-dose tranexamic acid and aprotinin in primary open-heart procedures: a retrospective analysis. Crit Care 14, R148

43. Kalavrouziotis, D., Voisine, P., Mohammadi, S., Dionne, S., and Dagenais, F. (2012) High-dose tranexamic acid is an independent predictor of early seizure after cardiopulmonary bypass. Ann. Thorac. Surg. 93, 148–154

44. Casati, V., Romano, A., Novelli, E., and D'Angelo, A. (2010) Tranexamic acid for trauma. Lancet 376, 1049–1050

45. Martin, K., Wiesner, G., Breuer, T., Lange, R., and Tassani, P. (2008) The risks of aprotinin and tranexamic acid in cardiac surgery: a one-year follow-up of 1188 consecutive patients. Anesth. Analg. 107, 1783–1790

46. Lecker, I., Wang, D. S., Romaschin, A. D., Peterson, M., Mazer, C. D., and Orser, B. A. (2012) Tranexamic acid concentrations associated with human seizures inhibit glycine receptors. J. Clin. Invest 122, 4654–4666

47. Royston, D. (1992) High-dose aprotinin therapy: a review of the first five years' experience. J. Cardiothorac. Vasc. Anesth. 6, 76–100

48. Davis, R. and Whittington, R. (1995) Aprotinin. A review of its pharmacology and therapeutic efficacy in reducing blood loss associated with cardiac surgery. Drugs 49, 954–983

49. Dobkowski, W. B. and Murkin, J. M. (1998) A risk-benefit assessment of aprotinin in cardiac surgical procedures. Drug Saf 18, 21–41

50. Blauhut, B., Harringer, W., Bettelheim, P., Doran, J. E., Spath, P., and LundsgaardHansen, P. (1994) Comparison of the effects of aprotinin and tranexamic acid on blood loss and related variables after cardiopulmonary bypass. J. Thorac. Cardiovasc. Surg. 108, 1083–1091

51. Spannagl, M., Dietrich, W., Beck, A., and Schramm, W. (1994) High dose aprotinin reduces prothrombin and fibrinogen conversion in patients undergoing extracorporeal circulation for myocardial revascularization. Thromb. Haemost. 72, 159–160

52. Menichetti, A., Tritapepe, L., Ruvolo, G., Speziale, G., Cogliati, A., Di, G. C., Pacilli, M., and Criniti, A. (1996) Changes in coagulation patterns, blood loss and blood use after cardiopulmonary bypass: aprotinin vs tranexamic acid vs epsilon aminocaproic acid. J. Cardiovasc. Surg. (Torino) 37, 401–407

53. Rossi, M., Storti, S., Martinelli, L., Varano, C., Marra, R., Zamparelli, R., Possati, G., and Schiavello, R. (1997) A pump-prime aprotinin dose in cardiac surgery: appraisal of its effects on the hemostatic system. J. Cardiothorac. Vasc. Anesth. 11, 835–839

54. Primack, C., Walenga, J. M., Koza, M. J., Shankey, T. V., and Pifarre, R. (1996) Aprotinin modulation of platelet

activation in patients undergoing cardiopulmonary bypass operations. Ann. Thorac. Surg. 61, 1188–1193

55. Wahba, A., Black, G., Koksch, M., Rothe, G., Preuner, J., Schmitz, G., and Birnbaum, D. E. (1996) Aprotinin has no effect on platelet activation and adhesion during cardiopulmonary bypass. Thromb. Haemost. 75, 844–848

56. Boldt, J., Zickmann, B., Schindler, E., Welters, A., Dapper, F., and Hempelmann, G. (1994) Influence of aprotinin on the thrombomodulin/protein C system in pediatric cardiac operations. J. Thorac. Cardiovasc. Surg. 107, 1215–1221

57. Wahba, A., Philip, A., Bauer, M. F., Kaiser, M., Aebert, H., and Birnbaum, D. E. (1995) The blood saving potential of vortex versus roller pump with and without aprotinin. Perfusion 10, 333–341

58. Hill, G. E., Diego, R. P., Stammers, A. H., Huffman, S. M., and Pohorecki, R. (1998) Aprotinin enhances the endogenous release of interleukin-10 after cardiac operations. Ann. Thorac. Surg. 65, 66–69

59. Hill, G. E., Pohorecki, R., Alonso, A., Rennard, S. I., and Robbins, R. A. (1996) Aprotinin reduces interleukin-8 production and lung neutrophil accumulation after cardiopulmonary bypass. Anesth. Analg. 83, 696–700

60. Hill, G. E., Alonso, A., Spurzem, J. R., Stammers, A. H., and Robbins, R. A. (1995) Aprotinin and methylprednisolone equally blunt cardiopulmonary bypass-induced inflammation in humans. J. Thorac. Cardiovasc. Surg. 110, 1658–1662

61. Diego, R. P., Mihalakakos, P. J., Hexum, T. D., and Hill, G. E. (1997) Methylprednisolone and full-dose aprotinin reduce reperfusion injury after cardiopulmonary bypass. J. Cardiothorac. Vasc. Anesth. 11, 29–31

62. Rao, P. S., Palazzo, R. S., Bocchieri, K. A., Harlow, G. L., Metz, H. N., Wilson, D. W., Rao, S. K., and Graver, L. M. (1996) Aprotinin protects against myocardial and oxidant formation and endothelial cell damage during open heart surgery. Ann. N. Y. Acad. Sci. 793, 514–516

63. Broche, V. F., Suarez, A. R., Olembe, E., Fernandez, G. E., Cespedes, E. M., Garcia, J. C., Reynoso, E., Nunez, P., and Prieto, E. (1996) Aprotinin effects related to oxidative stress in cardiosurgery with mechanical cardiorespiratory support (CMCS). Ann. N. Y. Acad. Sci. 793, 521–524

64. Bruda, N. L., Hurlbert, B. J., and Hill, G. E. (1998) Aprotinin reduces nitric oxide production in vitro and in vivo in a dose-dependent manner. Clin. Sci. (Lond) 94, 505509

65. Hill, G. E., Taylor, J. A., and Robbins, R. A. (1997) Differing effects of aprotinin and epsilon-aminocaproic acid on cytokine-induced inducible nitric oxide synthase expression. Ann. Thorac. Surg. 63, 74–77

66. Hayashida, N., Isomura, T., Sato, T., Maruyama, H., Kosuga, K., and Aoyagi, S. (1997) Effects of minimal-dose aprotinin on coronary artery bypass grafting. J. Thorac. Cardiovasc. Surg. 114, 261–269

67. Ray, M. J. and Marsh, N. A. (1997) Aprotinin reduces blood loss after cardiopulmonary bypass by direct inhibition of plasmin. Thromb. Haemost. 78, 10211026

68. Lu, H., Du, B. C., Soria, J., Touchot, B., Chollet, B., Commin, P. L., Conseiller, C., Echter, E., and Soria, C. (1994) Postoperative hemostasis and fibrinolysis in patients undergoing cardiopulmonary bypass with or without aprotinin therapy. Thromb. Haemost. 72, 438–443

69. Mastroroberto, P., Chello, M., Zofrea, S., and Marchese, A. R. (1995) Suppressed fibrinolysis after administration of low-dose aprotinin: reduced level of plasminalpha2-plasmin inhibitor complexes and postoperative blood loss. Eur. J. Cardiothorac. Surg. 9, 143–145

70. Dietrich, W., Dilthey, G., Spannagl, M., Jochum, M., Braun, S. L., and Richter, J. A. (1995) Influence of high-dose aprotinin on anticoagulation, heparin requirement, and celite- and kaolin-activated clotting time in heparin-pretreated patients undergoing open-heart surgery. A double-blind, placebo-controlled study. Anesthesiology 83, 679–689

71. Peters, D. C. and Noble, S. (1999) Aprotinin: an update of its pharmacology and therapeutic use in open heart surgery and coronary artery bypass surgery. Drugs 57, 233–260

72. Robert, S., Wagner, B. K., Boulanger, M., and Richer, M. (1996) Aprotinin. Ann. Pharmacother. 30, 372–380

73. Levy, J. H., Bailey, J. M., and Salmenpera, M. (1994) Pharmacokinetics of aprotinin in preoperative cardiac surgical patients. Anesthesiology 80, 1013–1018

74. Benett-Guerrero, E., Sorohan, J. G., Howell, S. T., Ayuso, L., Cardigan, R. A., Newman, M. F., Mackie, I. J., Reves, J. G., and Mythen, M. G. (1996) Maintenance of therapeutic plasma aprotinin levels during prolonged cardiopulmonary bypass using a large-dose regimen. Anesth. Analg. 83, 1189–1192

75. Muller, F. O., Schall, R., Hundt, H. K., Groenewoud, G., Ungerer, M. J., Cronje, H. S., and Schumann, F. (1996) Pharmacokinetics of aprotinin in two patients with chronic renal impairment. Br. J. Clin. Pharmacol. 41, 619–620

76. Weipert, J., Meisner, H., Jochum, M., and Dietrich, W. (1997) Long-term follow-up of aprotinin-specific immunoglobulin G antibodies after cardiac operations. J. Thorac. Cardiovasc. Surg. 114, 676–678

77. Dietrich, W., Spath, P., Ebell, A., and Richter, J. A. (1997) Prevalence of anaphylactic reactions to aprotinin: analysis of two hundred forty-eight reexposures to aprotinin in heart operations. J. Thorac. Cardiovasc. Surg. 113, 194–201

78. Diefenbach, C., Abel, M., Limpers, B., Lynch, J., Ruskowski, H., Jugert, F. K., and Buzello, W. (1995) Fatal anaphylactic shock after aprotinin reexposure in cardiac surgery. Anesth. Analg. 80, 830–831

79. Cottineau, C., Moreau, X., Drouet, M., De Brux, J. L., Brenet, O., and Delhumeau, A. (1993) Anaphylactic shock during the use of high doses of aprotinin in cardiac surgery. Ann. Fr. Anesth. Reanim. 12, 590–593

80. Dewachter, P., Mouton, C., Masson, C., Gueant, J. L., and Haberer, J. P. (1993) Anaphylactic reaction to aprotinin during cardiac surgery. Anaesthesia 48, 1110–1111

81. Schulze, K., Graeter, T., Schaps, D., and Hausen, B. (1993) Severe anaphylactic shock due to repeated application of aprotinin in patients following intrathoracic aortic replacement. Eur. J. Cardiothorac. Surg. 7, 495–496

82. Wuthrich, B., Schmid, P., Schmid, E. R., Tornic, M., and Johansson, S. G. (1992) IgEmediated anaphylactic reaction to aprotinin during anaesthesia. Lancet 340, 173–174

83. LaFerla, G. A. and Murray, W. R. (1984) Anaphylactic reaction to aprotinin despite negative ocular sensitivity tests. Br. Med. J. (Clin. Res. Ed) 289, 1176–1177

84. D'Ambra, M. N., Akins, C. W., Blackstone, E. H., Bonney, S. L., Cohn, L. H., Cosgrove, D. M., Levy, J. H., Lynch, K. E., and Maddi, R. (1996) Aprotinin in primary valve replacement and reconstruction: a multicenter, double-blind, placebocontrolled trial. J. Thorac. Cardiovasc. Surg. 112, 1081–1089

85. Lemmer, J. H., Jr., Dilling, E. W., Morton, J. R., Rich, J. B., Robicsek, F., Bricker, D. L., Hantler, C. B., Copeland, J. G., III, Ochsner, J. L., Daily, P. O., Whitten, C. W., Noon, G. P., and Maddi, R. (1996) Aprotinin for primary coronary artery bypass grafting: a multicenter trial of three dose regimens. Ann. Thorac. Surg. 62, 1659–1667

86. Levy, J. H., Pifarre, R., Schaff, H. V., Horrow, J. C., Albus, R., Spiess, B., Rosengart, T. K., Murray, J., Clark, R. E., and Smith, P. (1995) A multicenter, double-blind, placebo-controlled trial of aprotinin for reducing blood loss and the requirement for donor-blood transfusion in patients undergoing repeat coronary artery bypass grafting. Circulation 92, 2236–2244

87. Hutton, B., Joseph, L., Fergusson, D., Mazer, C. D., Shapiro, S., and Tinmouth, A. (2012) Risks of harms using antifibrinolytics in cardiac surgery: systematic review and network meta-analysis of randomised and observational studies. BMJ 345, e5798

88. Brown, J. R., Birkmeyer, N. J., and O'Connor, G. T. (2007) Meta-analysis comparing the effectiveness and adverse outcomes of antifibrinolytic agents in cardiac surgery. Circulation 115, 2801–2813

89. Lemmer, J. H., Jr., Stanford, W., Bonney, S. L., Breen, J. F., Chomka, E. V., Eldredge, W. J., Holt, W. W., Karp, R. B., Laub, G. W., Lipton, M. J., and. (1994) Aprotinin for coronary bypass operations: efficacy, safety, and influence on early saphenous vein graft patency. A multicenter, randomized, double-blind, placebo-controlled study. J. Thorac. Cardiovasc. Surg. 107, 543–551

90. Laub, G. W., Riebman, J. B., Chen, C., Adkins, M. S., Anderson, W. A., Fernandez, J., and McGrath, L. B. (1994) The impact of aprotinin on coronary artery bypass graft patency. Chest 106, 1370–1375

91. Alderman, E. L., Levy, J. H., Rich, J. B., Nili, M., Vidne, B., Schaff, H., Uretzky, G., Pettersson, G., Thiis, J. J., Hantler, C. B., Chaitman, B., and Nadel, A. (1998) Analyses of coronary graft patency after aprotinin use: results from the International Multicenter Aprotinin Graft Patency Experience (IMAGE) trial. J. Thorac. Cardiovasc. Surg. 116, 716–730

92. Bidstrup, B. P., Underwood, S. R., Sapsford, R. N., and Streets, E. M. (1993) Effect of aprotinin (Trasylol) on aorta-coronary bypass graft patency. J. Thorac. Cardiovasc. Surg. 105, 147–152

93. Lass, M., Simic, O., and Ostermeyer, J. (1997) Re-graft patency and clinical efficacy of aprotinin in elective bypass surgery. Cardiovasc. Surg. 5, 604–607

94. Brown, J. R., Birkmeyer, N. J., and O'Connor, G. T. (2006) Aprotinin in cardiac surgery. N. Engl. J. Med. 354, 1953–1957

95. Mangano, D. T., Tudor, I. C., and Dietzel, C. (2006) The risk associated with aprotinin in cardiac surgery. N. Engl. J. Med. 354, 353–365

96. Breuer, T., Martin, K., Wilhelm, M., Wiesner, G., Schreiber, C., Hess, J., Lange, R., and Tassani, P. (2009) The blood sparing effect and the safety of aprotinin compared to tranexamic acid in paediatric cardiac surgery. Eur. J. Cardiothorac. Surg. 35, 167171

97. Szekely, A., Sapi, E., Breuer, T., Kertai, M. D., Bodor, G., Vargha, P., and Szatmari, A. (2008) Aprotinin and renal dysfunction after pediatric cardiac surgery. Paediatr. Anaesth. 18, 151–159

98. Martin, K., Breuer, T., Gertler, R., Hapfelmeier, A., Schreiber, C., Lange, R., Hess, J., and Wiesner, G. (2011) Tranexamic acid versus epsilon-aminocaproic acid: efficacy and safety in paediatric cardiac surgery. Eur. J. Cardiothorac. Surg. 39, 892–897

99. Pasquali, S. K., Li, J. S., He, X., Jacobs, M. L., O'Brien, S. M., Hall, M., Jaquiss, R. D., Welke, K. F., Peterson, E. D., Shah, S. S., and Jacobs, J. P. (2012) Comparative analysis of antifibrinolytic medications in pediatric heart surgery. J. Thorac. Cardiovasc. Surg. 143, 550–557

100. Adler Ma, S. C., Brindle, W., Burton, G., Gallacher, S., Hong, F. C., Manelius, I., Smith, A., Ho, W., Alston, R. P., and Bhattacharya, K. (2011) Tranexamic acid is associated with less blood transfusion in off-pump coronary artery bypass graft surgery: a systematic review and meta-analysis. J. Cardiothorac. Vasc. Anesth. 25, 2635

101. Weber, C. F., Gorlinger, K., Byhahn, C., Moritz, A., Hanke, A. A., Zacharowski, K., and Meininger, D. (2011) Tranexamic acid partially improves platelet function in patients treated with dual antiplatelet therapy. Eur. J. Anaesthesiol. 28, 57–62

102. Roberts, I., Shakur, H., Afolabi, A., Brohi, K., Coats, T., Dewan, Y., Gando, S., Guyatt, G., Hunt, B. J., Morales, C., Perel, P., Prieto-Merino, D., and Woolley, T. (2011) The importance of early treatment with tranexamic acid in bleeding trauma patients: an exploratory analysis of the CRASH-2 randomised controlled trial. Lancet 377, 1096–101, 1101

103. CRASH-2 Collaborators (2011) Effect of tranexamic acid in traumatic brain injury: a nested randomised, placebo controlled trial (CRASH-2 Intracranial Bleeding Study). BMJ 343, d3795

104. Dewan, Y., Komolafe, E. O., Mejia-Mantilla, J. H., Perel, P., Roberts, I., and Shakur, H. (2012) CRASH-3 - tranexamic acid for the treatment of significant traumatic brain

injury: study protocol for an international randomized, double-blind, placebocontrolled trial. Trials 13, 87

105. Dhawale, A. A., Shah, S. A., Sponseller, P. D., Bastrom, T., Neiss, G., Yorgova, P., Newton, P. O., Yaszay, B., Abel, M. F., Shufflebarger, H., Gabos, P. G., Dabney, K. W., and Miller, F. (2012) Are antifibrinolytics helpful in decreasing blood loss and transfusions during spinal fusion surgery in children with cerebral palsy scoliosis? Spine (Phila Pa 1976.) 37, E549–E555

106. Zufferey, P., Merquiol, F., Laporte, S., Decousus, H., Mismetti, P., Auboyer, C., Samama, C. M., and Molliex, S. (2006) Do antifibrinolytics reduce allogeneic blood transfusion in orthopedic surgery? Anesthesiology 105, 1034–1046

107. Kagoma, Y. K., Crowther, M. A., Douketis, J., Bhandari, M., Eikelboom, J., and Lim, W. (2009) Use of antifibrinolytic therapy to reduce transfusion in patients undergoing orthopedic surgery: a systematic review of randomized trials. Thromb. Res. 123, 687696

108. Dalmau, A., Sabate, A., Acosta, F., Garcia-Huete, L., Koo, M., Sansano, T., Rafecas, A., Figueras, J., Jaurrieta, E., and Parrilla, P. (2000) Tranexamic acid reduces red cell transfusion better than epsilon-aminocaproic acid or placebo in liver transplantation. Anesth. Analg. 91, 29–34

109. Warnaar, N., Mallett, S. V., Klinck, J. R., de Boer, M. T., Rolando, N., Burroughs, A. K., Jamieson, N. V., Rolles, K., and Porte, R. J. (2009) Aprotinin and the risk of thrombotic complications after liver transplantation: a retrospective analysis of 1492 patients. Liver Transpl. 15, 747–753

110. Dalmau, A., Sabate, A., Koo, M., Bartolome, C., Rafecas, A., Figueras, J., and Jaurrieta, E. (2004) The prophylactic use of tranexamic acid and aprotinin in orthotopic liver transplantation: a comparative study. Liver Transpl. 10, 279–284

111. Molenaar, I. Q., Warnaar, N., Groen, H., Tenvergert, E. M., Slooff, M. J., and Porte, R. J. (2007) Efficacy and safety of antifibrinolytic drugs in liver transplantation: a systematic review and meta-analysis. Am. J. Transplant. 7, 185–194

112. Massicotte, L., Denault, A. Y., Beaulieu, D., Thibeault, L., Hevesi, Z., and Roy, A. (2011) Aprotinin versus tranexamic acid during liver transplantation: impact on blood product requirements and survival. Transplantation 91, 1273–1278

113. Ickx, B. E., Van der Linden, P. J., Melot, C., Wijns, W., de, P. L., Vandestadt, J., Hut, F., and Pradier, O. (2006) Comparison of the effects of aprotinin and tranexamic acid on blood loss and red blood cell transfusion requirements during the late stages of liver transplantation. Transfusion 46, 595–605

114. Gurusamy, K. S., Pissanou, T., Pikhart, H., Vaughan, J., Burroughs, A. K., and Davidson, B. R. (2011) Methods to decrease blood loss and transfusion requirements for liver transplantation. Cochrane. Database. Syst. Rev. CD009052

115. Gai, M. Y., Wu, L. F., Su, Q. F., and Tatsumoto, K. (2004) Clinical observation of blood loss reduced by tranexamic acid during and after caesarian section: a multicenter, randomized trial. Eur. J. Obstet. Gynecol. Reprod. Biol. 112, 154–157

116. Ferrer, P., Roberts, I., Sydenham, E., Blackhall, K., and Shakur, H. (2009) Anti-fibrinolytic agents in post partum haemorrhage: a systematic review. BMC. Pregnancy. Childbirth. 9, 29

117. Desai, P. H., Kurian, D., Thirumavalavan, N., Desai, S. P., Ziu, P., Grant, M., White, C., Landis, R. C., and Poston, R. S. (2009) A randomized clinical trial investigating the relationship between aprotinin and hypercoagulability in off-pump coronary surgery. Anesth. Analg. 109, 1387–1394

118. Yang, H., Zheng, S., and Shi, C. (2001) Clinical study on the efficacy of tranexamic acid in reducing postpartum blood lose: a randomized, comparative, multicenter trial. Zhonghua Fu Chan Ke. Za Zhi. 36, 590–592

119. Novikova, N. and Hofmeyr, G. J. (2010) Tranexamic acid for preventing postpartum haemorrhage. Cochrane. Database. Syst. Rev. CD007872

120. Ducloy-Bouthors, A. S., Jude, B., Duhamel, A., Broisin, F., Huissoud, C., Keita-Meyer, H., Mandelbrot, L., Tillouche, N., Fontaine, S., Le, G. F., pret-Mosser, S., Vallet, B., and Susen, S. (2011) High-dose tranexamic acid reduces blood loss in postpartum haemorrhage. Crit Care 15, R117

121. Roos, Y. B., Rinkel, G. J., Vermeulen, M., Algra, A., and van, G. J. (2003) Antifibrinolytic therapy for aneurysmal subarachnoid haemorrhage. Cochrane. Database. Syst. Rev. CD001245

122. Roos, Y. (2000) Antifibrinolytic treatment in subarachnoid hemorrhage: a randomized placebo-controlled trial. STAR Study Group. Neurology 54, 77–82

123. Hillman, J., Fridriksson, S., Nilsson, O., Yu, Z., Saveland, H., and Jakobsson, K. E. (2002) Immediate administration of tranexamic acid and reduced incidence of early rebleeding after aneurysmal subarachnoid hemorrhage: a prospective randomized study. J. Neurosurg. 97, 771–778

124. Starke, R. M., Kim, G. H., Fernandez, A., Komotar, R. J., Hickman, Z. L., Otten, M. L., Ducruet, A. F., Kellner, C. P., Hahn, D. K., Chwajol, M., Mayer, S. A., and Connolly, E. S., Jr. (2008) Impact of a protocol for acute antifibrinolytic therapy on aneurysm rebleeding after subarachnoid hemorrhage 206. Stroke 39, 2617–2621

125. Harrigan, M. R., Rajneesh, K. F., Ardelt, A. A., and Fisher, W. S., III (2010) Short-term antifibrinolytic therapy before early aneurysm treatment in subarachnoid hemorrhage: effects on rehemorrhage, cerebral ischemia, and hydrocephalus. Neurosurgery 67, 935–939

126. Ortmann, E., Besser, M. W., and Klein, A. A. (2013) Antifibrinolytic agents in current anaesthetic practice. Br. J. Anaesth. 111, 549–563

127. Karkouti, K., Beattie, W. S., Dattilo, K. M., McCluskey, S. A., Ghannam, M., Hamdy, A., Wijeysundera, D. N., Fedorko,

L., and Yau, T. M. (2006) A propensity score casecontrol comparison of aprotinin and tranexamic acid in high-transfusion-risk cardiac surgery. Transfusion 46, 327–338

128. Furnary, A. P., Wu, Y., Hiratzka, L. F., Grunkemeier, G. L., and Page, U. S., III (2007) Aprotinin does not increase the risk of renal failure in cardiac surgery patients. Circulation 116, I127–I133

129. Mangano, D. T., Miao, Y., Vuylsteke, A., Tudor, I. C., Juneja, R., Filipescu, D., Hoeft, A., Fontes, M. L., Hillel, Z., Ott, E., Titov, T., Dietzel, C., and Levin, J. (2007) Mortality associated with aprotinin during 5 years following coronary artery bypass graft surgery. JAMA 297, 471–479

130. Schneeweiss, S., Seeger, J. D., Landon, J., and Walker, A. M. (2008) Aprotinin during coronary-artery bypass grafting and risk of death. N. Engl. J. Med. 358, 771–783

131. Fergusson, D. A., Hebert, P. C., Mazer, C. D., Fremes, S., MacAdams, C., Murkin, J. M., Teoh, K., Duke, P. C., Arellano, R., Blajchman, M. A., Bussieres, J. S., Cote, D., Karski, J., Martineau, R., Robblee, J. A., Rodger, M., Wells, G., Clinch, J., and Pretorius, R. (2008) A comparison of aprotinin and lysine analogues in high-risk cardiac surgery. N. Engl. J. Med. 358, 2319–2331

132. McMullan, V. and Alston, R. P. (2013) III. Aprotinin and cardiac surgery: a sorry tale of evidence misused. Br. J. Anaesth. 110, 675–678

133. Howell, N., Senanayake, E., Freemantle, N., and Pagano, D. (2013) Putting the record straight on aprotinin as safe and effective: results from a mixed treatment metaanalysis of trials of aprotinin. J. Thorac. Cardiovasc. Surg. 145, 234–240

134. Ferraris, V. A. (2013) Facts, opinions, and conclusions: aprotinin brings out all of these. J. Thorac. Cardiovasc. Surg. 145, 240–242

135. Walkden, G. J., Verheyden, V., Goudie, R., and Murphy, G. J. (2013) Increased perioperative mortality following aprotinin withdrawal: a real-world analysis of blood management strategies in adult cardiac surgery. Intensive Care Med. 39, 1808–1817

136. Royston, D. (2015) The current place of aprotinin in the management of bleeding 1. Anaesthesia 70 Suppl 1, 46–e17

137. Mannucci, P. M. (1998) Hemostatic drugs. N. Engl. J Med. 339, 245–253

138. Despotis, G. J., Avidan, M. S., and Hogue, C. W., Jr. (2001) Mechanisms and attenuation of hemostatic activation during extracorporeal circulation. Ann. Thorac. Surg. 72, S1821–S1831

139. Segal, H. and Hunt, B. J. (2000) Aprotinin: pharmacological reduction of perioperative bleeding. Lancet 355, 1289–1290

Literatur zu Abschnitt 3.3

140. Ahlberg A, Eriksson O, Kjellman H. Diffusion of tranexamic acid to the joint. Acta Orthop Scand. 1976;47:486–8

141. Alshryda S, Sarda P, Sukeik M, Nargol A, Blenkinsopp J, Mason JM. Tranexamic acid in total knee replacement: a systematic review and meta-analysis. J Bone Joint Surg Br. 2011;93:1577–85

142. Alshryda S, Mason J, Vaghela M, Sarda P, Nargol A, Maheswaran S, Tulloch C, Anand S, Logishetty R, Stothart B, NMC(ENB), NCFE, Hungin APS. Topical (Intra-Articular) Tranexamic Acid Reduces Blood Loss and Transfusion Rates Following Total Knee Replacement. A Randomized Controlled Trial (TRANX-K). J Bone Joint Surg Am. 2013;95:1961–8

143. Alshryda S, Mason S, Sarda P, Nargol A, Nick Cooke N, Ahmad H, Tang S, Logishetty R, Vaghela M, McPartlin L, Hungin APS. Topical (Intra-Articular) Tranexamic Acid Reduces Blood Loss and Transfusion Rates Following Total Hip Replacement..A Randomized Controlled Trial (TRANX-H). J Bone Joint Surg Am. 2013;95:1969–74

144. Alshryda S, Mason JM, Sarda P, Lou T, Stanley M, Wu J, Unsworth A. The effect of tranexamic acid on artificial joint materials: a biomechanical study (the bioTRANX study). J Orthop Traumatol. 2014 Aug 5. [Epub ahead of print] PMID: 25091616

145. Alshryda S, Sukeik M, Sarda P, Blenkinsopp J, Haddad FS, Mason JM. A systematic review and meta-analysis of the topical administration of tranexamic acid in total hip and knee replacement. Bone Joint J. 2014;96-B:1005–15

146. AWMF Leitlinien der Deutschen Gesellschaft für Gynäkologie und Geburtshilfe (DGGG) Interdisziplinäre Expertengruppe »Diagnostik und Therapie peripartaler Blutungen« (Erstellungsdatum 06/2008)

147. AWMF (► http://www.awmf.org/fileadmin/user_upload/Leitlinien/041_D_Interdisziplinaere_V_fuer_Schmerztherapie/041-004g_S3_Fibromyalgiesyndrom_2012-04.pdf) (Zugriff 24.07.2014)

148. Baharoglu MI, Germans MR, Rinkel GJ, Algra A, Vermeulen M, van Gijn J, Roos YB. Antifibrinolytic therapy for aneurysmal subarachnoid haemorrhage. Cochrane Database Syst Rev. 2013 Aug 30;8:CD001245

149. Beno S, Ackery AD, Callum J, Rizoli S. Tranexamic acid in pediatric trauma: why not? Critical Care 2014;18:313. 10.1186/cc13965 (► http://ccforum.com/content/18/4/313.)

150. ► http://www.bfarm.de/SiteGlobals/Forms/Suche/Servicefunktionsuche_Formular.html;jsessionid=3996FF9E7EA35EAF6A02F20E7C424D49.1_cid350?nn=4691330&resourceId=3496612&input_=5760296&pageLocale=de&templateQueryString=aprotinin (Zugriff am 17.01.2015)

151. ► http://www.bfarm.de/SharedDocs/Risikoinformationen/Pharmakovigilanz/DE/RV_STP/stp-aprotinin-neu.html (Zugriff am 17.01.2015)

152. ► http://www.bfarm.de/SharedDocs/Risikoinformationen/Pharmakovigilanz/DE/RV_STP/stp-tranexamsäure-neu.html (Zugriff am 17.01.2015)

153. BfArm (► http://www.bfarm.de/DE/Arzneimittel/zul/kam/pdWS/empfehlungen/docs/tranexamsaeure.html) (Zugriff am 18.08.2014)

154. BfArm (► http://www.bfarm.de/SharedDocs/Downloads/DE/Arzneimittel/Pharmakovigilanz/

Risikoinformationen/RisikoBewVerf/
tranexamsaeure_bescheid_20121218.pdf?__
blob=publicationFile&v=1) (Zugriff am 18.08.2014)

155. BfArm (▶ http://www.bfarm.de/SharedDocs/Down-
loads/DE/Arzneimittel/Pharmakovigilanz/Risikoinfor-
mationen/RisikoBewVerf/aprotinin_bescheid_20131111.
pdf?__blob=publicationFile&v=3).)

156. BfArm (▶ http://www.bfarm.de/SharedDocs/
Downloads/DE/Arzneimittel/Pharmakovigilanz/
Risikoinformationen/RisikoBewVerf/
tranexamsaeure_ke_annex.pdf?__
blob=publicationFile&v=1) (Zugriff 28.06.2014)

157. Bidolegui F, Arce G, Lugones A, Pereira S, Vindver G.
Tranexamic Acid Reduces Blood Loss and Transfusion in Patients Undergoing Total Knee Arthroplasty
without Tourniquet: A Prospective Randomized
Controlled Trial. Open Orthop J. 2014 Jul 11;8:250–4. doi:
10.2174/1874325001408010250. eCollection 2014

158. Breau RH, Kokolo MB, Punjani N, Cagiannos I, Beck A,
Niznick N, Buenaventura C, Cowan J, Knoll G, Momoli
F, Morash C, Ruzicka M, Schachkina S, Tinmouth A, Xie
HY, Fergusson DA. The effects of lysine analogs during
pelvic surgery: a systematic review and meta-analysis.
Transfus Med Rev. 2014;28:145–55

159. CD: Cochrane Glossar: (▶ http://www.cochrane.de/de/
cochrane-glossar) (Zugriff 27.07.2014)

160. CL: EbM-Tutorial der Cochrane Library (▶ http://www.
medizinalrat.de/Eb_Medicine/EbM_-_Theorie_und_
Handwerkszeu/ebm_-_theorie_und_handwerkszeu6.
html) Zugriff 13.09.2014)

161. Craik JD, Ei Shafie SA, Kidd AG, Twyman RS. Can local
administration of tranexamic acid during total knee
arthroplasty reduce blood loss and transfusion requirements in the absence of surgical drains? Eur J Orthop
Surg Traumatol. 2014;24:379–84

162. CRASH-2 trial collaborators. Effects of tranexamic acid
on death, vascular occlusive events, and blood trans-
fusion in trauma patients with significant haemorrhage
(CRASH-2): a randomised, placebo-controlled trial.
Lancet 2010; 376: 23–32. Published Online June 15, 2010
DOI:10.1016/S0140-6736(10)60835-5)

163. CRASH-2 collaborators. The importance of early treatment with tranexamic acid in bleeding trauma patients:
an exploratory analysis of the CRASH-2 randomised
controlled trial. (▶ www.thelancet.com Published Online March 24, 2011. DOI:10.1016/S0140-6736(11)60278-X))

164. CRD: Centre for Review and Dissemination

165. (▶ http://www.crd.york.ac.uk/CRDWeb/ResultsPage.
asp?Active_Results_Tab=0&DatabaseID=0&PageNumbe
r=1&RecordsPerPage=20&SearchSessionID=1603074&Lin
eID=1509022&SearchFor=%28tranexamic+acid%29+IN+
DARE%2C+NHSEED%2C+HTA+&SearchXML=%26amp%
3Blt%3Badvanced%26amp%3Bgt%3B%26amp%3Blt%3B
searchfor+field%3D%26amp%3Bgt%3B%28tranexamic+
acid%29+IN+DARE%2C+NHSEED%2C+HTA+%26amp%
3Blt%3B%2Fsearchfor%26amp%3Bgt%3B%26amp%3Blt
%3B%2Fadvanced%26amp%3Bgt%3B&UserID=0&Show

Previews=0&ShowPubmed=0&SearchSortField=0&Sear
chSortDirection=1&ShowSelected=0)

166. Crescenti A, Borghi G, Bignami E, Bertarelli G, Landoni
G, Casiraghi GM, Alberto Briganti A, Montorsi F, Rigatti
P, Zangrillo A. Intraoperative use of tranexamic acid to
reduce transfusion rate in patients undergoing radical
retropubic prostatectomy: double blind, randomised,
placebo controlled trial. BMJ 2011;343:d5701 doi: 10.1136/
bmj.d5701

167. Curry N, Hopewell S, Doree C, Hyde C, Brohi K, Stanworth S. The acute management of trauma hemorrhage: a systematic review of randomized controlled trials.
Critical Care 2011;15:R92

168. Dadure C, Sauter M, Bringuier S, Bigorre M, Raux O,
Rochette A, Canaud N, Capdevila X. Intraoperative
tranexamic acid reduces blood transfusion in children
undergoing craniosynostosis surgery: a randomized
double-blind study. Anesthesiology. 2011;114:856–61

169. Ducloy-Bouthors AS, BJude B, Duhamel A, Broisin F,
Huissoud C, Keita-Meyer H, Mandelbrot L, Tillouche N,
Fontaine S, Le Goueff F, Depret-Mosser S, Vallet B, for
The EXADELI Study Group, Susen, S. High-dose tranexamic acid reduces blood loss in postpartum haemorrhage. Critical Care 2011, 15:R117 (▶ http://ccforum.com/
content/15/2/R117)

170. EbMN: (▶ http://www.ebm-netzwerk.de/pdf/zahnsplit-
ter/22.pdf) (Zugriff 29.08.2014)

171. Fu DJ, Chen C, Guo L, Yang L. Use of intravenous
tranexamic acid in total knee arthroplasty: a meta-analysis of randomized controlled trials. Chin J Traumatol.
2013;16:67–76

172. Gaberel T, Magheru C, Emery E, Derlon JM. Antifibrinolytic therapy in the management of aneurismal subarachnoid hemorrhage revisited. A meta-analysis Acta
Neurochirurgica 2012;154:1–9

173. Gaillard S, Dupuis-Girod S, Boutitie F, Rivière S, Morinière S, Hatron PY, Manfredi G, Kaminsky P, Capitaine
AL, Roy P, Gueyffier F, Plauchu H; ATERO Study Group.
Tranexamic acid for epistaxis in hereditary hemorrhagic telangiectasia patients: a European cross-over
controlled trial in a rare disease. J Thromb Haemost.
2014;12:1494–502

174. Gandhi R1, Evans HM, Mahomed SR, Mahomed NN.
Tranexamic acid and the reduction of blood loss in total
knee and hip arthroplasty: a meta-analysis. BMC Res
Notes. 2013;6:184

175. Geisthoff UW, Seyfert UT, Kübler M, Bieg B, Plinkert PK,
König J. Treatment of epistaxis in hereditary hemorrhagic telangiectasia with tranexamic acid - a double-blind
placebo-controlled cross-over phase IIIB study. Thromb
Res. 2014;134:565–71

176. Gillette BP, Maradit Kremers H, Duncan CM, Smith HM,
Trousdale RT, Pagnano MW, Sierra RJ. Economic impact
of tranexamic acid in healthy patients undergoing
primary total hip and knee arthroplasty. J Arthroplasty.
2013;28(8 Suppl):137–9

177. Gluud LL, Klingenberg SL, Langholz E. Tranexamic acid
for upper gastrointestinal bleeding. Cochrane Database

of Systematic Reviews 2012, Issue 1. Art. No.: CD006640. DOI: 10.1002/14651858.CD006640.pub2

178. Goobie SM, Meier PM, Pereira LM, McGowan FX, Prescilla RP, Scharp LA, Rogers GF, Proctor MR, Meara JG, Soriano SG, Zurakowski D, Sethna NF. Efficacy of tranexamic acid in pediatric craniosynostosis surgery: a double-blind, placebo-controlled trial. Anesthesiology. 2011;114:862–71

179. Goobie SM, Meier PM, Sethna NF, Soriano SG, Zurakowski D, Samant S, Pereira LM. Population pharmacokinetics of tranexamic acid in paediatric patients undergoing craniosynostosis surgery. Clin Pharmacokinet. 2013;52:267–76

180. Guerriero C, Cairns J, Perel P, Shakur H, Roberts I; CRASH 2 trial collaborators. Cost-effectiveness analysis of administering tranexamic acid to bleeding trauma patients using evidence from the CRASH-2 trial. PLoS One. 2011;6(5):e18987. doi: 10.1371/journal.pone.0018987

181. Gurusamy KS, Li J, Sharma D, Davidson BR. Pharmacological interventions to decrease blood loss and blood transfusion requirements for liver resection. Cochrane Database Syst Rev. 2009 Oct 7;(4):CD008085. doi: 10.1002/14651858.CD008085. Review.)

182. Gurusamy KS, Pissanou T, Pikhart H, Vaughan J, Burroughs AK, Davidson BR. Methods to decrease blood loss and transfusion requirements for liver transplantation. Cochrane Database Syst Rev. 2011 Dec 7;(12):CD009052. doi: 10.1002/14651858.CD009052.pub2. Review.)

183. Handbook Cochrane Org.: ▶ http://handbook.cochrane.org/chapter_9/9_2_3_2_the_standardized_mean_difference.htm

184. Heesen M, Böhmer J, Klöhr S, Rossaint R, VAN DE Velde M, Dudenhausen JW, Straube S. Prophylactic tranexamic acid in parturients at low risk for post-partum haemorrhage: systematic review and meta-analysis. Acta Anaesthesiol Scand. 2014;58:1075–85

185. Henry DA, Carless PA, Moxey AJ, O'Connell D, Stokes BJ, Fergusson DA, Ker K. Anti-fibrinolytic use for minimizing perioperative allogeneic blood transfusion. Cochrane Database of Systematic Reviews 2011, Issue 3. Art. No.: CD001886. DOI:10.1002/14651858.CD001886.pub4

186. Ho KM, Ismail H. Use of intravenous tranexamic acid to reduce allogeneic blood transfusion in tota hip and knee arthroplasty: a meta-analysis. Anaesth Intensive Care. 2003;31:529–37

187. Huang F, Wu D, Ma G, Yin Z, Wang Q. The use of tranexamic acid to reduce blood loss and transfusion in major orthopedic surgery: a meta-analysis. J Surg Res. 2014;186:318–27

188. Howes JP, Sharma V, Cohen AT. Tranexamic acid reduces blood loss after knee arthroplasty. J Bone Joint Surg Br. 1996;78:995–6

189. HZ: Horten Zentrum für praxisorientierte Forschung und Wissenstransfer. (▶ http://www.evimed.ch/glossar/) (Zugriff 27.07.2014)

190. Irisson E, Hémon Y, Pauly V, Parratte S, Argenson JN, Kerbaul F. Tranexamic acid reduces blood loss and financial cost in primary total hip and knee replacement surgery. Orthop Traumatol Surg Res. 2012;98:477–83

191. Johansson T, Pettersson LG, Lisander B. Tranexamic acid in total hip arthroplasty saves blood and money. A randomized, double-blind study in 100 patients. Acta Orthopaedica 2005;6:314–19

192. Ker K, Kiriya J, Perel P, Edwards P, Shakur H, Roberts I. Avoidable mortality from giving tranexamic acid to bleeding trauma patients: an estimation based on WHO mortality data, a systematic literature review and data from the CRASH-2 trial. BMC Emergency Medicine 2012, 12:3. (▶ http://www.biomedcentral.com/1471-227X/12/3)

193. Ker K, Edwards P, Perel P, Shakur H, Roberts I. Effect of tranexamic acid on surgical bleeding: systematic review and cumulative meta-analysis. BMJ. 2012 May 17;344:e3054

194. Ker K, Prieto-Merino D, Roberts I. Systematic review, meta-analysis and meta-regression of the effect of tranexamic acid on surgical blood loss. Br J Surg. 2013;100:1271–9

195. Ker K, Beecher D, Roberts I. Topical application of tranexamic acid for the reduction of bleeding. Cochrane Database Syst Rev. 2013 Jul 23;7:CD010562

196. Kim TK, Chang CB, Koh IJ. Practical issues for the use of tranexamic acid in total knee arthroplasty: a systematic review. Knee Surg Sports Traumatol Arthrosc. 2014;22:1849–58

197. Lethaby A, Farquhar C, Cooke I. Antifibrinolytics for heavy menstrual bleeding. Cochrane Database of Systematic Reviews 2000, Issue 4. Art. No.: CD000249. DOI: 10.1002/14651858.CD000249

198. Lethaby A, Duckitt K, Farquhar C. Non-steroidal anti-inflammatory drugs for heavy menstrual bleeding. Cochrane Database of Systematic Reviews 2013, Issue 1. Art. No.: CD000400. DOI: 10.1002/14651858.CD000400.pub3

199. Levine BR, Haughom BD, Belkin MN, Goldstein ZH. Weighted versus uniform dose of tranexamic acid in patients undergoing primary, elective knee arthroplasty: a prospective randomized controlled trial. J Arthroplasty. 2014;29(9 Suppl):186–8

200. Levy JH. Antifibrinolytic therapy: new data and new concepts. Lancet 2010;376:3–4

201. Lier H. Transfusionsmamagement bei Notfall- und Massivtransfusionen. 6.3 Klinische Praxis. In: Singbartl G, Walther-Wenke G. Transfusionspraxis. 2. Aufl. Springer 2014. S. 89–109

202. Maniar RN, Kumar G, Singhi T, Nayak RM, Maniar PR. Most effective regimen of tranexamic acid in knee arthroplasty: a prospective randomized controlled study in 240 patients. Clin Orthop Relat Res. 2012;470:2605–12

203. Matteson KA, Rahn DD, Wheeler TL 2nd, Casiano E, Siddiqui NY, Harvie HS, Mamik MM, Balk EM, Sung VW; Society of Gynecologic Surgeons Systematic Review Group. Nonsurgical management of heavy menst-

rual bleeding: a systematic review. Obstet Gynecol. 2013;121:632–43

204. MHH–Medizinische Hochschule Hannover. Morbus Osler (Hereditäre Hämorrhagische Telangiektasie)–erbliche Gefäßfehlbildungen. (▶ https://www.mh-hannover.de/16461.html) (Zugriff 25.10.2014)

205. Molenaar IQ, Warnaar N, Groen H, Tenvergert EM, Slooff MJ, Porte RJ. Efficacy and safety of antifibrinolytic drugs in liver transplantation: a systematic review and meta-analysis. Am J Transplant. 2007;7:185–94. Review

206. Morrison JJ, Dubose JJ, Rasmussen TE, Midwinter MJ. Military Application of Tranexamic Acid in Trauma Emergency Resuscitation (MATTERs) Study. Arch Surg 2012;147:113–19

207. Mousa HA1, Blum J, Abou El Senoun G, Shakur H, Alfirevic Z. Treatment for primary postpartum haemorrhage. Cochrane Database Syst Rev. 2014 Feb 13;2:CD003249. doi: 10.1002/14651858.CD003249.pub3

208. Neilipovitz DT, Murto K, Hall L, Barrowman NJ, Splinter WM. A randomized trial of tranexamic acid to reduce blood transfusion for scoliosis surgery. Anesth Analg. 2001;93:82–7

209. Novikova N, Hofmeyr GJ. Tranexamic acid for preventing postpartum haemorrhage. Cochrane Database Syst Rev. 2010 Jul 7;(7):CD007872. doi: 10.1002/14651858. CD007872.pub2

210. OT: Online-Tutorial zur Evidence-based Medicine. (▶ http://www.medizinalrat.de/Eb_Medicine/eb_medicine.html) (Zugriff 27.07.2014)

211. Patel JN, Spanyer JM, Smith LS, Huang J, Yakkanti MR, Malkani AL. Comparison of intravenous versus topical tranexamic acid in total knee arthroplasty: a prospective randomized study. J Arthroplasty. 2014;29:1528–31

212. Panteli M, Papakostidis C, Dahabreh Z, Giannoudis PV. Topical tranexamic acid in total knee replacement: a systematic review and meta-analysis. Knee. 2013;20:300–9

213. Peitsidis P, Kadir RA. Antifibrinolytic therapy with tranexamic acid in pregnancy and postpartum. Expert Opin Pharmacother. 2011;12:503–16

214. Perel P, Al-Shahi Salman R, Kawahara T, Morris Z, Prieto-Merino D, Roberts I, Sandercock P, Shakur H, Wardlaw J. CRASH-2 (Clinical Randomisation of an Antifibrinolytic in Significant Haemorrhage) intracranial bleeding study: the effect of tranexamic acid in traumatic brain injury–a nested randomised, placebo-controlled trial. Health Technol Assess. 2012;16(13):iii–xii, 1–54. doi: 10.3310/hta16130

215. Perel P, Ker K, Morales Uribe CH, Roberts I. Tranexamic acid for reducing mortality in emergency and urgent surgery. (Cochrane Database of Systematic Reviews 2013, Issue 1. Art. No.: CD010245. DOI: 10.1002/14651858. CD010245.pub2)

216. Roberts I, Ker K. Tranexamic acid for postpartum bleeding. Int J Gynaecol Obstet. 2011;115:220–1

217. Roberts I, Shakur H, Ker K, Coats T, on behalf of the CRASH-2 Trial collaborators. Antifibrinolytic drugs for acute traumatic injury. Cochrane Database of Systematic Reviews 2012, Issue 12. Art. No.: CD004896. DOI: 10.1002/14651858.CD004896.pub3

218. Rö JS, Knutrud O, Stormorken H. J. Antifibrinolytic treatment with tranexamic acid (AMCA) in pediatric urinary tract surgery. Pediatr Surg. 1970;5:315–20

219. Ross J, Al-Shahi Salman R AS. The frequency of thrombotic events among adults given antifibrinolytic drugs for spontaneous bleeding: systematic review and meta-analysis of observational studies and randomized trials. Curr Drug Saf. 2012;7:44–54

220. Royal College of Paediatrics and Child Health: Evidence statement. Major trauma and the use of tranexamic acid in children. November 2012 (▶ http://www.rcpch.ac.uk/system/files/protected/page/121112_TXA%20evidence%20statement_final%20v2.pdf.)

221. Schlembach D, Mörtl MG, Girard T, Arzt W, Beinder E, Brezinka C, Chalubinski K, Fries D, Gogarten W, Hackelöer BJ, Helmer H, Henrich W, Hösli I, Husslein P, Kainer F, Lang U, Pfanner G, Rath W, Schleussner E, Steiner H, Surbek D, Zimmermann R. Management der postpartalen Blutung (PPH)–Algorithmus der Interdisziplinären D-A-CH-Konsensusgruppe PPH. Der Anaesthesist 2014;63:234–242)

222. Schouten ES, van de Pol AC, Schouten AN, Turner NM, Jansen NJ, Bollen CW. The effect of aprotinin, tranexamic acid, and aminocaproic acid on blood loss and use of blood products in major pediatric surgery: a meta-analysis. Pediatr Crit Care Med. 2009;10:182–90

223. Seo JG, Moon YW, Park SH, Kim SM, Ko KR. The comparative efficacies of intra-articular and IV tranexamic acid for reducing blood loss during total knee arthroplasty. Knee Surg Sports Traumatol Arthrosc. 2013;21:1869–74

224. Sentilhes L, Lasocki S, Ducloy-Bouthors AS, Deruelle P, Dreyfus M, Perrotin F, Goffinet F, Deneux-Tharaux C. Tranexamic acid for the prevention and treatment of postpartum haemorrhage Br. J. Anaesth. first published online January 8, 2015 doi:10.1093/bja/aeu448

225. Sethna NF, Zurakowski D, Brustowicz RM, Bacsik J, Sullivan LJ, Shapiro F. Tranexamic acid reduces intraoperative blood loss in pediatric patients undergoing scoliosis surgery. Anesthesiology 2005;102:727–32

226. Shakur H, Elbourne D, Gülmezoglu M, Alfirevic Z, Ronsmans C, Allen E, Roberts I. WOMAN Trial (World Maternal Antifibrinolytic Trial): tranexamic acid for the treatment of postpartum haemorrhage: an international randomised, double blind placebo controlled trial. Trials 2010, 11:40.) (▶ http://www.trialsjournal.com/content/11/1/40)

227. Shemshaki H, Nourian SMA, Nourian N, Dehghani M, Mokhtari M, Mazoochian F. One step closer to sparing total blood loss and transfusion rate in total knee arthroplasty: a meta-analysis of different methods of tranexamic acid administration. Arch Orthop Trauma Surg 2015;135:573–88

228. Song G, Yang P, Zhu S, Luo E, Feng G, Hu J, Li J, Li Y. Tranexamic Acid reducing blood transfusion in children

3

undergoing craniosynostosis surgery. J Craniofac Surg. 2013;24:299–303

229. Song G, Yang P, Hu J, Zhu S, Li Y, Wang Q. The effect of tranexamic acid on blood loss in orthognathic surgery: a meta-analysis of randomized controlled trials. Oral Surg Oral Med Oral Pathol Oral Radiol. 2013;115:595–600

230. Soni A, Saini R, Gulati A, Paul R, Bhatty S, Rajoli SR. Comparison between intravenous and intra-articular regimens of tranexamic acid in reducing blood loss during total knee arthroplasty. J Arthroplasty. 2014;29:1525–7

231. Steiner T, Juvela S, Unterberg A, Jung C, Forsting M, Rinkel G. European Stroke Organization Guidelines for the Management of Intracranial Aneurysmsand Subarachnoid Haemorrhage« (Cerebrovasc Dis 2013;35:93–112.)

232. Strang CM, Hachenberg Th. Anästhesie in der Urologie–Aktuelle Strategien zur Minimierung von Blutverlusten bei radikaler Prostatektomie. Anästhesiol Intensivmed Notfallmed Schmerzther 2013;48:494–501

233. Sukeik M, Alshryda S, Haddad FS, Mason JM. Systematic review and meta-analysis of the use of tranexamic acid in total hip replacement. J Bone Joint Surg Br. 2011;93:39–46

234. Tan J, Chen H, Liu Q, Chen C, Huang W. A meta-analysis of the effectiveness and safety of using tranexamic acid in primary unilateral total knee arthroplasty. J Surg Res. 2013;184:880–7

235. Tzortzopoulou A, Cepeda MS, Schumann R, Carr DB. Antifibrinolytic agents for reducing blood loss in scoliosis surgery in children. Cochrane Database Syst Rev. 2008 Jul 16;(3):CD006883. doi: 10.1002/14651858.CD006883. pub2

236. Verma K, Errico T, Diefenbach C, Hoelscher C, Peters A, Dryer J, Huncke T, Boenigk K, Lonner BS. The relative efficacy of antifibrinolytics in adolescent idiopathic scoliosis: a prospective randomized trial. J Bone Joint Surg Am. 2014;96:e80. doi: 10.2106/JBJS.L.00008

237. Vigna-Taglianti F, Basso L, Rolfo P, Brambilla R, Vaccari F, Lanci G, Russo R. Tranexden amic acid for reducing blood transfusions in arthroplasty interventions: a cost-effective practice. Eur J Orthop Surg Traumatol. 2014;24:545–51

238. Wardrop D, Estcourt LJ, Brunskill SJ, Doree C, Trivella M, Stanworth S, Murphy MF. Antifibrinolytics (lysine analogues) for the prevention of bleeding in patients with haematological disorders. Cochrane Database of Systematic Reviews 2013, Issue 7. Art. No.: CD009733. DOI: 10.1002/14651858.CD009733.pub2

239. White N, Bayliss S, Moore D. Systematic review of interventions for minimizing perioperative blood transfusion for surgery for craniosynostosis. J Craniofac Surg. 2015;26:26–36

240. Whittaker BW, Christiaans SC, Altice JL, Chen MK, Bartolucci AA, Morgan CJ, Kerby JD, Pittet JF: Early coagulopathy is an independent predictor of mortality in children after severe trauma. Shock 2013, 39:421–426

241. WHO Model List of Essential Medicines. 17th list (April 2011) 10.2 Medicines affecting coagulation. (▶ http://whqlibdoc.who.int/hq/2011/a95053_eng.pdf?ua ? 1)

242. WHO recommendations for the prevention and treatment of postpartum haemorrhage. WHO Library Cataloguing-in-Publication Data. WHO recommendations for the prevention and treatment of postpartum haemorrhage. 1. Postpartum hemorrhage–prevention and control. 2. Postpartum hemorrhage–therapy. 3. Obstetric labor complications. 4. Guideline. I. World Health Organization. ISBN 978 92 4 154850 2 (NLM classification: WQ 330) (▶ http://apps.who.int/iris/bitstream/10665/75411/1/9789241548502_eng.pdf) (Zugriff am 04.09.2014)

243. Xu C, Wu A, Yue Y. Which is more effective in adolescent idiopathic scoliosis surgery: batroxobin, tranexamic acid or a combination? Arch Orthop Trauma Surg. 2012;132:25–31

244. Yagi M, Hasegawa J, Nagoshi N, Iizuka S, Kaneko S, Fukuda K, Takemitsu M, Shioda M, Machida M. Does the intraoperative tranexamic acid decrease operative blood loss during posterior spinal fusion for treatment of adolescent idiopathic scoliosis? Spine (Phila Pa 1976). 2012;37:E1336–42

245. Yang ZG, Chen WP, Wu LD. Effectiveness and safety of tranexamic acid in reducing blood loss in total knee arthroplasty: a meta-analysis. J Bone Joint Surg Am. 2012;94:1153–9

246. Yutthakasemsunt S, Kittiwatanagul W, Piyavechvirat P, Thinkamrop B, Phuenpathom N, Lumbiganon P. Tranexamic acid for patients with traumatic brain injury: a randomized, double-blinded, placebo-controlled trial. BMC Emerg Medicine 2013. doi: 10.1186/1471-227X-13-20. ▶ http://www.biomedcentral.com/1471-227X/13/20)

247. Zhang H, Chen J, Chen F, Que W. The effect of tranexamic acid on blood loss and use of blood products in total knee arthroplasty: a meta-analysis. Knee Surg Sports Traumatol Arthrosc. 2012;20:1742–52

248. Zhao-Yu C, Yan G, Wei C, Yuejv L, Ying-Ze Z. Reduced blood loss after intra-articular tranexamic acid injection during total knee arthroplasty: a meta-analysis of the literature. Knee Surg Sports Traumatol Arthrosc. 2013 Dec 19. [Epub ahead of print]

249. Zhou XD, Tao LJ, Li J, Wu LD. Do we really need tranexamic acid in total hip arthroplasty? A meta-analysis of nineteen randomized controlled trials. Arch Orthop Trauma Surg. 2013;133:1017–27

250. Zufferey P, Merquiol F, Laporte S, Decousus H, Mismetti P, Auboyer C, Samama CM, Molliex S. Do antifibrinolytics reduce allogeneic blood transfusion in orthopedic surgery? Anesthesiology 2006;105:1034–46

Literatur zu Abschnitt 3.4

251. Andrew M, Vegh P, Johnston M, Bowker J, Ofosu F, Mitchell L: Maturation of the hemostatic system during childhood. Blood 1992; 80: 1998–2005

252. Haidl H, Cimenti C, Leschnik B, Zach D, Muntean W: Age-dependency of thrombin generation measured by

means of calibrated automated thrombography (CAT). Thromb Haemost 2006; 95: 772–5

253. Hoylaerts M, Lijnen HR, Collen D: Studies on the mechanism of the antifibrinolytic action of tranexamic acid. Biochim Biophys Acta 1981; 673: 75–85

254. Longstaff C: Studies on the mechanisms of action of aprotinin and tranexamic acid as plasmin inhibitors and antifibrinolytic agents. Blood Coagul Fibrinolysis 1994; 5: 537–42

255. Takada A, Makino Y, Takada Y: Effects of tranexamic acid on fibrinolysis, fibrinogenolysis and amidolysis. Thromb Res 1986; 42: 39–47

256. Lethagen S, Bjorlin G: Effect of tranexamic acid on platelet function in normal volunteers. Eur J Haematol 1991; 47: 77–8

257. Soslau G, Horrow J, Brodsky I: Effect of tranexamic acid on platelet ADP during extracorporeal circulation. Am J Hematol 1991; 38: 113–9

258. Mangano DT, Tudor IC, Dietzel C: The risk associated with aprotinin in cardiac surgery. N. Engl.J.Med. 2006; 354: 353–365

259. Andersson L, Nilsoon IM, Colleen S, Granstrand B, Melander B: Role of urokinase and tissue activator in sustaining bleeding and the management thereof with EACA and AMCA. Ann N Y Acad Sci 1968; 146: 642–58

260. Andersson L, Eriksson O, Hedlund PO, Kjellman H, Lindqvist B: Special considerations with regard to the dosage of tranexamic acid in patients with chronic renal diseases. Urol Res 1978; 6: 83–8

261. Dowd NP, Karski JM, Cheng DC, Carroll JA, Lin Y, James RL, Butterworth J: Pharmacokinetics of tranexamic acid during cardiopulmonary bypass. Anesthesiology 2002; 97: 390–9

262. Henry DA, Carless PA, Moxey AJ, O'Connell D, Stokes BJ, McClelland B, Laupacis A, Fergusson D: Anti-fibrinolytic use for minimising perioperative allogeneic blood transfusion. Cochrane.Database.Syst.Rev. 2007: CD001886

263. Fergusson DA, Hebert PC, Mazer CD, Fremes S, MacAdams C, Murkin JM, Teoh K, Duke PC, Arellano R, Blajchman MA, Bussieres JS, Cote D, Karski J, Martineau R, Robblee JA, Rodger M, Wells G, Clinch J, Pretorius R: A comparison of aprotinin and lysine analogues in high-risk cardiac surgery. N. Engl.J.Med. 2008; 358: 2319–2331

264. Fiechtner BK, Nuttall GA, Johnson ME, Dong Y, Sujirat-tanawimol N, Oliver WC, Jr., Sarpal RS, Oyen LJ, Ereth MH: Plasma tranexamic acid concentrations during cardiopulmonary bypass. Anesth Analg 2001; 92: 1131–6

265. Ngaage DL, Bland JM: Lessons from aprotinin: is the routine use and inconsistent dosing of tranexamic acid prudent? Meta-analysis of randomised and large matched observational studies. Eur J Cardiothorac Surg 2010; 37: 1375–83

266. Hui AC, Wong TY, Chow KM, Szeto CC: Multifocal myoclonus secondary to tranexamic acid. J Neurol Neurosurg Psychiatry 2003; 74: 547

267. de Leede-van der Maarl mg, Hilkens P, Bosch F: The epileptogenic effect of tranexamic acid. J Neurol 1999; 246: 843

268. Lambert W, Brisebois FJ, Wharton TJ, Carrier RC, Boyle D, Rowe BH: The effectiveness of low dose tranexamic acid in primary cardiac surgery. Can J Anaesth 1998; 45: 571–4

269. Hutton B, Joseph L, Fergusson D, Mazer CD, Shapiro S, Tinmouth A: Risks of harms using antifibrinolytics in cardiac surgery: systematic review and network meta-analysis of randomised and observational studies. BMJ 2012; 345: e5798

270. Albisetti M: The fibrinolytic system in children. Semin Thromb Hemost 2003; 29: 339–48

271. Parmar N, Albisetti M, Berry LR, Chan AK: The fibrinolytic system in newborns and children. Clin Lab 2006; 52: 115–24

272. Monagle P, Barnes C, Ignjatovic V, Furmedge J, Newall F, Chan A, De Rosa L, Hamilton S, Ragg P, Robinson S, Auldist A, Crock C, Roy N, Rowlands S: Developmental haemostasis. Impact for clinical haemostasis laboratories. Thromb Haemost 2006; 95: 362–72

273. Appel IM, Grimminck B, Geerts J, Stigter R, Cnossen MH, Beishuizen A: Age dependency of coagulation parameters during childhood and puberty. J. Thromb. Haemost. 2012

274. Appel IM, Grimminck B, Geerts J, Stigter R, Cnossen MH, Beishuizen A: Age dependency of coagulation parameters during childhood and puberty. J Thromb Haemost 2012

275. Monagle P, Massicotte P: Developmental haemostasis: secondary haemostasis. Semin Fetal Neonatal Med 2011; 16: 294–300

276. Monagle P, Newall F, Campbell J: Anticoagulation in neonates and children: Pitfalls and dilemmas. Blood Rev 2010; 24: 151–62

277. Giordano R, Palma G, Poli V, Palumbo S, Russolillo V, Cioffi S, Mucerino M, Mannacio VA, Vosa C: Tranexamic acid therapy in pediatric cardiac surgery: a single-center study. Ann Thorac Surg 2012; 94: 1302–6

278. Grant JA, Howard J, Luntley J, Harder J, Aleissa S, Parsons D: Perioperative blood transfusion requirements in pediatric scoliosis surgery: the efficacy of tranexamic acid. J Pediatr Orthop 2009; 29: 300–4

279. Sethna NF, Zurakowski D, Brustowicz RM, Bacsik J, Sullivan LJ, Shapiro F: Tranexamic acid reduces intraoperative blood loss in pediatric patients undergoing scoliosis surgery. Anesthesiology 2005; 102: 727–32

280. Song G, Yang P, Zhu S, Luo E, Feng G, Hu J, Li J, Li Y: Tranexamic Acid reducing blood transfusion in children undergoing craniosynostosis surgery. J Craniofac Surg 2013; 24: 299–303

281. Tzortzopoulou A, Cepeda MS, Schumann R, Carr DB: Antifibrinolytic agents for reducing blood loss in scoliosis surgery in children. Cochrane Database Syst Rev 2008: CD006883

282. Chen RH, Frazier OH, Cooley DA: Antifibrinolytic therapy in cardiac surgery. Tex Heart Inst J 1995; 22: 211–5

283. Ide M, Bolliger D, Taketomi T, Tanaka KA: Lessons from the aprotinin saga: current perspective on antifibrinolytic therapy in cardiac surgery. J Anesth 2010; 24: 96–106

284. Peters DC, Noble S: Aprotinin: an update of its pharmacology and therapeutic use in open heart surgery and coronary artery bypass surgery. Drugs 1999; 57: 233–60

285. Robert S, Wagner BK, Boulanger M, Richer M: Aprotinin. Ann Pharmacother 1996; 30: 372–80

286. Royston D: Aprotinin in patients having coronary artery bypass graft surgery. Curr Opin Cardiol 1995; 10: 591–6

287. Umscheid CA, Kohl BA, Williams K: Antifibrinolytic use in adult cardiac surgery. Curr Opin Hematol 2007; 14: 455–67

288. Davies MJ, Allen A, Kort H, Weerasena NA, Rocco D, Paul CL, Hunt BJ, Elliott MJ: Prospective, randomized, double-blind study of high-dose aprotinin in pediatric cardiac operations. Ann Thorac Surg 1997; 63: 497–503

289. Williams GD, Ramamoorthy C, Pentcheva K, Boltz mg, Kamra K, Reddy VM: A randomized, controlled trial of aprotinin in neonates undergoing open-heart surgery. Paediatr Anaesth 2008; 18: 812–9

290. Carrel TP, Schwanda M, Vogt PR, Turina MI: Aprotinin in pediatric cardiac operations: a benefit in complex malformations and with high-dose regimen only. Ann Thorac Surg 1998; 66: 153–8

291. Murugesan C, Banakal SK, Garg R, Keshavamurthy S, Muralidhar K: The efficacy of aprotinin in arterial switch operations in infants. Anesth Analg 2008; 107: 783–7

292. Schouten ES, van de Pol AC, Schouten AN, Turner NM, Jansen NJ, Bollen CW: The effect of aprotinin, tranexamic acid, and aminocaproic acid on blood loss and use of blood products in major pediatric surgery: a meta-analysis. Pediatr Crit Care Med 2009; 10: 182–90

293. Pasquali SK, Li JS, He X, Jacobs ml, O'Brien SM, Hall M, Jaquiss RD, Welke KF, Peterson ED, Shah SS, Jacobs JP: Comparative analysis of antifibrinolytic medications in pediatric heart surgery. J Thorac Cardiovasc Surg 2012; 143: 550–7

294. Faraoni D, Willems A, Melot C, De Hert S, Van der Linden P: Efficacy of tranexamic acid in paediatric cardiac surgery: a systematic review and meta-analysis. Eur J Cardiothorac Surg 2012; 42: 781–6

295. Andersson L, Nilsson IM, Liedberg G, Nilsson L, Rybo G, Eriksson O, Granstrand B, Melander B: Antifibrinolytic drugs. Comparative studies on trans-4-(aminomethyl)-cyclohexane carbonic acid, Aminokapronic acid and p-aminomethylbenzoic acid. Arzneimittelforschung 1971; 21: 424–9

296. Chauhan S, Das SN, Bisoi A, Kale S, Kiran U: Comparison of epsilon aminocaproic acid and tranexamic acid in pediatric cardiac surgery. J Cardiothorac Vasc Anesth 2004; 18: 141–3

297. Zonis Z, Seear M, Reichert C, Sett S, Allen C: The effect of preoperative tranexamic acid on blood loss after cardiac operations in children. J Thorac Cardiovasc Surg 1996; 111: 982–7

298. Levin E, Wu J, Devine DV, Alexander J, Reichart C, Sett S, Seear M: Hemostatic parameters and platelet activation marker expression in cyanotic and acyanotic pediatric patients undergoing cardiac surgery in the presence of tranexamic acid. Thromb Haemost 2000; 83: 54–9

299. van der Staak FH, de Haan AF, Geven WB, Festen C: Surgical repair of congenital diaphragmatic hernia during extracorporeal membrane oxygenation: hemorrhagic complications and the effect of tranexamic acid. J Pediatr Surg 1997; 32: 594–9

300. Bulutcu FS, Ozbek U, Polat B, Yalcin Y, Karaci AR, Bayindir O: Which may be effective to reduce blood loss after cardiac operations in cyanotic children: tranexamic acid, aprotinin or a combination? Paediatr Anaesth 2005; 15: 41–6

301. Schindler E, Photiadis J, Sinzobahamvya N, Dores A, Asfour B, Hraska V: Tranexamic acid: an alternative to aprotinin as antifibrinolytic therapy in pediatric congenital heart surgery. Eur J Cardiothorac Surg 2011; 39: 495–9

302. Despotis GJ, Avidan MS, Hogue CW, Jr.: Mechanisms and attenuation of hemostatic activation during extracorporeal circulation. Ann Thorac Surg 2001; 72: S1821–31

303. Edmunds LH, Jr.: Blood-surface interactions during cardiopulmonary bypass. J Card Surg 1993; 8: 404–10

304. Mangano DT, Tudor IC, Dietzel C: The risk associated with aprotinin in cardiac surgery. N Engl J Med 2006; 354: 353–65

305. Mangano DT, Miao Y, Vuylsteke A, Tudor IC, Juneja R, Filipescu D, Hoeft A, Fontes ml, Hillel Z, Ott E, Titov T, Dietzel C, Levin J: Mortality associated with aprotinin during 5 years following coronary artery bypass graft surgery. JAMA 2007; 297: 471–9

306. Fergusson DA, Hebert PC, Mazer CD, Fremes S, MacAdams C, Murkin JM, Teoh K, Duke PC, Arellano R, Blajchman MA, Bussieres JS, Cote D, Karski J, Martineau R, Robblee JA, Rodger M, Wells G, Clinch J, Pretorius R: A comparison of aprotinin and lysine analogues in high-risk cardiac surgery. N Engl J Med 2008; 358: 2319–31

307. Szekely A, Sapi E, Breuer T, Kertai MD, Bodor G, Vargha P, Szatmari A: Aprotinin and renal dysfunction after pediatric cardiac surgery. Paediatr Anaesth 2008; 18: 151–9

308. Backer CL, Kelle AM, Stewart RD, Suresh SC, Ali FN, Cohn RA, Seshadri R, Mavroudis C: Aprotinin is safe in pediatric patients undergoing cardiac surgery. J Thorac Cardiovasc Surg 2007; 134: 1421–6; discussion 1426–8

309. Brown JR: Mortality manifesto: a meta-analysis of aprotinin and tranexamic acid mortality. Eur J Cardiothorac Surg 2009; 36: 781–2

310. Brown JR, Birkmeyer NJ, O'Connor GT: Meta-analysis comparing the effectiveness and adverse outcomes of antifibrinolytic agents in cardiac surgery. Circulation 2007; 115: 2801–13

311. Breuer T, Martin K, Wilhelm M, Wiesner G, Schreiber C, Hess J, Lange R, Tassani P: The blood sparing effect and the safety of aprotinin compared to tranexamic acid in

paediatric cardiac surgery. Eur J Cardiothorac Surg 2009; 35: 167–71; author reply 171

312. Furtmuller R, Schlag mg, Berger M, Hopf R, Huck S, Sieghart W, Redl H: Tranexamic acid, a widely used antifibrinolytic agent, causes convulsions by a gamma-aminobutyric acid(A) receptor antagonistic effect. J Pharmacol Exp Ther 2002; 301: 168–73

313. Schlag MG, Hopf R, Redl H: Convulsive seizures follo-wing subdural application of fibrin sealant containing tranexamic acid in a rat model. Neurosurgery 2000; 47: 1463–7

314. Schlag MG, Hopf R, Zifko U, Redl H: Epileptic seizures following cortical application of fibrin sealants con-taining tranexamic acid in rats. Acta Neurochir (Wien) 2002; 144: 63–9

315. Jaquiss RD, Ghanayem NS, Zacharisen MC, Mussatto KA, Tweddell JS, Litwin SB: Safety of aprotinin use and re-use in pediatric cardiothoracic surgery. Circulation 2002; 106: I90–4

Literatur zu Abschnitt 3.5

316. Ferraris VA, Brown JR, Despotis GJ, Hammon JW, Reece TB, Saha SP, Song HK, Clough ER, Shore-Lesserson LJ, Goodnough LT, Mazer CD, Shander A, Stafford-Smith M, Waters J, Baker RA, Dickinson TA, FitzGerald DJ, Likosky DS, Shann KG. 2011 update to the Society of Thoracic Surgeons and the Society of Cardiovascular Anesthesio-logists blood conservation clinical practice guidelines. Ann Thorac Surg 2011; 91: 944–82

317. Robich MP, Koch CG, Johnston DR, Schiltz N, Chan-dran Pillai A, Hussain ST, Soltesz EG. Trends in blood utilization in United States cardiac surgical patients. Transfusion 2014; [Epub ahead of print]

318. Mehta RH, Sheng S, O'Brien SM, Grover FL, Gammie JS, Ferguson TB, Peterson ED. Reoperation for bleeding in patients undergoing coronary artery bypass surgery: incidence, risk factors, time trends, and outcomes. Circulation Cardiovascular quality and outcomes 2009; 2: 583–90

319. Horvath KA, Acker MA, Chang H, Bagiella E, Smith PK, Iribarne A, Kron IL, Lackner P, Argenziano M, Ascheim DD, Gelijns AC, Michler RE, Van Patten D, Puskas JD, O'Sullivan K, Kliniewski D, Jeffries NO, O'Gara PT, Mosko-witz AJ, Blackstone EH. Blood transfusion and infection after cardiac surgery. Ann Thorac Surg 2013; 95: 2194–201

320. Koch CG, Li L, Duncan AI, Mihaljevic T, Cosgrove DM, Loop FD, Starr NJ, Blackstone EH. Morbidity and morta-lity risk associated with red blood cell and blood-com-ponent transfusion in isolated coronary artery bypass grafting. Crit Care Med 2006; 34: 1608–16

321. Koch CG, Li L, Duncan AI, Mihaljevic T, Loop FD, Starr NJ, Blackstone EH. Transfusion in coronary artery bypass grafting is associated with reduced long-term survival. Ann Thorac Surg 2006; 81: 1650–7

322. Dyke C, Aronson S, Dietrich W, Hofmann A, Karkouti K, Levi M, Murphy GJ, Sellke FW, Shore-Lesserson L, von Heymann C, Ranucci M. Universal definition of

perioperative bleeding in adult cardiac surgery. J Thorac Cardiovasc Surg 2014; 147: 1458–1463.e1

323. Henry DA, Carless PA, Moxey AJ, O'Connell D, Stokes BJ, Fergusson DA, Ker K. Anti-fibrinolytic use for minimising perioperative allogeneic blood transfusion. The Cochra-ne database of systematic reviews 2011: Cd001886

324. Levi M, Cromheecke ME, de Jonge E, Prins MH, de Mol BJ, Briet E, Buller HR. Pharmacological strategies to decrease excessive blood loss in cardiac surgery: a meta-analysis of clinically relevant endpoints. Lancet 1999; 354: 1940–7

325. Ngaage DL, Bland JM. Lessons from aprotinin: is the routine use and inconsistent dosing of tranexamic acid prudent? Meta-analysis of randomised and large matched observational studies. Eur J Cardiothorac Surg 2010; 37: 1375–83

326. Ker K, Edwards P, Perel P, Shakur H, Roberts I. Effect of tranexamic acid on surgical bleeding: systematic review and cumulative meta-analysis. BMJ (Clinical research ed) 2012; 344: e3054

327. Fergusson DA, Hebert PC, Mazer CD, Fremes S, Ma-cAdams C, Murkin JM, Teoh K, Duke PC, Arellano R, Blajchman MA, Bussieres JS, Cote D, Karski J, Martineau R, Robblee JA, Rodger M, Wells G, Clinch J, Pretorius R. A comparison of aprotinin and lysine analogues in high-risk cardiac surgery. N Engl J Med 2008; 358: 2319–31

328. Royston D, Bidstrup BP, Taylor KM, Sapsford RN. Effect of aprotinin on need for blood transfusion after repeat open-heart surgery. Lancet 1987; 2: 1289–91

329. Brown JR, Birkmeyer NJ, O'Connor GT. Meta-analysis comparing the effectiveness and adverse outcomes of antifibrinolytic agents in cardiac surgery. Circulation 2007; 115: 2801–13

330. Henry D, Carless P, Fergusson D, Laupacis A. The safety of aprotinin and lysine-derived antifibrinolytic drugs in cardiac surgery: a meta-analysis. Cmaj 2009; 180: 183–93

331. Hutton B, Joseph L, Fergusson D, Mazer CD, Shapiro S, Tinmouth A. Risks of harms using antifibrinolytics in cardiac surgery: systematic review and network meta-analysis of randomised and observational studies. BMJ (Clinical research ed) 2012; 345: e5798

332. Carless PA, Moxey AJ, Stokes BJ, Henry DA. Are anti-fibrinolytic drugs equivalent in reducing blood loss and transfusion in cardiac surgery? A meta-analysis of randomized head-to-head trials. BMC cardiovascular disorders 2005; 5: 19

333. Bernet F, Carrel T, Marbet G, Skarvan K, Stulz P. Reduc-tion of blood loss and transfusion requirements after coronary artery bypass grafting: similar efficacy of tra-nexamic acid and aprotinin in aspirin-treated patients. J Card Surg 1999; 14: 92–7

334. Blauhut B, Harringer W, Bettelheim P, Doran JE, Spath P, Lundsgaard-Hansen P. Comparison of the effects of aprotinin and tranexamic acid on blood loss and related variables after cardiopulmonary bypass. J Thorac Car-diovasc Surg 1994; 108: 1083–91

335. Casati V, Guzzon D, Oppizzi M, Bellotti F, Franco A, Gerli C, Cossolini M, Torri G, Calori G, Benussi S, Alfieri O. Tranexamic acid compared with high-dose aprotinin in primary elective heart operations: effects on perioperative bleeding and allogeneic transfusions. J Thorac Cardiovasc Surg 2000; 120: 520–7

336. Casati V, Guzzon D, Oppizzi M, Cossolini M, Torri G, Calori G, Alfieri O. Hemostatic effects of aprotinin, tranexamic acid and epsilon-aminocaproic acid in primary cardiac surgery. Ann Thorac Surg 1999; 68: 2252–6; discussion 2256-7

337. Dietrich W, Spannagl M, Boehm J, Hauner K, Braun S, Schuster T, Busley R. Tranexamic acid and aprotinin in primary cardiac operations: an analysis of 220 cardiac surgical patients treated with tranexamic acid or aprotinin. Anesth Analg 2008; 107: 1469–78

338. Diprose P, Herbertson MJ, O'Shaughnessy D, Deakin CD, Gill RS. Reducing allogeneic transfusion in cardiac surgery: a randomized double-blind placebo-controlled trial of antifibrinolytic therapies used in addition to intra-operative cell salvage. Br J Anaesth 2005; 94: 271–8

339. Kuitunen A, Hiippala S, Vahtera E, Rasi V, Salmenpera M. The effects of aprotinin and tranexamic acid on thrombin generation and fibrinolytic response after cardiac surgery. Acta anaesthesiologica Scandinavica 2005; 49: 1272–9

340. Penta de Peppo A, Pierri MD, Scafuri A, De Paulis R, Colantuono G, Caprara E, Tomai F, Chiariello L. Intraoperative antifibrinolysis and blood-saving techniques in cardiac surgery. Prospective trial of 3 antifibrinolytic drugs. Tex Heart Inst J 1995; 22: 231–6

341. Pugh SC, Wielogorski AK. A comparison of the effects of tranexamic acid and low-dose aprotinin on blood loss and homologous blood usage in patients undergoing cardiac surgery. J Cardiothorac Vasc Anesth 1995; 9: 240–4

342. Later AF, Maas JJ, Engbers FH, Versteegh MI, Bruggemans EF, Dion RA, Klautz RJ. Tranexamic acid and aprotinin in low- and intermediate-risk cardiac surgery: a non-sponsored, double-blind, randomised, placebo-controlled trial. Eur J Cardiothorac Surg 2009; 36: 322–9

343. Mansour EE MB. Aprotinin versus tranexamic acid in patients receiving aspirin and undergoing off-pump coronary artery bypass. Egypt J Anaesth 2004; 20: 229–36

344. Vanek T, Jares M, Fajt R, Straka Z, Jirasek K, Kolesar M, Brucek P, Maly M. Fibrinolytic inhibitors in off-pump coronary surgery: a prospective, randomized, double-blind TAP study (tranexamic acid, aprotinin, placebo). Eur J Cardiothorac Surg 2005; 28: 563–8

345. Mengistu AM, Rohm KD, Boldt J, Mayer J, Suttner SW, Piper SN. The influence of aprotinin and tranexamic acid on platelet function and postoperative blood loss in cardiac surgery. Anesth Analg 2008; 107: 391-7. Retraction in: Anesth Analg. 2011 May;112(5):1047

346. Isetta C GT, Samat C, Paolini G, Lugrin D, Sanchez B, Jourdan J. Antifibrinolytic Treatment and Homologeous

Transfusion in Cardiac Surgery. European heart journal 1993; 15: 424

347. Corbeau JJ, Monrigal JP, Jacob JP, Cottineau C, Moreau X, Bukowski JG, Subayi JB, Delhumeau A. [Comparison of effects of aprotinin and tranexamic acid on blood loss in heart surgery]. Annales francaises d'anesthesie et de reanimation 1995; 14: 154–61

348. Speekenbrink RG, Vonk AB, Wildevuur CR, Eijsman L. Hemostatic efficacy of dipyridamole, tranexamic acid, and aprotinin in coronary bypass grafting. Ann Thorac Surg 1995; 59: 438–42

349. Wong BI, McLean RF, Fremes SE, Deemar KA, Harrington EM, Christakis GT, Goldman BS. Aprotinin and tranexamic acid for high transfusion risk cardiac surgery. Ann Thorac Surg 2000; 69: 808–16

350. Hekmat K, Zimmermann T, Kampe S, Kasper SM, Weber HJ, Geissler HJ, Mehlhorn U. Impact of tranexamic acid vs. aprotinin on blood loss and transfusion requirements after cardiopulmonary bypass: a prospective, randomised, double-blind trial. Current medical research and opinion 2004; 20: 121–6

351. Ngaage DL, Griffin S, Guvendik L, Cowen ME, Cale AR. Changing operative characteristics of patients undergoing operations for coronary artery disease: impact on early outcomes. Ann Thorac Surg 2008; 86: 1424–30

352. Bennett-Guerrero E, Zhao Y, O'Brien SM, Ferguson TB, Jr., Peterson ED, Gammie JS, Song HK. Variation in use of blood transfusion in coronary artery bypass graft surgery. Jama 2010; 304: 1568–75

353. Menichetti A, Tritapepe L, Ruvolo G, Speziale G, Cogliati A, Di Giovanni C, Pacilli M, Criniti A. Changes in coagulation patterns, blood loss and blood use after cardiopulmonary bypass: aprotinin vs tranexamic acid vs epsilon aminocaproic acid. The Journal of cardiovascular surgery 1996; 37: 401–7

354. Misfeld M, Dubbert S, Eleftheriadis S, Siemens HJ, Wagner T, Sievers HH. Fibrinolysis-adjusted perioperative low-dose aprotinin reduces blood loss in bypass operations. Ann Thorac Surg 1998; 66: 792–9

355. Martin K, Wiesner G, Breuer T, Lange R, Tassani P. The risks of aprotinin and tranexamic acid in cardiac surgery: a one-year follow-up of 1188 consecutive patients. Anesth Analg 2008; 107: 1783–90

356. ElBardissi AW, Aranki SF, Sheng S, O'Brien SM, Greenberg CC, Gammie JS. Trends in isolated coronary artery bypass grafting: an analysis of the Society of Thoracic Surgeons adult cardiac surgery database. J Thorac Cardiovasc Surg 2012; 143: 273–81

357. Cheng DC, Bainbridge D, Martin JE, Novick RJ. Does off-pump coronary artery bypass reduce mortality, morbidity, and resource utilization when compared with conventional coronary artery bypass? A meta-analysis of randomized trials. Anesthesiology 2005; 102: 188–203

358. Adler Ma SC, Brindle W, Burton G, Gallacher S, Hong FC, Manelius I, Smith A, Ho W, Alston RP, Bhattacharya K. Tranexamic acid is associated with less blood transfusion in off-pump coronary artery bypass graft surgery:

a systematic review and meta-analysis. J Cardiothorac Vasc Anesth 2011; 25: 26–35

359. Wei M, Jian K, Guo Z, Li P, Han J, Cai Z, Tarkka M. Effects of half-dose aprotinin in off-pump coronary artery bypass grafting. World J Surg 2006; 30: 1108–14

360. Menkis AH, Martin J, Cheng DC, Fitzgerald DC, Freedman JJ, Gao C, Koster A, Mackenzie GS, Murphy GJ, Spiess B, Ad N. Drug, devices, technologies, and techniques for blood management in minimally invasive and conventional cardiothoracic surgery: a consensus statement from the International Society for Minimally Invasive Cardiothoracic Surgery (ISMICS) 2011. Innovations (Philadelphia, Pa) 2012; 7: 229–41

361. Kon ZN, Brown EN, Grant MC, Ozeki T, Burris NS, Collins MJ, Kwon MH, Poston RS. Warm ischemia provokes inflammation and regional hypercoagulability within the heart during off-pump coronary artery bypass: a possible target for serine protease inhibition. Eur J Cardiothorac Surg 2008; 33: 215–21

362. Desai PH, Kurian D, Thirumavalavan N, Desai SP, Ziu P, Grant M, White C, Landis RC, Poston RS. A randomized clinical trial investigating the relationship between aprotinin and hypercoagulability in off-pump coronary surgery. Anesth Analg 2009; 109: 1387–94

363. Martin J, Cheng D. Tranexamic acid for routine use in off-pump coronary artery bypass surgery: evidence base »fait accompli« or more research needed? Anesth Analg 2012; 115: 227–30

364. Eaton MP. Antifibrinolytic therapy in surgery for congenital heart disease. Anesth Analg 2008; 106: 1087–100

365. Jadad AR, Moore RA, Carroll D, Jenkinson C, Reynolds DJ, Gavaghan DJ, McQuay HJ. Assessing the quality of reports of randomized clinical trials: is blinding necessary? Controlled clinical trials 1996; 17: 1–12

366. Levin E, Wu J, Devine DV, Alexander J, Reichart C, Sett S, Seear M. Hemostatic parameters and platelet activation marker expression in cyanotic and acyanotic pediatric patients undergoing cardiac surgery in the presence of tranexamic acid. Thromb Haemost 2000; 83: 54–9

367. Zonis Z, Seear M, Reichert C, Sett S, Allen C. The effect of preoperative tranexamic acid on blood loss after cardiac operations in children. J Thorac Cardiovasc Surg 1996; 111: 982–7

368. Chauhan S, Bisoi A, Kumar N, Mittal D, Kale S, Kiran U, Venugopal P. Dose comparison of tranexamic acid in pediatric cardiac surgery. Asian Cardiovasc Thorac Ann 2004; 12: 121–4

369. Chauhan S, Bisoi A, Modi R, Gharde P, Rajesh MR. Tranexamic acid in paediatric cardiac surgery. The Indian journal of medical research 2003; 118: 86–9

370. Chauhan S, Das SN, Bisoi A, Kale S, Kiran U. Comparison of epsilon aminocaproic acid and tranexamic acid in pediatric cardiac surgery. J Cardiothorac Vasc Anesth 2004; 18: 141–3

371. Chauhan S, Kumar BA, Rao BH, Rao MS, Dubey B, Saxena N, Venugopal P. Efficacy of aprotinin, epsilon aminocaproic acid, or combination in cyanotic heart disease. Ann Thorac Surg 2000; 70: 1308–12

372. Bulutcu FS, Ozbek U, Polat B, Yalcin Y, Karaci AR, Bayindir O. Which may be effective to reduce blood loss after cardiac operations in cyanotic children: tranexamic acid, aprotinin or a combination? Paediatr Anaesth 2005; 15: 41–6

373. Schouten ES, van de Pol AC, Schouten AN, Turner NM, Jansen NJ, Bollen CW. The effect of aprotinin, tranexamic acid, and aminocaproic acid on blood loss and use of blood products in major pediatric surgery: a meta-analysis. Pediatr Crit Care Med 2009; 10: 182–90

374. Pasquali SK, Li JS, He X, Jacobs ml, O'Brien SM, Hall M, Jaquiss RD, Welke KF, Peterson ED, Shah SS, Jacobs JP. Comparative analysis of antifibrinolytic medications in pediatric heart surgery. J Thorac Cardiovasc Surg 2012; 143: 550–7

375. Breuer T, Martin K, Wilhelm M, Wiesner G, Schreiber C, Hess J, Lange R, Tassani P. The blood sparing effect and the safety of aprotinin compared to tranexamic acid in paediatric cardiac surgery. Eur J Cardiothorac Surg 2009; 35: 167–71; author reply 171

376. Schindler E, Photiadis J, Sinzobahamvya N, Dores A, Asfour B, Hraska V. Tranexamic acid: an alternative to aprotinin as antifibrinolytic therapy in pediatric congenital heart surgery. Eur J Cardiothorac Surg 2011; 39: 495–9

377. Soslau G, Horrow J, Brodsky I. Effect of tranexamic acid on platelet ADP during extracorporeal circulation. Am J Hematol 1991; 38: 113–9

378. Dowd NP, Karski JM, Cheng DC, Carroll JA, Lin Y, James RL, Butterworth J. Pharmacokinetics of tranexamic acid during cardiopulmonary bypass. Anesthesiology 2002; 97: 390–9

379. Fiechtner BK, Nuttall GA, Johnson ME, Dong Y, Sujirattanawimol N, Oliver WC, Jr., Sarpal RS, Oyen LJ, Ereth MH. Plasma tranexamic acid concentrations during cardiopulmonary bypass. Anesth Analg 2001; 92: 1131–6

380. Andersson L, Nilsoon IM, Colleen S, Granstrand B, Melander B. Role of urokinase and tissue activator in sustaining bleeding and the management thereof with EACA and AMCA. Annals of the New York Academy of Sciences 1968; 146: 642–58

381. Yee BE, Wissler RN, Zanghi CN, Feng C, Eaton MP. The effective concentration of tranexamic acid for inhibition of fibrinolysis in neonatal plasma in vitro. Anesth Analg 2013; 117: 767–72

382. Grassin-Delyle S, Couturier R, Abe E, Alvarez JC, Devillier P, Urien S. A practical tranexamic acid dosing scheme based on population pharmacokinetics in children undergoing cardiac surgery. Anesthesiology 2013; 118: 853–62

383. Grassin-Delyle S, Tremey B, Abe E, Fischler M, Alvarez JC, Devillier P, Urien S. Population pharmacokinetics of tranexamic acid in adults undergoing cardiac surgery with cardiopulmonary bypass. Br J Anaesth 2013; 111: 916–24

384. Wesley MC, Pereira LM, Scharp LA, Emani SM, McGowan FX, Jr., DiNardo JA. Pharmacokinetics of Tranexamic Acid in Neonates, Infants, and Children Undergoing

Cardiac Surgery with Cardiopulmonary Bypass. Anesthesiology 2015; Jan 12. [Epub ahead of print]

385. Mangano DT, Miao Y, Vuylsteke A, Tudor IC, Juneja R, Filipescu D, Hoeft A, Fontes ml, Hillel Z, Ott E, Titov T, Dietzel C, Levin J. Mortality associated with aprotinin during 5 years following coronary artery bypass graft surgery. Jama 2007; 297: 471–9

386. Mangano DT, Tudor IC, Dietzel C, Multicenter Study of Perioperative Ischemia Research G, Ischemia R, Education F. The risk associated with aprotinin in cardiac surgery. N Engl J Med 2006; 354: 353–65

387. Karkouti K, Beattie WS, Dattilo KM, McCluskey SA, Ghannam M, Hamdy A, Wijeysundera DN, Fedorko L, Yau TM. A propensity score case-control comparison of aprotinin and tranexamic acid in high-transfusion-risk cardiac surgery. Transfusion 2006; 46: 327–38

388. Schneeweiss S, Seeger JD, Landon J, Walker AM. Aprotinin during coronary-artery bypass grafting and risk of death. N Engl J Med 2008; 358: 771–83

389. McMullan V, Alston RP. III. Aprotinin and cardiac surgery: a sorry tale of evidence misused. Br J Anaesth 2013; 110: 675–8

390. O'Connor CJ, Brown DV, Avramov M, Barnes S, O'Connor HN, Tuman KJ. The impact of renal dysfunction on aprotinin pharmacokinetics during cardiopulmonary bypass. Anesth Analg 1999; 89: 1101–7

391. Oliver WC, Jr., Fass DN, Nuttall GA, Dearani JA, Schrader LM, Schroeder DR, Ereth MH, Puga FJ. Variability of plasma aprotinin concentrations in pediatric patients undergoing cardiac surgery. J Thorac Cardiovasc Surg 2004; 127: 1670–7

392. Mossinger H, Dietrich W, Braun SL, Jochum M, Meisner H, Richter JA. High-dose aprotinin reduces activation of hemostasis, allogeneic blood requirement, and duration of postoperative ventilation in pediatric cardiac surgery. Ann Thorac Surg 2003; 75: 430–7

Literatur zu Abschnitt 3.3

393. Ahlberg A, Eriksson O, Kjellman H. Diffusion of tranexamic acid to the joint. Acta Orthop Scand. 1976;47:486–8

394. Alshryda S, Sarda P, Sukeik M, Nargol A, Blenkinsopp J, Mason JM. Tranexamic acid in total knee replacement: a systematic review and meta-analysis. J Bone Joint Surg Br. 2011;93:1577–85

395. Alshryda S, Mason J, Vaghela M, Sarda P, Nargol A, Maheswaran S, Tulloch C, Anand S, Logishetty R, Stothart B, NMC(ENB), NCFE, Hungin APS. Topical (Intra-Articular) Tranexamic Acid Reduces Blood Loss and Transfusion Rates Following Total Knee Replacement. A Randomized Controlled Trial (TRANX-K). J Bone Joint Surg Am. 2013;95:1961–8

396. Alshryda S, Mason S, Sarda P, Nargol A, Nick Cooke N, Ahmad H, Tang S, Logishetty R, Vaghela M, McPartlin L, Hungin APS. Topical (Intra-Articular) Tranexamic Acid Reduces Blood Loss and Transfusion Rates Following Total Hip Replacement..A Randomized Controlled Trial (TRANX-H). J Bone Joint Surg Am. 2013;95:1969–74

397. Alshryda S, Mason JM, Sarda P, Lou T, Stanley M, Wu J, Unsworth A. The effect of tranexamic acid on artificial joint materials: a biomechanical study (the bioTRANX study). J Orthop Traumatol. 2014 Aug 5. [Epub ahead of print] PMID: 25091616

398. Alshryda S, Sukeik M, Sarda P, Blenkinsopp J, Haddad FS, Mason JM. A systematic review and meta-analysis of the topical administration of tranexamic acid in total hip and knee replacement. Bone Joint J. 2014;96-B:1005–15

399. AWMF Leitlinien der Deutschen Gesellschaft für Gynäkologie und Geburtshilfe (DGGG) Interdisziplinäre Expertengruppe »Diagnostik und Therapie peripartaler Blutungen« (Erstellungsdatum 06/2008)

400. AWMF (▶ http://www.awmf.org/fileadmin/user_upload/Leitlinien/041_D_Interdisziplinaere_V_fuer_Schmerztherapie/041-004g_S3_Fibromyalgiesyndrom_2012-04.pdf) (Zugriff 24.07.2014)

401. Baharoglu MI, Germans MR, Rinkel GJ, Algra A, Vermeulen M, van Gijn J, Roos YB. Antifibrinolytic therapy for aneurysmal subarachnoid haemorrhage. Cochrane Database Syst Rev. 2013 Aug 30;8:CD001245

402. Beno S, Ackery AD, Callum J, Rizoli S. Tranexamic acid in pediatric trauma: why not? Critical Care 2014;18:313. 10.1186/cc13965 (▶ http://ccforum.com/content/18/4/313.)

403. ▶ http://www.bfarm.de/SiteGlobals/Forms/Suche/Servicefunktionsuche_Formular.html;jsessionid=3996FF9E7EA35EAF6A02F20E7C424D49.1_cid350?nn=4691330&resourceId=3496612&input_=5760296&pageLocale=de&templateQueryString=aprotinin (Zugriff am 17.01.2015)

404. ▶ http://www.bfarm.de/SharedDocs/Risikoinformationen/Pharmakovigilanz/DE/RV_STP/stp-aprotinin-neu.html (Zugriff am 17.01.2015)

405. ▶ http://www.bfarm.de/SharedDocs/Risikoinformationen/Pharmakovigilanz/DE/RV_STP/stp-tranexamsäure-neu.html (Zugriff am 17.01.2015)

406. BfArm (▶ http://www.bfarm.de/DE/Arzneimittel/zul/kam/pdWS/empfehlungen/docs/tranexamsaeure.html) (Zugriff am 18.08.2014)

407. BfArm (▶ http://www.bfarm.de/SharedDocs/Downloads/DE/Arzneimittel/Pharmakovigilanz/Risikoinformationen/RisikoB ewVerf/tranexamsaeure_bescheid_20121218.pdf?__blob=publicationFile&v=1) (Zugriff am 18.08.2014)

408. BfArm (▶ http://www.bfarm.de/SharedDocs/Downloads/DE/Arzneimittel/Pharmakovigilanz/Risikoinformationen/RisikoBewVerf/aprotinin_bescheid_20131111.pdf?__blob=publicationFile&v=3).)

409. BfArm (▶ http://www.bfarm.de/SharedDocs/Downloads/DE/Arzneimittel/Pharmakovigilanz/Risikoinformationen/RisikoBewVerf/tranexamsaeure_ke_annex.pdf?__blob=publicationFile&v=1) (Zugriff 28.06.2014)

410. Bidolegui F, Arce G, Lugones A, Pereira S, Vindver G. Tranexamic Acid Reduces Blood Loss and Transfusion in Patients Undergoing Total Knee Arthroplasty without Tourniquet: A Prospective Randomized

Controlled Trial. Open Orthop J. 2014 Jul 11;8:250–4. doi: 10.2174/1874325001408010250. eCollection 2014

411. Breau RH, Kokolo MB, Punjani N, Cagiannos I, Beck A, Niznick N, Buenaventura C, Cowan J, Knoll G, Momoli F, Morash C, Ruzicka M, Schachkina S, Tinmouth A, Xie HY, Fergusson DA. The effects of lysine analogs during pelvic surgery: a systematic review and meta-analysis. Transfus Med Rev. 2014;28:145–55

412. CD: Cochrane Glossar: (► http://www.cohrane.de/de/cochrane-glossar) (Zugriff 27.07.2014)

413. CL: EbM-Tutorial der Cochrane Library (► http://www.medizinalrat.de/Eb_Medicine/EbM_-_Theorie_und_Handwerkszeu/ebm_-_theorie_und_handwerkszeu6.html) Zugriff 13.09.2014)

414. Craik JD, Ei Shafie SA, Kidd AG, Twyman RS. Can local administration of tranexamic acid during total knee arthroplasty reduce blood loss and transfusion requirements in the absence of surgical drains? Eur J Orthop Surg Traumatol. 2014;24:379–84

415. CRASH-2 trial collaborators. Effects of tranexamic acid on death, vascular occlusive events, and blood transfusion in trauma patients with significant haemorrhage (CRASH-2): a randomised, placebo-controlled trial. Lancet 2010; 376: 23–32. Published Online June 15, 2010 DOI:10.1016/S0140-6736(10)60835-5)

416. CRASH-2 collaborators. The importance of early treatment with tranexamic acid in bleeding trauma patients: an exploratory analysis of the CRASH-2 randomised controlled trial. (► www.thelancet.com Published Online March 24, 2011. DOI:10.1016/S0140-6736(11)60278-X))

417. CRD: Centre for Review and Dissemination

418. (► http://www.crd.york.ac.uk/CRDWeb/ResultsPage.asp?Active_Results_Tab=0&DatabaseID=0&PageNumber=1&RecordsPerPage=20&SearchSessionID=1603074&LineID=1509022&SearchFor=%28tranexamic+acid%29+IN+DARE%2C+NHSEED%2C+HTA+&SearchXML=%26amp%3Blt%3Badvanced%26amp%3Bgt%3B%26amp%3Blt%3Bsearchfor+field%3D%26amp%3Bgt%3B%28tranexamic+acid%29+IN+DARE%2C+NHSEED%2C+HTA+%26amp%3Blt%3B%2Fsearchfor%26amp%3Bgt%3B%26amp%3Blt%3B%2Fadvanced%26amp%3Bgt%3B&UserID=0&ShowPreviews=0&ShowPubmed=0&SearchSortField=0&SearchSortDirection=1&ShowSelected=0)

419. Crescenti A, Borghi G, Bignami E, Bertarelli G, Landoni G, Casiraghi GM, Alberto Briganti A, Montorsi F, Rigatti P, Zangrillo A. Intraoperative use of tranexamic acid to reduce transfusion rate in patients undergoing radical retropubic prostatectomy: double blind, randomised, placebo controlled trial. BMJ 2011;343:d5701 doi: 10.1136/bmj.d5701

420. Curry N, Hopewell S, Doree C, Hyde C, Brohi K, Stanworth S. The acute management of trauma hemorrhage: a systematic review of randomized controlled trials. Critical Care 2011;15:R92

421. Dadure C, Sauter M, Bringuier S, Bigorre M, Raux O, Rochette A, Canaud N, Capdevila X. Intraoperative tranexamic acid reduces blood transfusion in children

undergoing craniosynostosis surgery: a randomized double-blind study. Anesthesiology. 2011;114:856–61

422. Ducloy-Bouthors AS, BJude B, Duhamel A, Broisin F, Huissoud C, Keita-Meyer H, Mandelbrot L, Tillouche N, Fontaine S, Le Goueff F, Depret-Mosser S, Vallet B, for The EXADELI Study Group, Susen, S. High-dose tranexamic acid reduces blood loss in postpartum haemorrhage. Critical Care 2011, 15:R117 (► http://ccforum.com/content/15/2/R117)

423. EbMN: (► http://www.ebm-netzwerk.de/pdf/zahnsplitter/22.pdf) (Zugriff 29.08.2014)

424. Fu DJ, Chen C, Guo L, Yang L. Use of intravenous tranexamic acid in total knee arthroplasty: a meta-analysis of randomized controlled trials. Chin J Traumatol. 2013;16:67–76

425. Gaberel T, Magheru C, Emery E, Derlon JM. Antifibrinolytic therapy in the management of aneurismal subarachnoid hemorrhage revisited. A meta-analysis Acta Neurochirurgica 2012;154:1–9

426. Gaillard S, Dupuis-Girod S, Boutitie F, Rivière S, Morinière S, Hatron PY, Manfredi G, Kaminsky P, Capitaine AL, Roy P, Gueyffier F, Plauchu H; ATERO Study Group. Tranexamic acid for epistaxis in hereditary hemorrhagic telangiectasia patients: a European cross-over controlled trial in a rare disease. J Thromb Haemost. 2014;12:1494–502

427. Gandhi R1, Evans HM, Mahomed SR, Mahomed NN. Tranexamic acid and the reduction of blood loss in total knee and hip arthroplasty: a meta-analysis. BMC Res Notes. 2013;6:184

428. Geisthoff UW, Seyfert UT, Kübler M, Bieg B, Plinkert PK, König J. Treatment of epistaxis in hereditary hemorrhagic telangiectasia with tranexamic acid - a double-blind placebo-controlled cross-over phase IIIB study. Thromb Res. 2014;134:565–71

429. Gillette BP, Maradit Kremers H, Duncan CM, Smith HM, Trousdale RT, Pagnano MW, Sierra RJ. Economic impact of tranexamic acid in healthy patients undergoing primary total hip and knee arthroplasty. J Arthroplasty. 2013;28(8 Suppl):137–9

430. Gluud LL, Klingenberg SL, Langholz E. Tranexamic acid for upper gastrointestinal bleeding. Cochrane Database of Systematic Reviews 2012, Issue 1. Art. No.: CD006640. DOI: 10.1002/14651858.CD006640.pub2

431. Goobie SM, Meier PM, Pereira LM, McGowan FX, Prescilla RP, Scharp LA, Rogers GF, Proctor MR, Meara JG, Soriano SG, Zurakowski D, Sethna NF. Efficacy of tranexamic acid in pediatric craniosynostosis surgery: a double-blind, placebo-controlled trial. Anesthesiology. 2011;114:862–71

432. Goobie SM, Meier PM, Sethna NF, Soriano SG, Zurakowski D, Samant S, Pereira LM. Population pharmacokinetics of tranexamic acid in paediatric patients undergoing craniosynostosis surgery. Clin Pharmacokinet. 2013;52:267–76

433. Guerriero C, Cairns J, Perel P, Shakur H, Roberts I; CRASH 2 trial collaborators. Cost-effectiveness analysis

of administering tranexamic acid to bleeding trauma patients using evidence from the CRASH-2 trial. PLoS One. 2011;6(5):e18987. doi: 10.1371/journal.pone.0018987

434. Gurusamy KS, Li J, Sharma D, Davidson BR. Pharmacological interventions to decrease blood loss and blood transfusion requirements for liver resection. Cochrane Database Syst Rev. 2009 Oct 7;(4):CD008085. doi: 10.1002/14651858.CD008085. Review.)

435. Gurusamy KS, Pissanou T, Pikhart H, Vaughan J, Burroughs AK, Davidson BR. Methods to decrease blood loss and transfusion requirements for liver transplantation. Cochrane Database Syst Rev. 2011 Dec 7;(12):CD009052. doi: 10.1002/14651858.CD009052.pub2. Review.)

436. Handbook Cochrane Org.: ▶ http://handbook.cochrane. org/chapter_9/9_2_3_2_the_standardized_mean_ difference.htm

437. Heesen M, Böhmer J, Klöhr S, Rossaint R, VAN DE Velde M, Dudenhausen JW, Straube S. Prophylactic tranexamic acid in parturients at low risk for post-partum haemorrhage: systematic review and meta-analysis. Acta Anaesthesiol Scand. 2014;58:1075–85

438. Henry DA, Carless PA, Moxey AJ, O'Connell D, Stokes BJ, Fergusson DA, Ker K. Anti-fibrinolytic use for minimizing perioperative allogeneic blood transfusion. Cochrane Database of Systematic Reviews 2011, Issue 3. Art. No.: CD001886. DOI:10.1002/14651858.CD001886.pub4

439. Ho KM, Ismail H. Use of intravenous tranexamic acid to reduce allogeneic blood transfusion in tota hip and knee arthroplasty: a meta-analysis. Anaesth Intensive Care. 2003;31:529–37

440. Huang F, Wu D, Ma G, Yin Z, Wang Q. The use of tranexamic acid to reduce blood loss and transfusion in major orthopedic surgery: a meta-analysis. J Surg Res. 2014;186:318–27

441. Howes JP, Sharma V, Cohen AT. Tranexamic acid reduces blood loss after knee arthroplasty. J Bone Joint Surg Br. 1996;78:995–6

442. HZ: Horten Zentrum für praxisorientierte Forschung und Wissenstransfer. (▶ http://www.evimed.ch/ glossar/) (Zugriff 27.07.2014)

443. Irisson E, Hémon Y, Pauly V, Parratte S, Argenson JN, Kerbaul F. Tranexamic acid reduces blood loss and financial cost in primary total hip and knee replacement surgery. Orthop Traumatol Surg Res. 2012;98:477–83

444. Johansson T, Pettersson LG, Lisander B. Tranexamic acid in total hip arthroplasty saves blood and money. A randomized, double-blind study in 100 patients. Acta Orthopaedica 2005;6:314–19

445. Ker K, Kiriya J, Perel P, Edwards P, Shakur H, Roberts I. Avoidable mortality from giving tranexamic acid to bleeding trauma patients: an estimation based on WHO mortality data, a systematic literature review and data from the CRASH-2 trial. BMC Emergency Medicine 2012, 12:3. (▶ http://www.biomedcentral.com/1471-227X/12/3)

446. Ker K, Edwards P, Perel P, Shakur H, Roberts I. Effect of tranexamic acid on surgical bleeding: systematic review and cumulative meta-analysis. BMJ. 2012 May 17;344:e3054

447. Ker K, Prieto-Merino D, Roberts I. Systematic review, meta-analysis and meta-regression of the effect of tranexamic acid on surgical blood loss. Br J Surg. 2013;100:1271–9

448. Ker K, Beecher D, Roberts I. Topical application of tranexamic acid for the reduction of bleeding. Cochrane Database Syst Rev. 2013 Jul 23;7:CD010562

449. Kim TK, Chang CB, Koh IJ. Practical issues for the use of tranexamic acid in total knee arthroplasty: a systematic review. Knee Surg Sports Traumatol Arthrosc. 2014;22:1849–58

450. Lethaby A, Farquhar C, Cooke I. Antifibrinolytics for heavy menstrual bleeding. Cochrane Database of Systematic Reviews 2000, Issue 4. Art. No.: CD000249. DOI: 10.1002/14651858.CD000249

451. Lethaby A, Duckitt K, Farquhar C. Non-steroidal anti-inflammatory drugs for heavy menstrual bleeding. Cochrane Database of Systematic Reviews 2013, Issue 1. Art. No.: CD000400. DOI: 10.1002/14651858.CD000400. pub3

452. Levine BR, Haughom BD, Belkin MN, Goldstein ZH. Weighted versus uniform dose of tranexamic acid in patients undergoing primary, elective knee arthroplasty: a prospective randomized controlled trial. J Arthroplasty. 2014;29(9 Suppl):186–8

453. Levy JH. Antifibrinolytic therapy: new data and new concepts. Lancet 2010;376:3–4

454. Lier H. Transfusionsmamagement bei Notfall- und Massivtransfusionen. 6.3 Klinische Praxis. In: Singbartl G, Walther-Wenke G. Transfusionspraxis. 2. Aufl. Springer 2014. S. 89–109

455. Maniar RN, Kumar G, Singhi T, Nayak RM, Maniar PR. Most effective regimen of tranexamic acid in knee arthroplasty: a prospective randomized controlled study in 240 patients. Clin Orthop Relat Res. 2012;470:2605–12

456. Matteson KA, Rahn DD, Wheeler TL 2nd, Casiano E, Siddiqui NY, Harvie HS, Mamik MM, Balk EM, Sung VW; Society of Gynecologic Surgeons Systematic Review Group. Nonsurgical management of heavy menstrual bleeding: a systematic review. Obstet Gynecol. 2013;121:632–43

457. MHH–Medizinische Hochschule Hannover. Morbus Osler (Hereditäre Hämorrhagische Telangiektasie)–erbliche Gefäßfehlbildungen. (▶ https://www.mh-hannover. de/16461.html) (Zugriff 25.10.2014)

458. Molenaar IQ, Warnaar N, Groen H, Tenvergert EM, Slooff MJ, Porte RJ. Efficacy and safety of antifibrinolytic drugs in liver transplantation: a systematic review and meta-analysis. Am J Transplant. 2007;7:185–94. Review

459. Morrison JJ, Dubose JJ, Rasmussen TE, Midwinter MJ. Military Application of Tranexamic Acid in Trauma Emergency Resuscitation (MATTERs) Study. Arch Surg 2012;147:113–19

460. Mousa HA1, Blum J, Abou El Senoun G, Shakur H, Alfirevic Z. Treatment for primary postpartum haemorrhage.

Cochrane Database Syst Rev. 2014 Feb 13;2:CD003249. doi: 10.1002/14651858.CD003249.pub3

461. Neilipovitz DT, Murto K, Hall L, Barrowman NJ, Splinter WM. A randomized trial of tranexamic acid to reduce blood transfusion for scoliosis surgery. Anesth Analg. 2001;93:82–7

462. Novikova N, Hofmeyr GJ. Tranexamic acid for preventing postpartum haemorrhage. Cochrane Database Syst Rev. 2010 Jul 7;(7):CD007872. doi: 10.1002/14651858.CD007872.pub2

463. OT: Online-Tutorial zur Evidence-based Medicine. (► http://www.medizinalrat.de/Eb_Medicine/eb_medicine.html) (Zugriff 27.07.2014)

464. Patel JN, Spanyer JM, Smith LS, Huang J, Yakkanti MR, Malkani AL. Comparison of intravenous versus topical tranexamic acid in total knee arthroplasty: a prospective randomized study. J Arthroplasty. 2014;29:1528–31

465. Panteli M, Papakostidis C, Dahabreh Z, Giannoudis PV. Topical tranexamic acid in total knee replacement: a systematic review and meta-analysis. Knee. 2013;20:300–9

466. Peitsidis P, Kadir RA. Antifibrinolytic therapy with tranexamic acid in pregnancy and postpartum. Expert Opin Pharmacother. 2011;12:503–16

467. Perel P, Al-Shahi Salman R, Kawahara T, Morris Z, Prieto-Merino D, Roberts I, Sandercock P, Shakur H, Wardlaw J. CRASH-2 (Clinical Randomisation of an Antifibrinolytic in Significant Haemorrhage) intracranial bleeding study: the effect of tranexamic acid in traumatic brain injury–a nested randomised, placebo-controlled trial. Health Technol Assess. 2012;16(13):iii–xii, 1–54. doi: 10.3310/hta16130

468. Perel P, Ker K, Morales Uribe CH, Roberts I. Tranexamic acid for reducing mortality in emergency and urgent surgery. (Cochrane Database of Systematic Reviews 2013, Issue 1. Art. No.: CD010245. DOI: 10.1002/14651858.CD010245.pub2)

469. Roberts I, Ker K. Tranexamic acid for postpartum bleeding. Int J Gynaecol Obstet. 2011;115:220–1

470. Roberts I, Shakur H, Ker K, Coats T, on behalf of the CRASH-2 Trial collaborators. Antifibrinolytic drugs for acute traumatic injury. Cochrane Database of Systematic Reviews 2012, Issue 12. Art. No.: CD004896. DOI: 10.1002/14651858.CD004896.pub3

471. Rö JS, Knutrud O, Stormorken H. J. Antifibrinolytic treatment with tranexamic acid (AMCA) in pediatric urinary tract surgery. Pediatr Surg. 1970;5:315–20

472. Ross J, Al-Shahi Salman R AS. The frequency of thrombotic events among adults given antifibrinolytic drugs for spontaneous bleeding: systematic review and meta-analysis of observational studies and randomized trials. Curr Drug Saf. 2012;7:44–54

473. Royal College of Paediatrics and Child Health: Evidence statement. Major trauma and the use of tranexamic acid in children. November 2012 (► http://www.rcpch.ac.uk/system/files/protected/page/121112_TXA%20evidence%20statement_final%20v2.pdf.)

474. Schlembach D, Mörtl MG, Girard T, Arzt W, Beinder E, Brezinka C, Chalubinski K, Fries D, Gogarten W, Hackelöer BJ, Helmer H, Henrich W, Hösli I, Husslein P, Kainer F, Lang U, Pfanner G, Rath W, Schleussner E, Steiner H, Surbek D, Zimmermann R. Management der postpartalen Blutung (PPH)–Algorithmus der Interdisziplinären D-A-CH-Konsensusgruppe PPH. Der Anaesthesist 2014;63:234–242)

475. Schouten ES, van de Pol AC, Schouten AN, Turner NM, Jansen NJ, Bollen CW. The effect of aprotinin, tranexamic acid, and aminocaproic acid on blood loss and use of blood products in major pediatric surgery: a meta-analysis. Pediatr Crit Care Med. 2009;10:182–90

476. Seo JG, Moon YW, Park SH, Kim SM, Ko KR. The comparative efficacies of intra-articular and IV tranexamic acid for reducing blood loss during total knee arthroplasty. Knee Surg Sports Traumatol Arthrosc. 2013;21:1869–74

477. Sentilhes L, Lasocki S, Ducloy-Bouthors AS, Deruelle P, Dreyfus M, Perrotin F, Goffinet F, Deneux-Tharaux C. Tranexamic acid for the prevention and treatment of postpartum haemorrhage Br. J. Anaesth. first published online January 8, 2015 doi:10.1093/bja/aeu448

478. Sethna NF, Zurakowski D, Brustowicz RM, Bacsik J, Sullivan LJ, Shapiro F. Tranexamic acid reduces intraoperative blood loss in pediatric patients undergoing scoliosis surgery. Anesthesiology 2005;102:727–32

479. Shakur H, Elbourne D, Gülmezoglu M, Alfirevic Z, Ronsmans C, Allen E, Roberts I. WOMAN Trial (World Maternal Antifibrinolytic Trial): tranexamic acid for the treatment of postpartum haemorrhage: an international randomised, double blind placebo controlled trial. Trials 2010, 11:40.) (► http://www.trialsjournal.com/content/11/1/40)

480. Song G, Yang P, Zhu S, Luo E, Feng G, Hu J, Li J, Li Y. Tranexamic Acid reducing blood transfusion in children undergoing craniosynostosis surgery. J Craniofac Surg. 2013;24:299–303

481. Song G, Yang P, Hu J, Zhu S, Li Y, Wang Q. The effect of tranexamic acid on blood loss in orthognathic surgery: a meta-analysis of randomized controlled trials. Oral Surg Oral Med Oral Pathol Oral Radiol. 2013;115:595–600

482. Soni A, Saini R, Gulati A, Paul R, Bhatty S, Rajoli SR. Comparison between intravenous and intra-articular regimens of tranexamic acid in reducing blood loss during total knee arthroplasty. J Arthroplasty. 2014;29:1525–7

483. Steiner T, Juvela S, Unterberg A, Jung C, Forsting M, Rinkel G. European Stroke Organization Guidelines for the Management of Intracranial Aneurysmsand Subarachnoid Haemorrhage« (Cerebrovasc Dis 2013;35:93–112.)

484. Strang CM, Hachenberg Th. Anästhesie in der Urologie–Aktuelle Strategien zur Minimierung von Blutverlusten bei radikaler Prostatektomie. Anästhesiol Intensivmed Notfallmed Schmerzther 2013;48:494–501

485. Sukeik M, Alshryda S, Haddad FS, Mason JM. Systematic review and meta-analysis of the use of tranexamic acid in total hip replacement. J Bone Joint Surg Br. 2011;93:39–46

486. Tan J, Chen H, Liu Q, Chen C, Huang W. A meta-analysis of the effectiveness and safety of using tranexamic acid in primary unilateral total knee arthroplasty. J Surg Res. 2013;184:880–7

487. Tzortzopoulou A, Cepeda MS, Schumann R, Carr DB. Antifibrinolytic agents for reducing blood loss in scoliosis surgery in children. Cochrane Database Syst Rev. 2008 Jul 16;(3):CD006883. doi: 10.1002/14651858.CD006883.pub2

488. Verma K, Errico T, Diefenbach C, Hoelscher C, Peters A, Dryer J, Huncke T, Boenigk K, Lonner BS. The relative efficacy of antifibrinolytics in adolescent idiopathic scoliosis: a prospective randomized trial. J Bone Joint Surg Am. 2014;96:e80. doi: 10.2106/JBJS.L.00008

489. Vigna-Taglianti F, Basso L, Rolfo P, Brambilla R, Vaccari F, Lanci G, Russo R. Tranexdenamic acid for reducing blood transfusions in arthroplasty interventions: a cost-effective practice. Eur J Orthop Surg Traumatol. 2014;24:545–51

490. Wardrop D, Estcourt LJ, Brunskill SJ, Doree C, Trivella M, Stanworth S, Murphy MF. Antifibrinolytics (lysine analogues) for the prevention of bleeding in patients with haematological disorders. Cochrane Database of Systematic Reviews 2013, Issue 7. Art. No.: CD009733. DOI: 10.1002/14651858.CD009733.pub2

491. White N, Bayliss S, Moore D. Systematic review of interventions for minimizing perioperative blood transfusion for surgery for craniosynostosis. J Craniofac Surg. 2015;26:26–36

492. Whittaker BW, Christiaans SC, Altice JL, Chen MK, Bartolucci AA, Morgan CJ, Kerby JD, Pittet JF: Early coagulopathy is an independent predictor of mortality in children after severe trauma. Shock 2013, 39:421–426

493. WHO Model List of Essential Medicines. 17th list (April 2011) 10.2 Medicines affecting coagulation. (► http://whqlibdoc.who.int/hq/2011/a95053_eng.pdf?ua=1)

494. WHO recommendations for the prevention and treatment of postpartum haemorrhage. WHO Library Cataloguing-in-Publication Data. WHO recommendations for the prevention and treatment of postpartum haemorrhage. 1. Postpartum hemorrhage–prevention and control. 2. Postpartum hemorrhage–therapy. 3. Obstetric labor complications. 4. Guideline. I. World Health Organization. ISBN 978 92 4 154850 2 (NLM classification: WQ 330) (► http://apps.who.int/iris/bitstream/10665/75411/1/9789241548502_eng.pdf) (Zugriff am 04.09.2014)

495. Xu C, Wu A, Yue Y. Which is more effective in adolescent idiopathic scoliosis surgery: batroxobin, tranexamic acid or a combination? Arch Orthop Trauma Surg. 2012;132:25–31

496. Yagi M, Hasegawa J, Nagoshi N, Iizuka S, Kaneko S, Fukuda K, Takemitsu M, Shioda M, Machida M. Does the intraoperative tranexamic acid decrease operative blood loss during posterior spinal fusion for treatment of adolescent idiopathic scoliosis? Spine (Phila Pa 1976). 2012;37:E1336–42

497. Yang ZG, Chen WP, Wu LD. Effectiveness and safety of tranexamic acid in reducing blood loss in total knee arthroplasty: a meta-analysis. J Bone Joint Surg Am. 2012;94:1153–9

498. Yutthakasemsunt S, Kittiwatanagul W, Piyavechvirat P, Thinkamrop B, Phuenpathom N, Lumbiganon P. Tranexamic acid for patients with traumatic brain injury: a randomized, double-blinded, placebo-controlled trial. BMC Emerg Medicine 2013. doi: 10.1186/1471-227X-13-20. ► http://www.biomedcentral.com/1471-227X/13/20)

499. Zhang H, Chen J, Chen F, Que W. The effect of tranexamic acid on blood loss and use of blood products in total knee arthroplasty: a meta-analysis. Knee Surg Sports Traumatol Arthrosc. 2012;20:1742–52

500. Zhao-Yu C, Yan G, Wei C, Yuejv L, Ying-Ze Z. Reduced blood loss after intra-articular tranexamic acid injection during total knee arthroplasty: a meta-analysis of the literature. Knee Surg Sports Traumatol Arthrosc. 2013 Dec 19. [Epub ahead of print]

501. Zhou XD, Tao LJ, Li J, Wu LD. Do we really need tranexamic acid in total hip arthroplasty? A meta-analysis of nineteen randomized controlled trials. Arch Orthop Trauma Surg. 2013;133:1017–27

502. Zufferey P, Merquiol F, Laporte S, Decousus H, Mismetti P, Auboyer C, Samama CM, Molliex S. Do antifibrinolytics reduce allogeneic blood transfusion in orthopedic surgery? Anesthesiology 2006;105:1034–46

Fibrinogen (FI)

Dietmar Fries, Mirjam Bachler, Martin Hermann

4.1   Fibrinogen–Grundlagen – 172

4.2   Fibrinogen in der akuten Blutung – 175

4.3   Fibrinogen-Monitoring – 179

4.4   Fibrinogenersatztherapie – 180

4.5   Fibrinogen – ein Akutphaseprotein – 181

       Literatur – 182

G. Singbartl, K. Singbartl (Hrsg.), *Transfusionsassoziierte Pharmakotherapie*,
DOI 10.1007/978-3-662-47258-3_4, © Springer-Verlag Berlin Heidelberg 2016

4

┌─ **Praxisrelevante Fakten auf einen Blick** ─

Das Hauptsubstrat der Gerinnung ist Fibrinogen (FI). Bei akuter Blutung ist es zumeist der
erste Gerinnungsfaktor, der kritische Grenzwerte erreicht (150–200 mg/dl). FI kann hervorragend mittels point-of-care-tauglicher visko-
elastischer Methoden (Thrombelstographie
oder Thrombelastometrie) monitiert werden.
Die Substitution kann mittels Frischplasma,
Cryopräzipitat oder Fibrinogenkonzentrat
erfolgen. Frischplasma ist nicht besonders
effektiv, mit einer erhöhten Morbidität, insbesondere bei kritisch Kranken, sowie mit
Volumenbelastung assoziiert. Cryopräzipitat
wird in einigen europäischen Ländern nicht
angeboten. Die Gabe von Fibrinogenkonzentrat wird in verschiedenen Leitlinien empfohlen. Als Akut-Phase-Protein kann FI physio-
logischerweise bei Entzündungsprozessen,
schweren Verletzungen sowie nach großen
Operationen in kurzer Zeit auf über 1000 mg/dl
ansteigen; wobei hier Fibrinogenspaltprodukte anti-inflammatorische und sogar antibakterielle Eigenschaften haben.

4.1   Fibrinogen–Grundlagen

4.1.1   Fibrinogen innerhalb der Gerinnungskaskade

Fibrinogen (Faktor I, FI) ist ein, wenn nicht sogar
der essentielle Faktor in der Blutgerinnung. Als
Akut-Phase-Protein wird Fibrinogen in der Leber
synthetisiert. Die Normwerte für Fibrinogen liegen
im menschlichen Körper zwischen 150 und 450 mg/
dl, in der Schwangerschaft physiologisch bedingt
sogar bis 600 mg/dl. Es ist somit nach Albumin das
mengenmäßig häufigste Protein im Blutkreislauf.
Als Akute-Phase-Protein kann es bei Entzündungsprozessen in kurzer Zeit auf über 1000 mg/dl ansteigen. Die Halbwertszeit von Fibrinogen im Blutplas-
ma beträgt unter normalen Bedingungen 3–5 Tage.
Im Rahmen der Gerinnungsaktivierung
kommt es zum sog. »thrombin burst«, welcher die
Bildung eines stabilen Fibringerinnsels ermöglicht
(⬛ Abb. 4.1). Außerdem aktiviert Thrombin neben

Thrombozyten den Faktor XIII, der die (noch löslichen) Fibrinpolymere durch Bildung kovalenter
Bindungen in das unlösliche (quervernetzte) Fibrin
umwandelt. Das Fibringerinnsel wird in der Folge
verfestigt. Dieser Prozess ist für die Gerinnselfestigkeit verantwortlich, die vor allem bei blutungs-
assoziierten Gerinnungsstörungen beeinträchtigt
ist. In der Nachphase der Blutgerinnung kommt es
zur Retraktion des Blutgerinnsels. Klinisch wichtig in dieser Phase sind die Thrombozytenzahl und
-funktion sowie eine ausreichende Fibrinpolymerisation in Anwesenheit von Faktor XIII. Im Rahmen
der Lyse kommt es zur Auflösung des Fibringerinnsels. Unter physiologischen Bedingungen findet
eine moderate Lyse statt, um eine überschießende
Thrombusbildung zu verhindern.

4.1.2   Fibrinpolymerisation

Fibrinogen ist ein Glykoprotein, welches aus je zwei
α-, β- und γ-Untereinheiten besteht. Diese Untereinheiten sind über Disulfidbrücken miteinander
verbunden. Die Carboxylgruppen an der Außensei-
te werden D-Domäne genannt. Die Abspaltung der
beiden Fibrinogenpeptide A (fpA) und B (fpB) von
den beiden N-termini der α- and β-Ketten durch
Thrombin ist der initiale Prozess zur Entstehung
der nicht löslichen Form von Fibrinogen, dem Fibrin (FIa). Durch die Abspaltung des fpA kommt
es zur Exposition eines am N-Terminus gelegenen
GPR-Motifs (Knoten A), das aus den Aminosäuren
Glycin, Prolin und Arginin besteht. Mittels dieses
Motifs kommt es zu einer stabilen A:a-Wechselwir-
kung mit den komplementären »a«-Domänen in
den γ-Knoten anderer Fibrin-Moleküle. Während
die Abspaltung des fpA der Auslöser für die Ausbildung der Protofibrillen ist, kommt es durch die
Abspaltung des fpB zu einer lateralen Aggregation.
Eine wichtige Rolle bei der Ausbildung eines
Fibrin-Netzwerkes spielt die Ca^{2+}-Konzentration.
Kalzium wird über zwei in den β- und γ-Knoten
gelegenen Bindungsstellen gebunden. Hohe Kal-
ziumkonzentrationen führen zu einer verstärkten
lateralen Aggregation und führen somit zu einer
Erhöhung des Durchmessers der Fibrinfasern. Der
durchschnittliche Durchmesser der Fibrinfasern
beträgt 100 nm [1].

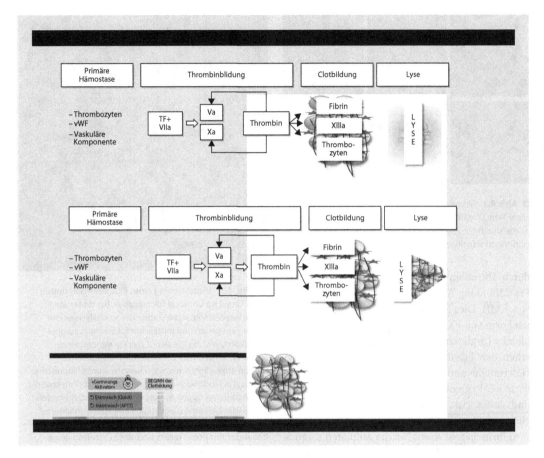

Abb. 4.1 Thrombin initiiert die Gerinnselbildung, wobei für eine ausreichende Gerinnselfestigkeit Fibrin (mit) verantwortlich ist

Von Bedeutung für die Ausbildung der Fibrinfaser ist die αC-Region, die sich am C-Terminus der Aα-Ketten (Aα32-610) befindet. Zu ihr gehört auch die flexible αC-verbindende Region (Aα221-391) [2]. Zu Beginn der Fibrin-Polymerisation ist die αC-Region nicht-kovalent an die E-Region gebunden. Nach der Fibrinpeptidabspaltung wird die αC-Region freigegeben und kann somit Interaktionen mit anderen αC-Regionen eingehen.

Während der Ausbildung eines Fibrinnetzwerkes kommt es auch zu Abzweigungen, die für die dreidimensionale Struktur des Netzwerkes wichtig sind. Das Wechselspiel zwischen lateraler Aggregation und Ausbildung von Seitensträngen ist letztendlich dafür entscheidend, ob sich vorwiegend unverzweigte dickere Fibrinstränge oder ein dich-tes, stark verästeltes Netzwerk mit dünnen Fibrinfasern ausbilden (☐ Abb. 4.2).

Der letzte Schritt in der Ausbildung des Fibrinnetzwerkes ist die Thrombin-mediierte Aktivierung der Plasma-Transglutaminase (FXIII). Der aktivierte FXIII (FXIIIa) katalysiert die kovalente Quervernetzung der Fibrin-α- und γ-Ketten. Durch den Einfluss von FXIII kommt es zur Ausbildung eines stabileren und elastischeren Blutgerinnsels, das auch resistenter bezüglich einer Fibrinolyse ist. Die Bindung von FXIIIa an Fibrin erfolgt an der αC-Region. Das Zymogen FXIII ist im Plasma in einer Konzentration von 2.16 mg/dl vorhanden. Neben Plasma ist FXIII auch in Thrombozyten vorhanden. Factor XIII ist ein 325.8-kDa-Heterotetramer, das aus 2 Einheiten (A2B2) besteht. Die Aktivierung

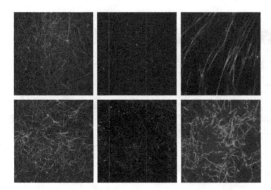

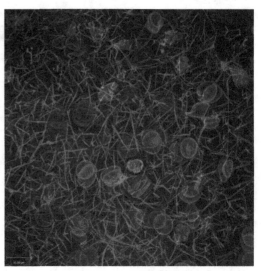

◘ **Abb. 4.2**   Visualisierung von Fibrinnetzwerken mittels »Real Time Live Confocal Microscopy«. Das Fibrinnetzwerk wurde durch die Zugabe von Fluoreszenz-markiertem Fibrinogen visualisiert. (Objektiv: 63 x Öl-Immersion)

durch Thrombin entsteht durch die Hydrolyse der Peptidbindung Arg37-Gly38 in der A Untereinheit von FXIII. Dies führt zur Ausbildung der aktivierten Form von FXIII. Das aktivierte Molekül FXIIIa bildet ε-(γ-glutamyl)-lysyl-Quervernetzungen zwischen den Fibrin-Monomeren (γ-γ-Dimere, α-γ-Heteromere und α-Polymere), wodurch benachbarte αC-Regionen des Fibrins verbunden werden und somit ein stabileres und Lyse-resistenteres Netzwerk entsteht [3].

Fibrinogen ist sowohl an der zellulären als auch flüssigen Phase des Koagulationsprozesses beteiligt: Während der zellulären Phase erleichtert Fibrinogen die Aggregation der Thrombozyten, da es über die auf der Oberfläche der Thrombozyten lokalisierten Fibrinogenrezeptoren Glykoprotein IIb/IIIa gebunden wird. Während der flüssigen Phase wird Fibrinogen von Thrombin gespalten, wodurch es zur Bildung von Fibrin-Monomeren kommt, die anschließend miteinander polymerisieren und somit das »Gerüst« des Blutgerinnsels bilden (◘ Abb. 4.3).

◘ **Abb. 4.3**   Visualisierung eines Blutgerinnsels mittels »Real Time Live Confocal Microscopy«. Bei dieser Methode werden sog. »Live Stains« der zu analysierenden Probe zugegeben und mittels konfokaler Mikroskopie visualisiert. Wichtig hierbei ist das Verwenden eines Systems, das auch die Visualisierung nicht fixierter Proben ermöglicht. Im obigen Beispiel wurde Fluoreszenz markiertes Fibrinogen verwendet, um das Fibrinnetzwerk zu visualisieren (grün). Mittels Hoechst-Farbstoff wurden in blau die Zellkerne dargestellt. Fluoreszenz-markiertes Weizenkeimlektin visualisiert die Erythrozyten (rot). Im Bildausschnitt unten rechts sind alle 3 Einzelkanäle gemeinsam dargestellt. Objektiv: (63 x, Öl-Immersion)

4.1.3   Fibrinogen – Schlüsselmolekül der Blutgerinnung?

Zahlreiche Publikationen belegen die zentrale Rolle von Fibrinogen im Rahmen der Blutgerinnung.

Die präoperative Messung der Fibrinogenkonzentration im Plasma kann als prädiktiver Parameter für peri- und postoperative Blutungen verwendet werden. Bei postpartalen Blutungen weisen niedrige Fibrinogenwerte auf eine zu erwartende schwere Blutung hin. Einhergehend mit dem besseren Verständnis bezüglich der Fibrinogenkonzentration im Blut als prädiktiver Parameter kam die Idee der prophylaktischen Supplementierung mit Fibrinogen (und anderen Koagulationsfaktoren) vor Eingriffen, bei denen mit Blutungen zu rechnen ist. Ziel einer solchen Prophylaxe ist die Verzögerung/Minimierung/Verhinderung einer Koagulopathie. Der Erfolg einer solchen prophylaktischen Fibrinogen-Supplementierung konnte bisher lediglich in kleinen klinischen Untersuchungen gezeigt werden. Rezente Studien aus dem herzchirurgischen Bereich sowie bei Frauen mit peripartalen Blutungen konnten diese Hypothese nicht bestätigen, wobei diese Untersuchungen schwere methodische Schwächen aufweisen.

Die Autoren sind der Meinung, dass eine Substitution nicht prophylaktisch, sondern bei klinischer Notwendigkeit (akute Blutung oder große Gefahr einer bedrohlichen Blutung bzw. Blutungskomplikation) indiziert ist. In den aktuellen europäischen Empfehlungen zur Behandlung von Trauma-assoziierten Blutungen sowie in europäischen Richtlinien zur Behandlung schwerer perioperativer Blutungen wird lediglich eine Substitution bei erniedrigten Werten empfohlen [4, 5].

4.2 Fibrinogen in der akuten Blutung

Die wesentlichen Faktoren, die eine blutungsbedingte erworbene Gerinnungsstörung verursachen, sind:

1. Verlustkoagulopathie
2. Dilutionskoagulopathie
3. Hyperfibrinolyse
4. Azidose
5. Hypothermie
6. Anämie
7. Elektrolytstörung

In Abhängigkeit vom Ausmaß des Blutverlustes und der Schwere der Verletzung/des Traumas bzw. der Operation tritt i. d. R. eine Kombination der oben angeführten Störungen auf. Alle o. g. Störungen interagieren mit der **Fibrinpolymerisation**.

4.2.1 Verlust- und Dilutionskoagulopathie

Die Kombination aus Verlust- und Verdünnungskoagulopathie führt in der Regel zu einer gesteigerten Blutungsneigung. Das verlorene Blutvolumen wird zumindest initial durch Kristalloide, Kolloide und Erythrozytenkonzentrate ersetzt, wodurch eine Dilution aller plasmatischer Gerinnungsfaktoren resultiert. Eine **Verlust**koagulopathie geht daher nahezu immer mit einer **Verdünnungs**koagulopathie einher. Das Ausmaß der Gerinnungsstörung ist abhängig von der Menge und Dynamik des Blutverlustes, von der Menge und Art der verabreichten Volumenersatzmittels sowie von der Ausgangskonzentration des Fibrinogens. Unterschreitet Fibrinogen einen kritischen Wert von 150–200 mg/dl ist eine suffiziente Blutstillung nicht mehr gewährleistet. Dies kann zu einer diffusen Blutungsneigung inklusive dem Auftreten von Schleimhautblutung und Blutungen neben Einstichstellen von intravasalen Kathetern führen, ohne dass eine therapierbare chirurgische Blutung vorliegt. Bei schwerverletzten Patienten wurde bei einem Fibrinogenwert von unter 100 mg/dl eine erhöhte Mortalität beobachtet [6].

Bereits eine relativ mäßige Dilution stört in erster Linie die Fibrinpolymerisation. Dies wurde in einer Arbeit an 60 Patienten während Kniegelenksersatz-Operationen gezeigt. Die Patienten erhielten entweder ausschließlich Ringerlaktat (Fresenius, Pharma Austria GmbH), die Kombination aus Ringerlaktat mit Gelatine (4 % Gelofusin® Braun, Maria Enzersdorf, Österreich) oder die Kombination aus Ringerlaktat mit Hydroxyethylstärke (6 % Isohes 200/0.5®, Fresenius, Pharma Austria GmbH). Den Patienten der Kristalloidgruppe wurden im Mittel 4801 ml Ringerlaktat infundiert, den Patienten der Kolloidgruppen 1970 ml Ringerlaktat und 1242 ml Hydroxyethylstärke bzw. 1794 ml Ringerlaktat und 1435 ml Gelatine. Trotz eines geringen Blutverlustes von ca. 10 % des geschätzten Blutvolumens in allen Gruppen und den moderaten Mengen an verabreichten Kolloiden konnte eine Beeinträchtigung der Fibrinpolymerisation in den beiden Kolloidgruppen thrombelastometrisch detektiert werden, wobei die Beeinträchtigung der Fibrinpolymerisation bei den HES-Patienten statistisch signifikant am ausgeprägtesten war [7]. Die gleiche Beobachtung wurde auch bei orthopädischen Patienten gemacht, die sich großen Wirbelsäulenoperationen unterzogen haben [8]. Der klinisch bedeutsame Abfall der Fibrinogenkonzentration konnte auch in einem mathematischen Modell nachvollzogen werden. Singbartl et al. zeigten, dass im Rahmen einer normovolämen Dilution bei einem Ausgangs-Fibrinogen von ≤ 300 mg/dl die kritische Fibrinogenkonzentration von 100 mg/dl erreicht wird, bevor ein kritischer Hämatokrit die Gabe von Erythrozyten erfordern würde [9].

4

Die Frage nach dem optimalen Volumenersatzmittel, um den Verlust intravasalen Blutvolumens zu ersetzen, wird weiterhin kontrovers diskutiert. Der Einsatz von Humanalbumin hat bisher in klinischen Untersuchungen keinen signifikanten Vorteil zeigen können. Dextrane haben kaum noch eine Bedeutung zur Volumenersatztherapie. Aufgrund ihrer ausgeprägten negativen Auswirkungen auf das Gerinnungssystem lassen sie sich allenfalls als Antikoagulans, nicht jedoch zur Volumentherapie sinnvoll einsetzen.

Ob kolloidale Infusionslösungen generell gegenüber kristalloiden Lösungen einen Vorteil haben, ist noch nicht schlüssig geklärt worden. In verschiedenen Meta-Analysen konnte gezeigt werden, dass die Verabreichung von Kolloiden mit einer erhöhten Mortalität assoziiert war [10]. Inwieweit diese Meta-Analysen für europäische Bedingungen schlüssig sind, ist fraglich. Bei den eingeschlossenen Untersuchungen handelt es sich in erster Linie um nordamerikanische Studien, in denen Dextrane und hochmolekulare Hydroxyethylstärkepräparate mit hohem Substitutionsgrad eingesetzt wurden, die in Mitteleuropa aufgrund ihres hohen Nebenwirkungspotenzials insbesondere auf das Gerinnungssystem seit langem nicht mehr verwendet werden.

Kristalloide beeinträchtigen in erster Linie durch ihren Verdünnungseffekt das Gerinnungssystem. In einigen Arbeiten wurde erstaunlicherweise postuliert, dass Kristalloide, aber auch Gelatine in milder Dosierung eine Hyperkoagulabilität verursacht. Bei diesen Arbeiten handelt es sich aber in erster Linie um *in-vitro*-Studien mit nicht-aktivierten thrombelastographischen Messungen. Trotz verkürzter Gerinnselbildungszeiten und angestiegener Gerinnselfestigkeiten konnten aber keine Änderungen der aktivierten Gerinnungsmarker (Thrombin-Antithrombin-Komplex) gefunden werden. Vermutlich handelt es sich bei diesem Phänomen um einen *in-vitro*-Effekt, der durch den Einfluss der Sedimentation roter Blutkörperchen in verdünnten Proben bei langer Messzeit zustande kommen kann. Messungen mit aktivierten Proben mit deutlich verkürzter Messzeit konnten dieses Phänomen jedenfalls nicht bestätigen. Zusammenfassend haben Kristalloide lediglich einen geringen verdünnenden Effekt auf die Fibrinpolymerisation, der im Vergleich zu den Kolloiden als gering zu

beurteilen ist [8]. Den günstigen Eigenschaften der Kristalloide auf das Gerinnungssystem verglichen mit synthetischen Kolloiden steht jedoch der geringe Volumeneffekt gegenüber.

Gelatinepräparate haben neben ihrem Verdünnungseffekt auch spezifische Effekte auf das Gerinnungssystem. Sie verursachen in erster Linie eine Beeinträchtigung der Fibrinpolymerisation sowie eine gestörte Quervernetzung der Fibrinmonomere. Darüber hinaus wurde eine verminderte Gerinnselelastizität sowie ein vermindertes Gerinnselgewicht unter Gelatinesubstitution beschrieben [11]. Im Vergleich zu Hydroxyethylstärkepräparaten sind die Auswirkungen auf die Fibrinpolymerisation jedoch weniger ausgeprägt.

Hydroxyethylstärkepräparate (HES), v. a. Lösungen mit hohem Molekulargewicht und hohem Substitutionsgrad verursachen dosisabhängig eine verstärkte Blutungsneigung. HES-Lösungen verursachen ein von Willebrand-Typ-1-ähnliches Syndrom, welches durch erniedrigte FVIII-Aktivität und verminderte vWF-Plasmaspiegel charakterisiert ist. Daneben beeinträchtigt HES ebenfalls die Fibrinpolymerisation. Die Auswirkungen auf die Fibrinpolymerisation sind deutlich ausgeprägter als die bei Gelatine. Der zugrundeliegende Mechanismus bei der HES-induzierten Fibrinpolymerisation scheint zu sein, dass es durch HES zu einer gestörten Querverbindung der einzelnen Fibrinfibrillen kommt. Die einzelnen Fibrinfäden wirken dann aufgedunsen und dicker, sind jedoch durch eine beeinträchtigte Gerinnselfestigkeit gekennzeichnet (◘ Abb. 4.4).

4.2.2 Fibrinolyse und Hyperfibrinolyse

Bei der Fibrinolyse handelt es sich mitunter um einen physiologischen Vorgang, der einer überschießenden Gerinnung und Fibrinbildung entgegenwirkt. Während bei kritisch-kranken Patienten eine milde Aktivierung der Fibrinolyse mit einem verbesserten Outcome assoziiert ist, kann bei akut blutenden Patienten die Häufigkeit sowie die deletären Auswirkungen einer **Hyperfibrinolyse** leicht unterschätzt werden. Betroffen sind vor allem schockierte Patienten, insbesondere nach einer kardiopulmonalen Reanimation (CPR). Patienten mit

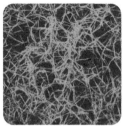

a   Kontrolle   b   60% - ige Verdünnung
mit 6% HES 130/0.4 (Voluven®)

◻ Abb. 4.4 Visualisierung eines Blutgerinnsels mittels
»Real Time Live Confocal Microscopy« A: Normales Blutgerinnsel. B: Gerinnsel nach 60%-tiger Dilution mittels
6 % HES 130/0.4. Aufgrund einer HES-induzierten Störung
der Quervernetzung der einzelnen Fibrinfibrillen erscheinen diese dicker, sind jedoch deutlich weniger stabil

Schädel-Hirn-Trauma (SHT), Thoraxtrauma und
Verletzungen des Urogenitaltraktes sind ebenfalls
häufig betroffen. Die durch Gewebe- und Endo-
thelschäden bedingte Aktivierung des Gerinnungssystems führt zur Freisetzung von Gewebe-Plasmi-
nogen-Aktivator (t-PA) und dessen Gegenspieler
Plasminogen-Aktivator-Inhibitor Typ 1 (PAI-1).
Der Anstieg von t-PA scheint den von PAI-1 zu
übertreffen, was eine mögliche Erklärung einer
Hyperfibrinolyse ist. Im Routine- und Notfalllabor
stehen keine molekularen Marker zum Nachweis
einer Hyperfibrinolyse zur Verfügung. D-Dimere
sind in der Diagnostik unzuverlässig. Zur Detektion einer akuten Hyperfibrinolyse eignet sich das
ROTEM®/TEG®. Für das ROTEM®-System steht
hierfür der sog. ApTEM®-Test (Aprotininzusatz)
zur Verfügung (◻ Abb. 4.5).

Die Wirksamkeit von Antifibrinolytika ist vor
allem in der Herzchirurgie, Orthopädie und Lebertransplantationschirurgie, Gynäkologie sowie bei
schwerverletzten Patienten gut untersucht worden.

Aprotinin wurde aufgrund von Komplikation
bei herzchirurgischen Patienten vom Markt genommen und ist nicht mehr erhältlich. (Hrsg.: In
Deutschland ruhte die Zulassung von 2007–2013;
aktuell ist Aprotinin in der Kardiochirurgie unter
bestimmten Prämissen wieder für definierte Eingriffe zugelassen, ▶ Kap. 3).

Das aktuell am meisten eingesetzte Antifibrinolytikum ist **Tranexamsäure**. Tranexamsäure
blockiert irreversibel die Lysinbindungsstelle des

Plasminmoleküls, wodurch die zur Aktivierung
notwendige Bindung von Plasminogen an t-PA und
an Fibrinogen blockiert wird. Dank des Einsatzes
von Tranexamsäure konnten in der Leber- und
Herzchirurgie sowie in der Orthopädie, Urologie
und Gynäkologie allogene Bluttransfusionen eingespart werden. In einer großen prospektiven mul-
tinationalen randomisierten doppelblinden Studie
konnte mithilfe von TXA sogar die Mortalität bei
Traumapatienten reduziert werden. Die Ergebnisse
weiterer großer Studien bei Frauen mit peripartalen Blutungskomplikationen (WOMAN TRIAL)
und Patienten mit traumatischen Hirnblutungen
(CRASH-3) sind noch ausständig. Mögliche ge-
fährliche Komplikationen von Tranexamsäure sind
neben thromboembolischen Komplikationen die
Bildung eines obstruktiven Koagels in den ablei-
tenden Harnwegen sowie eine erniedrigte Krampf-
schwelle. Bei akuten Blutungen mit nachgewiese-
ner oder klinischem Verdacht auf Hyperfibrinolyse
verwenden die Autoren eine Dosis von 20 mg/kg
KG, die ggf. repetiert werden muss. Da Tranexamsäure renal eliminiert wird, muss berücksichtigt
werden, dass es bei Patienten mit eingeschränkter
Nierenfunktion zu einer Akkumulation kommen
kann und damit toxische Konzentrationen erreicht
werden können. Im Rahmen sehr hoher Konzentrationen oder im Zuge von Akkumulationen muss
berücksichtigt werden, dass es hier zu Krampfanfällen kommen kann.

Aminokapronsäure wird vor allem im anglo-
amerikanischen Raum verwendet. Im Vergleich zu
Tranexamsäure bietet diese Substanz keine Vorteile.

4.2.3 Fibrinogen in der Hypothermie

Hypothermie ist mit einer gesteigerten Mortalität
und Blutungsneigung verbunden. Unter 33–34°C
ist mit einer Beeinträchtigung der plasmatischen
Gerinnung zu rechnen.

Die Auswirkungen einer Hypothermie auf die
Fibrinpolymerisation ist bisher nicht gut untersucht worden. In mehreren experimentellen Untersuchungen konnte kein wesentlicher Einfluss auf
die Fibrinpolymerisation gefunden werden. In
tierexperimentellen Untersuchungen konnte bei
Temperaturen um 32°C ebenfalls kein vermehrter

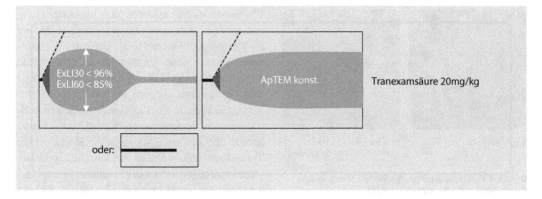

4

oder:

● **Abb. 4.5**   Beispiel einer thrombelastometrischen Messung mit Nachweis einer Hyperfibrinolyse. Der ApTEM®-Test reversiert »*in vitro*« die Hyperfibrinolyse

Fibrinogenabbau gefunden werden. Allerdings war der Fibrinogenmetabolismus gestört. Es konnte unter diesen niedrigen Temperaturen kein Fibrinogen nachgebildet werden. Aufgrund des grundsätzlich sehr langsamen Fibrinogenstoffwechsels ist mit messbaren Fibrinogenabfällen (> 10 %) erst nach 6 Stunden unter schwerer Hypothermie zu rechnen. In der klinischen Praxis ist Hypothermie jedoch oft mit Blutung assoziiert [12]. Wenn es aufgrund einer Blutung und/oder einer zusätzlichen Infusionstherapie beispielsweise durch HES-Präparate zu einer zusätzlichen Dilutionskoagulopathie kommt, wird diese hypothermiebedingte Koagulopathie klinisch relevant. In *in-vitro*-Untersuchungen konnte durch Verabreichung von Fibrinogen und Faktor XIII eine Kombination aus Hypothermie und Dilution teilweise kompensiert werden. Neben der plasmatischen Störung kommt es bei Körperkerntemperaturen unter 34°C zu einem verstärkten Pooling von Thrombozyten in der Milz sowie zu Thrombozytenadhäsions- und Aggregationsstörungen, wobei die Thrombozytenaggregation zumindest bei milder Hypothermie zunächst gesteigert ist.

Diese Effekte sind bei therapeutischer Hypothermie zu beachten, allerdings scheinen Temperaturen bis 34°C vertretbar. Bezüglich des Monitorings muss bedacht werden, dass Routinegerinnungstests standardisiert bei 37°C durchgeführt werden, während ROTEM®-/TEG®-Analysen temperaturadaptiert durchgeführt werden können.

4.2.4   Fibrinogen und Azidose

Hypovolämie/Schock, Ischämie und Reperfusionsphänomene sind neben iatrogenen Faktoren (Citratbelastung im Rahmen einer Massivtransfusion plasmahaltiger Blutderivate und/oder großer Mengen von unbalanzierter »physiologischer« Kochsalzlösung) als Ursache für die Entstehung einer Azidose anzusehen, welche ihrerseits zu einer Beeinträchtigung des hämostatischen Potentials führt. Die Kombination aus Hypothermie, Azidose und Gerinnungsstörung (»lethal triad«) erhöht die Mortalität, wobei das Ausmaß der Azidose ebenfalls mit dem Grad der Gerinnungsstörung sowie der Mortalität korreliert.

In experimentellen Untersuchungen konnte nachgewiesen werden, dass bereits bei pH-Werten von 7,3 zunächst die Thrombingeneration beeinträchtigt ist. In weiterer Folge ist bei pH Werten um 7,1 mit relevanten Fibrinogenabfällen zu rechnen [13]. Eine Puffertherapie alleine ist nicht in der Lage, einen Azidose-bedingten Fibrinogenabfall zu normalisieren. Ist eine Fibrinogensubstitution unter Azidose aus klinischen Gesichtspunkten angezeigt (aktive klinisch relevante Blutung?) ist nach Meinung der Autoren eine Puffertherapie anzuwenden, um den bestmöglichen Effekt der Substitution zu erzielen. Klinische Studien sind diesbezüglich jedoch noch ausständig.

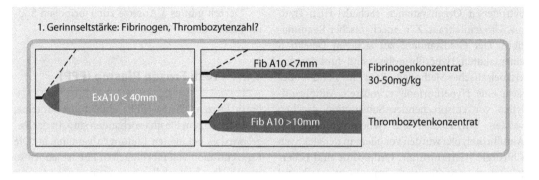

Abb. 4.6 Beispiel einer thrombelastometrischen Messung mit Nachweis einer verminderten Gerinnselfestigkeit und der Differentialdiagnose: Fibrinogenmangel – Thrombozytopenie

4.3 Fibrinogen-Monitoring

Zur Berechnung kritischer Blutverluste, die zu einer Verlust- bzw. Verdünnungskoagulopathie führen, gibt es mehrere Faustformeln (z. B. Verlust des einfachen totalen Blutvolumens in 4 Stunden bzw. des zweifachen totalen Blutvolumens in 24 Stunden), die jedoch im Hinblick auf ihre klinische Einsatztauglichkeit sehr fragwürdig erscheinen, oftmals noch aus der Vollblutära stammen und klinisch nie evaluiert wurden. Daher sollte die aktuelle Gerinnungssituation verlässlich und sofort monitorierbar und damit gezielt therapierbar sein. Standard-Laboranalysen sind aufgrund des zeitlichen Delays von bis zu 45min oder darüber hinaus oft wertlos und nur begrenzt aussagekräftig. In dieser Situation ist der Einsatz eines validen *point-of-care*-tauglichen Systems von großem praktischem Nutzen. In einer prospektiven Untersuchung konnte durch den Einsatz von POC-Monitoring bei kardiochirurgischen Patienten eine effektivere Gerinnungstherapie mit der Einsparung von Blut- und Gerinnungspräparaten durchgeführt werden. Das optimierte Gerinnungsmanagement hat hier außerdem zu einer verbesserten Überlebensrate geführt [14].

Die **Fibrinogenbestimmung** ist ein wesentlicher Bestandteil der Gerinnungsdiagnostik beim akut blutenden Patienten (◘ Abb. 4.6). Fibrinogen wird meist durch die Methode nach Clauss bestimmt. Hierbei wird dem zu untersuchenden Plasma Thrombin beigemischt, wobei sich die Fibrinogenkonzentration proportional zur gemessenen Gerinnungszeit verhält. Dieser Test liefert in einem Bereich zwischen 100 bis 400 mg/dl verlässliche Resultate. Sehr niedrige sowie sehr hohe Fibrinogenwerte werden nicht genau erfasst. Dieser Test kann in bestimmten Situationen falsch-hochpositiv sein: Kolloide und Fibrinogenspaltprodukte beschleunigen die optische Trübungsreaktion im Plasma, sodass klinisch relevante Fibrinogenmangelzustände bei Patienten, die große Mengen synthetischer Kolloide erhalten haben, erst sehr spät detektiert werden [9]. Auf der anderen Seite werden bei Patienten nach Einnahme der sog. neuen oralen Antikoagulatien falsch-niedrige Fibrinogenwerte nach Clauss gemessen. Mechanische Gerinnungsmessmethoden, wie beispielsweise die Thrombelastographie bzw. Rotationsthrombelastometrie, sind hier von Vorteil. Die Rotationsthrombelastometrie (ROTEM®, TEM Innovation, Munich, Deutschland) eignet sich auch hervorragend als point-of-care-»Schnelltest«. Die Gerinnselfestigkeit des sog. FiBTEM®-Wertes nach 5 oder 10 Minuten Messdauer (sog. A5- bzw. A10-Wert) kann auf einen Fibrinogenmangel hinweisen. Die rechtzeitige Behandlung bei entsprechender klinischer Symptomatik ist in der Lage, den Transfusionsbedarf zu reduzieren und damit Blutungs- und transfusionsassoziierte Komplikationen zu minimieren [15].

Bei auffallend niedrigen Fibrinogenwerten muss bei aktiv blutenden Patienten immer auch mit einer Hyperfibrinolyse gerechnet werden. Eine Hyperfibrinolyse kann nicht sicher vorhergesagt werden, korreliert aber mit dem Schweregrad beispielsweise der vorliegenden Verletzung oder dem begleitendem Schockgeschehen und den betroffenen Organsystemen (Schädel-Hirn-Trauma, Urogenitaltrakt, Z. n. mechanischer Reanimation). Der Goldstandard zur sicheren Detektion einer akuten Hyperfibrinolyse sind funktionelle/viskoelastische Methoden, ROTEM®/TEG®. Besteht eine Hyperfibrinolyse, müssen Antifibrinolytika vor entsprechender Substitution gegeben werden. Wirksamkeit und Nebenwirkungen von Antifibrinolytika wurden vor allem in der elektiven Chirurgie (Herzchirurgie, Orthopädie und Lebertransplantationschirurgie) untersucht, während nur wenige Daten über den Einsatz bei polytraumatisierten Patienten vorliegen. Tranexamsäure blockiert irreversibel die Lysinbindungsstelle des Plasminmoleküls, wodurch die Bindung von Plasminogen an t-PA und an Fibrinogen gehemmt wird. Eine rezente Meta-Analyse, in der 20.781 Patienten eingeschlossen wurden, kam zu dem Ergebnis, dass Tranexamsäure die perioperative Transfusionshäufigkeit reduziert.

Das Vorliegen einer Hyperfibrinolyse kann in der Akutsituation nur mittels Thrombelastographie/-metrie bewiesen werden. Steht dies nicht zur Verfügung, sollte auf Verdacht hin bei massiv blutenden Patienten eine antifibrinolytische Therapie indiziert werden.

4.4   Fibrinogenersatztherapie

Das Gerinnungsmanagement akut und schwer blutender Patienten muss aggressiv und schnell eingeleitet werden. Ziel ist es, das noch vorhandene hämostatische Potential zu erhalten und zielgerichtet bzw. bedarfsgerecht zu optimieren. Wird beispielsweise eine chirurgische Blutungssituation bei einem polytraumatisierten Patienten durch eine Gerinnungsstörung aggraviert, hat dies mit großer Wahrscheinlichkeit dramatische Auswirkungen auf das Outcome des Patienten. In der Literatur wird berichtet, dass bei Patienten mit identem *Injurity Severity Score* (ISS) alleine durch das Auftreten einer Koagulopathie nahezu eine Verdoppelung der Mortalität resultiert [17]. Auch bei kardiochirurgischen Patienten ist ein erhöhter perioperativer Transfusionsbedarf mit einer signifikant erhöhten Mortalität assoziiert.

Derzeit gibt es 3 Ansätze zur Fibrinogen Supplementierung:

4.4.1   Fresh Frozen Plasma (FFP)

Fresh Frozen Plasma (FFP) enthält alle Proteine, die in humanem Plasma vorhanden sind. In der Regel wird es bei akuten Blutungen verabreicht. Die Konzentration von Fibrinogen in FFP ist jedoch so gering, dass bestenfalls nur extrem große Mengen von FFP in der Lage sind, einen relevanten Fibrinogenanstieg zu bewirken. Es sollte berücksichtigt werden, dass FFP dosisabhängig die gleichen Komplikationen und Nebenwirkungen (Oxygenierungsstörungen/erhöhte Inzidenz von [nosokomialen] Infektionen/Multiorganversagen) wie alle anderen allogenen Blutprodukte aufweist.

4.4.2   Cryopräzipitate

Cryopräzipitate werden aus FFP hergestellt. Sie enthalten höhere Konzentrationen an Fibrinogen als FFP. Aufgrund der Gefahr immunologischer Reaktionen und Transmission von infektiösen Agentien werden Cryopräzipitate in einigen europäischen Staaten nicht mehr verabreicht [16]. Cryopräzipitate als auch FFP benötigen ein Blutgruppenmatching und Auftauen, wodurch es zu Verzögerungen bei Ihrer Verabreichung kommt.

4.4.3   Fibrinogenkonzentrate

Fibrinogenkonzentrate werden aus humanem Plasma gewonnen und bei Raumtemperatur als pasteurisiertes, lyophilisiertes Pulver gelagert. Da kein Blutgruppenmatching oder Auftauen nötig ist, können sie bei Bedarf sofort verabreicht werden. Sie können in geringen Volumina gelöst werden in Konzentrationen von 20 g/l. Auf diese Art können große Dosen in vergleichsweise kurzer Zeit effektiv verabreicht werden. Auf Grund der viralen Inaktivierung ist das Risiko einer viralen Infektion minimiert. Es konnte bisher kein erhöhtes Risiko für ein erhöhtes thromboembolisches Risiko in Zusammenhang mit der Gabe von Fibrinogen gefunden werden [18].

4.4.4 Massivtransfusionsalgorithmen

Neuere US-amerikanische und skandinavische Behandlungsprotokolle für **massive Blutungen** empfehlen vielfach den Einsatz von Erythrozytenkonzentraten (EK), Frischplasmen (FFP) und Thrombozytenkonzentraten (TK) in fixen Verhältnissen. Diese Empfehlungen beziehen sich hauptsächlich auf Ergebnisse retrospektiver Studien und sind umstritten. Patienten und Patientinnen, die nach diesem Konzept behandelt werden, weisen eine gesteigerte Exposition gegenüber Fremdblutprodukten sowie eine erhöhte Morbidität auf. Außerdem negiert eine Transfusion von Blutprodukten in fixen Verhältnissen den individuell unterschiedlichen Bedarf sowie die zugrundeliegende Erkrankung. Der Einsatz von Frischplasma wirft in diesem Kontext verschiedene Fragen auf:

4.4.5 FFP und Effektivität

Ein Ungleichgewicht im Gerinnungssystem kann durch den Einsatz von FFP nicht unmittelbar behoben werden. Ausschlaggebend für eine effektive Korrektur ist nicht die Gesamtmenge an Gerinnungsfaktoren die substituiert wird, sonderen deren Konzentration [19]. Die Konzentration insbesondere von Fibrinogen in FFP entspricht bestenfalls physiologischen Verhältnissen und ist damit zu gering, um eine relevante Konzentrationsänderung bei koagulopathischen und blutenden Patienten und Patientinnen zu erzielen. Die Fibrinogenkonzentrationen können außerdem spenderbedingt beträchtlich variieren und sind letztlich nicht bekannt. Darüber hinaus werden die endgültigen Konzentrationen an Faktoren auch durch Produktionsprozesse und Virus-Inaktivierungs-Schritte beeinflusst, was zur Folge hat, dass z. B. beim Einsatz von virusinaktiviertem Plasma (Octaplas® in Österreich als SD-Plasma verfügbar) deutlich größere Mengen verabreicht werden müssen (> 20 %). Außerdem ist zu bedenken, dass mit FFP keine gezielte Korrektur möglich ist, da alle

Prokoagulatoren aber auch Antikoagulatoren enthalten sind.

4.4.6 FFP und Nebenwirkungen

Um einen klinisch relevanten Anstieg von Gerinnungsfaktoren bei koagulopatischen Patienten zu erzielen, sind FFP-Mengen von ≥ 30 ml/kg KG erforderlich. Die damit verbundene Volumenbelastung kann bei kritisch Kranken zu TACO (=»*Transfusion Associated Cardiac Overload*«) führen [20] und steigert den Bedarf an EK und TK durch eine dilutionsbedingten Anämie und Thrombopenie. In einer Reihe von retrospektiven Studien und prospektiven Kohortenanalysen konnte gezeigt werden, dass die Rate schwerer Infektionen und respiratorischer Komplikationen unter FFP-Therapie ansteigt [21–23]. Dieser Effekt ist dosisabhängig: Watson et al. haben in einer prospektiven Kohorten-Studie gezeigt, dass das Risiko für nosokomialer Infekte, ARDS und Multiorganversagen mit der Gesamtmenge der transfundierten FFPs korreliert [24]. Darüber hinaus bewirkt FFP in hohen Dosen einen Zitratüberschuss (Koagulopathie, verminderte Ejektionsfraktion, Arrhythmien, erhöhte neuromuskuläre Erregbarkeit). Bei akuten Blutungen muss zudem bedacht werden, dass in der Regel 35–40 min vergehen, bis die benötigten FFP zur Verfügung stehen. In der klinischen Praxis muss FFP daher frühzeitig und oft bereits auf Verdacht geordert und »prophylaktisch« verabreicht werden – eine Praxis, die in Expertenkreisen durchwegs abgelehnt wird.

4.5 Fibrinogen – ein Akutphaseprotein

Polytraumapatienten sowie Patienten nach großen chirurgischen Eingriffen weisen ein Thromboembolierisiko von bis zu 80 % auf, sofern auf eine Antikoagulation verzichtet wird. In diesem Zusammenhang ist die Sicherheit der Fibrinogensubstitution im Rahmen der Blutung kritisch zu hinterfragen:

Obwohl erhöhtes Fibrinogen in SIRS und Sepsis (auch als Folge des Traumas bzw. einer großen Operation) mit mikrovaskulären Thrombosen

4

und folglich mit Organversagen [4] assoziiert ist, versucht der Körper bei Sepsis/SIRS Patienten ein natürlicher Anstieg der Plasma-Fibrinogenwerte bis weit über die Normwerte zu erreichen. Dieser Anstieg ist unabhängig davon, ob und wie viel Fibrinogen im Vorfeld substituiert worden ist [25].

Der Grund für diesen Anstieg liegt in der Rolle von Fibrinogen als Teil der angeborenen Immunabwehr. Wenn Bakterien in den Körper dringen, so benötigt diese eine Matrix wie z. B. Kollagen, Fibronektin und/oder Fibrinogen [26–30], um sich daran zu binden sowie sich im Körper zu verbreiten [31]. Manche Bakterien können Fibrinogen via Fibrinogenbindungsstellen (z. B. dem Clumpingfaktor A des *Staphyloccocus aureus*) auch dazu nutzen, um zu klumpen und sich somit vor der Abwehr des Körpers sowie dem Zugriff von Antibiotika zu schützen. Diese Bindungsstellen gelten gleichzeitig als ein sog. Virulenzfaktor und können zu einer überschießenden Immunreaktion des Körpers führen.

Fibrinogen dient dem Bakterium aber nicht nur zur Anheftung, Verklumpung und Verbreitung von Pathogenen, sondern es verstärkt die Immunantwort im Körper, um Immunzellen an die Stelle der Pathogene zu locken [31].Diese Immunzellen wiederum fördern die Koagulation hauptsächlich über den extrinsischen Pfad via Gewebefaktor (Tissue Factor), welcher von aktivierten Endothelzellen sowie Monozyten präsentiert werden. Nun stellt sich doch die Frage, was denn der Sinn hinter der Sepsis-abhängigen Hyperfibrinogenämie sowie die Propagierung eines tendenziellen hyperkoaglen Status im Körper ist: Erst in den letzten Jahren wurde die antibakterielle Aktivität von Fibrinogen und seinen Spaltprodukten erkannt. Damit Fibrinogen antibakteriell wirken kann, muss es zum einen polymerisieren und ein Fibrinnetz bilden und zum anderen muss die Fibrinolyse stattfinden [32].

Wird ein Fibrinnetz gebildet, so verfangen sich die Bakterien zunächst darin, was eine weitere Verbreitung im Körper verhindert. Dies ist anscheinend nur möglich, sofern die Bakterien Fibrinogenbindungsstellen haben, was hauptsächlich bei grampositiven Bakterien vorkommt. Bakterien wiederum haben Mechanismen sich zu wehren, wie z. B. das Herunterregulieren der Fibrinogenbindungsstellen oder Kapselbildung.

Durch die Polymerisation und Aktivierung der Fibrinolyse werden Fibrinogenspaltprodukte frei, welche antimikrobielle Eigenschaften aufweisen [32–38]. Somit wird ein antimikrobielles Milieu im Gerinnsel geschaffen [12, 13, 20, 28]. Das bekannteste Peptid hierbei ist das Bß15-42, welches in der Literatur als GHR28 (im Zusammenhang mit der antimikrobiellen Wirkung) oder als FX06 (ein Arzneimittel in der Entwicklung) bekannt ist.

Das bei der Fibrinolyse freigesetzte Bß15-42 hat neben den antibiotischen Eigenschaften noch eine weitere Funktion. So bindet es an Endothelzellen und vermittelt die Verstärkung der Tight Junctions (Verbindungen zwischen den Endothelzellen). Dadurch wird das Kapillarlecksyndrom verhindert bzw. reduziert, was vor Organversagen und schockbedingten Ischämie in den Organen schützt [36–38].

Literatur

1. Helms CC, Ariens RA, Uitte de Willige S, Standeven KF, Guthold M. alpha-alpha Cross-links increase fibrin fiber elasticity and stiffness. Biophysical journal. [Research Support, N.I.H., Extramural. Research Support, Non-U.S. Gov't Research Support, U.S. Gov't, Non-P.H.S.]. 2012 Jan 4;102(1):168–75

2. Weisel JW, Litvinov RI. Mechanisms of fibrin polymerization and clinical implications. Blood. [Research Support, N.I.H., Extramural Review. 2013 Mar 7;121(10):1712–9

3. Smith KA, Adamson PJ, Pease RJ, Brown JM, Balmforth AJ, Cordell PA, et al. Interactions between factor XIII and the alphaC region of fibrinogen. Blood. [In Vitro Research Support, Non-U.S. Gov't]. 2011 Mar 24;117(12):3460–8

4. Kozek-Langenecker SA, Afshari A, Albaladejo P, Santullano CA, De Robertis E, Filipescu DC, et al. Management of severe perioperative bleeding: guidelines from the European Society of Anaesthesiology. Eur J Anaesthesiol. [Research Support, Non-U.S. Gov't Review]. 2013 Jun;30(6):270–382

5. Spahn DR, Bouillon B, Cerny V, Coats TJ, Duranteau J, Fernandez-Mondejar E, et al. Management of bleeding and coagulopathy following major trauma: an updated European guideline. Crit Care. [Research Support, Non-U.S. Gov't]. 2013;17(2):R76

6. Inaba K, Karamanos E, Lustenberger T, Schochl H, Shulman I, Nelson J, et al. Impact of fibrinogen levels on outcomes after acute injury in patients requiring a massive transfusion. J Am Coll Surg. 2013 Feb;216(2):290–7

7. Innerhofer P, Fries D, Margreiter J, Klingler A, Kuhbacher G, Wachter B, et al. The effects of perioperatively administered colloids and crystalloids on primary platelet-

mediated hemostasis and clot formation. Anesth Analg. 2002 Oct;95(4):858–65, table of contents

8. Mittermayr M, Streif W, Haas T, Fries D, Velik-Salchner C, Klingler A, et al. Hemostatic changes after crystalloid or colloid fluid administration during major orthopedic surgery: the role of fibrinogen administration. Anesth Analg. 2007 Oct;105(4):905–17, table of contents

9. Singbartl K, Innerhofer P, Radvan J, Westphalen B, Fries D, Stogbauer R, et al. Hemostasis and hemodilution: a quantitative mathematical guide for clinical practice. Anesth Analg. 2003 Apr;96(4):929–35, table of contents

10. Choi PT, Yip G, Quinonez LG, Cook DJ. Crystalloids vs. colloids in fluid resuscitation: a systematic review. Crit Care Med. 1999 Jan;27(1):200–10

11. Mardel SN, Saunders FM, Allen H, Menezes G, Edwards CM, Ollerenshaw L, et al. Reduced quality of clot formation with gelatin-based plasma substitutes. Br J Anaesth. 1998 Feb;80(2):204–7

12. Martini WZ. The effects of hypothermia on fibrinogen metabolism and coagulation function in swine. Metabolism. 2007 Feb;56(2):214–21

13. Martini WZ, Dubick MA, Pusateri AE, Park MS, Ryan KL, Holcomb JB. Does bicarbonate correct coagulation function impaired by acidosis in swine? J Trauma. 2006 Jul;61(1):99–106

14. Weber CF, Gorlinger K, Meininger D, Herrmann E, Bingold T, Moritz A, et al. Point-of-care testing: a prospective, randomized clinical trial of efficacy in coagulopathic cardiac surgery patients. Anesthesiology. [Randomized Controlled Trial]. 2012 Sep;117(3):531–47

15. Nakayama Y, Nakajima Y, Tanaka KA, Sessler DI, Maeda S, Iida J, et al. Thromboelastometry-guided intraoperative haemostatic management reduces bleeding and red cell transfusion after paediatric cardiac surgery. Br J Anaesth. [Research Support, Non-U.S. Gov't]. 2015 Jan;114(1):91–102

16. Sørensen B, Bevan D. A critical evaluation of cryoprecipitate for replacement of fibrinogen. Br J Haematol. 2010 Jun;149(6):834–43

17. Rourke C, Curry N, Khan S, Taylor R, Raza I, Davenport R, Stanworth S, Brohi K. Fibrinogen levels during trauma hemorrhage, response to replacement therapy, and association with patient outcomes. J Thromb Haemost. 2012 Jul;10(7):1342–51

18. Solomon C, Gröner A, Ye J, Pendrak I. Safety of fibrinogen concentrate: analysis of more than 27 years of pharmacovigilance data. Thromb Haemost. 2014 Dec 11;113(3)

19. Holland, L.L., et al., Fresh frozen plasma is ineffective for correcting minimally elevated international normalized ratios. Transfusion, 2005. 45(7): p. 1234–5

20. Hedin, A. and R.G. Hahn, Volume expansion and plasma protein clearance during intravenous infusion of 5% albumin and autologous plasma. Clin Sci (Lond), 2005. 108(3): p. 217–24

21. Sarani, B., et al., Transfusion of fresh frozen plasma in critically ill surgical patients is associated with an increased risk of infection. Crit Care Med, 2008. 36(4): p. 1114–8

22. Khan, H., et al., Fresh-frozen plasma and platelet transfusions are associated with development of acute lung injury in critically ill medical patients. Chest, 2007. 131(5): p. 1308–14

23. Rana, R., et al., Transfusion-related acute lung injury and pulmonary edema in critically ill patients: a retrospective study. Transfusion, 2006. 46(9): p. 1478–83

24. Watson, G.A., et al., Fresh frozen plasma is independently associated with a higher risk of multiple organ failure and acute respiratory distress syndrome. J Trauma, 2009. 67(2): p. 221-7; discussion 228–30

25. Fenger-Eriksen C, Jensen TM, Kristensen BS, Jensen KM, Tønnesen E, Ingerslev J, Sørensen B. Fibrinogen substitution improves whole blood clot firmness after dilution with hydroxyethyl starch in bleeding patients undergoing radical cystectomy: a randomized, placebo-controlled clinical trial. J Thromb Haemost. 2009 May;7(5):795–802

26. Vazquez V, Liang X, Horndahl JK, et al. Fibrinogen is a ligand for the Staphylococcus aureus microbial surface components recognizing adhesive matrix molecules (MSCRAMM) bone sialoprotein-binding protein (Bbp). J Biol Chem. 2011;286(34):29797–29805

27. Walsh EJ, Miajlovic H, Gorkun OV, Foster TJ. Identification of the Staphylococcus aureus MSCRAMM clumping factor B (ClfB) binding site in the alphaC-domain of human fibrinogen. Microbiology. 2008;154(Pt 2):550–558

28. McDevitt D, Nanavaty T, House-Pompeo K, et al. Characterization of the interaction between the Staphylococcus aureus clumping factor (ClfA) and fibrinogen. Eur J Biochem. 1997;247(1):416–424

29. Foster TJ, Hook M. Surface protein adhesins of Staphylococcus aureus. Trends Microbiol. 1998;6(12):484–488

30. Hartford O, McDevitt D, Foster TJ. Matrix-binding proteins of Staphylococcus aureus: functional analysis of mutant and hybrid molecules. Microbiology. 1999;145(Pt 9):2497–2505

31. Flick MJ, Du X, Prasad JM, et al. Genetic elimination of the binding motif on fibrinogen for the S. aureus virulence factor ClfA improves host survival in septicemia. Blood. 2013;121(10):1783–1794

32. Jennewein C, Tran N, Paulus P, Ellinghaus P, Eble JA, Zacharowski K. Novel aspects of fibrin(ogen) fragments during inflammation. Mol Med. 2011;17(5–6):568–573

33. Herwald H. Anti-inflammatory, anti-coagulant, anti-biotic? Thromb Haemost. 2013;109:4

34. Risley AL, Loughman A, Cywes-Bentley C, Foster TJ, Lee JC. Capsular polysaccharide masks clumping factor A-mediated adherence of Staphylococcus aureus to fibrinogen and platelets. J Infect Dis. 2007;196(6):919–927

35. Engelmann B, Massberg S. Thrombosis as an intravascular effector of innate immunity. Nat Rev Immunol. 2013;13(1):34–45

36. Wolf T, Kann G, Becker S, et al. Severe Ebola virus disease with vascular leakage and multiorgan failure:

treatment of a patient in intensive care. Lancet. 2014;19(14):62384–62389

37. Groger M, Pasteiner W, Ignatyev G, et al. Peptide Bbe-ta(15-42) preserves endothelial barrier function in shock. PLoS One. 2009;4(4):29

38. Roesner JP, Petzelbauer P, Koch A, et al. Bbeta15-42 (FX06) reduces pulmonary, myocardial, liver, and small intestine damage in a pig model of hemorrhagic shock and reperfusion. Crit Care Med. 2009;37(2):598–605

4

Desmopressin

Jürgen Koscielny

5.1   Pharmakologie – 186

5.2   Desmopressin in der physiologischen Gerinnung
           und Monitoring – 188

5.3   Indikationen, Nebenwirkungen und Kontraindikationen – 189

5.4   Desmopressin bei Massivblutung – 191

5.5   Desmopressin bei Medikation mit
           Thrombozytenfunktionshemmer u. a. – 193

           Literatur – 195

G. Singbartl, K. Singbartl (Hrsg.), *Transfusionsassoziierte Pharmakotherapie*,
DOI 10.1007/978-3-662-47258-3_5, © Springer-Verlag Berlin Heidelberg 2016

┌─── **Praxisrelevante Fakten auf einen Blick** ───

DDAVP (Desmopressin) ist nahezu identisch mit dem antidiuretischen Hormon (ADH), das im Hypophysen-Hinterlappen gebildet wird. DDAVP hat stimulierende Einflüsse auf die thrombozytäre und die plasmatische Gerinnung.

Die Wirkung wird derzeit im Wesentlichen mit einer Freisetzung der Faktoren aus den Endothelzellen in der Gefäßwand, dem unspezifischen plättchenstimulierenden Effekt (Steigerung der Thrombozyten-Adhäsion und -Aggregation) und einer Monozytenaktivierung erklärt.

Als Antihämorrhagika einsetzbare Präparate sind derzeit in Deutschland kommerziell verfügbar: Minirin parenteral® als i.-v.-Medikament und Octostim®-Dosierspray (Nasenspray).

In aktuellen Leitlinien wird der Einsatz von DDAVP vorwiegend bei angeborenen Störungen, wie dem vWS oder Subhämophilie A, empfohlen.

Der therapeutische Einsatz von DDAVP bei Thrombozytenfunktionsstörungen unterschiedlicher Genese mit klinisch manifester Blutung ist auch möglich, entsprechend der Zulassung durch die EMEA (European Medicines Agency).

Eine intravenöse Dosierung von 0,3 bis 0,4 µg/kgKG als Kurzinfusion, eine subkutane oder eine intranasale Applikation sind möglich.

30 min nach Kurzinfusion ist eine relevante Wirkung auf die Hämostase zu erwarten. Eine Wiederholung ist nach 12 Stunden meist sinnvoll.

Aus klinischer Sicht ist DDAVP entsprechend seinem Nebenwirkungsprofil als ein sicheres und bewährtes blutstillendes Medikament einzustufen und mit anderen blutstillenden Medikamenten, wie z. B. Tranexamsäure, kombinierbar.

Bei kombinierten Hämostasestörungen ist DDAVP in einem hämostaseologischen multimodalen Gesamtkonzept sinnvoll einsetzbar.

5.1 Pharmakologie

Desmopressin ist ein synthetisch hergestellter Abkömmling des natürlich vorkommenden menschlichen Hypophysenhormons Arginin-Vasopressin (AVP). Desmopressin (DDAVP) unterscheidet sich vom Vasopressin dadurch, dass die Aminogruppe im Cystein fehlt und L-Arginin durch D-Arginin (Desamino-AVP) ersetzt wurde. Durch Desaminierung des N-Terminal-Rests konnte die antidiuretische Wirkung deutlich erhöht werden und D-Arginin (8-D-AVP) führt zu einer stark verminderten pressorischen Wirkung. Der vollständige Name von Desmopressin lautet: Desamino-1-Cystein-8-D-Arginin-Vasopressin. Die relative Molekülmasse beträgt 1069,1 Dalton [1].

DDAVP wirkt als selektiver Agonist des Vasopressinrezeptors vom Typ 2 (V2R). Ein hämostaseaktivierender Effekt ist bei verändertem V2-Rezeptor, wie z. B. Diabetes insipidus, nicht erkennbar. DDAVP aktiviert über einen cAMP-abhängigen Signaltransduktionsweg V2R-positive Endothelzellen (◨ Abb. 5.1). Derart aktivierte Endothelzellen sezernieren hochmolekulare von-Willebrand-Multimere aus den Weibel-Palade-Bodies, sodass es nach DDAVP-Applikation zu einem schnellen Anstieg der vWF-Plasmaspiegel kommt.

Da die Erhöhung des Faktors in einem konkreten Fall schwer vorauszusagen ist, sollte die Reaktion auf DDAVP bei Patienten mit bekannten Blutgerinnungsstörungen vor einer geplanten Operation getestet werden. Verschiedene Untersuchungen weisen darauf hin, dass die individuelle Response von einer Anwendung zur nächsten konstant bleibt [2, 11]. Daher gibt die Reaktion auf einen DDAVP-Stimulationstest für eventuelle künftige Blutungen oder Prophylaxemaßnahmen wertvolle Informationen. Die in klinisch–pharmakologischen Studien ermittelte optimale Desmopressin-Dosis beträgt **0,3 µg/kg bei i.-v.-Applikation** (◨ Tab. 5.1) [4]. Sowohl die intravenöse als auch die subkutane Gabe von DDAVP unterscheiden sich nicht signifikant hinsichtlich der Pharmakokinetik. Die maximale Plasmakonzentration erreicht nach etwa einer Stunde ihren Höhepunkt und nimmt dann linear ab. Die Plasmahalbwertzeit liegt zwischen 3,2 und 3,6 Stunden.

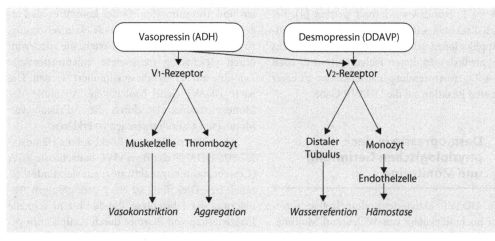

● **Abb. 5.1** Wirkungen von ADH und DDAVP

● **Tab. 5.1** Dosierungen und Anwendung von DDAVP als Antihämorrhagikum i. v.	
0,3–0,4µg / kg Körpergewicht (5 Ampullen bei 70 kg)	Ca. 0,75 Ampulle pro 10 kg KG i. v. als Kurzinfusion: 15–30 min in 50 ml isotonischer NaCl oder intranasales Dosierspray: 1 h Stunde präoperativ mit 2 x Sprühstößen für Erwachsene 1 x Sprühstoß für Kinder (4–12 Jahre)
Anwendung präoperativ	Spätestens 30 (– 60) min vor dem Eingriff
Anwendung bei peri- oder postoperativ festgestellter Blutung	Sofort
Folgedosen	Alle 8–12 Stunden, i. d. R. 3 bis 4 Dosierungen über 2 Tage
Bis 7 Tage (intranasal maximal 3 Tage) maximal anwendbar	
Gleichzeitige Gabe weiterer gerinnungsrelevanter Medikamente (z. B. Antifibrinolytika, Gerinnungsfaktorenkonzentrate) kann erforderlich sein!	
Bei mehrfacher Gabe: Wirkungsverlust (Tachyphylaxie)!	
Flüssigkeitsbilanz beachten! (Natriumspiegel)	

Für das Spray liegt die optimale Dosis bei 2 Sprühstößen mit zusammen 300 µg Desmopressin intranasal. In Relation zur intravenösen Verabreichung beträgt die Bioverfügbarkeit 3–5 %. Bei Kindern von 4 bis 12 Jahren sollte die Dosis auf einen Sprühstoß reduziert werden. Bei der intranasalen Anwendung können Veränderungen oder Erkrankungen der Nasenschleimhaut, wie z. B. Narben oder Ödeme (z. B. bei allergischer Rhinitis oder Infektion der oberen Atemwege), zu einer veränderten Resorption führen. In diesen Fällen sollte DDAVP intranasal nicht angewendet werden.

Maximale Konzentrationen von Faktor VIII treten 30 bis 50 min nach der intravenösen Injektion auf (70 bis 80 min nach subkutaner Injektion), während es 60 bis 120 min dauert, bis ein maximaler Anstieg beim von-Willebrand-Faktor erreicht ist. In der Folge kommt es zu einem allmählichen Abfall auf die ursprünglichen Werte, der etwa 6 Stunden dauert [12]. Bei intranasaler Applikation dauert es 60 bis 90 min, bis maximale Konzentrationen von Faktor VIII und etwas zeitverzögert des von-Willebrand-Faktors vorliegen. Die Anfangsdosis bei intranasaler DDAVP-Gabe kann in Abständen von 8 bis 12 Stunden wiederholt werden [4]. Bei einigen Patienten wird die Reaktion nach erneuten Applikationen schwächer oder bleibt ganz aus (Tachyphylaxie). In diesen Fällen kommt es nach 3 bis 4 Tagen Anwendungspause wieder zu einer adäquaten Reaktion auf die DDAVP-Gabe.

5.2 Desmopressin in der physiologischen Gerinnung und Monitoring

Durch DDAVP aktivierte Endothelzellen sezernieren hochmolekulare von-Willebrand-Multimere aus den Weibel-Palade-Bodies, sodass es nach DDAVP-Applikation zu einem schnellen Anstieg der vWF-Plasmaspiegel kommt.

Der zu beobachtende parallele Faktor-VIII-Anstieg wird als indirekter Anstieg über mehr Faktor-VIII-Bindungsstellen nach vWF-Anstieg bzw. durch einen DDAVP-induzierten Schutz vor einem proteolytischem Abbau des Faktor VIII erklärt. Eine direkte Faktor-VIII-Ausschüttung wurde bisher noch nicht nachgewiesen [1]. Die Reaktion auf die intravenöse Gabe von Desmopressin ist eine rasche, durchschnittliche Verdreifachung der FVIII- und vWF-Werte [2–4].

Neben Endothelzellen sind auch Thrombozyten und Monozyten DDAVP-Zielzellen. Durchflusszytometrische Untersuchungen belegen, dass Desmopressin vorgeschädigte Thrombozyten »aktivieren« kann. Dies geschieht über eine vermehrte Expression des Adhäsionsproteins GP (Glykoprotein) Ib und der Integrine [5–7].

GP Ib ist vor allem für die Anheftung des Thrombozyten an der beschädigten Gefäßoberfläche verantwortlich. Auch lässt sich vermehrt am Plättchen Serotonin und das HMWK (High Molecular Weight Kininogen) nachweisen. Offensichtlich setzt der Effekt des DDAVP eine Restpopulation noch funktionstüchtiger Thrombozyten voraus.

Des Weiteren kann DDAVP die TF(tissue factor)-Expression indirekt induzieren. Als Folge der vWF-Freisetzung wird P-Selektin, das Membranbestandteil der vWF-Speicherorganellen ist, in die Endothelzellmembran integriert [8, 9]. P-Selektin ist ein wichtiger Adhäsionsrezeptor für Monozy-ten und Thrombozyten. Daher kommt es als Folge der DDAVP-induzierten P-Selektinfreisetzung, zu einer Adhäsion von Monozyten, die wiederum durch gleichzeitig freigesetzte inflammatorische Zytokine zur TF-Synthese stimuliert werden. Die nach DDAVP-Gabe beobachtete Abnahme der Monozytenzahlen ist durch die Adhäsion von Monozyten an Endothelzellen zu erklären.

Als weiterer wichtiger Effekt auf die Hämostase setzt DDAVP das dem vWF benachbarte t-PA (Gewebeplasminogenaktivator) aus den Endothelzellen frei. Dies führt zu einer geringfügigen Aktivierung der Fibrinolyse, die durch eine schnelle Inaktivierung von Plasmin durch Antiplasmin gebremst wird [10]. Daher kann z. B. unter einer Blutung eine parallele Gabe von Tranexamsäure zur DDAVP-Applikation sinnvoll sein.

Der DDAVP-Einsatz zeigt beim vWS Typ 1 und bei den meisten medikamenteninduzierten Thrombozytenfunktionsstörungen, z. B. durch Acetylsalicylsäure, eine Response von 80% bis 90%, die auch mit einer Blutstillung einhergeht [14, 16]. Bei den anderen mit DDAVP therapierbaren Hämostasestörungen (angeborene Thrombozytenfunktionsstörungen, weitere Subtypen des vWS, komplexe Hämostasestörungen) liegt die laboranalytische Response teilweise darunter oder ist vergleichbar. Dieser Response ist grundsätzlich in einem DDAVP-Stimulationstest individuell zu überprüfen. Diese Veränderungen lassen über die »in-vivo«-Blutungszeit, die »in-vitro«-Verschlusszeiten mit dem PFA-100® (PFA-200®), der Faktor-VIII-Aktivität und der von-Willebrand-Faktor-Aktivitäten und der aPTT orientierend messen. Zudem sollte die Thrombozytenzahl als Sicherheitsgröße bestimmt werden, wenn bei Patienten mit vWS eine genaue Subtypenklassifizierung, z. B. über eine Multimeranalyse, noch nicht vorliegt. Eine DDAVP-Gabe kann beim vWS Typ 2B zu einer passageren Thrombopenie führen. Diese Patienten sollten dann zukünftig kein DDAVP mehr erhalten. DDAVP vermag die endogen vorhandenen Faktor-VIII- (F VIII:c) und die von-Willebrand-Faktor-Aktivitäten (vWF: Rco und vWF: Ag) um das 2,5 bis 6-fache zu steigern, die aPTT zu verkürzen sowie die »in-vivo«-Blutungszeit, die »in-vitro«-Verschlusszeiten mit dem PFA-100® (PFA-200®) und Faktor-VIII-vWF- sowie Col-

◘ **Tab. 5.2** Messgrößen beim DDAVP-Monitoring mit zu erwartender Veränderung	
Plasmatische Messgrößen	– F VIII:c (Faktor-VIII-Aktivität) ↑↑ – vWF: Rco (Ristocetin-Cofaktor) ↑↑, vWF: Ag (Willebrand-Faktor-Antigen) ↑↑ – aPTT ↓
Thrombozytäre Messgrößen	– PFA-100 (200): Epinephrin/Collagen ↓↓ – PFA-100 (200): ADP/Collagen ↓ – PFA-100 (200): P2Y (↓) – Multiplate (ADP, ASPI, TRAP) ↑↑ – »in-vivo«-Blutungszeit ↓
Sicherheitsgrößen	– Thrombozytenzahl – Natriumspiegel im Serum (bei mehrfacher Anwendung)
Spezielle Messgrößen (bei Patienten mit vWS)	– vWF: Collagen BA (Willebrand Faktor: Collagen bindende Aktivität) ↑ – vWF: Faktor VIII BA (Willebrand Faktor: Faktor VIII bindende Aktivität) ↑ – RIPA (Ristocetin-induzierte Thrombozytenaggregation) ↑

lagen-vWF-Bindungsaktivitäten zu normalisieren (◘ Tab. 5.2). In der Regel sind laboranalytische Kontrollen vor und circa 60 min nach Applikation von DDAVP ausreichend. Bei Patienten mit vWS sollte beim ersten DDAVP-Stimulationstest auch noch 4 Stunden nach DDAVP-Gabe eine laboranalytische Kontrolle erfolgen, da bei einigen Subtypen des vWS, z. B. Typ 2A oder 2M, bereits frühzeitig die vWF-Aktivitäten abklingen und damit eine reduzierte Wirkdauer vorliegen kann.

Die labordiagnostische Überprüfung des (parenteralen) DDAVP-Effektes auf die primäre Hämostase kann in diesen o. g. klinischen Situationen [15] entsprechend der FDA-Zulassung von 2007 mit dem PFA-100®-System (PFA-200®) durchgeführt werden [17].

5.3 Indikationen, Nebenwirkungen und Kontraindikationen

5.3.1 Indikationen

Zu den antidiuretischen Indikationen zählen Diabetes insipidus, Enuresis nocturna und Tests zur Bestimmung der Nierenkonzentrationsfähigkeit. Die ersten Berichte, die sich mit der Wirkung auf die Hämostase von DDAVP befassen, wurden Mitte der 70er Jahre veröffentlicht. Mannucci et al. wiesen schon 1977 nach, dass bei Patienten

mit leichter bis mittelschwerer Hämophilie A oder von-Willebrand-Syndrom Blutungen während operativer Eingriffe durch Gabe von DDAVP zu verhindern sind. In den letzten 30 Jahren wurde dieses Ergebnis und der Einsatz von DDAVP in zahlreichen anderen Indikationen in klinischen Studien bestätigt und erweitert.

Bedingt durch die Freisetzung von vWF und indirekt von F VIII kann Desmopressin bei den angeborenen Formen der milden Hämophilie A zur Anwendung kommen. Entscheidend für die Wirksamkeit ist das Vorliegen einer Faktor-VIII-Aktivität von > 5 %. Bei der erworbenen Hemmkörper-Hämophilie A liegen in vielen Fällen sehr hohe Antikörper-Titer mit nicht messbarem F VIIIc vor. Dies erklärt den fehlenden Therapieerfolg mit DDAVP. Während der Einsatz von DDAVP beim kongenitalen vWS Typ 1 (quantitative Abnahme des vWF) unumstritten ist, sind Therapieerfolge bei den angeborenen Formen des vWS Typ 2A (Vorliegen eines qualitativ minderwertigen vWF) möglich, beim vWS Typ 2B (Bildung eines abnormen vWF mit spontaner Bindung an GP 1b der Thrombozytenoberfläche) gelegentlich möglich und beim vWS Typ 3 (fehlende Synthese von vWF) nicht zu erwarten [12, 13]. Bei Patienten mit vWS sollte die basale vWF-Rco (Ristocetin-Cofaktor)-Aktivität deutlich über 10 % liegen. Inwieweit DDAVP beim erworbenen vWS wirksam ist, ist von der zugrunde liegenden Ursache (Grunderkrankung) abhängig.

DDAVP kann für Patienten mit vWF Typ 1, für zahnärztliche Eingriffe oder Operationen eingesetzt werden. Es kann außerdem bei einigen Patienten mit dem Subtyp 2A eingesetzt werden. Der Einsatz bei Patienten mit einem vWS Typ 2B wurde bisher als kontraindiziert angesehen, da durch die Gabe von DDAVP die Patienten in eine deutliche Thrombozytopenie geraten können. In einzelnen Fällen wurde jedoch auch über eine erfolgreiche Behandlung mittels DDAVP bei Patienten mit vWS Typ 2B berichtet. In allen Fällen sollte vorher durch einen DDAVP-Stimulationstest ermittelt werden, ob eine Verbesserung der Hämostase tatsächlich erreicht werden kann. Mit Ausnahme der Thrombasthenie Glanzmann ist bei den angeborenen Thrombozytenfunktionsstörungen zumeist mit einem sehr guten Effekt von DDAVP auszugehen. Mit einer guten blutstillenden Wirkung von DDAVP ist bei Urämie, Hepatopathien, Amyloidosen und medikamenteninduzierten Thrombozytenfunktionsstörungen wie durch Acetylsalicylsäure, nichtsteroidale Antirheumatika (NSAR), Ticlopidin, partiell bei Clopidogrel, Dextranen und Hydroxyäthylstärke auszugehen. Die in Deutschland zugelassenen Anwendungsgebiete von DDAVP (Minirin parenteral® und Octostim®) sind [18]:

> Bei ausreichender Wirksamkeit zur Kontrolle von Blutungen sowie zur Blutungsprophylaxe vor chirurgischen Eingriffen bei Patienten mit
> - leichter Hämophilie A (Faktor-VIII-Aktivität 5 %),
> - leichtem bis mittelschwerem von-Willebrand-Jürgens-Syndrom (ausgenommen Typ IIB, III),
> - Thrombozytendysfunktion (Störung der Blutplättchenfunktion).

5.3.2 Nebenwirkungen

DDAVP hat wenige, zumeist nur leichte Nebenwirkungen [7, 16]. Bei zu schneller Infusion kann es zu Kopfschmerzen, Flush und Blutdrucksenkung mit reflektorischem leichtem Anstieg der Pulsfrequenz kommen. Wenn die Infusionsgeschwindigkeit verringert wird, werden diese Nebenwirkungen i. d. R. schwächer. Wie bei anderen Peptiden sind in Einzelfällen Überempfindlichkeitsreaktionen (z. B. Juckreiz, Exanthem, Fieber, Bronchospasmus, Anaphylaxie) möglich. Einige Patienten klagen über vorübergehende Magen-Darm-Beschwerden.

DDAVP darf aufgrund der in einigen Fällen beobachteten Blutdruckerhöhung nur mit Vorsicht bei Patienten mit koronarer Herzkrankheit oder Hypertonie (Bluthochdruck) angewendet werden. Bei der Anwendung von DDAVP wurden in seltenen Fällen thromboembolische Komplikationen (Thrombosen, akuter Hirn- oder Myokardinfarkt) bei Patienten mit erhöhter Thromboseneigung beobachtet. Nach ersten Berichten über 3 Myokardinfarkte bei Patienten, die mit DDAVP behandelt worden waren, wurde Ende der 80er Jahre eine mögliche prothrombotische Wirkung in Betracht gezogen. Daraufhin wurde eine umfangreiche Studie 1989 mit dem Ergebnis durchgeführt, dass DDAVP das Thromboserisiko nicht signifikant erhöht (10 Thrombosefälle auf 430.000 Patienten, die mit DDAVP intravenös behandelt worden waren) [3]. Obwohl nicht feststeht, inwieweit ein kausaler Zusammenhang zwischen der Verabreichung von DDAVP und diesen Ereignissen bestand, wird empfohlen, DDAVP bei erhöhter Thromboseneigung nur mit Vorsicht einzusetzen [13, 15, 16].

Selten ist unter der intravenösen Behandlung über ein Hirnödem berichtet worden [1]. Bei nasaler Anwendung von DDAVP kann es nach übermäßiger Flüssigkeitsaufnahme zu einer Wasserretention mit folgenden Begleitsymptomen kommen: Gewichtszunahme, Hyponatriämie und in schweren Fällen Krämpfe, teilweise verbunden mit Bewusstseinseinschränkungen. In schweren Fällen kann eine Wasservergiftung (Serumosmolalität unter 285 mosm/kg, Plasmanatrium unter 135 mmol/l) mit Hirnödem, Erregungszuständen, zentralen Krämpfen und Bewusstseinstrübung bis hin zum Koma auftreten. Dies gilt besonders für Kleinkinder bis zu 1 Jahr oder ältere Patienten, abhängig von ihrem Allgemeinzustand. Bei Hirnödem ist eine sofortige Einweisung zur Intensivtherapie notwendig, Krämpfe im Kindesalter bedürfen ebenfalls Intensivmaßnahmen. Bisherige klinische Erfahrungen mit der intranasalen Anwendung von DDAVP in der Schwangerschaft und Stillzeit ergaben keine Hinweise auf nachteilige Wirkungen für Mutter und Kind. DDAVP wird bei Frauen nur in sehr geringen Mengen in die Muttermilch ausgeschieden. DDAVP kann die Wirkung des zur Wehenstimulation eingesetzten Oxytocins verstärken. Peripartal sollte die intravenöse DDAVP-Gabe erst unmittelbar vor der Geburt erfolgen. Eine Richtgröße [2] stellt die Öffnung des Muttermundes dar (Primapara: 6–8 cm, Multipara: 8–10 cm [2, 3].

DDAVP kann die Katecholaminwirkung beeinflussen. Im Falle einer Überdosierung sollte die Dosis reduziert bzw. die Häufigkeit der Verabreichung vermindert werden. Es ist kein spezifisches Antidot gegen DDAVP bekannt. Sollte eine beträchtliche Flüssigkeitsretention beunruhigen, kann mit einem Saluretikum wie Furosemid eine Diurese herbeigeführt werden.

5.3.3 Kontraindikationen

Da keine therapeutischen Erfahrungen vorliegen und insbesondere bei nichtkontrollierter Flüssigkeitszufuhr und wiederholter Anwendung, die Gefahr einer Wasserintoxikation (Wasservergiftung) besteht, darf Octostim®-Dosierspray bei Säuglingen und Kindern unter 4 Jahren nicht angewendet werden. Die Ausnahme bleibt, wenn die Behandlung mit DDAVP vom Arzt als zwingend notwendig angesehen wird. Um eine Wasserintoxikation zu vermeiden, sollte auf eine ausgewogene Wasserbilanz geachtet werden. DDAVP darf bei habitueller Polydipsie und bei krankhaft vermehrter Flüssigkeitsaufnahme, z. B. psychogener Polydipsie oder Polydipsie bei Alkoholikern, nicht angewendet werden [2].

Bei älteren Patienten und Patienten mit fortgeschrittener Herzkrankheit sowie fortgeschrittener Niereninsuffizienz sollte DDAVP mit Vorsicht oder nur eingeschränkt angewendet werden. Eine Kontraindikation bei dialysepflichtigen Patienten besteht nicht [13, 15].

5.4 Desmopressin bei Massivblutung

5.4.1 Klinische Datenlage

Zudem wird in zahlreichen weiteren Konzepten und Leitlinien der Einsatz von DDAVP parenteral bei komplexen Hämostasestörungen, die insbesondere mit Thrombozytendysfunktionen einhergehen, aktuell mitaufgeführt und in Therapiekonzepten empfohlen.

So empfiehlt »The Society of Thoracic Surgeons and The Society of Cardiovascular Anesthesiologists« in ihrer Leitlinie von 2007 [21] mit einem Evidenzgrad 2a den parenteralen Einsatz von DDAVP in perioperativen Situationen mit erhöhtem Risiko für Blutungen und Transfusionen bei Patienten mit gesicherter und spezifischer Thrombozytendysfunktion, u. a. urämisch bedingt, durch extrakorporale Zirkulation induziert, Medikamenten-induziert. Hierbei kann der Einsatz von DDAVP parenteral bereits präoperativ erfolgen. Der Einsatz kann bis 2 Tage, also im Durchschnitt 4 Applikationen, dauern – entsprechend den Originaldaten von Koscielny et al. 2004 [22].

Die amerikanischen Nephrologen haben 2007 in einer aktuellen evidenzbasierten Leitlinie [23] zur Therapie von urämischen Blutungen ein allgemeines Vorgehen mit DDAVP parenteral etabliert. In diesem Konzept wird DDAVP parenteral als Single-Dosis sowohl präoperativ prophylaktisch als auch bei akuten Blutungen zur therapeutischen Blutstillung eingesetzt.

Die amerikanische Gesellschaft für Neurochirurgie empfiehlt in ihrer aktuellen Empfehlung von 2010 [24] bei akuten schweren intrazerebralen Blutungen (ICH) unter plättchenfunktionshemmenden Medikamenten, wie z. B. ASS, Clopidogrel oder weitere nichtsteroidale Antirheumatika, den Einsatz von DDAVP parenteral. Eine Kombination mit der Gabe von Thrombozytenkonzentraten ist dabei möglich [24, 25].

Die Empfehlungen der Arbeitsgruppe perioperative Gerinnung der »Österreichischen Gesellschaft für Anästhesiologie, Reanimation und Intensivmedizin« (ÖGARI) lassen in ihrer Leitlinie von 2007 [26] auch bereits den präoperativen Einsatz von DDAVP parenteral bei Störungen der primären Hämostase zu. Der Algorithmus der präoperativen Abklärung des Blutungsrisikos empfiehlt bei positiver, standardisierter Blutungsanamnese und labordiagnostisch pathologisch auffälliger primärer Hämostase, u. a. Thrombozytendysfunktionen, den Einsatz von DDAVP parenteral präoperativ in einem Stimulationstest.

☑ Tab. 5.3 Medikamentöse Optionen zur Gerinnungstherapie (aus [26]) bei Massivblutungen	
1. Stabilisierung der Rahmenbedingungen (Prophylaxe und Therapie)	– Kerntemperatur ≥ 34 °C – pH-Wert ≥ 7,2 – ionisierte Ca++-Konzentration ≥ 0,9 mmol/l
2. Substitution von Sauerstoffträgern	– EK-Gabe (funktionelles Ziel: Hb 6 [–8] g/dl, aber hämostaseologisches Ziel bei massiver Blutung: Hkt ≥ 30 % bzw. Hb ~10 g/dl [6,2 mmol/l])
3. Hemmung einer potentiellen (Hyper-) Fibrinolyse (immer VOR Gabe von Fibrinogen!)	– Tranexamsäure initial 2 g (15–30 mg/kg KG) oder 1 g als Aufsättigung über 10 Minuten + 1 g über 8 h – FFP ≥ 20(eher 30) ml/kg KG Wird die Gerinnungstherapie bei Massivtransfusionen durch die Gabe von FFPs durchgeführt, sollte ein Verhältnis von FFP:EK im Bereich von 1:2 bis 1:1 angestrebt werden. – und Fibrinogen (2–) 4 (–8) g (30–60 mg/kg KG); Ziel: ≥ 150 mg/dl bzw. ≥ 1,5 g/l) – und ggf. PPSB initial 1.000–2.500 IE (25 IE/kg KG)
4. Substitution von Gerinnungsfaktoren (bei fortbestehender schwerer Blutungsneigung)	– ggf. 1–2x FXIII 1.250 IE (15–20 IE/kg KG) – und (bei V. a. Thrombozytopathie) unspezifische Thrombozytenaktivierung + Freisetzung des »von Willebrand Faktor« und des FVIII aus dem Endothel – ggf. DDAVP = Desmopressin 0,3 µg/kg KG über 30 Minuten (»1 Ampulle pro 10 kg KG«)
5. Substitution von Thrombozyten für die primäre Hämostase	Thrombozytenkonzentrate (Ziel bei transfusionspflichtigen Blutungen: 100.000/µl)
6. ggf. Thrombinburst mit Thrombozyten- und Gerinnungsaktivierung (Voraussetzungen beachten!!)	– im Einzelfall und bei Erfolglosigkeit aller anderen Therapieoptionen ggf. rFVIIa initial 90 µg/kg KG – bei aktiver Blutung kein Antithrombin

Auch die »International Society on Thrombosis and Haemostasis – ISTH« [27] empfiehlt den Einsatz von DDAVP parenteral in der Reversierung von Acetylsalicylsäure, Clopidogrel und Prasugrel, die immer breiter in vorwiegend kardiologischen Indikationen eingesetzt werden.

Die S3-Leitlinie »Polytrauma/Schwerverletzten-Behandlung« (höchster Empfehlungsgrad), federführend von der Deutsche Gesellschaft für Unfallchirurgie, empfiehlt seit dem Jahr 2011 [28] den parenteralen Einsatz von DDAVP in ihrem Gerinnungstherapiekonzept bei Blutungen (☑ Tab. 5.3). DDAVP parenteral wird hier bereits beim Verdacht auf jede Form von Thrombozytendysfunktion eingesetzt. Besonders u. a. medikamentös-induzierte, Trauma-induzierte, durch Hypothermie induzierte Thrombozytendysfunktionen werden aufgeführt. Allerdings stehen prospektive, vergleichende Untersuchungen dazu aus.

Auch in der Querschnitts-Leitlinien (BÄK) zur Therapie mit Blutkomponenten und Plasmaderiva-ten 2009 wird der Einsatz von DDAVP parenteral bei operativen Eingriffen mit thrombozytenaggregationshemmenden Medikamenten als Therapieoption aufgeführt [29].

Der DDAVP-Einsatz bei Blutungsstörungen wird mit unterschiedlichen Empfehlungs- und Evidenzgraden nach der WFH (World Federation of Haemophilia) 2012 vorgenommen, da nicht für alle Indikationen kontrollierte, randomisierte Studien vorliegen [28]. Die Evidenz der Wirksamkeit ist meist durch den autologen Anstieg der reduzierten Faktoren so eindeutig belegt, dass keine kontrollierten, randomisierte Studien notwendig waren bzw. sind (Evidenzgrad 3). Dies führt auch zu einer Favorisierung des Einsatzes von DDAVP bei angeborenen Störungen, wie z. B. dem vWS, der Subhämophilie A oder angeborenen Thrombozytenfunktionsstörungen (☑ Tab. 5.4).

In der aktuellen europäischen Trauma-Leitlinie wird die zusätzliche Anwendung von DDAVP bei durch Hypothermie- und Azidose-indu-

◘ Tab. 5.4 DDAVP-Einsatz bei Blutungsstörungen mit Empfehlungs- und Evidenzgrad nach WFH (World Federation of Haemophilia 2012) [30]

Therapieoption	Störung	Empfehlungsgrad	Evidenzgrad
Etabliert	Milde Hämophilie A	B	3*
	vWS	B	3
	Typ 1 (»Plättchen normal«)		
	Typ 2 N		
Möglich	vWS	B	3
	Typ 1 (»Plättchen niedrig«)		
	Typ 2 A, 2 B		
	Kongenitale Thrombopathien	C	4*
	Leberzirrhose	C	4
	Urämie	C	4
	Medikamenten-induziert (Heparin, Hirudin, Thrombozytenfunktionshemmer, Dextran, Streptokinase)	C	4
Nicht sicher	Kardiochirurgie	A	1
	Orthopädie	A	1
Kein Effekt	vWS:	B	3
	Typ 2 M Typ 3		

3*, 4*: keine kontrollierte, randomisierte Studien. Die Evidenz der Wirksamkeit ist durch den autologen Anstieg der reduzierten Faktoren so eindeutig belegt, dass keine kontrollierten, randomisierte Studien notwendig waren bzw. sind (Evidenzgrad III).

zierte Störungen der primären Hämostase mit aufgeführt [31].

5.5 Desmopressin bei Medikation mit Thrombozytenfunktionshemmer u. a.

In Analogie zum fehlenden Effekt bei der Thrombasthenie Glanzmann ist nur ein begrenzter blutstillender Effekt bei durch GP-IIIa/IIb-Inhibitoren (ReoPro®, Tirofiban®) erworbener Thrombozytenfunktionsstörung zu erwarten.

Während der prophylaktische Einsatz von DDAVP bei komplikationslosen Operationen und ohne vorbestehende Hämostasestörung nicht gerechtfertigt erscheint [13], mehren sich die Hinwei-

se, dass unter speziellen perioperativen Bedingungen DDAVP den Blutverlust reduzieren und somit den Fremdblutbedarf vermindern kann [14–19]. Dies gilt für Patienten mit Medikamenten-induzierten Thrombozytenfunktionsstörungen (Acetylsalicylsäure, NSAID, Ticlopidin, Clopidogrel u. ä.) vor allem bei nicht elektiven Eingriffen, bei kardiochirurgischen Eingriffen mit langer Bypasszeit und großem intraoperativen Blutverlust sowie auch bei Patienten mit Urämie und Leberinsuffizienz. Zusätzlich gibt es bereits Hinweise, dass DDAVP bei unklarem intraoperativen Blutungen in vielen Fällen eine blutstillende Wirkung zeigt. Vor einer Reversierung der Thrombozyten-Inhibition mittels DDAVP ist grundsätzlich eine Nutzen-Risiko-Analyse anzuraten [13].

▣ **Tab. 5.5** Konsensbasierte beschriebene Anwendungen von DDAVP [16]	
Angeborene plasmatische Hämostasestörungen	– Hämophilie A und Subhämophilie A (> 5% Restaktivität) – Faktor-VIII-Inhibitor (niedriger Titer) – Faktor-XI-Mangel – Afibrinogenämie
Angeborene kombinierte Hämostasestörungen	– von-Willebrand-Syndrom (Typ 1, 2 A, 2 M, 2 N) – erworbenes von-Willebrand-Syndrom – Marfan-Syndrom
Angeborene primäre Hämostasestörungen	– Bernard-Soulier-Syndrom – Gray-Platelet-Syndrom – Storage-Pool-Erkrankung – »isolated prolongation of bleeding time« – Thrombozytensekretionsstörungen – Glykogenose Typ 1 (v. Gierke)
Komplexe, erworbene Hämostasestörungen	– Urämische Blutungsneigung – Leberzirrhose – Blutungsneigung nach Herz-Lungen-Maschine
Medikamentös induzierte Hämostasestörungen (Auswahl)	– Acetylsalicylsäure – Ticlopidin – Dextran – Diclofenac, Ibuprofen, Piroxicam – Hydroxyäthylstärke – Heparin – Streptokinase – Hirudin

In der aktuellen ESA(European Society of Anasthesiology)-Leitlinie wird der Einsatz von DDAVP unter spezifischen Bedingungen, z. B. erworbenes von-Willebrand-Syndrom oder vorwiegend bei angeborenen Störungen, wie vWS oder angeborene Thrombopathien, empfohlen [20]. Allerdings gibt es keine überzeugende Evidenz, dass DDAVP perioperative Blutungen oder Transfusionsbedarf bei Patienten ohne angeborene Blutgerinnungsstörungen reduziert. Dies ist derzeit eine evidenzbasierte 2-B-Empfehlung.

Eine Gabe von DDAVP bei Blutungen unter Prasugrel oder Ticagrelor kann versucht werden, eine Wirksamkeit ist nicht gesichert (▣ Tab. 5.5).

Zusammenfassung

DDAVP ist weltweit ein breit eingesetztes Medikament. Die Einsatzmöglichkeiten sind sehr vielfältig, z. B. in der Prophylaxe und der Therapie von Blutungen. Prophylaktische Gaben von DDAVP sind besonders bei Patienten mit von-Willebrand-Syndrom und milder Hämophilie A möglich.

Der therapeutische Einsatz von DDAVP bei Thrombozytenfunktionsstörungen unterschiedlicher Genese mit klinisch manifester Blutung wird entsprechend verschiedener internationaler und nationaler Leitlinien empfohlen. Die Entscheidung zum gezielten Einsatz von DDAVP kann durch ein Monitoring mittels Thrombozytenfunktiontestungen erleichtert werden, bei Akutblutungen sind diese allerdings nur sehr begrenzt interpretierbar.

In der aktuellen ESA(European Society of Anasthesiology)-Leitlinie wird der Einsatz von DDAVP unter spezifischen Bedingungen, z. B. erworbenem von-Willebrand-Syndrom oder vorwiegend bei angeborenen Störungen, wie dem vWS oder angeborenen Thrombozytenfunktionsstörungen, empfohlen.

Das thromboembolische Risiko liegt bei indikationsgerechter Anwendung entsprechend den Angaben der EMEA (European Medicines Agency) unter 0.001 %. Dieses wird auch nicht signifikant gesteigert, wenn andere blutstillende Substanzen, wie Tranexamsäure, kombiniert werden. Bei älteren Patienten und Patienten mit fortgeschrittener Herzkrankheit sowie fortgeschrittener Niereninsuffizienz sollte DDAVP mit Vorsicht oder nur eingeschränkt angewendet werden. Bei kleinen Kindern ist vor allem bei mehrmaliger Applikation Vorsicht geboten. Das Nebenwirkungsprofil von DDAVP ist bekannt. Somit ist auch DDAVP als sicheres Antihämorrhagikum einzustufen. Daher ist DDAVP in einem hämostaseologischen multimodalen Gesamtkonzept sinnvoll einsetzbar.

Literatur

1. Kauffmann JE et al. (2003) Desmopressin (DDAVP) induces NO production in human endothelial cells via V2 receptor- and cAMP-mediating signalling. J Thromb Haemos 1: 821–828
2. De La Fuente B et al. (1985) Response of patients with mild and moderate hemophilia Aand von Willebrand disease to treatment with desmopressin. Ann Int Med 103:6–14
3. Mannucci PM. (1988) Desmopressin: a nontransfusional form of treatment for congenital and acquired bleeding disorders. Blood 72:1449–1455
4. Schulman S. (1991) DDAVP - The multipotent drug in patients with coagulopathies. Transfusion Med Rev No 2:132–144
5. Lethagen S, Nilsson IM. (1992) DDAVP-induced enhancement of platelet retention: its dependence on platelet-von Willebrand factor and the platelet receptor GP IIb/IIIa. Eur J Haematol 42: 7–13
6. Sakariassen KS et al. (1995) DDAVP enhancesplatelet adherence and platelet microplates and enhanced procoagulant activity. Thromb Res 79: 163–174
7. Balduini CL et al. (1999) In vitro and in vivo effects of desmopressin on platelet function. Haematologica 84: 891–896
8. Kanwar S et al. (1995) Desmopressin induces endothelial P-selectin expression and leukocyte rolling in postcapillary venules. Blood 86, 2760–2766
9. Pereira A et al. (2003) DDAVP enhances the ability of blood monocytes to form rosettes with activated platelets by increasing the expression of P-selectin sialylated ligands on the monocyte surface. Br J Haematol. 120:814–20
10. Emmeis JJ et al. (1997) An endothelial storage granule for tissue-type plasminogen activator. J Cell Biol 139, 245–56
11. Rodeghiero F. (1998) Consistency of responses to repeated DDAVP infusions in patients with von Willebrand disease and hemophilia A. Blood 74:1997–2000
12. Mannucci PM et al. (1976) Studies on the prolonged bleeding time in von Willebrand disease. J Lab Clin Med 88:662–671
13. Carless PA et al. (2006) Desmopressin for minimising perioperative allogeneic blood transfusion (Review). The Cochrane Collaboration and published in The Cochrane Library. John Wiley & Sons, Issue 3; 1–40
14. Koscielny J et al. (2004) A Practical Concept for Preoperative Management in Patients with Impaired Primary Hemostasis. Clinical and Applied Thrombosis/Hemostasis 10: 155–166
15. Koscielny J et al. (2006) Platelet Function Analyzer (PFA)-100® closure time in the evaluation of platelet disorders and platelet function. Journal of Thrombosis and Haemostasis 4: 1426–27
16. Franchini M (2007) The use of desmopressin as a hemostatic agent: A concise review Am. J. Hematol. 82:822–825
17. FDA, PFA-100(R) System. 2007. PFA-100® System (PFA-200®): B4170 G20A U5734 (97) H/CS/R 2 Edition February 2007
18. Fachinformation: MINIRIN parenteral 4 Mikrogramm/ml Injektionslösung. Dez. 2013
19. Koscielny J et al. (1998) Consensus use of desmopressin and antifibrinolytics in three university clinics. Anaesthesia 53: 60–62
20. Kozek-Langenecker S et al. Management of severe perioperative bleeding. Guidelines from the European Society of Anaesthesiology. EJA 2013; 30: 270–382
21. The Society of Thoracic Surgeons Blood Conservation Guideline Task Force, The Society of Cardiovascular Anesthesiologists Special Task Force on Blood Transfusion (2007) Perioperative Blood Transfusion and Blood Conservation in Cardiac Surgery: The Society of Thoracic Surgeons and The Society of Cardiovascular Anesthesiologists. Clinical Practice Guideline. Ann Thorac Surg; 83 (Suppl.): S27–S86
22. Koscielny J et al. (2004) A Practical Concept for Preoperative Identification in Patients with Impaired Primary Haemostasis. Clinical and Applied Thrombosis/Hemostasis 10 (3): 195–204
23. Hedges S et al. (2007) Evidence-based treatment recommendations for uremic bleeding. Nature Clinical Practice Nephrology, Vol 3 No 3: 138–152
24. Campbell PG et al. (2010) Emergency Reversal of Antiplatelet Agents in Patients Presenting with an Intracranial Hemorrhage: A Clinical Review World Neurosurg. 74, 2/3: 279–285
25. Ranucci M et al. (2007) Platelet mapping and desmopressin reversal of platelet inhibition during emergency carotid endarterectomy. J Cardiothorac Vasc Anesth 21: 851–854
26. Pfanner G et al. (2007) Die präoperative Blutungsanamnese. Empfehlungen der Arbeitsgruppe perioperative Gerinnung (AGPG) der Österreichischen Gesellschaft für Anästhesiologie, Reanimation und Intensivmedizin (ÖGARI). Anaesthesist 56(6) 604–11
27. Levi M et al. (2011) Bleeding risk and reversal strategies for old and newanticoagulants and antiplatelet agents. J Thromb Haemost 9: 1705–12

28. S3 – Leitlinie Polytrauma/Schwerverletz-
    ten-Behandlung. Deutsche Gesellschaft für Unfallchir-
    urgie (fedeführend) AWMF (Arbeitskreis wissenschaft-
    licher medizinischer Fachgesellschaften) - Register Nr.
    012/019, 290: 1–445

29. Bundesärztekammer (BÄK). Querschnitts-Leitli-
    nien (BÄK) zur Therapie mit Blutkomponenten und
    Plasmaderivaten 2009 - 4. Auflage, Kapitel 2. unter:
    ▶ http://www.bundesaerztekammer.de/downloads/
    LeitQuerBlutkomponenten4Aufl.pdf

30. Mannucci PM et al. (2012) Desmopressin (DDAVP) in
    the treatment of bleeding disorders – revised edition –
    WFH. Treatment of Haemophilia. November 2012, No. 11,
    1–7

31. Spahn et al. (2013) Management of bleeding and coagu-
    lopathy following major trauma: an updated European
    guideline. Critical Care 2013, 17: R 76, 1–45

Rekombinanter Faktor VIIa

Bernd Pötzsch, Oliver Grottke

6.1   Zugelassene Indikationen – 198

6.2   »Off-Label-Use« von rFVIIa – 202

Literatur – 207

G. Singbartl, K. Singbartl (Hrsg.), *Transfusionsassoziierte Pharmakotherapie*,
DOI 10.1007/978-3-662-47258-3_6, © Springer-Verlag Berlin Heidelberg 2016

6.1   Zugelassene Indikationen

Bernd Pötzsch

> ┌─ **Praxisrelevante Fakten auf einen Blick** ─┐
>
> Rekombinanter aktivierter Faktor VII (rFVIIa)
> ist ein Gerinnungsenzym, das intravenös ver-
> abreicht wird. Die Dosierung und die Behand-
> lungsintervalle sind indikationsabhängig. Zur
> Behandlung von Blutungen von Inhibitor-posi-
> tiven Hämophilie A und B Patienten und von
> Patienten mit Hemmkörper-Hämophilie wird
> rFVIIa in einer Bolusinfusion von 90 µg/kg KG
> verabreicht. In Abhängigkeit vom Ansprechen
> des Patienten auf die rFVIIa-Gabe wird die Gabe
> in Intervallen von 3-12 h wiederholt. Weiter-
> hin ist rFVIIa zur Prophylaxe und Behandlung
> von Blutungen bei Patienten mit hereditärem
> Faktor-VII-Mangel zugelassen. Die Dosierung ist
> in dieser Indikation mit 20 µg/kg KG niedriger
> und die Behandlungsintervalle mit 4-6 h länger.
> Vor Gabe von rFVIIa sollte sichergestellt sein,
> dass die rFVIIa-Wirkung nicht durch einen Ge-
> rinnungsfaktorenmangel, durch eine Thrombo-
> zytopenie, eine Azidose oder eine Hypother-
> mie eingeschränkt wird und entsprechende
> Gegenmaßnahmen ergriffen werden.

6.1.1   Das pharmakologische Profil

Faktor VII (FVII) gehört zur Gruppe der Vitamin-
K-abhängig in der Leber synthetisierten Gerinnungsfaktoren [1]. Die Plasmakonzentration dieses
einkettigen, 50.000 Dalton großen Proteins beträgt
etwa 0,5 µg/ml (10 nmol/l). Die Plasmahalbwertszeit liegt bei etwa 5 h. Die Aktivierung von FVII
zum enzymatisch aktiven FVII (FVIIa) erfolgt
durch Spaltung einer Peptidbindung zwischen den
Aminosäuren Arg152 und Ile153. Etwa 1% des plasmatischen FVII liegt bereits in dieser enzymatisch
aktiven Form vor. Damit unterscheidet sich der
FVII von den anderen prokoagulatorischen Gerinnungsfaktoren, die im Plasma fast ausschließlich in der noch nicht aktivierten Form zirkulieren.
Trotz der relativ hohen Konzentrationen an FVIIa
im Plasma kommt es nicht zu einer systemischen

Gerinnungsaktivierung. Grund ist die relativ geringe katalytische Aktivität von FVIIa, die erst durch
Komplexbildung mit dem Kofaktor Gewebethromboplastin (engl. Tissue factor, TF) soweit gesteigert
wird, dass daraus eine Gerinnungsaktivierung resultieren kann. Wie in ◘ Abb. 6.1 schematisch dargestellt, ist die Aktivierung von Faktor X (FX) ein
erster Schritt dieser Gerinnungsaktivierung. Der
aktivierte FX (FXa) bildet zusammen mit dem Kofaktorprotein Va den Prothrombinasekomplex, der
die Thrombinbildung induziert. Gleichzeitig wird
die daraus resultierende initiale Thrombinbildung
dadurch verstärkt, dass Faktor IX (FIX) ebenfalls
durch den FVIIa-TF-Komplex aktiviert werden
kann. Der generierte aktivierte FIX (FIXa) bildet
zusammen mit dem Kofaktorprotein VIIIa den intrinsischen Tenasekomplex, der über eine Steigerung der FXa-Bildung die Thrombingenerierung
relevant verstärkt. Eine weitere Verstärkung der
prokoagulatorischen Aktivität des FVIIa-TF-Kom-
plexes wird durch eine autokatalytische Aktivierung von FVII erreicht.

Die hochdosierte intravenöse Gabe von rFVII
induziert eine massive Thrombinbildung, die als
Thrombinburst bezeichnet wird [2]. Ein Teil dieser thrombingenerierenden Wirkung kann auf die
oben beschriebenen TF-abhängigen molekularen
Mechanismen zurückgeführt werden (◘ Abb. 6.2).
Hier konkurriert der zugeführte rFVIIa mit dem
endogenen FVIIa um die Bindung an TF. Dieser
Kompetitionsmechanismus erklärt die im Vergleich zur Plasmakonzentration von FVIIa relativ
hohe Konzentration von rFVIIa, die für eine relevante Thrombinbildung benötigt wird. Auch die
TF-unabhängige prokoagulatorische Wirkung von
rFVIIa, die im Wesentlichen auf einer Bindung
von rFVIIa an zelluläre Rezeptoren beruht, benötigt relativ hohe rFVIIa-Konzentrationen [3]. Die
involvierten Rezeptorsysteme sind auf thrombozy-
tärer Ebene der Glykoprotein-Ib-IX-Komplex und
auf endothelialer Seite der endotheliale Protein-C-
Rezeptor, die als rFVIIa-Liganden fungieren [4].
Der rFVIIa-induzierte Thrombinburst steigert die
Fibrinbildung und erhöht die Gerinnselfestigkeit
durch einen höheren Grad an Faktor-XIIIa kataly-
sierter Quervernetzung (◘ Abb. 6.2).5 Die Stabilität
des Gerinnsels wird weiterhin dadurch verstärkt,
dass der Fibrinolyseinhibitor TAFI (thrombin acti-

valable fibrinolysis inhibitor) in einem Thrombin-Thrombomodulin-abhängigen Mechanismus aktiviert wird. Darüber hinaus wird durch den Thrombinburst eine prokoagulatorische Aktivierung von Endothelzellen und Thrombozyten induziert. Insbesondere die prokoagulatorische Aktivierung von Endothelzellen scheint für die blutungsprophylaktische Wirkung von rFVIIa wichtig zu sein, da dieser Effekt länger anhält als die Halbwertszeiten von rFVIIa erwarten lassen [4]. Diese liegen bei Erwachsenen zwischen 4 und 6 h und bei Kindern < 12 Jahre zwischen 2 und 3 h [6].

6.1.2 Gerinnungsphysiologische Voraussetzungen für die rFVIIa-Gabe

Damit rFVIIa hämostyptisch wirksam werden kann, muss eine Grundfunktionalität des Hämostasesystems gewährleistet sein. Dazu gehören ausreichende Konzentrationen der in die Thrombin- und Fibrinbildung involvierten Gerinnungsfaktoren genauso wie eine ausreichend hohe Körpertemperatur und ein adäquater pH-Wert [7]. Bei stark unterkühlten oder azidotischen Patienten sind die enzymatischen Reaktionen verlangsamt. Dadurch kann der für die rFVII-Wirkung essentielle Thrombinburst nur eingeschränkt erreicht werden. Deswegen sollten betroffene Patienten vor rFVIIa-Gabe erwärmt und azidotische pH-Wert-Abweichungen korrigiert werden oder zumindest mit der rFVIIa-Gabe entsprechende Korrekturmaßnahmen eingeleitet werden (◘ Tab. 6.1).

Auch die zur Thrombinbildung erforderlichen Gerinnungsfaktoren X, V und Prothrombin müssen in ausreichender Konzentration vorhanden sein, um eine rFVIIa-Wirkung zu erzielen. Liegen die Aktivitäten dieser Faktoren unterhalb der in ◘ Tab. 6.1 aufgeführten Grenzwerte, sollten durch Gabe von Faktorenkonzentraten und Plasma ausreichend hohe Plasmaspiegel aufgebaut werden. Gleiches gilt für Fibrinogen, als wesentliches für die Blutstillung erforderliches Thrombinsubstrat. Die TF-unabhängige Wirkung von rFVIIa ist im Wesentlichen abhängig vom Vorhandensein einer prokoagulatorisch aktiven Thrombozytenmembran. Aus diesem Grund sollte eine Thrombozyto-

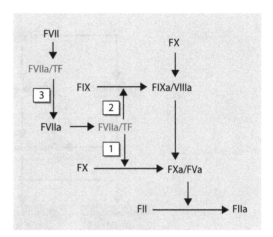

◘ **Abb. 6.1** Gerinnungsaktivierung durch den extrinsischen Aktivierungskomplex. (1) Aktivierter Faktor VII (FVIIa) bildet zusammen mit Gewebethromboplastin (tissue factor, TF) den extrinsischen Aktivierungskomplex (FVIIa/TF). (2) Dieser überführt Faktor X (FX) in das aktive Enzym (FXa), das zusammen mit aktiviertem Faktor V (FVa) den Prothrombinasekomplex bildet, der Prothrombin (FII) zu Thrombin (FIIa) aktiviert. (3) Ein weiteres Substrat für den FVIIa/TF-Komplex ist Faktor IX (FIX), der ebenfalls durch limitierte Proteolyse in die aktive Form überführt wird und zusammen mit aktiviertem Faktor VIII (FVIIIa) als Kofaktor den intrinsischen Tenasekomplex bildet. Darüber hinaus wird die FVIIa-induzierte Gerinnungsaktivierung durch eine autokatalytische Aktivierung von FVII verstärkt

penie durch die Gabe von Thrombozytenkonzentraten korrigiert werden.

6.1.3 Indikationen für rFVIIa

Zugelassene Indikationen zur Gabe von rFVII umfassen die Prophylaxe und Therapie von Blutungen bei Patienten
- mit einem hereditären Faktor-VII-Mangel,
- mit einer angeborenen Hämophilie A/B, die einen hochtitrigen Hemmkörper entwickelt haben,
- mit Autoantikörpern gegen Faktor VIII oder IX,
- mit Thrombasthenie Glanzmann, die Antikörper gegen den Glykoprotein-IIb/IIIa-Komplex gebildet oder die HLA-Antikörper gebildet haben und einen Refraktärzustand gegen die Gabe von Thrombozytenkonzentraten aufweisen [6].

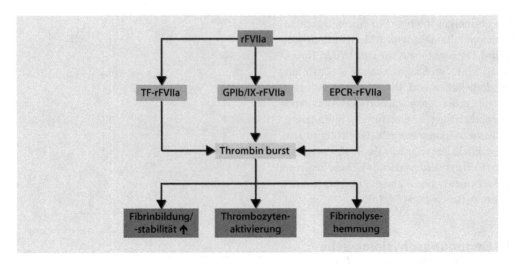

□ Abb. 6.2   Hämostyptische Wirkung von rekombinantem aktivierten Faktor VII (rFVIIa). Die hochdosierte intravenöse Gabe von rFVIIa induziert eine kurzfristige und intensive Thrombinbildung, die als Thrombinburst bezeichnet wird. Neben den »klassischen« Tissue factor (TF)-abhängigen Aktivierungsmechanismen sind an der Thrombinbildung auch TF-unabhängige Mechanismen beteiligt. Auf der Oberfläche von aktivierten Thrombozyten induziert rFVIIa in einem Glykoprotein-Ib/IX-Komplex-(GPIb/IX)-abhängigen Mechanismus die Thrombinbildung. Auch auf der Oberfläche von aktivierten Endothelzellen kann rFVIIa eine Thrombinbildung durch Bindung an den endothelialen Protein-C-Rezeptor (EPCR) induzieren. Der Thrombinburst verstärkt die Fibrinbildung und erhöht die Gerinnselstabilität, indem der Quervernetzungsgrad des Fibrins erhöht wird und gleichzeitig durch die Aktivierung des »thrombin-activalable-fibrinolysis-inhibitor« eine antifibrinolytische Aktivität aufgebaut wird. Außerdem kommt es zu einer Thrombozytenaktivierung

□ Tab. 6.1   Die Wirkung von rekombinantem aktiviertem Faktor VII (rFVIIa) beeinflussende Faktoren

Einflussfaktoren	Konsequenz
Patient unterkühlt	Wenn möglich, Patient aufwärmen vor rFVIIa
Patient azidotisch	Wenn möglich, BE-Korrektur vor rFVIIa
Thrombozytenzahl < 100.000/μl	Gabe von Thrombozytenkonzentraten vor rFVIIa
Fibrinogen < 100 mg /dl	Gabe von 3 g Fibrinogen vor rFVIIa
Quick-Wert < 50%	Gabe von 50 IE PPSB kombiniert mit Plasma vor rFVIIa
Faktor-XIII-Aktivität < 50%	Gabe von 50 IE Faktor-XIII-Konzentrat vor rFVIIa

BE = Base excess, PPSB = Prothrombinkomplexkonzentrat

Hereditärer Faktor-VII-Mangel

In der Behandlung und Prophylaxe von Blutungen bei Patienten mit hereditärem Faktor-VII-Mangel kann rFVII genauso effektiv eingesetzt werden, wie aus Plasma gereinigter FVII [8]. Zur Behandlung von Blutungen wird in der Regel eine Dosis von 20 μg/kg KG als Bolusinfusion verabreicht, die in Intervallen von 4–6 h wiederholt wird. Die Gabe wird solange fortgesetzt, bis eine stabile Wundstillung erreicht ist.

In der Blutungsprophylaxe kann eine Dosierung zwischen 15 und 30 μg/kg KG gewählt werden. Die gewählte Dosierung ist abhängig von der Schwere des FVII-Mangels, der bisherigen Blutungsanamnese und dem individuellen Thromboembolierisiko. Bei FVII-Mangelpatienten mit unauffälliger

Blutungsanamnese ist eine FVII-Substitution nur bei Eingriffen mit einem hohen Blutungsrisiko indiziert [8]. In diesen Fällen ist eine niedrigdosierte Gabe von 15 µg/kg KG rFVIIa ausreichend. Sind umgekehrt in der Vergangenheit bereits mehrfach Blutungskomplikationen aufgetreten und liegt ein ausgeprägter FVII-Mangel vor, sollte die höhere Dosierung von 30 µg/kg KG gewählt werden. Besteht bei Patienten mit einem FVII-Mangel ein erhöhtes Risiko für arterielle oder venöse thromboembolische Ereignisse, sollte bevorzugt eine Substitution mit einem aus Plasma gereinigtem FVII-Konzentrat erfolgen [9].

Inhibitor-positive Hämophilie-A- und Hämophilie-B-Patienten

Eine Hauptindikation für die rFVIIa-Anwendung ist die Prophylaxe und Therapie von Blutungen von Hämophilie-A- und -B-Patienten, die im Rahmen ihrer Faktorensubstitutionstherapie einen inhibitorisch wirkenden Alloantikörper (Hemmkörper) entwickelt haben [10]. Eine Indikation zum Einsatz von rFVIIa besteht bei diesem Patientenkollektiv, wenn durch die Gabe von Faktor VIII oder IX keine suffiziente Hämostase mehr aufgebaut werden kann. In der Regel ist dies bei Patienten mit einem Hemmkörper-Titer von mehr als 5 Bethesda-Einheiten der Fall. Außerdem wird rFVIIa eingesetzt, wenn durch die Faktorensubstitution mit einer massiven Boosterung des Antikörpers zu rechnen ist. In der Behandlung von Blutungen wird rFVIIa in einer Dosierung von 90 µg/kg KG in Form einer Bolusinfusion eingesetzt. In Abhängigkeit vom Ansprechen des Patienten auf die rFVIIa-Gabe wird die Gabe in Intervallen von 3–12 h wiederholt.

Zur Blutungsprophylaxe wird rFVIIa in gleicher Dosierung eingesetzt. Die Wiederholungsintervalle sind abhängig von der Art des Eingriffs und dem Blutverlust. Solange eine ausgeprägte Blutung besteht, wird ein Intervall von 2 h gewählt, das später entsprechend dem klinischen Verlauf auf 8 oder 12 h verlängert werden kann. Die Anwendung wird so lange fortgesetzt, bis das Blutungsrisiko signifikant gesunken ist. Bei großen Operationen ist dies meist nach einigen Tagen erreicht, wenn die Wundstillung stabilisiert ist.

Bei Kindern ist die Halbwertszeit von rFVIIa kürzer als bei Erwachsenen [6]. Deswegen kann es erforderlich sein, höhere Dosierungen von z. B. 120 oder 150 µg/kg KG einzusetzen oder die Behandlungsintervalle zu verkürzen.

Patienten mit Hemmkörper-Hämophilie

Auch bei Patienten, die durch die Bildung eines Autoantikörpers gegen FVIII eine schwere Gerinnungsstörung entwickeln, kann rFVIIa zur Prophylaxe und Therapie von Blutungen eingesetzt werden. Zur Therapie von Blutungen wird eine Dosierung von 90 µg/kg KG als intravenöse Bolusinjektion verabreicht. Vergleichbar dem Vorgehen in der Behandlung von Blutungen bei Hämophilie-Patienten mit Inhibitoren wird die Bolusgabe in Abständen von 2–12 h wiederholt. Wobei das Behandlungsintervall von der Schwere einer Blutung und dem individuellen Blutungsrisiko bestimmt wird.

Patienten mit Thrombasthenie Glanzmann

Patienten mit dieser hereditären Thrombozytenfunktionsstörung weisen eine Fehlfunktion des Fibrin(ogen)-Rezeptors Glykoprotein-IIb/IIIa auf [11]. Dadurch besteht bei diesen Patienten eine lebenslange Blutungsneigung. Aufgrund des thrombozytären Defektes kann eine suffiziente Hämostase durch Transfusion von Thrombozytenkonzentraten erreicht werden. Eine relevante Nebenwirkung der Thrombozytentranfusion ist jedoch die Bildung von Antikörpern, die gegen den Glykoprotein-IIb-/IIIa-Komplex oder gegen HLA-Merkmale gerichtet sind. Dies führt zu einer extrem verkürzten Plasmahalbwertszeit der transfundierten Thrombozyten und schränkt erheblich die Wirksamkeit der Thrombozytentransfusion ein. In diesen Fällen kann durch die Gabe von rFVIIa in einer Dosierung von 90 µg/kg KG eine suffiziente Hämostase erzielt werden [12]. Dazu wird rFVIIa bei akuten Blutungen in Therapieintervallen von 2 h eingesetzt. In der Prophylaxe und nach Sistieren der Blutung können die Intervalle verlängert werden.

Risiken und Nebenwirkungen

Die Gabe von rFVIIa kann das Risiko für thromboembolische Komplikationen erhöhen. Dies wird mit der gerinnungsaktivierenden Wirkung von rFVIIa erklärt. Eine Meta-Analyse, in der Daten von insgesamt 35 placebokontrollierten Studien zum prophylaktischen und therapeutischen Einsatz von rFVII auswertet wurden, kommt zu dem Ergebnis, dass das Risiko für arterielle Thrombosen und Embolien etwa um den Faktor 1,7 erhöht wurde, wohingegen das Risiko für venöse Thrombosen und Embolien nicht erhöht war [13]. Als prädisponierende Risikofaktoren wurden vorausgegangene Ereignisse und erhöhtes Lebensalter identifiziert [13, 14]. Interessant ist, dass in den zugelassenen Indikationsfeldern thromboembolische Komplikationen sehr selten auftreten [14]. Die Fachinformation listet dementsprechend thromboembolische Ereignisse als seltene und gelegentliche Ereignisse auf [6].

In der Behandlung von Patienten mit einem hereditären FVII-Mangel kann die rFVIIa-Gabe eine adaptive Immunantwort induzieren. Eine Antikörperbildung wurde mit Häufigkeiten von 1:10 und 1:100 beobachtet. In der überwiegenden Mehrzahl der Fälle handelt es sich jedoch um nicht-inhibitorisch wirkende Antikörper, die klinisch nicht relevant sind [6].

Aus den aufgeführten Nebenwirkungen lassen sich keine absoluten Kontraindikationen für den Einsatz von rFVIIa ableiten, da er im Fall von bedrohlichen Blutungen ein lebensrettendes Medikament darstellt. Im Fall von Patienten mit einem erhöhten kardiovaskulären Risikoprofil und einer positiven Anamnese für kardiovaskuläre Ereignisse sollte die Indikation jedoch besonders streng gestellt und bei Anwendung entsprechende Überwachungsmaßnahmen durchgeführt werden.

6.2 »Off-Label-Use« von rFVIIa

Oliver Grottke

Praxisrelevante Fakten auf einen Blick

RCTs konnten bei orthotoper Lebertransplantation oder herzchirurgischen Eingriffen keine Vorteile für rFVIIa belegen. Eine erste kleinere RCT bei Traumablutung senkte die Morbidität, eine größere Nachfolgestudie konnte diesen Vorteil allerdings nicht bestätigen. Ähnliches gilt auch für Patienten mit intrazerebraler Blutung. Ein Überlebensvorteil konnte in einer Folgestudie für dieses Patientenkollektiv nicht belegt werden.

Basierend auf den Ergebnissen großer klinischer Studien wird rFVIIa als Ultima-ratio-Therapie bei therapierefraktären Blutungen eingesetzt. Allerdings wird aufgrund der erhöhten Inzidenz von arteriellen thromboembolischen Komplikationen unter rFVIIa eine sorgfältige Abwägung zwischen möglichem klinischen Nutzen und der assoziierten Komplikationen gefordert.

➡ Mittlere Anwendungsdosen für nicht zugelassene Indikationen wurden mit 90 μg/kgKG ermittelt.

; bei fortbestehender Blutung kann eine Repetitionsdosis nach 2 h in Erwägung gezogen werden. Der Ausschluss eines Heparineffekts ist Voraussetzung für eine effiziente rFVIIa-Wirksamkeit: Fibrinogen ≥100–150 mg/dl, Thrombozyten ≥50.000/nl, pH ≥7,2.

In einer Vielzahl von Studien wurde unter anderem das Potential von rFVIIa evaluiert, lebensbedrohliche Blutungen zu terminieren und assoziierte Koagulopathien zu korrigieren.

Zudem wurden in den vergangenen Jahren zahlreiche Kasuistiken und Fallserien über die erfolgreiche Anwendung von rFVIIa als ultima ratio im Rahmen sog. »Off-Label-Indikationen« publiziert [1]. Bei diesen klinischen Fallbeschreibungen lagen fulminante, mit konventionellen Maßnahmen, z.B. chirurgischen Interventionen und forcierter hämostatischer Therapie nicht zu beherrschende Blutungen vor. Insbesondere im Rahmen traumabedingter Massivblutungen, komplizierter kardio- und leberchirurgischer Eingriffe sowie peri- bzw. postpartalen Blutungskomplikationen wurde rFVIIa als ultima ratio eingesetzt. Weiterhin sind prospektive, randomisierte Studien zur Evaluation der Wirksamkeit und Sicherheit von rFVIIa in unterschiedlichen klinischen Bereichen durchgeführt worden [2].

6.2.1 Klinische Datenlage

Trauma/Massivblutung

Die massive Blutung mit hämorrhagischem Schock und Koagulopathie (definiert als Störung des »Organsystems Gerinnung«) stellt einen Hauptfaktor für die Mortalität nach Trauma dar [3, 4]. Neben der chirurgischen Blutungskomponente, die es durch entsprechende Interventionen zu therapieren gilt, wird zunehmend die Bedeutung der akuten Trauma-induzierten Koagulopathie erkannt, welche schwieriger zu kontrollieren ist und das Blutungsgeschehen aggravieren kann [5, 6]. Entsprechend wurden in den vergangenen Jahren verstärkt neue Konzepte in der Therapie von hypokoagulatorischen Gerinnungsstörungen bei blutenden Schwerverletzten untersucht und unter dem Begriff der »Damage control resuscitation« subsumiert [7].

Ein wesentlicher Bestandteil der durchgeführten Studien war die Untersuchung der Wirksamkeit von rFVIIa. Nach der ersten Fallbeschreibung im Jahr 1999 ist die Anwendung von rFVIIa außerhalb der Zulassung zur Behandlung unkontrollierter Blutungen nach schwerem Trauma in einer Vielzahl von Kasuistiken und Fallserien veröffentlicht worden [8–12]. In einer retrospektiven Datenanalyse mit 242 Patienten wurde die Effektivität von rFVIIa an 38 traumatisierten Patienten untersucht. Dabei wurden Patienten eingeschlossen, die innerhalb der ersten 12 Stunden nach Krankenhausaufnahme 8 Erythrozytenkonzentrate (EK) erhielten [13]. Die Ergebnisse der Studie zeigten, dass die Therapie mit rFVIIa mit einer verbesserten 24-Stunden-Überlebensrate assoziiert war. In einer publizierten Fallserie von 81 Patienten mit unterschiedlichen Traumata (u. a. Schädel-Hirn-Trauma) und massiven Blutungen konnten Dutton et al. zeigen, dass die Applikation von rFVIIa (Dosis 40–150 µg/kgKG) zu einer Verbesserung einer diagnostisch gesicherten Koagulopathie führte [14]. Allerdings war die Verbesserung der Hämostase nicht mit einem erhöhten Überleben assoziiert. Eine Studie an 29 traumatisierten Patienten zeigte, dass rFVIIa in einer niedrigen Dosis von 40 µg/kgKG (bei klinischer Notwendigkeit wurde die Applikation wiederholt) zu einer signifikant geringeren Transfusionsrate führte [15]. In einer Studie von Matinowitz et al. an 36 schwerstverletzten Patienten mit stumpfen und penetrierenden Verletzungen sowie Traumata infolge von Explosionen führte die Anwendung von rFVIIa mit einer intialen Dosierung von 120 µg/kgKG bei 72 % zu einem Sistieren der Blutung [16]. Ähnliches konnte in einer von Boffard et al. 2005 durchgeführten, multizentrischen randomisierten Studie gezeigt werden, in der die

Wirksamkeit von rFVIIa bei Patienten mit stumpfen und penetrierenden Traumata untersucht wurde [17]. Primärer Endpunkt der Studie war der Transfusionsbedarf innerhalb der ersten 48 Stunden nach Erhalt von rFVIIa. Einschlusskriterium war die Transfusion von 6 Erythrozytenkonzentraten innerhalb von 4 Stunden. Nach der Transfusion 2 weiterer Erythrozytenkonzentrate erhielten die Patienten entweder rFVIIa (200 µg/kgKG initial und 100 µg/kgKG nach der 1. bzw. 2. Stunde) oder Placebo. Bei Patienten mit stumpfem Trauma, die mindestens 48 Stunden überlebten, zeigte sich eine statistisch signifikante Reduktion des Transfusionsbedarfs um im Mittel 2,6 Erythrozytenkonzentrate. Die Anzahl massiv-transfundierter Patienten (definiert als >20 Erythrozytenkonzentrate) war in der Verumgruppe niedriger als in der Placebogruppe (14% vs. 30%). Ebenso war die Inzidenz eines schweren Lungenversagens (ARDS) in der Verumgruppe signifikant geringer. Für Patienten mit penetrierendem Trauma konnten hingegen keine statistisch signifikanten Unterschiede gezeigt werden. Berichte zur Häufigkeit arterieller und venöser thromboemboblischer Ereignisse sowie adverser Reaktionen waren zwischen den Gruppen vergleichbar [18]. Weiterhin wurde in der prospektiven Phase-III-Folgestudie »Control« der frühe Einsatz von rFVIIa als Ergänzung zur Standardtherapie bei Traumapatienten mit aktiver Blutung untersucht [19]. In dieser Studie wurde die Erstdosis rFVIIa bzw. Placebo zwischen der 4. und der 8. Blutkonserve verabreicht. Weitere Dosen rFVIIa wurden in Abhängigkeit des Blutverlustes nach 1 und 3 Stunden verabreicht (je 200, 100, 100 µg/kgKG). Durch die Therapie mit rFVIIa konnte eine signifikante Verminderung des Transfusionsbedarfes erreicht werden. Bei Patienten mit stumpfem Trauma (mittlerer ISS = 33) wurde eine signifikante Einsparung an EKs (1,2 Einheiten) und an der Gesamtmenge transfundierter allogener Blutprodukte (3,6 Einheiten) erreicht. Bei Patienten mit penetrierendem Unfallmechanismus (ISS = 21) wurden ebenfalls signifikant weniger Massivtransfusionen beobachtet (rFVIIa 30,4 % vs. Placebo 52,5 %). Allerdings wurde die Studie nach einer Interimsanalyse frühzeitig abgebrochen, da eine signifikante Reduktion der primären Endpunkte (Morbidität oder Letalität) nach Einbeziehung aller Patienten mit hoher

Wahrscheinlichkeit nicht erreicht worden wäre. Die Autoren schlussfolgerten, dass in zukünftigen Studien insbesondere die Subgruppen identifiziert werden müssten, bei denen die Gabe von rFVIIa einen Überlebensvorteil bewirken könne. In der CONTROL-Studie trat bei Patienten mit stumpfem Traumamechanismus keine Häufung von schwerwiegenden unerwünschten Ereignissen durch rFVIIa auf. Zwar wurden thromboembolische Ereignisse tendenziell häufiger diagnostiziert (16,1 % vs. 13,2 %), jedoch bestand zwischen den Gruppen kein statistisch signifikanter Unterschied.

Anhand der Daten des TraumaRegisters der Deutschen Gesellschaft für Unfallchirurgie (DGU) wurde im Rahmen einer Matched-pair-Analyse untersucht, ob im Patientenkollektiv des Registers die Verabreichung von rFVIIa in der posttraumatischen Akutphase mit einem reduzierten Transfusionsbedarf bzw. verbessertem Outcome assoziiert ist [20]. Die Analyse von 100 Patienten mit hohem »injury severity score« (ISS) und Therapie mit rFVIIa zeigte, dass zwischen einer konventionellen Therapie mit gerinnungsaktiven Substanzen und FFP und rFVIIa behandelten Patienten kein Unterschied im Hinblick auf den Transfusionsbedarf bestand.

Kardiochirurgie

Herzchirurgische Eingriffe sind mit einer komplexen Beeinträchtigung der primären und sekundären Hämostase sowohl im peri- als auch postoperativen Verlauf assoziiert. Ursachen dafür sind neben pharmakologischen Einflüssen durch die präoperative Einnahme von Thrombozytenaggregationshemmern, oralen Antikoagulanzien und Heparin, auch Dilution und Verbrauchskoagulopathien und mechanische Einflüsse durch den Einsatz der Herz-Lungen-Maschine (HLM) bzw. verschiedener Assist-Verfahren. Eine vorliegende Koagulopathie kann eine chirurgische Blutung verstärken und zu einem erhöhten Transfusionsbedarf führen. Verschiedene Studien aus der Herzchirurgie haben gezeigt, dass insbesondere die postoperative Nachblutung einen unabhängigen Risikofaktor für eine erhöhte Morbidität und Mortalität darstellt [21]. Somit kann eine effektive hämostatische algorithmenbasierte Gerinnungstherapie die Prognose herzchirurgischer Patienten entscheidend beeinflussen [22]. Im klinischen Bereich der adulten Herzchirurgie sind neben zahlreichen Kasuistiken und Fallserien kontrollierte und retrospektive Studien zur Anwendung von rFVIIa publiziert worden [23]. Eine retrospektive Analyse von 55 herzchirurgischen Patienten mit persistierender Blutung und Koagulopathie konnte die Wirksamkeit von rFVIIa (90 μg/kgKG) zeigen [24]. Ähnliche Ergebnisse wurden von anderen Autoren nach Analyse retrospektiver Daten publiziert [25–27]. Mehrheitlich wurde bei Patienten mit komplexen herzchirurgischen Eingriffen von massiven Blutungen berichtet, die erst nach der Therapie mit rFVIIa erfolgreich terminiert werden konnten. Obwohl diese Fallberichte und retrospektiven Datenanalysen einen Gesamtnutzen für die Anwendung von rFVIIa zeigen, werden die Ergebnisse durch einen möglichen Publikationsbias limitiert.

Im Rahmen von 2 randomisierten Studien wurde die Wirksamkeit und Sicherheit der prophylaktischen Gabe von rFVIIa untersucht. In der ersten Studie von Diprose et al. wurde der mögliche prophylaktische Effekt von rFVIIa zur Reduzierung des Blutverlusts und Transfusionsbedarfs nach Beendigung der HLM und Neutralisierung des Heparineffektes mit Protamin in einer prospektiv-randomisierten, doppelblinden und placebokontrollierten Studie evaluiert [28]. In dieser Studie wurden 20 randomisierten Patienten rFVIIa (90 μg/kgKG) oder Placebo verabreicht und diese postoperativ nach einem prädefinierten Gerinnungs- und Transfusionsprotokoll behandelt. In der ITT (»intention to treat«) Analyse wurden 3 Patienten in der rFVIIa-Gruppe und 8 in der Kontrollgruppe transfundiert (p=0,07) bei einem Blutverlust von im Median 330 ml (185–855 ml) versus 635 ml (300–965 ml; p=0,21) in der Kontrollgruppe. Abweichend vom Protokoll wurde ein Patient in der rFVIIa-Gruppe nach chirurgischer Anweisung transfundiert, sodass die Per-Protokoll-(PP) Analyse 2 transfundierte Patienten in der rFVIIa-Gruppe versus 8 Patienten in der Kontrollgruppe (p=0,037) ergab. Der gesamte Transfusionsbedarf zeigte in der ITT-Analyse keine signifikanten Unterschiede: 74 versus 105 Transfusionseinheiten zwischen den Gruppen, während in der PP-Analyse ein signifikanter Unterschied (13 versus 105 Transfusionseinheiten; p=0,011) nachgewiesen wurde. Die klinischen Prognosekriterien in der Kontroll- versus Studiengruppe wie Beatmungszeit, postoperativer Myokardinfarkt oder zerebrale Ischämie sowie Mortalität waren vergleichbar. Unter Vorbehalt der ungenügenden statistischen Power dieser Studie konnte gezeigt werden, dass rFVIIa den Transfusionsbedarf nach komplexen herzchirurgischen Operationen reduzieren kann.

In einer weiteren Studie zur prophylaktischen Gabe von rFVIIa von Karkouti et al. wurde eine Matched-pair-Analyse zur Effektivität und Sicherheit von rFVIIa mit 51 kardiochirurgischen, therapierefraktär blutenden Patienten durchgeführt [29]. Die Patienten erhielten zwischen 2,4 und 4,8 mg rFVIIa. 19 Patienten wurden direkt nach dem Abgang von der HLM und 32 Patienten auf der Intensivstation behandelt. Als Kontrollgruppe dienten die Daten von konventionell-hämostatisch behandelten herzchirurgischen Patienten. Die Kontrollpatienten waren den Studienpatienten anhand eines Propensity-Scores zugeteilt worden. Der Propensity-Score bestand aus unabhängigen Faktoren für das Risiko, mit mindestens 5 Erythrozytenkonzentraten innerhalb von 24 Stunden nach der Operation transfundiert zu werden. In der Therapiegruppe wurden in der Stunde nach rFVIIa-Gabe der Blutverlust im Median um 100 ml (70–285 ml: 25–75 % Perzentile) und der Transfusionsbedarf signifikant reduziert. Die Reduktion der transfundierten Blutprodukte war bis zu 24 Stunden nach der rFVIIa-Gabe nachweisbar. Die Beatmungsdauer sowie die Inzidenz von Myokardinfarkt, zerebraler Ischämie, Lungenarterienembolie und Tod waren zwischen den Gruppen vergleichbar. Allerdings waren Verweildauer auf der Intensivstation und Krankenhausaufenthalt der mit rFVIIa behandelten Patienten signifikant länger. Außerdem hatten die Patienten der rFVIIa-Gruppe vermehrt eine laborchemisch Nierenfunktionsstörung, einen höheren Blutverlust und Transfusionsbedarf sowie ein erhöhtes Risiko einer chirurgischen Re-Exploration. Da die Ergebnisse eine ungleiche Verteilung der Patienten suggerieren, müssen die Studienergebnisse unter Vorbehalt interpretiert werden.

In einer multizentrischen Phase-II Dosis-Eskalations-Studie wurde herzchirurgischen Patienten mit persistierenden Blutungen nach Randomisierung Placebo (n=68), 40 µg/kgKG rFVIIa (n=35) oder 80 µg/kgKG rFVIIa (n=69) verabreicht [30]. Als primärer Endpunkt der Studie wurde die Inzidenz adverser Reaktionen definiert. Sekundäre Endpunkte beinhalteten die Häufigkeit von Re-Operation, Blutverlust und die Transfusion von allogenen Blutprodukten. Obwohl vermehrt unerwünschte Ereignisse in der rFVIIa-Gruppe beobachtet wurden, erreichten die Ergebnisse keine statistische Signifikanz (Placebo, 7 %; 40 µg/kgKG, 14 %, p=0,25; 80 µg/kgKG, 12 %, p=0,43). Allerdings war die Therapie mit rFVIIa mit einem statistisch signifikant verringerten Transfusionsbedarf assoziiert.

Sonstiges klinische Off-label-Anwendungen

Allgemeinchirurgie

Aus dem Gebiet der Abdominal- und Gefäßchirurgie wurden seit dem Jahre 1999 Kasuistiken und zunehmend auch Fallserien zur Therapie schwerer Blutungen mit rFVIIa publiziert. Besonders häufig sind Publikationen aus dem Bereich der Aortenaneurysma-Operationen, Pankreasresektionen und Kolonresektionen zu finden [31–35]. In der Mehrzahl der Fallbeschreibungen wurden mittlere Dosen von 70–120 µg/kgKG appliziert.

Zudem wurde die Therapie mit rFVIIa bei Patienten mit Leberteilresektion oder Lebertransplantation untersucht. In einer placebokontrollierten Studie wurde an 204 Patienten die Wirksamkeit von 20 oder 80 µg/kgKG rFVIIa zur prophylaktischen Therapie bei hepatischer Teilresektion untersucht [36]. Die Ergebnisse zeigten weder einen Unterschied in Bezug auf den Gesamtblutverlust noch den Transfusionsbedarf. In einer ähnlichen prospektiven Studie wurden 234 Patienten mit Leberzirrhose und bevorstehender Teilresektion der Leber eingeschlossen [37]. Die Patienten erhielten 10 Minuten vor Beginn der chirurgischen Intervention entweder 50 oder 100 µg/kgKG rFVIIa. Die Therapie mit rFVIIa wurde alle 2 Stunden wiederholt. Auch in dieser Studie konnte der Applikation von rFVIIa kein klinischer Vorteil nachgewiesen werden. Ähnliche Ergebnisse wurden im Rahmen der orthotopen Lebertransplantation gezeigt. Lodge et al. konnten in einer Studien mit 183 Patienten und einem Child-Pugh-Stadium B oder C keine Wirksamkeit der Therapie mit rFVIIA (60 oder

120 µg/kgKG rFVIIa) auf klinisch relevante Endpunkte zeigen [38].

Neurochirurgie - Intrakranielle Blutungen

Verschiedene prospektive, randomisierte Studien wurden in der Neurochirurgie, insbesondere bei Patienten mit hämorrhagischem Schlaganfall, durchgeführt [39–43]. In einer prospektiven, randomisierten, placebokontrollierten Phase-IIb-Studie wurden 399 Patienten mit spontaner intrakranialer Blutung (ICB) mit rFVIIa (40, 80, 160 µg/kgKG) innerhalb von 4 Stunden nach Symptombeginn behandelt. Patienten mit ischämischen Erkrankungen in der Anamnese waren ausgeschlossen. Die Diagnose einer ICB musste innerhalb von 3 Stunden bestätigt worden sein. Die Behandlung mit rFVIIa innerhalb von 4 Stunden reduzierte die Blutungsausdehnung und die Mortalität und verbesserte das klinisch-funktionelle Ergebnis nach 3 Monaten trotz einer signifikanten 5 %igen Erhöhung arterieller thromboembolischer Ereignisse in der höchsten Dosisgruppe (160 µg/kgKG) [40].

Ein ähnlicher Studienaufbau erfolgte in der Phase-III-Folgestudie FAST (Recombinant Factor VIIa in Acute Hemorrhagic Stroke) [42]. Die Diagnose musste innerhalb von 3 Stunden mittels Computertomographie (CT) gestellt und die Patienten innerhalb der kommenden Stunde mit rFVIIa behandelt werden. Die Änderung der Größenzunahme der ICB wurde mit dem CT nach 24 Stunden gemessen. Wesentliche Unterschiede beider Studien bestanden insbesondere in der rekrutierten Patientenzahl und dem primären Endpunkt. Die Stichprobe war mit 816 Patienten doppelt so groß wie die der Phase-IIb-Studie, den primären Endpunkt bildete das klinisch-funktionelle Ergebnis an Tag 90 (gemessen mit der modifizierten Rankin-Skala; mRS: 0–4 vs. 5–6); es wurden 2 Verumdosen (20 und 80 µg/kgKG) gegen Placebo getestet. Außerdem wurden Patienten mit ischämischen Ereignissen in der Vorgeschichte eingeschlossen. In der FAST-Studie konnte der hämostatische Effekt von rFVIIa bestätigt werden. Es zeigte sich außerdem, dass dieser Effekt zeitabhängig ist, d. h. eine frühe Therapie mit rFVIIa war mit einer größeren Volumenreduktion verbunden. Allerdings war die Reduktion des Hämatomvolumens nicht mit einer signifikanten Verbesserung des klinischen Ergebnisses assoziiert. Zwischen der Verum- und Placebo-Kohorte fand sich an Tag 90 weder in der Mortalität noch im Grad der Behinderung ein Unterschied. Bezüglich der Sicherheit der Therapie mit rFVIIa fanden sich ähnliche Ergebnisse wie in der Phase-IIb-Studie: in der höheren Dosisgruppe traten signifikant häufiger arterielle thromboembolische Ereignisse auf als in der Placebogruppe. Zusammenfassend zeigen die Ergebnisse dieser klinischen Studien den prokoaguloatorischen Effekt der frühzeitigen Therapie mit rFVIIa. Allerdings konnte in den Studien mehrheitlich keine Verbesserung der klinisch-funktionellen Ergebnisse gezeigt werden. Da die Therapie mit rFVIIa das Risiko thromboembolischer Ereignisse erhöht, wird eine Therapie mit rFVIIa für Patienten mit spontaner oder traumatischer ICB nicht empfohlen.

Post-(peri-)partale Blutungen

Post-(peri-)partale (PPH) Blutungen gehören weltweit zu den häufigsten mütterlichen Todesursachen. Die Häufigkeit von postpartalen Blutungen ist aufgrund der zunehmenden Anzahl durchgeführter Sectio caesarea in den letzten Jahren angestiegen [44]. Schwere postpartale Blutungen sind dabei insbesondere auf eine Uterusatonie (Inzidenz 1:20–1:50) zurückzuführen [45]. Aufgrund des hohen uterinen Blutflusses und der damit verbundenen Fulminanz des Blutverlustes entwickeln Patientinnen frühzeitig eine Koagulopathie. In der akuten schweren peripartalen Blutung ist die Therapie der Koagulopathie ein primäres Behandlungsziel. Seit der ersten Veröffentlichung 2001 zur erfolgreichen Anwendung von rFVIIa bei einer Patientin mit PPH sind zahlreiche Publikationen von rFVIIa zur Behandlung bei schweren peri-und postpartalen Blutungen als ultima ratio beschrieben worden [46–50]. Weiterhin wurden die Daten zur Anwendung von rFVIIa in verschiedenen Registern publiziert [51–53]. In einer Meta-Analyse von 272 Patientinnen mit postpartalen Blutungskomplikationen führte die Therapie mit rFVIIa in einer mittleren Konzentration (82 µg/kgKG) in 70–80 % der Fälle zu einem Sistieren der Blutung [54]. Schwere adverse Reaktionen nach der Gabe von rFVIIa wurden nicht berichtet. Aufgrund des Charakters von Kasuistiken und Fallstudien kann ein Publikationsbias nicht ausgeschlossen werden.

Voraussetzungen und Vorgehen in der klinischen Praxis

Die unterschiedlichen Ursachen lebensbedrohlicher Blutungen und die Komplexität der zugrunde liegenden Koagulopathien erfordern ein zielgerichtetes und standardisiertes Vorgehen [55]. Ziel der Therapie ist, die Exsanguination zu verhindern und sekundäre Folgeschäden zu vermeiden. In der Behandlung massiv blutender Patienten sei darauf hingewiesen, dass die Therapie nach Einführung eines standardisierten Massivtransfusionsprotokolls und Vorgehen nach klinikspezifischen Behandlungsalgorithmen mit einer verbesserten Überlebensrate verbunden ist [56]. Entsprechende Empfehlungen sind auch der Helsinki-Deklaration zur Patientensicherheit der Europäischen Gesellschaft für Anästhesiologie zu entnehmen [57]. Ein grundsätzlicher Therapieaspekt in der Behandlung mit rFVIIa obliegt der interdisziplinären Zusammenarbeit. Die Indikation sollte immer vom Hämostaseologen/Hämatologen und dem behandelnden Ärzteteam unter Einbeziehung des Anästhesisten und Chirurgen gemeinsam gestellt werden. Vor dem Hintergrund möglicher thromboembolischer Ereignisse und der »Off-Label-Anwendung«, muss die Entscheidung zur Substitutionstherapie sorgfältig gestellt werden und nach entsprechender Risikostratifizierung erfolgen [58]. Weiterhin besteht eine Dokumentations- und Aufklärungspflicht (ggf. nachträglich) über die potenziellen Gefahren thromboembolischer Ereignisse. Dabei ist zu beachten, dass rFVIIa kein Ersatz für eine adäquate chirurgische Blutstillung und keine kausale Therapie ist. Somit darf die Applikation von rFVIIa in lebensbedrohlichen Situationen nicht zur Verzögerung einer chirurgischen Maßnahme (u. a. Embolisation) führen und erst nach der adäquaten Therapie bzw. Anwendung aller möglichen konventionellen hämostatischen Maßnahmen erfolgen (u. a. antifibrinolytische Therapie, ausreichende plasmatische Fibrinogenkonzentration) [59]. Allerdings soll die Gabe von rFVIIa erwogen werden, bevor die klinische und hämostaseologische Situation irreversibel eskaliert ist:

- Mittlere Anwendungsdosen für nicht zugelassene Indikationen wurden mit 90 µg/kgKG ermittelt.
- Aufgrund der kurzen Halbwertszeit kann eine Repetitionsdosis nach 2 Stunden erwogen werden.

- Voraussetzungen für eine effiziente rFVIIa-Wirksamkeit sind
  - eine Fibrinogenkonzentration von ≥ 100–150 mg/dl (≥ 1–1.5 g/l),
  - eine Thrombozytenzahl ≥ 50.000 × 109/l und ein
  - pH-Wert ≥ 7;2 sowie der Ausschluss eines Heparineffekts [60].

Zusammenfassung

Zahlreiche prospektiv randomisierte Studien wurden durchgeführt, um die Effektivität der prophylaktischen Applikation von rFVIIa im Hinblick auf eine Blutungsverminderung, Morbiditäts- oder Letalitätsreduktion bei verschiedenen operativen Eingriffen zu belegen. Diese Studien konnten bei einer orthotopen Lebertransplantation oder herzchirurgischen Eingriffen keine Vorteile für rFVIIa belegen. Auch wenn die therapeutische Gabe bei traumatisch bedingten starken Blutungen in einer ersten kleineren randomisierten Studie eine Morbiditätsreduktion zeigte, konnte dieser Vorteil letztlich in einer größeren Studie nicht bestätigt werden. Ähnliche Ergebnisse lassen sich von Patienten mit intrazerebralen Blutungen ableiten. In einer der ersten Studien wurde ein geringerer Volumenzuwachs der intrakraniellen blutungsbedingten Raumforderung mit rFVIIa beobachtet. Ein Überlebensvorteil konnte jedoch in einer Folgestudie für dieses Patientenkollektiv nicht demonstriert werden. Basierend auf den Ergebnissen großer klinischer Studien wird rFVIIa als Ultimaratio-Therapie bei therapierefraktären Blutungen eingesetzt. Allerdings wird aufgrund der erhöhten Inzidenz von arteriellen thromboembolischen Komplikationen mit der Therapie mit rFVIIa eine sorgfältige Abwägung zwischen möglichem klinischen Nutzen und der assoziierten Komplikationsrate gefordert [61].

Literatur

Literatur zu Abschnitt 6.1

1. Preissner KT. Vitamin-K-abhängige Gerinnungsfaktoren. In: Pötzsch/Madlener (Hrsg.) Hämostaseologie – Grundlagen, Diagnostik, Therapie. Springer-Verlag Berlin-Heidelberg-New York, 2. Auflage, 2010: 160–168
2. Kjalke M, Ezban M, Monroe DM, Hoffman M, Roberts HR, Hedner U. High-dose factor VIIa increases initial throm-

bin generation and mediates faster platelet activation in thrombocytopenia like conditions in a cell-based model system. Br J Haematol 2001; 114: 114–120

3. Augustsson C, Persson E. In vitro evidence of a tissue factor-independent mode of action of recombinant factor VIIa in hemophilia. Blood 2014; 124: 3172–3174

4. Lisman T, de Groot PG. The role of cell surfaces and cellular receptors in the mode of action of recombinant factor VIIa. Blood Rev 2014, ▶ http://dx.doi.org/10.1016/j.blre.2014.12.004

5. He S, Blomback M, Jacobsson Ekman G, Hedner U. The role of recombinant factor VIIa (FVIIa) in fibrin structure in the absence of FVIII/FIX. J Thromb Haemost 2003; 1: 1215–1219

6. NovoNordisk. Fachinformation NovoSeven 1mg/2mg/5mg/8mg. 011256-1439, Dezember 2013

7. Von Heymann C. Aktivierte Gerinnungsfaktoren. In: Pötzsch/Madlener (Hrsg.) Hämostaseologie – Grundlagen, Diagnostik, Therapie. Springer-Verlag Berlin-Heidelberg-New York, 2. Auflage, 2010: 725–732

8. Napolitano M, Giansily-Blaizot M, Dolce A, Schved JF, Auerswald G, Ingerslev J, Bjerre J, Altisent C, Charoenkwan P, Michaels L, Chuansumrit A, Di Minno G, Caliskan U, Mariani G. Prophylaxis in congenital factor VII deficiency: indications, efficacy and safety. Results from the Seven Treatment Evaluation Registry (STER). Haematologica 2013: 98: 538–544

9. O'Connell KA, Wood JJ, Wise RO, Lozier JN, Braun MM. Thromboembolic adverse events after use of recombinant human coagulation Factor VIIa. JAMA 2006; 295: 293–298

10. Konkle BA, Ebbesen LS, Erhardtsen E, Bianco RP, Lissitchkov T, Rusen L, Serban MA. Randomized, prospective clinical trial of recombinant factor VIIa for secondary prophylaxis in hemophilia patients with inhibitors. J Thromb Haemost 2005; 3: 742–751

11. White GC. Congenital and acquired platelet disorders: current dilemmas and treatment strategies. Semin Hematol 2006; 43: S37–41

12. Poon MC, D´Oiron R, von Depka M, Khair K, Négrier C, Karafoulidou A, Huth-Kuehne A, Morfini M; International Data Collection on Recombinant Factor VIIa and Congenital Platelet Disorders Study Group. Prophylactic and therapeutic recombinant factor VIIa administration to patients with Glanzmann´s thrombasthenia: results of an international survey. J Thromb Haemost 2004; 2: 1096–1103

13. Levi M, Levy JH, Andersen HF, Truloff D. Safety of recombinant activated factor VII in randomized clinical trials. N Engl J Med 2010: 363; 1791–1800

14. Roberts HR. Clinical experience with activated factor VII: focus on safety aspects. Blood Coagul Fibrinolysis 1998; 9 (Suppl 1): S115–S118

15. Zatta A, McQuilten Z, Kandane-Rathnayake R, Isbister J, Dunkley S, McNeil J, Cameron P, Phillips L. The Australian and New Zealand Hemostasis Registry: ten years of data on off-licence use of recombinant activated factor VII. Blood Transfusion 2015, 13: 86–99

Literatur zu Abschnitt 6.2

1. Grottke O, Henzler D, Rossaint R. Activated recombinant factor VII (rFVIIa). Best Pract Res Clin Anaesthesiol. 2010;24:95–106

2. Lin Y, Stanworth S, Birchall J, Doree C, Hyde C. Use of recombinant factor VIIa for the prevention and treatment of bleeding in patients without hemophilia: a systematic review and meta-analysis. CMAJ. 2011;183:E9–19

3. Hoyt DB. A clinical review of bleeding dilemmas in trauma. Semin Hematol. 2004;41(1 Suppl 1):40–3

4. Hess JR, Brohi K, Dutton RP, Hauser CJ, Holcomb JB, Kluger Y, Mackway-Jones K, Parr MJ, Rizoli SB, Yukioka T, Hoyt DB, Bouillon B. The coagulopathy of trauma: a review of mechanisms. J Trauma. 2008;65:748–54

5. Brohi K, Cohen MJ, Ganter MT, Schultz MJ, Levi M, Mackersie RC, Pittet JF. Acute coagulopathy of trauma: hypoperfusion induces systemic anticoagulation and hyperfibrinolysis. J Trauma. 2008;64:1211–7

6. Levi M, Fries D, Gombotz H, van der Linden P, Nascimento B, Callum JL, Bélisle S, Rizoli S, Hardy JF, Johansson PI, Samama CM, Grottke O, Rossaint R, Henny CP, Goslings JC, Theusinger OM, Spahn DR, Ganter MT, Hess JR, Dutton RP, Scalea TM, Levy JH, Spinella PC, Panzer S, Reesink HW. Prevention and treatment of coagulopathy in patients receiving massive transfusions. Vox Sang. 2011;101:154–74

7. Holcomb JB, Jenkins D, Rhee P, Johannigman J, Mahoney P, Mehta S, Cox ED, Gehrke MJ, Beilman GJ, Schreiber M, Flaherty SF, Grathwohl KW, Spinella PC, Perkins JG, Beekley AC, McMullin NR, Park MS, Gonzalez EA, Wade CE, Dubick MA, Schwab CW, Moore FA, Champion HR, Hoyt DB, Hess JR. Damage control resuscitation: directly addressing the early coagulopathy of trauma. J Trauma. 2007;62:307–10

8. Kenet G, Walden R, Eldad A, Martinowitz U. Treatment of traumatic bleeding with recombinant factor VIIa. Lancet. 1999;354:1879

9. Dutton RP, Conti BM. The role of recombinant-activated factor VII in bleeding trauma patients. Curr Opin Anaesthesiol. 2009;22:299–304

10. Geeraedts LM Jr, Kamphuisen PW, Kaasjager HA, Verwiel JM, van Vugt AB, Frölke JP. The role of recombinant factor VIIa in the treatment of life-threatening haemorrhage in blunt trauma. Injury. 2005;36:495–500

11. Gowers CJ, Parr MJ. Recombinant activated factor VIIa use in massive transfusion and coagulopathy unresponsive to conventional therapy. Anaesth Intensive Care. 2005;33:196–200

12. Udy A, Vaghela M, Lawton G, Sigston P. The use of recombinant activated factor VII in the control of haemorrhage following blunt pelvic trauma. Anaesthesia. 2005;60:613–6

13. Rizoli SB, Nascimento B Jr, Osman F, Netto FS, Kiss A, Callum J, Brenneman FD, Tremblay L, Tien HC. Recombinant activated coagulation factor VII and bleeding trauma patients. J Trauma. 2006;61:1419–25

14. Dutton RP, McCunn M, Hyder M, D'Angelo M, O'Connor J, Hess JR, Scalea TM. Factor VIIa for correction of traumatic coagulopathy. J Trauma. 2004;57:709–18

15. Harrison TD, Laskosky J, Jazaeri O, Pasquale MD, Cipolle M. "Low-dose" recombinant activated factor VII results in less blood and blood product use in traumatic hemorrhage. J Trauma. 2005;59:150–4

16. Martinowitz U, Michaelson M; Israeli Multidisciplinary rFVIIa Task Force. Guidelines for the use of recombinant activated factor VII (rFVIIa) in uncontrolled bleeding: a report by the Israeli Multidisciplinary rFVIIa Task Force. J Thromb Haemost. 2005;3:640–8

17. Boffard KD, Riou B, Warren B, Choong PI, Rizoli S, Rossaint R, Axelsen M, Kluger Y; NovoSeven Trauma Study Group. Recombinant factor VIIa as adjunctive therapy for bleeding control in severely injured trauma patients: two parallel randomized, placebo-controlled, double-blind clinical trials. J Trauma. 2005;5:8–15

18. Dutton RP, Parr M, Tortella BJ, Champion HR, Bernard GR, Boffard K, Bouillon B, Croce MA, Dimsits J, Holcomb JB, Leppaniemi A, Vincent JL, Hauser CJ; CONTROL Study Group. Recombinant activated factor VII safety in trauma patients: results from the CONTROL trial. J Trauma. 2011;71:12–9

19. Hauser CJ, Boffard K, Dutton R, Bernard GR, Croce MA, Holcomb JB, Leppaniemi A, Parr M, Vincent JL, Tortella BJ, Dimsits J, Bouillon B; CONTROL Study Group. Results of the CONTROL trial: efficacy and safety of recombinant activated Factor VII in the management of refractory traumatic hemorrhage. J Trauma. 2010;69:489–500

20. Wafaisade A, Lefering R, Maegele M, Helm P, Braun M, Paffrath T, Bouillon B; TraumaRegister der Deutschen Gesellschaft für Unfallchirurgie Recombinant factor VIIa for the treatment of exsanguinating trauma patients: a matched-pair analysis from the Trauma Registry of the German Society for Trauma Surgery. Unfallchirurg. 2013;116:524–30

21. Ranucci M, Baryshnikova E, Castelvecchio S, Pelissero G; Surgical and Clinical Outcome Research (SCORE) Group. Major bleeding, transfusions, and anemia: the deadly triad of cardiac surgery. Ann Thorac Surg. 2013;96:478–85

22. Levy JH, Sniecinski RM. Prohemostatic treatment in cardiac surgery. Semin Thromb Hemost. 2012;38:237–43

23. Warren O, Mandal K, Hadjianastassiou V, Knowlton L, Panesar S, John K, Darzi A, Athanasiou T. Recombinant activated factor VII in cardiac surgery: a systematic review. Ann Thorac Surg. 2007;83:707–14

24. McCall P, Story DA, Karalapillai D. Audit of factor VIIa for bleeding resistant to conventional therapy following complex cardiac surgery. Can J Anaesth. 2006;53:926–33

25. Walsham J, Fraser JF, Mullany D, Ziegenfus M, Chinthamuneedi M, Dunning J, Tesar P. The use of recombinant activated factor VII for refractory bleeding post complex cardiothoracic surgery. Anaesth Intensive Care. 2006;34:13–20

26. Romagnoli S, Bevilacqua S, Gelsomino S, Pradella S, Ghilli L, Rostagno C, Gensini GF, Sorbara C. Small-dose recombinant activated factor VII (NovoSeven) in cardiac surgery. Anesth Analg. 2006;102:1320–6

27. Gelsomino S, Lorusso R, Romagnoli S, Bevilacqua S, De Cicco G, Billè G, Stefàno P, Gensini GF. Treatment of refractory bleeding after cardiac operations with low-dose recombinant activated factor VII (NovoSeven): a propensity score analysis. Eur J Cardiothorac Surg. 2008;33:64–71

28. Diprose P, Herbertson MJ, O'Shaughnessy D, Gill RS. Activated recombinant factor VII after cardiopulmonary bypass reduces allogeneic transfusion in complex non-coronary cardiac surgery: randomized double-blind placebo-controlled pilot study. Br J Anaesth. 2005;95:596–602

29. Karkouti K1, Beattie WS, Wijeysundera DN, Yau TM, McCluskey SA, Ghannam M, Sutton D, van Rensburg A, Karski J. Recombinant factor VIIa for intractable blood loss after cardiac surgery: a propensity score-matched case-control analysis. Transfusion. 2005;45:26–34

30. Gill R, Herbertson M, Vuylsteke A, Olsen PS, von Heymann C, Mythen M, Sellke F, Booth F, Schmidt TA. Safety and efficacy of recombinant activated factor VII: a randomized placebo-controlled trial in the setting of bleeding after cardiac surgery. Circulation. 2009;120:21–7

31. Svartholm E, Annerhagen V, Länne T. Treatment of bleeding in severe necrotizing pancreatitis with recombinant factor VIIa. Anesthesiology. 2002;96:1528

32. Holcomb JB, Neville HL, Fischer CF, Hoots K. Use of recombinant F VIIa for intraperitoneal coagulopathic bleeding in a septic patient. Curr Surg 2003;60:423–7

33. Schuster R, Lee SJ, Rink D. Treatment of bleeding in severe hemorrhagic pancreatitis with recombinant factor VIIa. Am Surg 2003;69:1017–18

34. Michalska-Krzanowska G, Sajdak R, Stasiak-Pikula E. Effects of recombinant factor VIIa in haemorrhagic complications of urological operations. Acta Haematol 2003;109:158–60

35. Gielen-Wijffels SE, van Mook WN, van der Geest S, Ramsay G. Successful treatment of severe bleeding with recombinant factor VIIa after kidney transplantation. Intensive Care Med 2004;30: 1232–4

36. Lodge JP, Jonas S, Oussoultzoglou E, Malagó M, Jayr C, Cherqui D, Anthuber M, Mirza DF, Kuhlman L, Bechstein WO, Díaz JC, Tartiere J, Eyraud D, Fridberg M, Erhardtsen E, Mimoz O. Recombinant coagulation factor VIIa in major liver resection: a randomized, placebo-controlled, double-blind clinical trial. Anesthesiology. 2005;102:269–75

37. Shao YF, Yang JM, Chau GY, Sirivatanauksorn Y, Zhong SX, Erhardtsen E, Nivatvongs S, Lee PH. Safety and hemostatic effect of recombinant activated factor VII in cirrhotic patients undergoing partial hepatectomy: a multicenter, randomized, double-blind, placebo-controlled trial. Am J Surg. 2006;191:245–9

38. Lodge JP, Jonas S, Jones RM, Olausson M, Mir-Pallardo J, Soefelt S, Garcia-Valdecasas JC, McAlister V, Mirza DF; rFVIIa OLT Study Group. Efficacy and safety of repeated perioperative doses of recombinant factor VIIa in liver transplantation. Liver Transpl. 2005;11:973–9

39. Narayan RK, Maas AI, Marshall LF, Servadei F, Skolnick BE, Tillinger MN; rFVIIa Traumatic ICH Study Group. Recombinant factor VIIA in traumatic intracerebral hemorrhage: results of a dose-escalation clinical trial. Neurosurgery. 2008;62:776–86

40. Mayer SA, Brun NC, Begtrup K, Broderick J, Davis S, Diringer MN, Skolnick BE, Steiner T; Recombinant Activated Factor VII Intracerebral Hemorrhage Trial Investigators. Recombinant activated factor VII for acute intracerebral hemorrhage. N Engl J Med. 2005;352:777–85

41. Mayer SA, Brun NC, Broderick J, Davis S, Diringer MN, Skolnick BE, Steiner T; Europe/AustralAsia NovoSeven ICH Trial Investigators. Safety and feasibility of recombinant factor VIIa for acute intracerebral hemorrhage. Stroke. 2005;36:74–9

42. Mayer S, Brun N, Broderick J, Davis S, Diringer M, Skolnick B, Steiner T, for the FAST Trial Investigators. Efficacy and safety of recombinant activated factor VII for acute intracerebral hemorrhage. N Engl J Med. 2008;358:2127–37

43. Imberti R, Pietrobono L, Klersy C, Gamba G, Iotti G, Cornara G. Intraoperative intravenous administration of rFVIIa and hematoma volume after early surgery for spontaneous intracerebral hemorrhage: a randomized prospective phase II study. Minerva Anestesiol. 2012;78:168–75

44. Bateman BT, Berman MF, Riley LE, Leffert LR. The epidemiology of postpartum hemorrhage in a large, nationwide sample of deliveries. Anesth Analg. 2010;110:1368–73

45. Oyelese Y, Ananth CV. Postpartum hemorrhage: epidemiology, risk factors, and causes. Clin Obstet Gynecol. 2010;53: 147–56

46. Moscardó F, Pérez F, de la Rubia J, Balerdi B, Lorenzo JI, Senent ML, Aznar I, Carceller S, Sanz MA. Successful treatment of severe intra-abdominal bleeding associated with disseminated intravascular coagulation using recombinant activated factor VII. Br J Haematol. 2001;114:174–6

47. Hossain N, Shansi T, Haider S, Soomro N, Khan NH, Memon GU, Farzana T, Ansari S, Triche EW, Kuczynski E, Lockwood CJ, Paidas MJ. Use of recombinant activated factor VII for massive postpartum hemorrhage. Acta Obstet Gynecol Scand. 2007;86:1200–6

48. Alfirevic Z, Elbourne D, Pavord S, Bolte A, Van Geijn H, Mercier F, Ahonen J, Bremme K, Bødker B, Magnúsdóttir EM, Salvesen K, Prendiville W, Truesdale A, Clemens F, Piercy D, Gyte G. Use of recombinant activated factor VII in primary postpartum hemorrhage: the Northern European registry 2000-2004. Obstet Gynecol. 2007;110:1270–8

49. Ahonen J, Jokela R, Korttila K. An open non-randomized study of recombinant activated factor VII in major postpartum haemorrhage. Acta Anaesthesiol Scand. 2007;51:929–36

50. Bouma LS, Bolte AC, van Geijn HP. Use of recombinant activated factor VII in massive postpartum haemorrhage. Eur J Obstet Gynecol Reprod Biol. 2008;137:172–7

51. Barillari G, Frigo MG, Casarotto M, Farnia A, Massè B, Wetzl R, Bianchin A, Rabi A, Malacarne P, Pasca S, Bigotto E; Italian rFVIIa-PPH Study Group. Use of recombinant activated factor VII in severe post-partum haemorrhage: data from the Italian Registry: a multicentric observational retrospective study. Thromb Res. 2009;124:e41–7

52. Phillips LE, McLintock C, Pollock W, Gatt S, Popham P, Jankelowitz G, Ogle R, Cameron PA; Australian and New Zealand Haemostasis Registry. Recombinant activated factor VII in obstetric hemorrhage: experiences from the Australian and New Zealand Haemostasis Registry. Anesth Analg. 2009;109:1908–15

53. Kobayashi T, Nakabayashi M, Yoshioka A, Maeda M, Ikenoue T. Recombinant activated factor VII (rFVIIa/NovoSeven®) in the management of severe postpartum haemorrhage: initial report of a multicentre case series in Japan. Int J Hematol. 2012;95:57–63

54. Franchini M, Franchi M, Bergamini V, Montagnana M, Salvagno GL, Targher G, Lippi G. The use of recombinant activated FVII in postpartum hemorrhage. Clin Obstet Gynecol. 2010;53:219–27

55. Grottke O, Frietsch T, Maas M, Lier H, Rossaint R; German Society of Anaesthesiology and Intensive Care Medicine. Dealing with massive bleeding and associated perioperative coagulopathy: recommendations for action of the German Society of Anaesthesiology and Intensive Care Medicine. Anaesthesist. 2013;62:213–24

56. Cotton BA, Au BK, Nunez TC, Gunter OL, Robertson AM, Young PP. Predefined massive transfusion protocols are associated with a reduction in organ failure and postinjury complications. J Trauma. 2009;66:41–8

57. Mellin-Olsen J, Staender S, Whitaker DK, Smith AF. The Helsinki Declaration on Patient Safety in Anaesthesiology. Eur J Anaesthesiol. 2010;27:592–7

58. Levi M, Levy JH, Andersen HF, Truloff D. Safety of recombinant activated factor VII in randomized clinical trials. N Engl J Med. 2010;363:1791–800

59. Spahn DR, Bouillon B, Cerny V, Coats TJ, Duranteau J, Fernández-Mondéjar E, Filipescu D, Hunt BJ, Komadina R, Nardi G, Neugebauer E, Ozier Y, Riddez L, Schultz A, Vincent JL, Rossaint R. Management of bleeding and coagulopathy following major trauma: an updated European guideline. Crit Care. 2013;17:R76

60. Vincent JL, Rossaint R, Riou B, Ozier Y, Zideman D, Spahn DR. Recommendations on the use of recombinant activated factor VII as an adjunctive treatment for massive bleeding—a European perspective. Crit Care. 2006;10:R120

61. Simpson E, Lin Y, Stanworth S, Birchall J, Doree C, Hyde C. Recombinant factor VIIa for the prevention and treatment of bleeding in patients without haemophilia. Cochrane Database Syst Rev. 2012;3:CD005011

Serviceteil

Glossar – 212

Stichwortverzeichnis – 217

G. Singbartl, K. Singbartl (Hrsg.), *Transfusionsassoziierte Pharmakotherapie*,
DOI 10.1007/978-3-662-47258-3, © Springer-Verlag Berlin Heidelberg 2016

Glossar[1]

Absolute Risikoreduktion (ARR, Risk difference) –
► Risk difference

Bias (Verzerrung oder systematischer Fehler) – Tendenz der
Studienergebnisse, systematisch von den »wahren« Ergebnissen abzuweichen. Systematische Fehler führen entweder zu
einer Über- oder Unterschätzung der wahren Wirkung einer
Maßnahme. Die Ursachen dafür liegen vor allem im Design
und der Durchführung der Studie und führen zu systematischen Unterschieden zwischen den Vergleichsgruppen, z. B.
durch die Auswahl der Teilnehmer (Selektionsbias), der Erhe-
bung der Endpunkte (measurement bias oder Messungsbias)
oder dem Verlust von Teilnehmern in der Studie (attrition bias
oder Verschleißbias). Ergebnisse aus Studien mit geringem
Risiko für Verzerrungen werden als valide (► Validität) angesehen. Weitere mögliche systematische Fehler sind Verzerrungen durch kleine Studien oder die selektive Publikation
von positiven (und fehlender Publikation negativer) Studienergebnisse in wissenschaftlichen Zeitschriften (Publikationsbias). (CG)

Confounding/Confounder – Confounding liegt vor, wenn ein
Faktor (Confounder), der nicht direkt Gegenstand der Untersuchung ist, sowohl mit der Intervention/Exposition als auch
mit der Zielgröße assoziiert ist und dadurch bei Aussagen
über die Beziehung zwischen Intervention/Exposition und
Zielgröße »Verwirrung« stiftet. Häufige Confounder sind z. B.
Alter, Geschlecht oder Nikotingenuss; aber auch Erfahrung
und Geschick des behandelnden Arztes. Confounding lässt
sich durch ein entsprechendes Studiendesign (z. B. Randomisierung oder Matching) oder durch die Anwendung bestimmter statistischer Verfahren bei der Analyse (Stratifizierung,
multivariate Analyse) kontrollieren. (CG).

Control event rate (CER) – Die »control event rate« ist die Ereignisrate in der Kontrollgruppe einer klinischen Studie. (HZ).
(s. Ereigenisrate/event rate).

---

[1] In der Literatur werden, insbesondere in epidemiologischen Studien, beim Vergleich verschiedener Therapieverfahren sowie in Meta-Analysen deren numerischen
Ergebnisse zumeist mittels bestimmter »termini technici« publiziert, welche dem Kliniker z. T. weniger geläufig
sind. Anhand des nachfolgenden Glossars soll der Umgang mit diesen Begriffen und Ergebnissen sowie deren
Interpretation erleichtert werden; und dem erfahrenen
Kliniker mag es im Einzelfall durchaus noch einen »Aha-
Effekt« vermitteln. Die angegebenen Definitionen sind
folgenden Glossars entnommen: Cochrane Glossar (CG),
Evidence based medicine network (EbMN), Horten-Zen-
trum für praxisorientierte Forschung und Wissenstransfer (HZ). (Internet-Links im Literaturverzeichnis)

Doppelbind – Doppelblind bedeutet, dass weder der Patient
noch der Arzt wissen, ob die Studienmedikation (das eigentliche Medikament) oder ein Placebo verabreicht wurde. Durch
die Verblindung sollen systematische Verzerrungen (Bias)
verhindert werden, die durch die Erwartungen der Patienten
aber auch der Studienärzte entstehen können. (HZ).

Dosis-Eskalationstudie – Eine vorläufige klinische Studie,
in welcher die Menge des Pharmakons entweder periodisch
oder mit jedem neuen Versuchsarm, der hinzugefügt wird,
gesteigert wird. Sie wird verwendet, um die Verträglichkeit
einer Substanz zu bestimmen.

Effektmaß – Maßzahl, um die Stärke eines Effekts zu quanti-
fizieren. Gebräuchliche Effektmaße in Meta-analysen für
dichotome Endpunkte sind das relative Risiko (RR) oder die
Odds Ratio (OR), gebräuchliche Effektmaße für kontinuierliche Endpunkte sind die standardisierte mittlere Differenz
(SMD) oder die gewichtete mittlere Differenz (weighted mean
difference, WMD). (CG).

Ereignisrate (event rate) – Die Ereignisrate (event rate) beschreibt die Relative Häufigkeit, mit der ein bestimmtes Ereignis (z. B. das Auftreten eines Symptoms, einer Krankheit oder
einer Linderung/Heilung) in einer Gruppe von Patienten oder
Probanden beobachtet wird.

Dazu dividiert man die Anzahl beobachteter Ereignisse durch
die Anzahl der beobachteten Patienten oder Probanden.

Beispiel:

Treten in einer Gruppe von 10 Patienten bei 28 mal Kopfschmerzen auf, so beträgt die Ereignisrate 0,28 oder 28%. (HZ)

Evidenz (Evidence) – Der Begriff »Evidenz« im Kontext der
evidenzbasierten Medizin leitet sich vom englischen Wort
»evidence« = »Nach-, Beweis« ab und bezieht sich auf die
Informationen aus klinischen Studien, die einen Sachverhalt
erhärten oder widerlegen. (CG).

Experimental Event Rate (EER, Ereignisrate, event rate) – Die
»experimental event rate« ist die Ereignisrate in der Interventionsgruppe einer klinischen Studie (Intervention im Sinne
eines klinischen »Experiments«). (CG).

Forest-Plot – Ein Forest-Plot ist die graphische Darstellung der
Einzelergebnisse aller eingeschlossenen Studien einer systematischen Übersicht, zusammen mit dem Ergebnis der kombinierten Analyse, falls eine Meta-analyse durchgeführt wurde. Für
Cochrane Reviews werden diese Darstellungen standardisiert
unter Verwendung des Review-Managers hergestellt. (CG).

Funnel Plot – Streudiagramm, im dem die Effektgrößen verschiedener Studien gegen ein Maß der Präzision (Studiengrö-
ße, Kehrwert der Varianz) oder eine andere Studieninforma-
tion aufgetragen wird. Dient typischerweise dem Nachweis
von Publikationsbias. (CG).

Gewichtete mittlere Differenz (Weighted Mean Difference, WMD – Effektmaß für kontinuierliche Endpunkte (▶ Effektmaß), die auf derselben Skala gemessen werden (z. B. Größe) zur Beschreibung des Gesamteffekts, wenn Studien in Meta-Analysen gepoolt werden. Dabei erhalten die Einzelstudien ein unterschiedliches Gewicht, um die Präzision des Effektschätzers zu berücksichtigen. Üblicherweise geht hier die Größe der Studie ein. (CG).

Heterogenität/Homogenität – In systematischen Reviews oder Meta-Analysen bezeichnet Homogenität (Heterogenität), inwieweit die in den eingeschlossenen Studien gefundenen Effekte ähnlich (homogen) oder verschieden (heterogen) sind. Mit statistischen Heterogenitätstests kann festgestellt werden, ob die Unterschiede zwischen den Studien größer sind, als zufallsbedingt zu erwarten wäre. Als Ursachen für Heterogenität kommen Unterschiede in den Patientencharakteristika, Interventionen oder Endpunkten zwischen den Studien in Frage. Als statistische Maß für die Heterogenität eines Effektmaßes wird die I^2-Statistik verwendet. I^2 <25% weisen auf eine geringe Heterogenität (bzw. hohe Homogenität der Studienergebnisse) hin, d. h. alle Studien kamen zu sehr ähnlichen Ergebnissen bzgl. der Wirksamkeit einer Therapie. I^2 zwischen 25–50% weisen auf eine mäßige und >50% auf eine hohe Heterogenität hin. Die Durchführung einer Meta-Analyse aus heterogenen Studien (I^2 >50%) ist methodisch problematisch. (CG).

Intention-to-treat-Analyse – Der Begriff wird im Zusammenhang mit randomisiert kontrollierten Studien verwendet. Dabei wird das Studienergebnis so berechnet, wie es der »ursprünglichen Absicht, wie man behandeln wollte« entspricht. Die Resultate der jeweiligen Patienten werden in derjenigen Gruppe analysiert, der sie zu Studienbeginn zugeteilt wurden (Interventions- oder Kontrollgruppe). Diese Gruppenzuteilung wird beibehalten, unabhängig davon, ob die Patienten eine andere Behandlung erhielten als ursprünglich geplant (z. B. wegen Patientenwunsch) oder für Verlaufsuntersuchungen verloren gingen. Dieses Vorgehen entspricht den Verhältnissen in der Praxis am ehesten, da z. B. Medikamentenverwechslungen oder schlechte Compliance vorkommen. Durch die Intention-to-treat-Analyse ist die durch die Randomisierung geschaffene Vergleichbarkeit der Gruppen (bei Studienstart) sichergestellt. (HZ).

Kohortenstudie – Vergleichende Beobachtungsstudie, in der Personen (Kohorte) mit bzw. ohne eine Intervention/Exposition (zu der sie nicht von dem Studienarzt zugeteilt wurden) über einen definierten Zeitraum beobachtet werden, um Unterschiede im Auftreten der Zielerkrankung festzustellen. Kohortenstudien können prospektiv oder retrospektiv durchgeführt werden. (CG).

Konfidenzintervall (Vertrauensbereich, confidence interval – CI) – Bereich, in dem der »wahre« Wert einer Messung (Effektgröße) mit einer bestimmten Wahrscheinlichkeit erwartet werden kann (üblicherweise 95%-Konfidenzintervall). Die Effektgröße kann dabei z. B. ein Therapieeffekt, ein Risiko oder die Sensitivität eines diagnostischen Tests sein.

Das Konfidenzintervall beschreibt die Unsicherheit über die Zuverlässigkeit der Aussage zur Effektgröße. Die Breite des Konfidenzintervalls hängt u. a. von der Zahl der in die Studie eingeschlossenen Patienten ab und wird mit zunehmender Patientenzahl enger, d. h. die Effektgröße kann präziser geschätzt werden. (CG).

Matched pair Analyse – Hierbei werden für Probanden aus einer Gruppe hinsichtlich bestimmter Merkmale gleiche Personen aus anderen Gruppen gewählt. Damit sind die Daten nicht mehr unabhängig und sollten so behandelt werden, als wären es gepaarte Beobachtungen aus einer Gruppe. (Dtsch Arztebl Int 2010; 107(19): 343–8).

Meta-Analyse – Eine Metaanalyse ist ein statistisches Verfahren, um die Resultate aus verschiedenen, aber vergleichbaren Studien zu vereinen. Das Zusammenfassen der verschiedenen Resultate zu einem »Metaresultat«, quasi dem Mittelwert, wird »pooling« genannt. Das Ziel einer Metaanalyse ist es, durch Poolen der Daten hohe Patientenzahlen zu erlangen um genauere Aussagen über die Effektivität z. B. einer Intervention aufzuzeigen. Die Begriffe Metaanalyse und systematische Übersicht (systematic Review) werden teilweise synonym verwendet. Die Metaanalyse bezeichnet aber korrekterweise ein statistisches Verfahren, während ein Systematic Review ein Studiendesign darstellt. Metaanalysen werden meist im Rahmen eines Systematic Review verwendet, um die identifizierten Studien quantitativ zu analysieren. (HZ).

Statistisches Verfahren, um die Ergebnisse mehrerer Studien, die die gleiche Frage bearbeiten, quantitativ zu einem Gesamtergebnis zusammenzufassen und dadurch die Aussagekraft (Genauigkeit der Effektschätzer) gegenüber Einzelstudien zu erhöhen. Meta-Analysen werden mit zunehmender Häufigkeit in systematischen Reviews eingesetzt. Allerdings beruht nicht jede Meta-Analyse auf einem systematischen Review. (CG).

Number needed to harm (NNH) – Analog zur »number needed to treat« kann auch berechnet werden, wie viele Patienten behandelt werden können, bis eine Nebenwirkung auftritt. Diese Zahl wird dann als »number needed to harm (NNH)« bezeichnet. Berechnung: Die NNH berechnet sich aus 1/ARI *100 (ARI bedeutet Absolute Risk Increase).

Number needed to treat (NNT) – Die Anzahl von Patienten, die behandelt werden müssen um ein Ereignis zu verhindern, das mit der Kontrollbehandlung eingetreten wäre, wird als »number needed to treat« bezeichnet. Sie gilt nur für eine spezifische Intervention und ein spezifisches Outcome-Berechnung: Die NNT berechnet sich aus 1/ARR *100 (ARR ist die absolute Risikoreduktion). (HZ).

Odds und Risks – Die Odds geben die »Chance« an, mit der ein Ereignis eintritt. Beispiele: Ist die Wahrscheinlichkeit für ein Ereignis 50% (d.h. P = 0.5), dann ist die Chance für dieses Ereignis 1 (umgangssprachlich »Chance von 1:1«).

Ist die Wahrscheinlichkeit, dass ein Ereignis eintritt zum Beispiel 60% (60/100; P = 0.6) und die Wahrscheinlichkeit, dass das Ereignis nicht auftritt demgemäss 40%, dann sind die Odds (oder Chance) für das Ereignis 1.5 (60:40).

Allgemein wird die Odds so dargestellt: a/b. Im Vergleich dazu bezieht sich das absolute Risiko auf die Gesamtzahl also a/a+b. (HZ).

Risks, Risiken, werden berechnet, indem man die Zahl der Ereignisse durch die Gesamtzahl des zugrunde liegenden Kollektivs dividiert. Das Risiko wird als Prozent oder als Quotient angegeben. Die Skala reicht von 0 bis 100% oder von 0 bis 1. Ein Ereignis bei 4 Nicht-Ereignissen ergibt ein Risiko von 20% oder 0,2; 4 Ereignisse bei einem Nicht-Ereignis bedeutet ein Risiko von 80% oder 0,8. (v. Mühlendahl, 1998). (v. Mühlendahl KE. Odds Ratio (OR) und Relatives Risiko (RR). Statistik und Verschleierungsmöglichkeiten* (Umweltmed Forsch Prax 1998;3:124 ▶ http://www.ecomed-medizin.de/sj/ufp/Pdf/aId/1813 Zugriff 29.08.2014).

Odds Ratio – Die Odds Ratio oder relative Odds beschreiben das Verhältnis zweier Odds zueinander. In der Gruppe der Exponierten sind a die Erkrankten und b die Nichterkrankten. In der Gruppe der Nichtexponierten sind c die Erkrankten und d die Nichterkrankten (Vier-Felder-Tafel). Odds für die Exponierten = a/b. Odds für die Nichtexponierten = c/d. Das Verhältnis der zwei Odds zueinander lautet dann a/b/c/d oder a*d/c*b (deshalb heisst die Odds ratio auch »cross-ratio«, da in der Vier-Felder-Tafel über Kreuz gerechnet wird). Im Vergleich dazu lautet das Relative Risiko: a/(a+b)/c/(c+d).

Da die Odds Ratio ein Verhältnis beschreibt, bedeutet »kein Unterschied« eine Odds Ratio von 1. Ein Wert grösser als 1 beschreibt ein Risiko für ein Ereignis, ein Wert kleiner als 1 beschreibt einen »Schutz« vor einem Ereignis.

Die Odds Ratio liefert nur bei seltenen Ereignissen ähnliche Ergebnisse wie das relative Risiko. (HZ).

Outcome (Ergebnis, Endzustand) – Übergeordneter Begriff für die Auswirkungen von therapeutischen oder präventiven Maßnahmen und anderen Expositionen. (CG).

Per-Protocol Analyse – Analyse, bei der nur die Personen eingeschlossen werden, die protokollgemäß behandelt wurden. (▶ Intention-to-Treat-Analyse). (CG).

p-Wert (Statistische Signifikanz) – p-Werte (p von probability) beschreiben die Wahrscheinlichkeit, dass der beobachtete (oder ein noch extremerer) Effekt einer Studie aufgetreten sein könnte, wenn die Nullhypothese richtig und der Effekt auf das Spiel des Zufalls zurückzuführen ist. Je kleiner der Wert, desto deutlicher spricht das beobachtete Ergebnis gegen die Nullhypothese. Es ist eine Konvention, dass ein p-Wert gleich oder kleiner 0.05 als statistisch signifikant angesehen wird. Wenn die Signifikanz von Effekten interpretiert wird, sollten p-Werte immer im Zusammenhang mit Konfidenzintervallen verwendet werden. Wenn die Population genügend groß ist, erlangen schon kleine Unterschiede zwischen zwei Gruppen statistische Signifikanz. Der p-Wert ist ein rein statistischer Ausdruck und sagt nichts aus über die klinische Relevanz des Ergebnisses. (CG).

Power (statistische Trennschärfe) – Die Fähigkeit einer Studie, einen tatsächlich vorhandenen Unterschied statistisch signifikant (s. statistische Signifikanz) nachzuweisen und die Nullhypothese zu verwerfen, wenn sie tatsächlich falsch ist. Der Nachweis bezieht sich auf a priori festgelegte Unterschiede in den Endpunkten (»Outcomes«) von Therapie- und Kontrollgruppe. Da die Power u.a. entscheidend vom Stichprobenumfang abhängt, kann der allgemein übliche Wert von 80% z. B. durch eine ausreichend große Stichproben sichergestellt werden. (CG).

Propensity Score – »Propensity« heißt »Hang, Neigung«. Wenn Patienten in Beobachtungsstudien bestimmte Therapien erhalten, dann gibt es Gründe, warum Patient A eben Therapie A erhält und Patient B die Therapie B. Diese Tatsache wird mithilfe des »Propensity-Scores« berücksichtigt. Der Propensity-Score vermindert Verzerrungen von Studienergebnissen. Wenn eine Studie zum Beispiel zu dem Ergebnis kommt, dass Therapie A besser sei als Therapie B, dann wird dieses Ergebnis durch Einbeziehung des Propensity-Scores relativiert – also, Therapie A könnte zum Beispiel besser sein, weil diese Therapie nur jene Patienten erhalten, die im Durchschnitt noch jünger oder »gesünder« sind als Patienten, die mit Therapie B behandelt werden. ... »Propensity-Score (PS) = bedingte Wahrscheinlichkeit, mit der – unter Betrachtung einer Anzahl von Variablen – ein Kandidat die Intervention erhalten würde« (Neukirch 2011).

Randomisierte-kontrollierte Studie (RCT) – Die Randomisierte kontrollierte Studie (= randomized controlled trial, RCT) ist das beste Studiendesign, um eine medizinische Intervention und deren Effekt auf einen definierten Outcome zu untersuchen. Bei diesem Studiendesign wird eine Gruppe von Patienten oder Probanden nach dem Zufallsprinzip in zwei oder mehrere Gruppen aufgeteilt (randomisiert). Die eine Gruppe erhält das zu untersuchende Medikament (Verumgruppe, Study Group), während die andere Gruppe eine konventionelle Therapie (z. B. Vergleichstherapie), ein Placebo (Placebogruppe) oder nichts erhält. Im Idealfall wissen weder der Patient noch der Forscher wer welche Therapie erhält. Diese Studienanlage wird doppelblind genannt. Weiß nur der Proband nicht was er erhält, so handelt es sich um eine einfach-blinde Studienanordnung.

Der große Vorteil der randomisierten kontrollierten Studie liegt darin, dass systematische Unterschiede zwischen den Gruppen durch die Zufallszuteilung der Personen zur einen oder anderen Gruppe weitgehend ausgeschlossen werden. Die Randomisierung gewährleistet, dass die Gruppen so identisch wie möglich sind und nicht bekannte Unterschiede, möglichst gleich verteilt sind. Der Begriff kontrolliert bezieht sich darauf, dass die Resultate in der Interventionsgruppe mit denen der Kontrollgruppe und damit mit einem Referenzwert ohne Intervention verglichen wurden. (HZ).

Relatives Risiko (synonym Relative Risk, Risk Ratio, RR) – (▶ auch Definition von »Absolutes Risiko/Absolute Risikoreduktion [ARR]«). Das relative Risiko bezeichnet das Verhältnis der Ereignisraten (Event rate) zwischen zwei Vergleichsgruppen.

Das relative Risiko beschreibt das Verhältnis vom Risiko in der Interventionsgruppe (Experimentelle Eventrate = EER) zum Risiko in der Kontroll- oder Vergleichsgruppe (Kontrolleventrate = CER). Es handelt sich also um einen Vergleich der Ereignisraten zwischen Interventionsgruppe und Kontrollgruppe relativ zu einander. Ein relatives Risiko von 1 besagt, dass kein Unterschied zwischen den Gruppen besteht. Ist das relative Risiko kleiner als 1, so bedeutet dies, dass die Intervention das Risiko bezüglich des untersuchten Outcomes zu reduzieren vermag oder dass die Intervention vor dem schädlichen Outcome (z. B. Schlaganfall bei Hypertoniepatienten) schützt. Ist das relative Risiko größer als 1, so bedeutet dies, dass die Intervention das Risiko bezüglich des untersuchten Outcomes verschlechtert.

Beispiel: In einer randomisiert, kontrollierten Studie stellt man fest, dass bei Patienten nach einem akuten Myokardinfarkt bei 47 von 1206 Patienten (3.8%) eine Blutung auftritt, wenn sie mit Aspirin behandelt werden und bei 136 von 1208 Patienten (11.2%), wenn sie eine orale Antikoagulation haben. Das relative Risiko einer Blutung für Patienten mit der Aspirintherapie beträgt im Vergleich zu den Patienten mit einer oralen Antikoagulation 3.8%/11.2%=0.34 oder 34%. Ist das relative Risiko kleiner als 1, so bedeutet dies, dass die Intervention das Risiko für den untersuchten Outcome (z. B. Blutung) zu reduzieren vermag. Das relative Risiko sagt aber nichts über die absolute Reduktion des Risikos aus. Ist das Risiko in der Interventionsgruppe 1% und in der Kontrollgruppe 2% so wird das Risiko absolut nur um 1% reduziert. Relativ wird das Risiko aber um 50% reduziert (1%/2%). (HZ).

Relative Risikoreduktion (RRR) – Die relative Risikoreduktion beschreibt, um wie viel das relative Risiko durch eine Intervention im Vergleich zu einer anderen Intervention reduziert wird.

Beispiel: Das relative Risiko einer Blutung für Patienten mit der Aspirintherapie beträgt im Vergleich zu den Patienten mit einer oralen Antikoagulation 3.8%/11.2%=0.34 oder 34%. In der Aspiringruppe traten demnach 1-0.34=0.66 oder 66% weniger Blutungen auf. Dieser Wert sagt aber nichts darüber aus, wie viele Ereignisse wirklich durch eine Behandlung verhindert werden, sondern nur wie viele Ereignisse in der Behandlungsgruppe im Vergleich, resp. relativ zur Vergleichsgruppe seltener sind.

Wichtig: Das relative Risiko sagt nichts über die absolute Reduktion des Risikos aus. Ist das Risiko in der Interventionsgruppe 1% und in der Kontrollgruppe 2% so wird das Risiko nur um 1% absolut reduziert. Relativ wird das Risiko aber um 50% reduziert (1%/2%). (HZ).

Risk (synonym Risiko) – Wahrscheinlichkeit für ein Therapieversagen unter der experimentellen Intervention bzw. der Standard- oder Placebobehandlung. Diese Wahrscheinlichkeiten werden gewöhnlich als Risiken (im Englischen: risk) bezeichnet.

Wahrscheinlichkeit, dass eine Person in einer Population in einem definierten Zeitraum ein definiertes Krankheitsereignis erleidet. Das Risiko für ein Ereignis kann als Inzidenz des Ereignisses in einer Population beschrieben werden. Das Risiko wird angegeben als Rate (25/1000) oder als Prozentwert (2.5%). Beispiel: 84 von 3000 über 60-jährigen Rauchern hatten ein koronares Ereignis über einen Zeitraum von 5 Jahren. Risiko=84/3000 oder 2.8% in 5 Jahren. (HZ).

Risiko (Rate, Ereignisrate) – Der Anteil von Personen in einer Gruppe, bei denen ein bestimmter Endpunkt auftritt. Wenn z. B. in einer Gruppe von 100 Personen 30 einen bestimmten Endpunkt entwickeln (und bei 70 Personen das Ereignis nicht auftritt), ist das Risiko (oder die Ereignisrate) 30/100 oder 0.3 oder 30. (s. Odds). (CG).

Risk difference – Absolute Risikoreduktion (ARR, Risk difference – Die absolute Risikoreduktion bezeichnet die Differenz der Ereignisraten (Event rates) zwischen zwei Vergleichsgruppen. Beispiel: In einer randomisiert, kontrollierten Studie stellt man fest, dass bei Patienten nach einem akuten Myokardinfarkt bei 47 von 1206 Patienten (3.8%) eine Blutung auftritt, wenn sie mit Aspirin behandelt werden und bei 136 von 1208 Patienten (11.2%), wenn sie eine orale Antikoagulation haben. Die absolute Risikoreduktion für eine Blutung beträgt für die mit Aspirin behandelten Patienten 7.4% (also 11.2%-3.8%). (HZ).

Standardized mean difference (SMD) – Die standartisierte mittlere Differenz (SMD) wird als ein zusammenfassendes statistisches Verfahren in Meta-Analysen verwendet, wenn die Studien zwar alle den gleichen Outcome bewerten, ihn aber auf unterschiedliche Weise bestimmen (z. B. alle Studien bewerten eine Depression, aber sie verwenden hierzu unterschiedliche Skalen). Unter diesen Bedingungen ist es notwendig, die Ergebnisse dieser Studien anhand einer einheitlichen Skala zu standardisieren, bevor sie zusammengeführt werden können. Die SMD drückt die Größe des Interventionseffektes in jeder Studie relativ zur beobachteten Variabilität in der Metra-Analyse auf. (In Wirklichkeit ist der Interventionseffekt also die Differenz in Mittelwerten und nicht der Mittelwert der Differenzen).

$$SMD = \frac{\textit{Unterschied im mittleren Outcome zwischen den Gruppen}}{\textit{Standardabweichung des Outcome aller Teilnehmer}}$$

(► http://handbook.cochrane.org/chapter_9/9_2_3_2_the_standardized_mean_difference.htm)

Statistische Signifikanz – ► p-Wert

Systematischer Review (Systematische Übersicht) – Sekundärforschung, bei der zu einer klar formulierten Frage alle verfügbaren Primärstudien systematisch und nach expliziten Methoden identifiziert, ausgewählt und kritisch bewertet und die Ergebnisse extrahiert und deskriptiv oder mit statistischen Methoden quantitativ (Meta-Analyse) zusammengefasst werden. Nicht jeder systematische Review führt zu einer Meta-Analyse. (CG).

Verblindung – Geheimhaltung der Gruppenzuordnung (Therapie oder Kontrolle) vor Patienten, Studienärzten, Pflegepersonal oder Auswertern, die an einer Studie teilnehmen.

Damit soll verhindert werden, dass durch das Wissen um die Gruppenzugehörigkeit die Therapieantwort der Patienten, das Verhalten der Ärzte oder die Bewertung der Ergebnisse beeinflusst wird. In einfach-blinden Studien wissen nur die Patienten nicht über ihre Zuordnung Bescheid, in doppel-blinden Studien bleibt die Zuordnung Patient und behan-delndem Arzt verborgen. Die Verblindung von Ärzten und Patienten ist nicht immer durchführbar (z. B. beim Vergleich von chirurgischen mit medikamentösen Verfahren), wobei eine Verblindung der Endpunkt-Auswerter in der Regel mög-lich ist (s. a. Bias). (CG).

Verdeckte Zuordnung (concealment of allocation) – Metho-disches Verfahren zum Schutz vor Selektionsbias. Geheimhal-tung der randomisierten Zuteilungsfolge zu Therapie- oder Kontrollgruppe bis zum Zeitpunkt des Studieneinschlusses und der Zuordnung des Patienten zu einer Studiengruppe (s. a. Bias). (CG).

Weighted Mean Difference (WMD) –
▶ Gewichtete mittlere Differenz

Stichwortverzeichnis

A

Acute normovolaemic haemodilution (ANH) 63
Acute Traumatic Coagulopathy 83
Akut-Phase-Protein 172
Anämie 9
– bei Frühgeborenen 54
– chronische 44
– Diagnostik 24
– Erkrankungen, chronische 27
– maternale 43
– Metaanalysen 24
– perioperative 18, 36
– postoperative 54
– renale 39, 44
– Sterblichkeit 45
– Symptome 11
Antifibrinolytika 136
Aprotinin 72, 76, 136, 177
– Behandlungsschema 148
– bei Kindern 149
– Chirurgie, orthopädische 80
– Dosierung 142, 147, 148
– Dosierung bei aortopulmonalen Kreislauf 77
– Gerinnungsphysiologie 76
– Herzchirurgie 79
– Hochdosis-Protokoll 77, 149
– Lebertransplantation 80
– Nebenwirkungen 78, 138
– Niedrigdosis-Protokoll 78, 149
– Nierenfunktionsstörungen 78
– OPCAB-Chirurgie 145
– Pharmakokinetik 78
– Pumpen-Priming 78
– Reaktionen, allergische 78
– Revisionen, operative 145
– Thrombembolien 79
– vs. Tranexamsäure 142, 147
– Wechselwirkungen 79
– Wirkmechanismus 77
Arginin-Vasopressin (AVP) 186
Azidose 178

B

BART-Studie
– Mortalität 148
BART-Trial 142
Blutgerinnsel 174, 177

Blutgerinnung
– bei Erwachsenen 132
– bei Kindern 132
Blutungszeit
– bei Kindern 132
Blutverlust, perioperativer 141
BMP6 14

C

Cochrane-Analyse 41
CRASH-2-Studie 80, 83, 85, 87, 140
Cryopräzipitate 180

D

Darbepoetin 36
DDAVP ► Desmopressin 186
DDAVP-Monitoring 189
DDAVP-Stimulationstest 189
D-Dimere 74
Desmopressin 186
– Anwendung 187, 194
– Applikationsformen 187
– bei Massivblutung 192
– Dosis 186
– Gerinnung 188
– Indikationen 189
– Kontraindikationen 191
– Monitoring 189
– Nebenwirkungen 190
– Wechselwirkungen 191
Developmental hemostasis 132
Dextran 176
Diabetes insipidus 186, 189
Dilutionskoagulopathie 141, 178

E

Eigenblutspende 20, 44
Eisen 2, 62
– Aborption 3
– Absorptionshemmung 4
– Metall-Ionen-Transporter (DMT1) 3
– Speicherung 6
– Transport 6
– Verteilung 3
– Vitamin C 4
Eisenabsorption
– Stimulation 5
Eisendiagnostik 20

Eisenhomöostase 6
Eisenmangel 2
– absoluter 15
– Blutspende 10
– Diagnostik 12
– Einteilung 14
– Erkrankungen, chronische 10
– funktioneller 15
– Kinder und Jugendliche 9
– Menstruation 10
– präoperativer 25
– Risikogruppen 9
– Schwangerschaft 10
– Senioren 10
– Stillzeit 10
– Symptome 11
– Therapie 15
– therapieinduzierter 40
– Ursachen 9
– Vegetarier 9
Eisenmangelanämie 10, 62
Eisenpräparate 17
Eisenstoffwechsel 2
– Normalwerte 12
– perioperativer 18
Eisensubstitution
– bei Eigenblutspenden 21
– intravenöse 16, 26
– Kontraindikationen 27
– Metaanalysen 24
– Nebenwirkungen 25
– orale 15
– perioperative 17, 22
– postoperative 23
– präoperative 20
– prophylaktische 25
Eisentherapie
– Effekte, adverse 26
– intravenöse 25, 26
– Kontraindikationen 27
– Nebenwirkungen 25
– orale 25
– perioperative 22
– postoperative 23
Eisenüberladung, iatrogene 25
Embolie 41
Endothelsiderose, residuelle 27
Enuresis nocturna 189
Epoetin 36
Epsilon-Aminokapronsäure 177
– Risikowahrscheinlichkeit 135
Erythroferron 14, 18
Erythropoese 62

Erythropoese-stimulierende Pharmaka
(ESP) 36
– Anämie, chronische 44
– Anwendung, klinische 44
– Applikation 38
– Wirkungen, unerwünschte 41
Erythropoetin 36
– bei Frühgeborenen 43
– Effektivität 40
– Spiegel 37
– Überdosis 38
Erythropoietinkonzentration (EPO) 18
Erythrozytenkonzentrate 144
Erythrozytenmasse 45
Extrakorporale Zirkulation (EKZ) 141

F

Faktor I ▶ Fibrinogen (FI) 172
Faktor VII 198
Faktor VIIa **198**
Ferritinindex 13
Ferroportin 4
Fibrin 172
Fibrin **200**
Fibringerinnsel 172
Fibrinnetzwerk 174
Fibrinogen (FI) 172, 179
– Aktivität, antibakterielle 182
– Azidose *178*
– Bestimmung 179
– Blutgerinnung 174
– Ersatztherapie 180
– Fibrinpolymerisation 172
– Gabe, prophylaktische 174
– Gerinnungsaktivität 172
– Hypothermie 177
– Infektion, bakterielle 182
– Monitoring *179*
– Virulenzfaktor 182
– Wert, kritischer 175
Fibrinogenkonzentrat 180
Fibrinolyse 73, 135, 173, 176, 188
Fibrinpolymerisation 172
Formel nach Ganzoni 17
Fresh Frozen Plasma (FFP) 180

G

Geburtshilfe
– Tranexamsäure 88
Gelatinepräparate 176
Gerinnungssystem 135
Gewebeplasminogenaktivator 188
Glykoprotein Ib 188

H

Hämatokrit 40
Häm-Eisen 3
Hämochromatose 8
Hämoglobin 2, 3
Hämophilie
– A 201
– B 201
Hämostase
– Parameter 133
– Veränderungen, altersabhängige 133
Hämostasesystem **199**
Helsinki-Deklaration 207
Hemmkörper-Hämophilie 201
Hepcidin 5, 7, 13, 18, 20, 27
Hephaestin 5
Hereditärer Faktor-VII-Mangel 200
Herzchirurgie
– pädiatrische 137
– Transfusion 141
High Molecular Weight Kininogen
(HMWK) 188
Humanalbumin 176
Hydroxyethylstärkepräparate (HES) 176
Hyperfibrinolyse 176, 178, 179
Hypothermie 177
Hypoxie-induzierter-Faktor alpha
(HIF-α) 37

I

Infektanämie 37, 40
Iron therapy restrictive iron deficiency
anemia (IRIDA) 8

K

Kallikrein-inhibitorische Einheiten 77
Kapillarlecksyndrom 182
Kardiochirurgie 204
Kinderherzchirurgie 141
Koagulopathie 174, 207
– Trauma-induzierte 203
Kristalloide 176

L

Leberchirurgie 91
Lexaptepid 15
Live Stains 174
Lysin 74

M

Maschinelle Autotransfusion (MAT) 63
Massivblutung 192
Morbidität 36
Mukosablock 7

N

Neugeborenenretinopathie 43
Neurochirurgie 206
Nicht-Häm-Eisen 3

O

Off-Pump-Bypasschirurgie 145
OPCAB-Eingriff 145
Orthopädie 93

P

Patient Blood Management 48
Patient-Blood-Management-Konzep-
te 36
Peripartale Blutung 206
Plasminogen 74
Plasminogen-Aktivator-Inhibitor
(PAI) 77
Postpartale Blutung 206
P-Selektin 188

R

Retikulozyt 13
rFVII
– Indikationen **199**
rFVIIa
– Blutungsprophylaxe 201
– Dosierung 207
– Faktoren, beeinflussende **200**
– Gabe **200**
– Kontraindikation 202
– Nebenwirkung 201
– Off-Label-Use 202
– Risiken 201
Ribonukleotidreduktase 2
Risikowahrscheinlichkeit 135
Ristocetin-Cofaktor 189
ROTEM®-System 177

S

Schädel-Hirn-Trauma 203
Serpine 76

Serum-Eisen 13
Serum-Ferritin 12
Serum-Kreatininspiegel 101
Shedding 13
Skoliose 118
Stickstoffmonoxid (NO) 77
Subarachnoidalblutung (SAB) 128

T

Tachyphylaxie 188
Tenasekomplex **198**
Teratogenität 43
Thrombasthenie Glanzmann 201
Thrombembolie 202
Thrombin activalable fibrinolysis
  inhibitor (TAFI) **199**
Thrombinbildung **200**
Thrombinburst 172
Thrombinburst **200**
Thromboembolien
– bei Kindern 132
– Tranexamsäure 85
Thrombopenie 188
Thrombose 41
Thromboseprophylaxe 42
Thrombozytenaktivierung **200**
Thrombozytendysfunktion 192
Thrombozytenmembran **199**
Thrombozytopenie 190
Thrombozytopenie **199**
Thrombusbildung 172
Tranexamsäure 72, 133, 177
– Applikationskonzept 103
– Applikationswege 101
– Behandlungsschema 148
– bei Jugendlichen 114
– bei Kindern 114, 149
– Blutdruck 84
– Chirurgie, orthopädische 80
– Dosierung 126, 142, 147, 149
– Dosierung bei Kindern 137
– Eingriffe, orthognatische 124
– Eingriffe, urologische 87
– Geburtshilfe 81, 88
– Glycin 76
– Hämorrhagie, post-partale 88
– Herzchirurgie 79, 134, 137
– Herz-Lungen_Maschine 134
– Hirnblutung, traumatische 87
– Hochdosis-Protokoll 149
– Hüftgelenk-Arthroplastie 93, 113
– Indikation, nicht-operative 127
– Indikationen 148

– Kinderchirurgie 115, 122
– Kinder-Traumatologie 125
– Kniegelenk-Arthroplastie 94
– Kniegelenk-Endoprothetik 112
– Krampfanfälle 139
– Leberchirurgie 91
– Leberresetion 81
– Lebertransplantation 80
– Letalität, blutungsbedingte 85
– Mortalität 86, 108, 140
– Mortalität, postoperative 134
– Nebenwirkungen 75, 108, 110, 112,
  126, 134, 139
– Niedrigdosis-Protokoll 149
– Niereninsuffizienz 75
– Notfall-Operationen 87
– OPCAB-Chirurgie 145
– Operationen 108
– Orthopädie 93
– Pharmakodynamik 74
– Pharmakokinetik 74
– Prostata-Chirurgie 88
– Risikowahrscheinlichkeit 135
– Schädel-Hirn-Trauma 87
– Serum-Kreatininspiegel 101
– Thromboembolien 85
– Trauma 79, 84–86
– Trauma-Mortalität 86
– vs. Aprotinin 147
– vs. Aprotonin 142
– Wirbelsäulenchirurgie 98
– Wirksamkeit 103, 107, 110–112
– Zulassung 83
Transferrin 12
Transferrinrezeptor (TfR) 13
Transfusion
– allogene 72
– Herzchirurgie 141
Trauma
– Tranexamsäure 86
Tumorprogression 43

V

Vedünnungskoaguloptahie 175
Verlustkoaguloptahie 175
Vitamin C 4
von-Willebrand-Faktor 187

W

Wasservergiftung 190
WOMAN-Trial 90

Printed in the United States
By Bookmasters